TRAITÉ

DES

MALADIES DES YEUX

Imprimeries réunies, **B**, Puteaux

TRAITÉ

DES

MALADIES DES YEUX

PAR

LE DOCTEUR CH. ABADIE

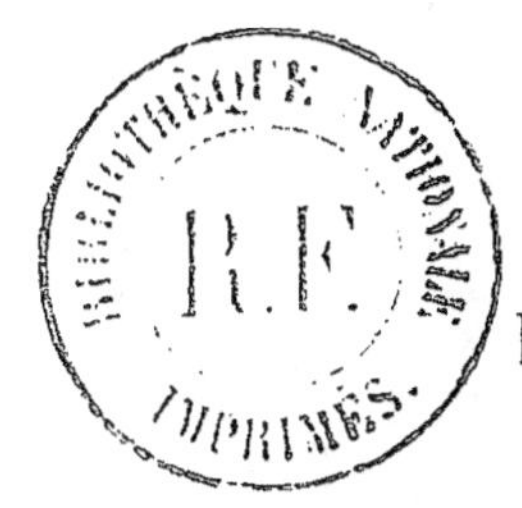

TOME PREMIER

MALADIES DE L'ORBITE — DE L'APPAREIL LACRYMAL
DES PAUPIÈRES — DE LA CONJONCTIVE
DE LA CORNÉE — DE LA SCLÉROTIQUE — DE L'IRIS ET DE LA CHOROÏDE
DU CRISTALLIN — GLAUCOME

DEUXIÈME ÉDITION, REVUE, CORRIGÉE ET AUGMENTÉE

Avec 61 figures dans le texte

PARIS

OCTAVE DOIN, ÉDITEUR

8, PLACE DE L'ODÉON, 8

1884

AVANT-PROPOS

DE LA PREMIÈRE ÉDITION

En écrivant ce livre, j'ai eu l'intention de résumer l'état actuel de nos connaissances en ophthalmologie. Recherchant le progrès partout où il se trouve, j'ai mis à contribution, sans esprit de parti, les nombreuses publications françaises et étrangères parues récemment sur cette branche importante des sciences médicales. Cet ouvrage étant principalement destiné aux praticiens, les questions réellement importantes y ont été traitées *in extenso*, celles qui appartiennent encore au domaine de la science pure ont été laissées de côté ou simplement effleurées. Enfin, ayant toujours en vue que le but final de notre art est de guérir, j'ai longuement insisté sur tout ce qui a rapport au traitement.

PRÉFACE

DE LA SECONDE ÉDITION

Depuis cinq ans, époque où la première édition de cet ouvrage a paru, l'ophthalmologie n'a cessé de faire des progrès. Des procédés anciens ont été perfectionnés, d'autres nouveaux ont été créés et sont venus augmenter les ressources de notre thérapeutique. L'influence féconde de la théorie des germes qui, pour le plus grand bien de l'humanité, bouleverse complètement les choses de la chirurgie et de la médecine s'est fait aussi sentir dans le domaine de l'ophthalmologie.

Ce qui caractérise l'œuvre scientifique de notre époque, c'est de ne plus être l'apanage de quelques-uns mais la résultante des efforts de tous.

Grâce à la facilité des communications, la moindre découverte, faite dans n'importe quel pays est rapidement vulgarisée et ne tarde pas à en engendrer de nouvelles.

Ainsi s'explique l'intensité de cet admirable mouvement scientifique auquel nous assistons.

On trouvera dans ce volume des chapitres presque entièrement nouveaux sur la sclérotomie, l'énervation du globe oculaire, les pansements antiseptiques appliqués à la chirurgie oculaire, l'emploi du galvano-cautère, etc...

Nous espérons que le public médical accueillera cette seconde édition avec la même faveur que la première et nous saura gré des efforts que nous avons faits pour la mettre au courant des progrès les plus récents de l'ophthalmologie.

TRAITÉ

DES

MALADIES DES YEUX

MALADIES DE L'ORBITE

LÉSIONS TRAUMATIQUES DE L'ORBITE

Les *blessures* de l'orbite sont le plus souvent produites par des instruments piquants, des tiges rigides, qui, grâce à leur forme allongée, s'introduisent facilement dans cette cavité. La pénétration peut se faire dans toutes les directions, mais elle a généralement lieu d'avant en arrière. Si les parois de l'orbite, surtout la supérieure, sont traversées, l'instrument, s'enfonçant plus ou moins profondément dans le crâne, vient léser le cerveau ou ses enveloppes.

L'œil n'est pas toujours fatalement atteint ; sa mobilité, sa forme arrondie, sa résistance, plus ferme que celle des parties environnantes, lui permettent d'échapper souvent aux atteintes de l'instrument vulnérant. Mais d'autres parties importantes, telles que le nerf optique, les nerfs moteurs et sensitifs, les muscles de l'œil, l'artère et la veine ophtalmiques, sont parfois intéressées.

Ces plaies se compliquent fréquemment de la présence de *corps étrangers* de diverse nature : des éclats de verre, d'acier, des fragments de tuyaux de pipe, de fleurets, de tringles, de couteaux ; le bout d'une canne, d'un parapluie ont été trouvés dans l'orbite.

Tantôt le séjour de ces corps étrangers provoque une inflammation rapide ; tantôt la suppuration est tardive et l'élimination ne se fait qu'à la longue. Marchetti trouva au centre d'un abcès volumineux de la voûte palatine un morceau d'éventail qui avait pénétré trois mois auparavant dans l'orbite. White parle d'un malade qui, au bout de deux ans, rejeta par la bouche deux fragments de tuyau de pipe. D'autres fois, les corps étrangers s'enkystent et séjournent indéfiniment dans la cavité orbitaire sans provoquer d'accident.

L'importance et la variété des désordres qui accompagnent les plaies de l'orbite en rendent le *pronostic* toujours sérieux. Il ne faut pas se prononcer trop à la hâte ; l'instrument vulnérant sera examiné avec soin ; on recherchera s'il a été rompu, et si quelque fragment est resté dans la plaie. Il faudra aussi tenir compte de la direction, de la profondeur de la blessure. La paroi supérieure de l'orbite est-elle traversée, des vomissements, des convulsions, du délire, en un mot, des troubles cérébraux graves éclatent-ils peu de temps après l'accident, la lésion du cerveau et une terminaison fatale seront à craindre.

Les déplétions sanguines locales (sangsues, ventouses, etc.), l'application continue de compresses glacées, quelques dérivatifs sur le tube intestinal, etc., conviendront tout d'abord. On procédera à la recherche des corps étrangers aussitôt que possible, avant que le gonflement inflammatoire ait rendu cette exploration trop difficile. Les débridements nécessaires seront pratiqués dans le cas d'étranglement ou de phlegmon. Les corps étrangers sont quelquefois si solidement fixés dans les parties osseuses, que leur extraction exige de vigoureux efforts. Mackensie rapporte que Fritz (de Prague) fut obligé de se servir d'un étau à main pour enlever un fragment de lime implanté dans l'orbite.

Les *fractures* de l'orbite sont le résultat d'une contusion directe ou d'un contre-coup. Dans ce dernier cas, le mécanisme de leur production est analogue à celui des fractures de l'étage antérieur de la base du crâne, qu'elles accompagnent du reste assez souvent.

Elles consistent tantôt en une simple fente ou fissure, tantôt en un délabrement considérable de la paroi osseuse avec détachement d'une ou de plusieurs esquilles. Ces dernières sont toujours les suites d'une contusion violente directe.

Les fractures par contre-coup, fractures irradiées d'Aran, s'accompagnent d'une *ecchymose* que les chirurgiens ont décrite avec soin, en raison de son importance séméiologique dans le diagnostic des fractures de la base du crâne. Cette ecchymose n'apparaît ordinairement que trente-six heures ou quarante-huit heures après l'accident. Elle se montre d'abord à la paupière inférieure,

et plutôt du côté de la conjonctive que de la surface cutanée.
Enfin, d'après Denonvilliers, elle serait précédée d'une infiltration
sanguine de la conjonctive bulbaire. Ces caractères empêcheront
de la confondre avec l'ecchymose, qui est le résultat d'une simple
contusion des paupières ou du globe oculaire.

Felizet a montré, cliniquement et expérimentalement, que le
maxillaire supérieur est toujours fissuré dans les cas de fracture
de l'étage antérieur intéressant l'orbite et que cette fêlure se
trahit par une douleur révélée à la pression du doigt introduit
dans la bouche au-dessous de l'apophyse malaire du maxillaire.
Ce signe serait plus constant encore que l'ecchymose sous-conjonctivale dont il précéderait l'apparition.

PHLEGMON DE L'ORBITE

Le mode d'apparition, les symptômes et la marche du phlegmon
de l'orbite sont ceux d'une inflammation aiguë des plus violentes.
Dès le début, l'œil est repoussé en avant. D'abord modérée, l'*exophthalmie* devient bientôt considérable. La conjonctive s'infiltre,
un bourrelet volumineux se forme autour de la cornée, dont la
surface disparaît presque complètement sous le chémosis. Les
paupières se gonflent, leur peau devient rouge, luisante, tendue.
L'œdème inflammatoire envahit les parties molles périorbitaires,
la joue, la racine du nez, les régions frontale et temporale.

Les douleurs, sourdes au début, acquièrent rapidement un
degré de violence extrême, du fond de l'orbite, où elles étaient
localisées tout d'abord, elles s'étendent à toute la tête. Il y a de
l'insomnie, une agitation extrême, du délire. Le mouvement fébrile est intense, la température élevée.

Les *troubles fonctionnels* sont considérables. On constate de la
photophobie, du larmoiement; la pupille est dilatée et presque
immobile, la vision extrêmement confuse. Les mouvements du
globe oculaire sont limités ou abolis.

Les renseignements fournis par l'ophtalmoscope n'ont pas
grande importance. Au début, les veines de la papille apparaissent
engorgées, tortueuses; mais bientôt la surface de la cornée devient terne, les milieux transparents se troublent, et l'examen
du fond de l'œil n'est plus possible.

Le phlegmon de l'orbite pourrait être confondu avec le phlegmon de l'œil. Mais un examen attentif permettra de reconnaître
que l'exophthalmie, plus apparente que réelle dans le phlegmon

de l'œil, est due au volume considérable de l'organe et non à sa propulsion en avant. De plus, cette dernière affection est presque toujours consécutive à une lésion spontanée ou traumatique de l'organe visuel, tandis que dans le phlegmon orbitaire les complications oculaires ne surviennent qu'à une période où le doute n'est plus possible.

L'inflammation du tissu cellulaire de l'orbite est rarement spontanée. Les lésions traumatiques accidentelles ou chirurgicales, telles que les contusions, les blessures, avec pénétration de corps étrangers dans l'orbite, l'énucléation du globe oculaire, l'ablation de tumeurs, en sont les causes habituelles. Dans d'autres cas, le phlegmon de l'orbite succède à une choroïdite purulente, à un phlegmon de l'œil, à une périostite des os du voisinage.

Cette redoutable complication peut se montrer au déclin des fièvres éruptives, rougeole, variole, scarlatine, érysipèle de la face. Caron du Villards, Leyden ont vu le phlegmon de l'orbite accompagner l'inflammation purulente des méninges.

La plupart des auteurs le signalaient jadis comme un accident *métastatique* des maladies septicémiques, infection purulente, fièvre puerpérale, typhus, etc. Aujourd'hui il est reconnu que ces inflammations du tissu cellulaire de l'orbite sont dues à l'oblitération des vaisseaux de l'orbite par les microbes qui envahissent l'organisme.

Le *pronostic* du phlegmon de l'orbite est toujours très grave. La résolution est une terminaison rare; presque toujours la suppuration s'établit; le pus se collecte, refoule en avant la conjonctive et les paupières, et la fluctuation devient manifeste entre le bulbe et la paroi orbitaire. L'œil se trouve dès lors exposé à de graves dangers, soit par l'exagération excessive de l'exophtalmie, soit par la propagation de l'inflammation aux membranes profondes. Les troubles de la circulation orbitaire, la compression du nerf optique peuvent déterminer une *névrite rétro-bulbaire* aboutissant à l'atrophie de la papille. Plus rarement la cécité est le résultat d'une irido-choroïdite purulente, ou d'un décollement de la rétine.

Si l'inflammation du tissu cellulaire de l'orbite est due à une périostite accompagnée de carie ou de nécrose d'une des parois, il peut arriver que le pus se fraye un passage dans la cavité crânienne et détermine une issue fatale. D'autres fois, l'inflammation, se propageant le long du périoste, à travers le trou optique ou la fente sphénoïdale, provoque une méningite ou une encéphalite qui emporte le malade. Ailleurs, une phlébite de la veine ophtalmique engendre une thrombose des sinus caverneux, accident qui est aussi rapidement mortel.

Au début, et tant qu'il est permis d'espérer la résolution, on devra s'efforcer de juguler les symptômes inflammatoires. Les émissions sanguines, les préparations mercurielles, les frictions d'onguent belladoné autour de l'orbite, l'application continue de compresses imbibées d'eau glacée permettront quelquefois d'atteindre ce but. Un corps étranger a-t-il pénétré dans l'orbite, on devra le rechercher avec soin et en faire l'extraction, s'il est possible. Mais, dès que l'apparition de douleurs pulsatives, de frissons, de la rougeur érysipélateuse des paupières, ne laisseront plus de doute sur la formation du pus, les cataplasmes, les émollients seront substitués aux antiphlogistiques et aux réfrigérants. A ce moment et avant même que le pus se soit collecté en foyer, il importe d'aller à sa recherche. On plongera un bistouri dans les points les plus distendus de la conjonctive ou des paupières, en se tenant rapproché des parois de l'orbite, de façon à pénétrer profondément dans l'orbite sans blesser le globe oculaire. Cette manœuvre ne présente aucun inconvénient, et, dans les cas même où l'on ne tomberait pas sur la collection purulente, elle aurait l'avantage de procurer le dégorgement des parties enflammées. La collection purulente une fois largement ouverte, des tampons de charpie, trempés dans de l'eau phéniquée, seront introduits chaque jour dans la plaie. Des injections détersives seront faites simultanément. On réduira progressivement le volume des tampons, de façon que la cicatrisation s'effectue régulièrement du fond à la surface.

PÉRIOSTITE, CARIE, NÉCROSE DE L'ORBITE

L'inflammation du périoste de la cavité orbitaire se présente sous la forme *aiguë* ou *chronique*.

Les symptômes de la périostite *aiguë* ont une grande analogie avec ceux du phlegmon de l'orbite. Dès le début, les paupières sont gonflées, rouges, luisantes ; la conjonctive œdématiée forme un chémosis volumineux autour de la cornée. Les douleurs sont vives, pulsatives. L'exophthalmie existe, quoique moins prononcée que dans le phlegmon, et l'œil est plutôt déjeté latéralement que projeté directement en avant. Si c'est la paroi supéro-interne de l'orbite qui est atteinte, l'œil sera repoussé en bas et en dehors. On peut dire d'une façon générale que la direction de l'exophthalmie est diamétralement opposée au siége de la lésion. Les mouvements du globe sont limités, surtout du côté où le périoste est atteint. En explorant par le toucher les bords et les parois de l'orbite, on découvre le plus souvent un point où la pression exagère la douleur : c'est là qu'est le foyer du mal.

Dans la périostite *chronique*, les symptômes inflammatoires sont moins prononcés. La douleur est peu intense, le gonflement des paupières et de la conjonctive modéré. Si la suppuration s'établit, elle occupe un espace limité ; le pus se collecte entre le périoste et la paroi osseuse, déterminant ainsi une carie ou une nécrose partielle. D'autres fois, le périoste, gonflé, épaissi, hypertrophié, donne naissance à des nodosités, des tubérosités plus ou moins dures, pouvant devenir par la suite de véritables exostoses. La périostite syphilitique, bien décrite par Ricord, doit rentrer dans cette dernière catégorie.

Le *pronostic* est assez grave ; l'inflammation peut s'étendre et déterminer un phlegmon de l'orbite ; une perforation peut se produire, livrant passage au pus qui pénètre dans la cavité crânienne. Cette dernière complication est surtout à craindre dans le cas où la périostite siège sous la voûte orbitaire.

Les plaies contuses, avec ou sans pénétration de corps étrangers, sont les causes les plus fréquentes de la périostite aiguë de l'orbite. Elle survient quelquefois spontanément, sous l'influence de brusques changements de température, après une exposition au froid rigoureux. Elle est plus commune chez les enfants et les jeunes sujets que chez les adultes. La forme chronique est due le plus souvent à la scrofule ou à la syphilis.

Le traitement antiphlogistique du début, qui est à peu près le même que dans le phlegmon de l'orbite, ne parvient pas toujours à prévenir la suppuration, la carie, et la nécrose qui en est la conséquence. On doit rechercher de bonne heure la collection purulente, aller à sa rencontre et l'ouvrir largement ; une mèche de charpie sera introduite chaque jour jusqu'au fond de la plaie. Malgré ces précautions, il se forme quelquefois autour de l'orbite des clapiers, des trajets fistuleux qui ne se ferment qu'après l'élimination des portions osseuses nécrosées. Des cicatrices indélébiles, adhérentes, des déformations plus ou moins choquantes des paupières en sont souvent les suites.

Dans la périostite chronique, d'origine syphilitique, l'iodure de potassium à haute dose, les frictions mercurielles sont naturellement indiqués.

ŒDÈME AVEC EXOPHTALMIE.

L'exophthalmie, accompagnée de l'œdème du tissu cellulaire de l'orbite et des paupières, dénote généralement un trouble profond de la circulation de la veine ophthalmique et du plexus veineux de l'orbite. Il suffit, en effet, qu'un obstacle mécanique quelconque comprime le tronc veineux à son passage dans la fente sphénoïdale (comme on l'observe dans les cas de périostites spontanées ou syphilitiques, de tumeurs de diverses natures) pour qu'à la gêne circulatoire succède l'œdème, et à l'œdème l'exophtalmie. Par eux-mêmes, ces symptômes n'ont donc pas grande importance et ne sont, pour ainsi dire, que l'expression évidente de l'embarras circulatoire de l'orbite. Mais quand il s'y joint la dilatation et l'immobilité absolue de la pupille avec abolition complète des mouvements du globe oculaire, quand des troubles cérébraux manifestes éclatent en même temps, le diagnostic est bien différent, le pronostic autrement grave, car il s'agit le plus souvent d'une *thrombose des sinus de la dure-mère*, en particulier des sinus caverneux.

C'est à Heubner (1) et à Knapp que revient le mérite d'avoir appelé l'attention des praticiens sur la valeur clinique de cet ensemble de symptômes dans le diagnostic toujours difficile et obscur des thromboses des sinus caverneux. Nous allons rapporter ici d'une façon sommaire les quelques observations qui servent de base au travail de Knapp sur ce sujet (2).

N. Pfeff..., âgé de trente ans, fut admis, le 30 novembre 1863, à la clinique de Wurzbourg ; quatre jours auparavant, ce malade, jusqu'alors vigoureux et bien portant, avait été pris d'un frisson violent bientôt suivi d'une réaction très vive, chaleur, sueurs, douleurs violentes de tête, surtout à droite, puis vomissements et dépression complète des forces.

Au moment de l'examen, la température est à 40 degrés centigrades, le pouls à 104, dur et plein. La paupière supérieure de l'œil droit, immobile et tombante, recouvre le globe oculaire fortement projeté en avant ; les mouvements de l'œil ne sont plus possibles, comme si les muscles étaient paralysés ; la pupille, très dilatée, est insensible à la lumière, la vision a notablement di-

(1) *Archiv für Heilkunde*, 1868, p. 417.
(2) *Archiv für Ophth.*, t. XIV, première partie, p. 120.

minué, la conjonctive est rouge et œdématiée. A gauche, la mobilité est assez bien conservée, la pupille est contractée. Dans le cours de la maladie, une paralysie faciale se montra à droite : le goût et l'odorat s'affaiblirent, l'ouïe resta intacte. L'exploration minutieuse des autres organes ne révéla rien d'anormal. Le malade, bien que somnolent, répondait d'une façon lucide aux questions qui lui étaient adressées.

Le diagnostic fut ainsi formulé : méningite basilaire.

Malgré un traitement antiphlogistique des plus énergiques, le malade ne tarda pas à succomber.

L'autopsie pratiquée par le professeur Forster montra les *sinus caverneux remplis de caillots*, ramollis et suppurés en partie. Une infiltration purulente des méninges occupait tout le pourtour de la glande pituitaire. La veine ophtalmique et les veines de la cavité orbitaire ne présentaient aucune altération. La veine jugulaire interne du côté droit était remplie par un thrombus ancien, désorganisé, transformé en un détritus purulent.

Le résultat de l'autopsie indiquait d'une façon manifeste qu'il s'agissait d'un thrombus des sinus caverneux et de la veine jugulaire du côté droit.

Knapp ajoute trois autres observations offrant avec la précédente la plus grande analogie.

La première appartient à Castelnau et Ducrest. Un homme de vingt-sept ans, ayant été exposé pendant vingt-quatre heures à une pluie battante, fut pris, quelque temps après cet accident, de douleurs de tête violentes avec frissons irréguliers, insomnie, inappétence. La vue ne tarda pas à faiblir, l'œil droit devint saillant et la conjonctive œdématiée. Au quatorzième jour, violents frissons suivis de chaleur et de sueurs, agitation, délire, tremblement dans les bras et les jambes, pouls à 96. Enfin dépression considérable des forces, évacuations involontaires, langue sèche, torpeur, coma et mort au vingt-troisième jour. Dans les derniers jours de la maladie, une exophtalmie considérable existait des deux côtés, la conjonctive et les paupières étaient très œdématiées, les pupilles dilatées et immobiles.

A l'autopsie, infiltration purulente des méninges à la base, surtout à droite, *sinus caverneux remplis de caillots* désorganisés devenus purulents. A droite, la veine ophtalmique dilatée est remplie de pus : le tissu cellulaire de l'orbite infiltré renferme aussi plusieurs foyers purulents de la grosseur d'un pois ou d'une noisette.

Chez un malade observé par Pitha, il existait, pendant la vie, une exophtalmie considérable, plus accusée à droite qu'à gauche; les pupilles étaient immobiles et dilatées, la cornée dépolie. La cécité était complète. L'infiltration œdémateuse avait envahi la conjonctive, les paupières et la région orbitaire jusque dans la fosse temporale. On trouva à l'autopsie les *deux sinus caverneux remplis d'un magma purulent* s'étendant jusqu'à la veine ophtalmique.

Enfin, la troisième observation, due à Colin, est en tous points semblable aux précédentes. Double exophtalmie, œdème des paupières, immobilité de la pupille et fixité du globe oculaire. A l'autopsie, *thrombose des sinus caverneux* se prolongeant dans les sinus pétreux, œdème du tissu cellulaire de l'orbite sans infiltration purulente.

Il ressort de l'analyse de ces observations et de quelques autres publiées depuis (1) que la thrombose des sinus caverneux s'accompagne d'un ensemble de symptômes du côté du globe oculaire et de l'orbite bien dignes de fixer l'attention des cliniciens.

C'est d'abord, au début, la diminution de la vision, le rétrécissement de la pupille, qui en précède la dilatation permanente et l'immobilité absolue. Comme il est rare que les deux côtés soient envahis en même temps et au même degré, les pupilles sont, à une certaine période, inégalement dilatées. Plus tard surviennent l'imbibition, le gonflement de la conjonctive, des paupières et du tissu cellulaire de l'orbite, d'où résulte la propulsion de l'œil en avant; puis se montrent les paralysies des muscles et l'immobilité du globe oculaire, conséquences de la compression de ses nerfs moteurs dans leur passage à travers le sinus. Les membranes profondes sont aussi altérées, et l'ophtalmoscope permet de découvrir la gêne circulatoire et l'infiltration œdémateuse de la papille.

La *valeur séméiologique* de l'ensemble des symptômes que nous venons d'énumérer n'est pas moins importante au point de vue du pronostic.

Voit-on l'exophtalmie se produire pendant le cours d'un érysipèle de la face, il faut songer aussitôt à la possibilité d'une thrombose des veines de l'orbite propagée aux sinus caverneux. Cette hypothèse devient plus que probable quand des symptômes méningitiques éclatent en même temps. Peut-être même est-ce là une des causes de terminaison fatale de cette maladie. Les mêmes

(1) *Revue des sciences médicales*, t. I, p 358.

accidents se montrent-ils à la suite d'une périostite intense, il faut redouter la présence de coagulums sanguins dans les sinus de la dure-mère s'abouchant dans les sinus caverneux. Les complications si graves qui accompagnent et terminent parfois l'inflammation phlegmoneuse de l'orbite, et qui, plus rarement, il est vrai, suivent l'extirpation du globe oculaire, reconnaissent probablement la même origine.

Avant de terminer ce chapitre, nous croyons utile d'exprimer notre avis sur un travail récent du docteur Schmidt (1) ayant trait au sujet qui nous occupe.

Schmidt rapporte deux observations de malades atteints d'*iridocho-roïdite suppurative*, *métastatique*, chez lesquels les symptômes observés pendant la vie auraient pu en imposer pour une thrombose des sinus caverneux.

Malgré l'opinion de Schmidt, nous croyons qu'il y aura toujours une différence notable entre les symptômes de l'irido-choroïdite purulente et ceux qui accompagnent l'oblitération plus ou moins complète des sinus caverneux. Dans le premier cas, les lésions intra-oculaires sont dues probablement à des embolies ou à des thromboses des troncs veineux choroïdiens auxquelles se rattahent l'apparition de l'hypopion, des synéchies, les douleurs citliaires, l'augmentation de tension. Le tissu cellulaire qui sépare la capsule de Ténon de la sclérotique peut être infiltré, la conjonctive bulbaire œdématiée, mais cette infiltration reste toujours limitée, respectant le plus souvent les paupières et les parties molles des régions périorbitaires. Les mouvements du glo be son conservés. En un mot, la maladie est surtout *intra-oculaire*. Dans la thrombose des sinus, au contraire, la gêne circulatoire de l'orbite est frappante, elle domine tous les autres symptômes. L'œdème est plus diffus, plus considérable, les mouvements du globe sont abolis, les nerfs qui l'animent étant comprimés. Quant à l'œil lui-même, il reste relativement sain au milieu de ces désordres, ne présentant ni iritis, ni hypopion.

EMPHYSÈME

L'infiltration de l'air dans le tissu cellulaire de l'orbite peut survenir à la suite d'une rupture des cellules ethmoïdales, ou d'une solution de continuité, piqûre ou déchirure, dans les parois

(1) *Archiv für Ophthalm.*, t. XVIII, 2e partie.

du canal nasal ou du sac lacrymal. Elle peut produire d'emblée un gonflement assez prononcé des parties voisines, gonflement qui augmente quand les malades se mouchent ou font un effort d'expiration en se bouchant les narines, qui diminue au contraire par la compression. L'emphysème s'étend d'ordinaire aux paupières. Une crépitation particulière, appréciable au toucher et comparable à celle qu'on éprouve en écrasant de la neige durcie, est caractéristique de l'emphysème. La compression méthodique exercée pendant quelques jours suffit pour amener la guérison complète de cet accident.

CONSIDÉRATIONS GÉNÉRALES SUR LES TUMEURS DE L'ORBITE

Toute tumeur de l'orbite, abstraction faite de sa nature, parcourt, dans son développement, *deux phases* principales.

Cachée d'abord dans la cavité, absolument inaccessible aux regards et à l'exploration directe, elle ne se révèle que par des troubles fonctionnels.

Plus tard, elle atteint des dimensions qui ne lui permettent plus de trouver place dans l'orbite, même en déplaçant les organes qui y sont normalement contenus; elle fait saillie à l'extérieur, et se présente avec ses caractères propres jusque-là méconnus.

Cette distinction essentiellement clinique est applicable à toutes les tumeurs orbitaires proprement dites. Elle l'est aussi aux tumeurs des régions voisines, qui, dans leur développement, ont envahi l'orbite et continuent à s'y développer.

Les *troubles fonctionnels* de la première période sont fort différents, suivant que la tumeur a pris naissance au fond de l'entonnoir orbitaire ou sur une des faces latérales de cette cavité. Dans le premier cas, les effets de la compression se font rapidement sentir sur l'ensemble des nerfs sensitifs et moteurs qui émergent de la boîte crânienne à ce niveau. C'est alors que, dès le début, es douleurs sont vives, l'exophtalmie très accusée, l'abolition des mouvements du globe oculaire presque complète. Le point d'implantation est-il situé au voisinage du trou optique, le nerf optique, refoulé, devient inapte à la vision, et la cécité survient rapidement. Est-ce la veine ophtalmique qui est comprimée au niveau de la fente sphénoïdale, les troubles circulatoires retentissent de proche en proche jusqu'à la papille, dont les veines à l'ophtalmoscope paraissent engorgées et tortueuses. A une période plus avancée, les paupières œdématiées prennent une teinte livide bleuâtre, et la dilatation des veines sous-cutanées témoigne de la gêne persistante de la circulation dans l'orbite.

Si, par contre, la base d'implantation de la tumeur occupe une des parois latérales, le refoulement de l'œil dans un sens ou dans l'autre peut prendre des proportions considérables, sans qu'il survienne de désordres sérieux dans la fonction de l'organe.

Les déplacements latéraux de l'œil ont pour résultat constant de produire de la diplopie, au moins tant que le nerf optique n'est pas désorganisé. Quant à la compression du globe lui-même, elle entraîne de la myopie ou de l'hypermétropie, suivant qu'elle s'exerce latéralement ou dans le sens antéro-postérieur.

Le clinicien doit savoir tirer parti de ces divers symptômes : ils lui permettront souvent de reconnaître le point d'origine du néoplasme. Le pronostic et le traitement ont en effet une gravité bien différente dans un cas ou dans l'autre. Quand la tumeur occupe le fond de l'orbite, elle désorganise rapidement le nerf optique et les nerfs moteurs de l'œil; de plus, pour l'atteindre, il est nécessaire de sacrifier le globe oculaire. Si elle est au contraire située sur une des faces latérales, il n'en résulte que des déplacements peu compromettants pour la vision, et l'on peut essayer de l'enlever tout en respectant l'œil.

L'exophtalmie constitue le symptôme capital des tumeurs de l'orbite, et il semble au premier abord que la constatation de ce signe ne puisse donner lieu à aucune méprise ; il n'en est pourtant pas toujours ainsi, car, d'une part, l'exophtalmie à un faible degré peut être méconnue, et, d'autre part, on peut quelquefois la confondre avec une augmentation de volume du globe oculaire.

A l'état normal, un plan passant par le rebord orbitaire est *tangent* au sommet de la cornée : en se plaçant de côté, on se rend compte aisément de la position du centre de la cornée par rapport à ce plan imaginaire. Dès que ce plan, tangent à l'état normal, devient *sécant*, on peut soupçonner l'exophthalmie (1). Il existe toutefois de nombreuses variétés physiologiques relatives à la saillie des globes oculaires, la capacité de la cavité orbitaire et l'épaisseur du coussinet graisseux, qui en occupe la profondeur ayant une grande influence sur la position apparente de l'œil.

____

(1) On a imaginé récemment des *exophtalmomètres*, instruments destinés à apprécier le degré d'exophtalmie. Leur utilité pratique n'est pas assez grande pour qu'ils soient ici l'objet d'une description spéciale.

Si l'affection est unilatérale, le diagnostic est plus facile, grâce
à la comparaison avec le côté opposé, et à l'expression singulière
que prend d'emblée la physionomie. Mais si l'affection est bilaté-
rale et n'est pas encore très prononcée, il faut y regarder de plus
près, pour ne pas la confondre avec une exagération de volume
du globe oculaire. Dans certaines formes d'hydrophtalmie, de
myopie progressive considérable, l'œil acquiert un tel volume,
qu'on pourrait s'y tromper et croire à une projection réelle en
avant. Pour éviter cette erreur, on se placera à côté du malade
en l'engageant à diriger le regard fortement en dedans. L'axe
antéro-postérieur se montre alors dans presque toute son étendue
et sa dimension exagérée, cause véritable de l'aspect particulier
du globe oculaire, devient aussitôt manifeste. L'augmentation de
volume du globe s'accompagne du reste constamment de myopie
considérable, d'une distention énorme des enveloppes, avec
amincissement et coloration bleuâtre de la sclérotique : tous signes
qui font défaut dans l'exophtalmie.

Quand la saillie et la procidence du globe ont atteint un certain
degré et que la paupière supérieure soulevée *ne recouvre plus la
cornée,* la figure prend une expression si étrange, si caractéristique, que le diagnostic ne laisse subsister aucun doute. Enfin
l'exophtalmie peut être telle que le globe oculaire soit véritablement luxé. Dans ces circonstances, l'insuffisance des paupières
ne permettant plus leur occlusion complète, les tiraillements
exercés sur les nerfs ciliaires, ou leur compression par la tumeur, compromettent gravement la nutrition de la cornée. Cette
membrane s'ulcère, se perfore, et dans les cas graves, ces désordres considérables aboutissent à la destruction complète de
l'organe. A cette période l'écartement permanent des paupières,
la compression exercée sur les parois du sac lacrymal sont
deux causes qui s'ajoutent l'une à l'autre pour provoquer du *larmoiement.*

Dans la seconde période de son développement, la tumeur apparaît en un point quelconque du pourtour orbitaire, et devient
accessible à l'exploration directe; c'est alors que sa consistance,
l'état bosselé ou uni de sa surface, sa mobilité ou ses adhérences
avec les parties voisines, les pulsations qui l'animent, les bruits
de souffle qu'on y perçoit, sont autant d'indices précieux qui
peuvent nous éclairer sur sa nature.

Une fois l'existence de la tumeur devenue manifeste, il faut rechercher si elle est contenue tout entière dans la cavité orbitaire
ou si elle a déjà envahi les régions voisines. L'importance de ce

point de diagnostic est indiscutable; tout en dépend, et le pronostic et le choix de l'opération qui convient. Existe-t-il des prolongements dans la cavité des fosses nasales, nous retrouvons les caractères spéciaux aux polypes de cette région : occlusion dès conduits aériens, déformation on déjétement des os propres du nez. Le sinus maxillaire est-il envahi, la déformation de la face ne s'opère pas de bonne heure : la tumeur, en se développant dans la cavité du sinus, avant d'en refouler les parois, semble présenter un temps d'arrêt dans son évolution : mais, tôt ou tard, le squelette de la face sera disloqué, la fosse canine, l'os malaire, l'arcade zygomatique seront repoussés en avant.

Il est encore du plus haut intérêt de savoir à l'avance si la tumeur envoie des prolongements dans la cavité crânienne, car évidemment toute intervention chirurgicale sera alors formellement contre-indiquée. Pour être fixé à ce sujet, on recherchera avec soin l'état de l'intelligence, de la sensibilité, de la motilité. La réduction de la tumeur tentée avec les plus grandes précautions ne devra provoquer aucun trouble cérébral si l'encéphale n'est pas atteint. Les vertiges, convulsions, attaques épileptiformes seront presque toujours symptomatiques de lésions intra-crâniennes.

Quand la tumeur n'a pas acquis un volume trop considérable, que l'œil, ayant conservé sa forme, possède encore un certain degré de vision, on doit essayer d'enlever la tumeur, tout en respectant le globe oculaire. Une incision, comprenant toute l'épaisseur des parties molles, sera pratiquée au niveau de la commissure externe, de façon à élargir suffisamment la fente palpébrale; les paupières seront disséquées et écartées en haut et en bas, jusqu'à ce que la tumeur soit mise à nu. Dans quelques cas spéciaux, une simple incision au niveau du bord orbitaire permet d'arriver jusqu'au néoplasme, en laissant intact le sac conjonctival.

Une fois la tumeur mise à nu et les lèvres de la plaie écartées, on cherche à la séparer des parties molles environnantes, soit avec un instrument mousse, soit avec l'extrémité du doigt en s'efforçant pendant ces manœuvres de ménager, autant que possible, les muscles de l'œil, les nerfs et le globe oculaire. Les adhérences sont ainsi peu à peu rompues, et, quand la tumeur n'est plus retenue que par un pédicule, quelques coups de ciseaux suffisent pour le détacher. La tumeur une fois extirpée, les lèvres de la plaie sont réunies par quelques points de suture, et des compresses glacées, appliquées aussitôt, favorisent la guérison par première intention.

Le globe de l'œil reprend de lui-même sa position première. Dans deux cas intéressants, rapportés par Zehender et Otto Becker, le globe oculaire et le nerf optique furent mis à nu dans une assez grande étendue, au moment de l'extirpation de la tumeur; la vision néanmoins fut relativement bien conservée.

Si le néoplasme remplit toute la cavité orbitaire, ce qui s'observe fréquemment à la suite des récidives qui suivent une première extirpation, il est dès lors nécessaire d'enlever le contenu de l'orbite dans sa totalité. Pour cela, on procédera de la façon suivante. La commissure externe sera prolongée par une incision comprenant toutes les parties molles jusqu'au rebord orbitaire, la conjonctive sera incisée dans toute l'étendue des culs-de-sac supérieur et inférieur. Les paupières, saisies avec des pinces ou écartées avec des élévateurs confiés à un aide, sont attirées en haut et en bas, de façon à laisser libre un vaste champ opératoire. Le chirurgien saisit alors la tumeur avec une forte pince de Museux, et l'attire en avant, pendant qu'avec une spatule ou une rugine mousse il cherche à la détacher dans tous les sens de la paroi orbitaire.

Cette manœuvre est rendue quelquefois très pénible par des adhérences nombreuses qu'il est nécessaire de rompre. Dès que la tumeur n'est plus retenue que par un pédicule plus ou moins large, de forts ciseaux courbes, introduits jusqu'au fond de l'orbite, permettent de l'atteindre et de le détacher. Si le périoste porte des traces de dégénérescence, il faudra l'enlever. Pour cela, on l'incisera d'abord sur le pourtour de l'orbite, où il est très adhérent, on le détachera ensuite facilement vers les parties profondes avec une spatule.

La masse principale de la tumeur une fois extirpée, on explore soigneusement la cavité orbitaire pour bien s'assurer que tout est enlevé. L'artère ophtalmique, qui mérite seule quelque attention, est difficile à lier, à cause de sa situation profonde; on se contentera de la saisir avec une longue pince à arrêt qui sera maintenue en place pendant vingt-quatre heures. Du reste, les tamponnements de la cavité orbitaire, joints à une compression énergique, suffisent d'ordinaire pour arrêter l'hémorrhagie. L'emploi d'autres moyens hémostatiques, tels que le fer rouge, le perchlorure de fer, doit être complètement rejeté, à cause du voisinage de la cavité crânienne.

LIPOMES, FIBROMES

Le lipome est une tumeur très rare dans l'orbite. Démarquay dans son ouvrage sur les tumeurs de cette région, en rapporte deux observations; l'une est due à Dupuytren, l'autre à Bowman.

Dupuytren, croyant avoir affaire à un kyste, pratiqua une ponction; mais, aucun liquide ne s'étant écoulé, il extirpa le contenu de l'orbite; la dissection des parties enlevées révéla la nature graisseuse de la tumeur.

Chez le malade de Bowman, la tumeur existait des deux côtés; elle avait soulevé progressivement les paupières, et occupait les deux tiers externes de l'orbite. Sa consistance était molle; saisie entre les doigts, elle donnait la sensation d'une masse celluleuse assez lâche. Il n'existait aucun trouble fonctionnel, le globe oculaire était intact, la vision bien conservée. Bowman crut d'abord à un œdème chronique, mais, la maladie ne se modifiant pas, il céda aux sollicitations du malade qui voulait être débarrassé d'une difformité choquante, et fit l'ablation de ces tumeurs qui n'étaient autre chose que des lipomes.

Hauser a signalé un cas de lipome congénital.

Le fibrome, très rare aussi dans l'orbite, prend son origine dans le périoste; aussi contient-il parfois des noyaux osseux. Sa structure est analogue à celle des polypes fibreux des régions voisines, polypes naso-pharyngiens, fibromes du sinus maxillaire. Sa base d'implantation, plus ou moins large, est quelquefois réduite à un véritable pédicule.

Le développement extrêmement lent de la tumeur, sa consistance particulière, l'absence complète de tout symptôme inflammatoire permettent quelquefois de soupçonner sa nature.

KYSTES

Les kystes de l'orbite peuvent occuper un point quelconque de cette cavité. Ils siègent pourtant plus fréquemment sur les bords que vers le fond. Leur grosseur varie du volume d'une noisette à celui d'un œuf de poule. Leurs parois sont tantôt minces, celluleuses, tantôt épaisses, fibreuses, incrustées de plaques cartilagineuses ou calcaires. Le plus souvent simples, ils peuvent être cloisonnés et partagés en plusieurs loges.

La nature de leur contenu est variable et en rapport avec leur origine. Les *kystes hydatiques* observés assez fréquemment renferment un liquide complétement transparent, très fluide, dans lequel flottent les vésicules hydatiques. Des masses graisseuses, des cellules épithéliales dégénérées, des cristaux de cholestérine; des dépôts calcaires, des poils, des cheveux, des germes dentaires : tels sont les produits divers qui remplissent les kystes dermoïdes développés aux dépens des follicules du derme.

Quelques auteurs enfin ont décrit, sous le nom d'*hygroma de l'orbite*, l'hydropisie de la bourse synoviale, normale ou accidentelle qui se trouve dans le voisinage du muscle élévateur de la paupière supérieure.

Les kystes, en se développant, donnent lieu à la plupart des symptômes signalés dans les tumeurs de l'orbite en général. Aussi est-il parfois fort difficile de les différencier d'une tumeur solide, le diagnostic est même presque impossible au début, tant que le kyste reste caché dans la profondeur de l'orbite. Dès qu'il se montre à l'extérieur, une exploration bien faite peut éclairer le chirurgien. La tumeur est-elle lisse, globuleuse, arrondie, présente-t-elle sous les doigts une résistance élastique, est-elle insensible à la pression, il est probable qu'il s'agit d'un kyste. Vient-on à constater la transparence ou à percevoir la fluctuation, le doute n'est plus possible.

Plusieurs procédés opératoires ont été mis en usage dans le traitement des kystes de l'orbite.

La ponction simple, faite avec un trocart ou avec l'aiguille de l'aspirateur Dieulafoy, ne conviendrait qu'aux kystes uniloculaires, dont le contenu fluide peut s'écouler facilement au dehors. Mais cette petite opération est le plus souvent insuffisante : la tumeur se reproduit rapidement.

Il est préférable d'inciser largement la paroi et d'introduire dans la poche kystique de petits tampons de charpie, destinés à provoquer la suppuration et à empêcher l'ouverture de se refermer. La quantité de charpie est progressivement diminuée, au fur et à mesure que la suppuration se tarit et que la cavité s'oblitère.

L'*excision* d'une portion de la paroi du kyste est une opération plus sûre encore que l'incision. L'ouverture béante favorise la sortie du pus, et la cicatrisation se fait plus rapidement et plus sûrement du fond à la surface.

De toutes les méthodes, l'ablation complète serait certainement la meilleure. Malheureusement, la situation très profonde du kyste, les adhérences qu'il contracte avec des organes importants, tels que l'œil, le nerf optique. le périoste orbitaire, rendent quelquefois l'énucléation impraticable.

EXOSTOSES

Les exostoses de la région orbitaire s'observent sous *deux formes* bien distinctes : les unes sont munies d'un pédicule ou tout au moins adhèrent d'une façon intime aux parois de l'excavation; dans leur développement lent, régulier, progressif, elles produisent successivement tous les accidents que nous avons signalés dans l'étude générale des tumeurs de l'orbite, sans que rien dans leur aspect, leur marche, leurs caractères cliniques, en un mot, les distingue des exostoses des autres régions.

Les autres, remarquables par leur dureté extraordinaire, pierreuse, éburnée, se forment une loge aux dépens des parois osseuses; elles se développent avec plus de rapidité que les précédentes, refoulent tout devant elles et présentent comme caractère essentiel de n'avoir *ni pédicule ni base d'implantation*. Presque toujours leur point de départ siège dans l'ethmoïde ou le frontal.

L'extirpation de ces tumeurs osseuses est quelquefois extrêmement laborieuse. Maisonneuve a rapporté l'observation d'un malade dont l'œil droit avait été complétement refoulé hors de l'orbite par une masse osseuse qui semblait se continuer avec la paroi ethmoïdale. Elle était mamelonnée dans toute sa partie antérieure. Les scies à chaîne, les pinces de Liston, en dépit des plus grands efforts furent impuissantes à la déraciner, la gouge et le maillet ne pouvaient non plus en avoir raison, lorsqu'une de ces tentatives démontra que la tumeur paraissait d'une réelle mobilité.

L'énucléation fut alors tentée, mais elle exigea de laborieux efforts : la tumeur faisait du côté des fosses nasales une saillie au moins égale à celle qu'elle présentait du côté de la cavité orbitaire. Lorsqu'elle fut extraite d'un seul bloc, le doigt, introduit dans l'excavation qu'elle occupait, permit de constater que les parois en étaient parfaitement lisses et tapissées d'une sorte de muqueuse.

Aucun accident ne survint à la suite de l'opération : le malade fut promptement guéri, et l'œil récupéra intégralement ses mouvements et ses fonctions.

Enfin chez un malade du service de M. Lyon au Royal Infirmary de Glasgow, les difficultés furent si considérables que l'opération ne put être menée à bonne fin. Une *exostose* de la grosseur d'un œuf de pigeon prenant naissance à la voûte de l'orbite droit avait refoulé le bord supérieur de l'orbite en haut, tandis que l'œil était poussé en bas et en avant. La tumeur fut mise à nu par une incision parallèle aux fibres de l'orbiculaire. On essaya sur elle l'action de la gouge, des tenailles incisives, de la râpe, du couteau à rogner, le tout en vain. La scie de Hey ayant été appliquée sur sa partie antérieure, on parvint, à force de persévérance, à y pratiquer une entaille de trois quarts de pouce de profondeur. On introduisit un levier dans le trait de scie, mais la tumeur ne céda point à l'emploi de la force : la crainte de fracturer la paroi orbitaire et d'intéresser le cerveau empêcha de continuer ces manœuvres.

On parvint après quelques difficultés à scier la portion d'exostose qui s'avançait entre le trait de scie déjà pratiqué et l'œil et l'on ferma la plaie, espérant que la nécrose achèverait ce que l'opération avait commencé.

Dix ans s'étaient écoulés que l'exostose toujours à nu portait encore la marque de la scie, comme au jour de l'opération. La portion du frontal auquel elle s'insérait paraissait un peu mobile, l'œil avait été complétement chassé de l'orbite et la cornée était devenue opaque.

L'absence de pédicule et de toute adhérence aux parois osseuses dénote pour ces tumeurs un mode de formation spécial. Le professeur Verneuil a démontré, en effet, que la muqueuse des sinus de la face renferme, dans son épaisseur, de petites plaques blanchâtres, indépendantes de l'os et composées *de substance osseuse* avec de véritables ostéoplastes. Ces productions peuvent s'accroître par addition de couches nouvelles, et donner naissance à ces exostoses énormes dont le volume atteint parfois celui d'une tête de fœtus.

Dans le cours d'une discussion soulevée il y a quelques années à la Société de chirurgie, à propos d'un cas d'exostose sans pédicule des fosses nasales et du sinus maxillaire avec prolongement dans l'orbite, Tillaux rappela de nouveau que de semblables tumeurs « n'ont pas de pédicules parce que ce ne sont pas des exostoses à proprement parler, mais des tumeurs recouvertes, à l'origine, d'une membrane formée aux dépens de la muqueuse des sinus ethmoïdaux, maxillaires, sans point d'implantation sur le squelette. En se développant elles remplissent d'abord ces cavités, avant de se faire jour au dehors. L'ossification ne se développant qu'ultérieurement, elles se trouvent un jour complète-

ment osseuses, bien que sans adhérence avec les os du voisinage. »
L'observation de Maisonneuve rapportée plus haut, des faits analogues publiés par Bouillé de Saintes, et le professeur Dolbeau,
ont montré tout le parti que l'on peut tirer de l'indépendance de
ces sortes d'exostoses quand il s'agit de les extirper.

MÉLANO-SARCOMES, CARCINOMES

Les mélano-sarcomes de l'orbite prennent probablement naissance dans le tissu graisseux de l'orbite ; ce sont tantôt des sarcomes purs, tantôt des sarcomes mélangés de carcinome. A une
certaine période de leur évolution, ils peuvent envahir le globe
oculaire, ainsi que Lebert et Virchow en ont rapporté des exemples. Leur véritable origine est alors d'autant plus difficile à reconnaître, que les sarcomes choroïdiens intra-oculaires offrent
aussi une grande tendance à se propager dans l'orbite.

Ces tumeurs ne présentent pas toujours la coloration noirâtre
caractéristique de la mélanose ; elles sont quelquefois d'une couleur sépia, d'autres fois d'un tacheté gris-noir, comparable au
parenchyme de la truffe. Au microscope, elles semblent composées
presque exclusivement de cellules fusiformes : pourtant, dans les
parties les plus molles, on rencontre assez fréquemment des amas
de cellules rondes. Toutes ces cellules renferment un gros noyau
avec un nucléole. Leur pigment est analogue à celui de l'iris. En
dehors des cellules, on trouve encore des corpuscules de pigment,
libres, d'un brun plus ou moins rougeâtre, vestiges d'anciennes
hémorrhagies : des foyers de dégénérescence graisseuse, en rapport avec la destruction ou le ramollissement partiel de la tumeur
existent par places. La substance fondamentale intercellulaire
varie avec le tissu qui a été le point de départ du néoplasme.

L'expérience clinique démontre que ces tumeurs ont une
grande tendance à *se généraliser par métastase et par dissémi-
nation.* Tantôt elles pénètrent dans la cavité crânienne par le trou
optique ou la fente sphénoïdale, tantôt elles infectent l'organisme,
envahissant, par ordre de fréquence, le foie, les reins, les poumons, les ganglions lymphatiques, le corps thyroïde.

Peu d'affections ont un pronostic aussi grave. Chez trente-cinq
malades (1), la durée de la maladie a varié de trois mois à quatre

____

(1) Cornil et Trasbot, *Mémoire sur la mélanose,* couronné par l'Académie,
1868.

ans. Quatre fois seulement (Cruveilhier) la récidive ne s'est montrée qu'au bout de neuf ans.

Toute intervention chirurgicale étant évidemment contre-indiquée si le malade est sous le coup d'une généralisation mélanique imminente, il est important, avant d'opérer, d'être renseigné sur son état général. D'après Nepveu, l'examen microscopique des crachats, de l'urine et du sang permet de trancher la question.

Ses recherches pleines d'intérêt ont été consignées dans la thèse inaugurale du Dr Clauzel (1).

L'examen des *crachats* dénote quelquefois la présence de produits mélaniques dans les poumons. Les crachats prennent alors une teinte noirâtre, et, au microscope, on y trouve des cellules épithéliales bronchiques ou alvéolaires remplies de nombreuses granulations noirâtres. Dans une observation curieuse de B. Anger et Worthington, les produits mélaniques du poumon s'étant manifestés par une expectoration noirâtre firent soupçonner la généralisation, qui fut démontrée à l'autopsie. Ce signe, toutefois, n'a pas une valeur constante, car il peut manquer alors même que le poumon est envahi, et d'ailleurs cet organe est un des derniers atteints par la métastase.

Pour Eiselt, l'examen des *urines* établirait avec certitude l'existence de la généralisation mélanique. Bendz, qui a démontré le premier la présence de l'*uromélanie* chez les malades atteints de tumeurs mélaniques, considère ce symptôme comme *pathognomonique* de l'affection métastatique. Cette manière de voir est assurément trop absolue, car dans une foule d'états morbides de l'économie et même à l'état physiologique, l'urine peut prendre, soit au contact de l'air, soit par l'addition d'acides, une teinte noirâtre. Ce signe acquiert pourtant une valeur clinique incontestable quand l'examen *microscopique* s'associe à l'examen chimique.

Nepveu, en effet, a constaté, au microscope, dans l'urine de ces malades, l'existence de petites masses brunâtres, paraissant formées par des agrégations de granulations de même couleur; la plupart de ces petites masses offraient une forme cylindrique; on trouvait en outre des cristaux de diverses formes, tous teintés en violet clair, offrant une belle couleur hortensia.

L'examen microscopique du *sang* a plus de valeur que les pré-

(1) Clauzel, *Du diagnostic de la génération des tumeurs mélaniques*, thèse de Paris, 1874.

cédents, car chez tous les malades atteints de récidive ou ayant succombé à l'infection métastatique, le sang a présenté au microscope les altérations suivantes :

1° Globules blancs légèrement augmentés de nombre;

2° Granulations noirâtres dans les globules blancs;

3° Granulations brun rougeâtre dans le sérum, en forme de petits cylindres;

4° Globules rouges, isolés ou pris en masses cylindriques, présentant quelquefois une teinte noirâtre foncée.

Le *carcinome* se présente sous la forme médullaire ou mélanique. Sauf la mollesse particulière de la tumeur, son développement rapide et considérable, surtout après récidive, son apparence fongueuse qui lui a valu jadis le nom de *fongus hématoïde*, les symptômes restent les mêmes que précédemment. Dans 21 cas rapportés par Leber, 7 fois le cancer débuta par la conjonctive, 5 fois par le nerf optique, 7 fois par le globe de l'œil, 7 fois l'orbite fut envahi d'emblée. L'extirpation de ces tumeurs est malheureusement suivie le plus souvent d'une prompte récidive.

TUMEURS VASCULAIRES

ANÉVRYSMES ARTÉRIOSO-VEINEUX.

C'est à Nélaton que revient le mérite d'avoir le premier diagnostiqué, pendant la vie, la communication anormale de la carotide interne avec le sinus caverneux; l'autopsie confirma ce beau diagnostic. Plusieurs observations analogues ont été publiées depuis. Delens (1), dans sa thèse, s'est efforcé de démontrer qu'un certain nombre de *tumeurs vasculaires* de l'orbite, prises jusqu'ici pour des anévrysmes vrais ou cirsoïdes, n'étaient autre chose que des anévrysmes *artérioso-veineux*. Plus récemment, Schläfke a défendu la même opinion (2). Après avoir soumis à une analyse minutieuse la plupart des cas de tumeurs pulsatiles de l'orbite connus jusqu'ici, il arrive à conclure qu'il s'agissait presque toujours d'une rupture de la carotide dans le sinus caverneux.

La rupture de la carotide a généralement lieu à la suite d'un

_____

(1) *De la communication de la carotide interne et du sinus caverneux*, Delens, thèse de Paris, 1870.

(2) *Archiv für Ophthalmologie*, t. 22, 4° partie, p. 112.

coup violent porté directement dans cette région. Dans le cas observé par Nélaton, l'extrémité d'une ombrelle avait pénétré dans l'orbite jusqu'aux sinus caverneux : pourtant le même accident peut survenir après un contre-coup à la suite d'une chute sur les pieds. Delens admet même la possibilité de la rupture *spontanée* sous l'influence d'une augmentation de la tension artérielle. Ce chirurgien a pu voir sur le cadavre la matière à injection poussée avec force dans la carotide primitive se répandre dans le sinus caverneux après avoir rompu les parois de la carotide interne.

L'*exophtalmie* est le plus souvent considérable ; les paupières, la supérieure surtout, sont distendues, œdématiées et présentent une teinte violacée. Les veines sous-cutanées, engorgées, flexueuses, deviennent très apparentes. L'œdème s'étend à la conjonctive palpébrale et bulbaire, produisant parfois un tel chémosis, qu'un véritable bourrelet se forme entre le globe et la paupière inférieure, qui se renverse en dehors.

Le globe oculaire est animé d'un *mouvement de propulsion* isochrone aux battements du cœur appréciable à la vue comme au toucher. La compression de la carotide primitive du côté affecté fait cesser les battements. Il existe en avant et au-dessous de la partie supéro-interne de l'arcade orbitaire une tumeur arrondie, molle, facilement réductible, formée par la dilatation de la veine ophthalmique.

A l'*auscultation*, on perçoit un bruit de *souffle*, et il est facile de constater avec un peu d'attention que ce bruit de souffle est *continu avec renforcement;* il est analogue par conséquent à celui des anévrysmes artérioso-veineux des autres régions. Ce signe seul permettra de différencier l'affection qui nons occupe des anévrysmes proprement dits, où le bruit de souffle est *intermittent.*

L'on entend quelquefois un bruit de *piaulement* isochrone aux pulsations artérielles.

Les malades éprouvent du côté de l'orbite des douleurs assez violentes, une sensation d'engourdissement se propageant quelquefois dans la moitié correspondante de la tête.

La vision est généralement assez bien conservée, ce qui contraste avec les troubles profonds de la circulation orbitaire.

Les mouvements de l'œil sont notablement gênés par le fait même de l'exophtalmie et par la paralysie des nerfs moteurs comprimés à leur sortie du crâne. Dans un cas la paralysie de la troisième paire était complète et s'accompagnait de ptosis. Les malades se trouvent fort incommodés par un bruit de rouet perçu du côté correspondant à la lésion.

Le diagnostic de l'anévrysme artérioso-veineux est toujours assez délicat car la plupart des symptômes que nous venons d'énumérer n'ont rien de pathognomonique et se rencontrent dans la plupart des tumeurs vasculaires de l'orbite. Le bruit de

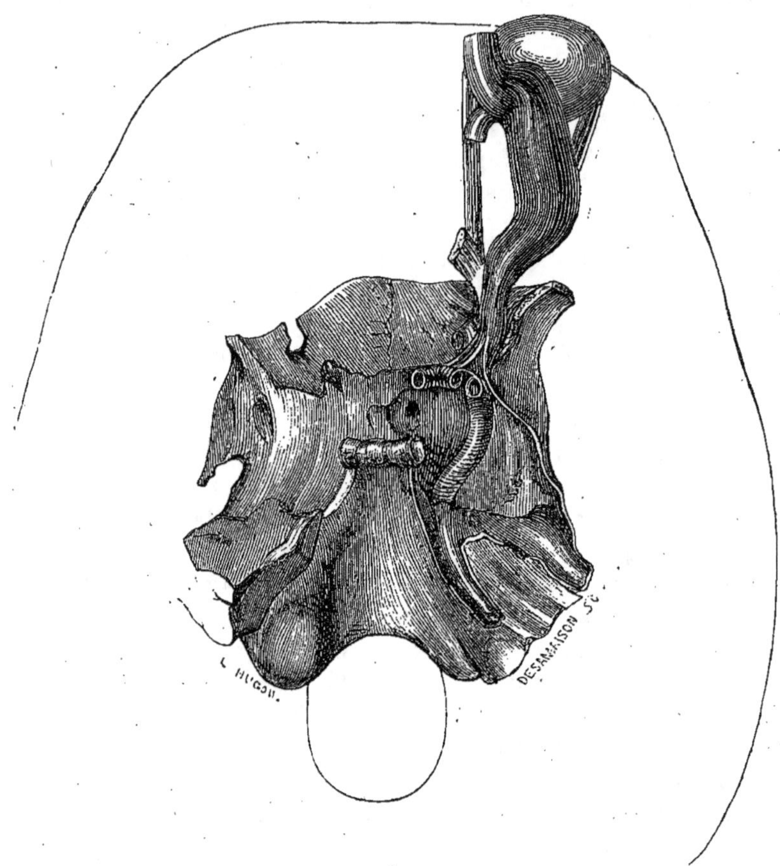

Fig. 1. Dessin tiré de la collection de Nélaton, montrant la rupture de la carotide interne, et sa communication avec le sinus caverneux et la veine ophtalmique. (Thèse de Delens, Paris, 1870.)

souffle continu avec renforcement permettra d'éliminer l'anévrysme de l'artère ophtalmique, où le bruit de souffle serait intermittent; les tumeurs érectiles ne sont pas animées de pulsations aussi nettes et ne présentent que des bruits de souffle peu marqués. Mais les difficultés augmentent quand il s'agit de *l'anévrysme cirsoïde* qu'on a rencontré quelquefois (très rarement) dans l'orbite.

Dans ces deux formes de tumeurs vasculaires, en effet, le bruit de souffle est continu avec renfoncement, les signes objectifs et subjectifs, la physionomie générale de la maladie sont à peu près les mêmes. Il faudra dès lors tenir compte du développement lent et progressif des *varices artérielles*, dont les accidents ne deviennent menaçants qu'après une période d'évolution de plusieurs années. Tandis que dans l'anévrysme artérioso-veineux, presque toujours consécutif à un traumatisme violent, les symptômes acquièrent en peu de jours leur maximum d'intensité.

La palpation fournit aussi des renseignements importants : dans l'anévrysme artérioso-veineux, la veine ophtalmique dilatée donne la sensation d'une tumeur molle, réductible, tandis que l'anévrysme cirsoïde donne la sensation qu'on éprouverait en touchant un paquet de vers.

ANÉVRYSMES VRAIS

Il est aujourd'hui reconnu que l'anévrysme de l'artère ophthalmique, longtemps considéré comme une des tumeurs vasculaires les plus communes de l'orbite, est excessivement rare ; la petitesse du vaisseau explique du reste suffisamment ce peu de fréquence. Les ouvrages spéciaux ne contiennent que deux observations authentiques, et encore sont-elles loin d'être rapportées avec tous les détails désirables. Dans le cas de Caron du Villars l'anévrysme fut découvert par hasard à l'amphithéâtre sur un sujet qui vraisemblablement n'avait éprouvé aucun trouble oculaire de son vivant : la tumeur était de la grosseur d'une noisette et siégeait à l'entrée de l'artère dans l'orbite. Plus heureux, Guthrie put observer un malade atteint d'exophtalmie chez lequel on trouva à l'autopsie un anévrysme de la grosseur d'une noix sur chaque artère ophtalmique.

TUMEURS VEINEUSES OU VARIQUEUSES

Gendrin (1) rapporte l'observation d'une malade qui fut prise presque subitement de douleur vive dans l'œil gauche et d'exophtalmie de ce côté. Les paupières étaient rouges, tuméfiées et

____

(1) *Leçons sur les Maladies du cœur et des grosses artères*, t. I, p. 248.

comme soulevées par un corps étranger. La compression de l'œil n'était pas directement douloureuse, mais elle déterminait de vives douleurs dans la région temporo-pariétale. Le sthéthoscope appliqué sur la tumeur était soulevé par des *battements isochrones* à la systole cardiaque; à chaque impulsion, on entendait un bruit de frottement très-prononcé en rapport avec les battements artériels; ce bruit disparaissait au-delà du pourtour de l'orbite.

Le diagnostic fut ainsi formulé : anévrysme probable de *l'artère ophtalmique*, artérite des artères supérieures, induration des valvules tricuspide et mitrale. A l'autopsie de la malade, qui succomba à des accidents cérébraux, on trouva la veine ophtalmique variqueuse gonflée par le sang coagulé, son diamètre atteignait 6 à 7 millimètres; d'autres veines de l'orbite étaient variqueuses, mais il n'y avait nulle part de sang extravasé. Le sinus caverneux était obstrué par un coagulum brun grisâtre en voie de décomposition. La tunique interne de l'artère ophtalmique et de la carotide était altérée, présentait des rugosités jaunâtres, mais *sans trace de perforation*.

Bowman (1) eut l'occasion de pratiquer la ligature de la carotide primitive chez une femme de quarante ans qui, cinq mois auparavant, avait reçu dans une rixe, au coté gauche de la tête, un coup de poing qui l'avait renversée. Aussitôt après l'accident survinrent des douleurs très vives, puis au bout de quinze jours, un bruit de sifflement très incommode pour la malade. Toute la région orbitaire gauche était tuméfiée, et l'œil congestionné faisait saillie en avant. En appliquant les doigts sur les paupières, on percevait des *pulsations manifestes* en rapport avec les battements du cœur; en appliquant le stéthoscope sur l'œil, on entendait un bruit de souffle très fort. La malade ayant succombé au bout de huit jours à des hémorrhagies provenant de la plaie, on trouva le sinus caverneux rempli d'un liquide puriforme formé par un coagulum ramolli et désagrégé; *la carotide interne et l'artère ophtalmique n'étaient point dilatées et leur surface interne paraissait saine*. La veine ophthalmique avait beaucoup augmenté de volume, augmentation de volume qui semblait due à un épaississement des tuniques plutôt qu'à une augmentation du calibre.

Dans une observation d'Aubry (2), une femme âgée de trente-

____

(1) *Ophthalmic hospital report*, n° 7, 1859, p. 5.
(2) *Gazette des hôpitaux*, n° 43; 1854.

deux ans présentait une exophthalmie de l'œil droit qui, d'après
le dire de la malade, était survenue spontanément à la suite d'une
fièvre typhoïde. A la partie interne de la paupière supérieure
existait une tumeur grosse comme une noisette, molle, fluctuante,
sous-cutanée, sans changement de couleur à la peau; le doigt appliqué sur la tumeur percevait nettement des pulsations isochrones aux battements artériels; avec le stéthoscope on entendait un bruit de souffle très distinct, intermittent, isochrone avec
la systole ventriculaire.

On diagnostiqua *une tumeur anévrysmale développée aux dé-*
pens de l'artère ophtalmique. — La malade succomba. A l'autopsie on reconnut que la tumeur était constituée par la dilatation et l'amincissement de la veine ophtalmique. Cette veine
offrait le volume du petit doigt et parcourait l'orbite du sommet
à la base en décrivant des sinuosités : *la carotide et l'artère oph-*
talmique ne présentaient rien d'anormal.

En lisant les observations qui précèdent, on est frappé de voir
combien la symptomatologie est semblable à celle des anévrysmes artérioso-veineux de l'orbite. Aussi adoptons-nous entièrement l'opinion de Schläfke qui, dans le travail critique cité,
page 22, a prouvé que tous ces soi-disant cas de tumeurs vei-
neuses de l'orbite étaient en réalité des anévrysmes artérioso-
veineux. La rupture de la carotide a passé inaperçue, parce qu'à
cette époque l'attention n'était pas dirigée de ce côté et qu'en
outre la lésion de la carotide est parfois minime et facile à
méconnaître.

TUMEURS ÉRECTILES

Des tumeurs érectiles (angiomes caverneux) ont été rencontrées
dans l'orbite. D'après de Wecker, elles ne se développent primitivement au fond de la cavité que très-exceptionnellement; elles
commenceraient plutôt par les paupières sous forme de nævus
pour envahir plus tard la profondeur de l'excavation.

Leur mode de connexion avec le tissu cellulaire ambiant, auquel
elles n'adhèrent que très-faiblement, mérite d'être signalé. Il
ressort de plusieurs observations rapportées par Virchow, de
Græfe, de Wecker, que les angiomes caverneux sont très souvent enkystés. Chez le malade de Wecker, la tumeur, enveloppée
d'une sorte de capsule fibreuse, fut facilement énucléée. Éloui
a publié récemment un travail intéressant et très complet au

point de vue histologique sur ce genre de tumeurs (1). Il a montré qu'au dessous de l'enveloppe fibreuse, il existe un réseau puissant de fibres élastiques qui s'opposent à l'expansion et au développement de la tumeur; aussi en a-t-on observé qui, quoique datant d'un temps relativement long, n'avaient pas dépassé le volume d'une noisette. A côté de cette forme d'angiome caverneux, il en existe une autre à laquelle Demarquay donne le nom d'envahissant, Virchow et Berlin celui de diffus, parce que, étant dépourvu d'une membrane limitante fibro-élastique, le néoplasme tend à grandir constamment. Le diagnostic des angiomes, toujours difficile, n'a pu être fait le plus souvent qu'après leur extirpation. Chez le malade cité par Éloui l'existence de plusieurs nœvi permit de soupçonner la nature vasculaire de la tumeur de l'orbite.

<h3 style="text-align:center">TRAITEMENT DES TUMEURS VASCULAIRES</h3>

Le traitement médical de Valsalva, qui compte des succès dans la cure des anévrysmes des gros troncs vasculaires, est rarement applicable aux tumeurs pulsatiles de l'orbite.

Néanmoins, Demarquay rapporte une observation de Langenbeck qui aurait guéri un malade à l'aide des saignées et de la digitale. Il existe une seconde observation de Collard (de Berne), où un régime débilitant aurait fini par amener la guérison.

Enfin Holmes aurait obtenu aussi un succès en prescrivant un repos complet à son malade, et l'usage du seigle ergoté et du *veratrum viride* à dose assez élevée.

Le traitement *chirurgical* comprend plusieurs procédés; nous ne citerons que les plus importants.

Les *injections coagulantes* au perchlorure de fer ont été employées d'abord par Brainard, en 1852, puis par Bourguet, en 1855, et enfin par Désormeaux. Dans ces trois cas, il y eut guérison.

La solution de perchlorure de fer employée doit être à 20 degrés, et l'on se servira, pour faire l'injection, d'une petite seringue ordinaire à injections sous-cutanées. La ponction étant faite avec le trocart capillaire; et une fois la certitude acquise par l'écoulement du sang que la canule a pénétré dans la poche sanguine, on injectera 5 à 6 gouttes dans la tumeur.

Pendant cette manœuvre, la [carotide, du côté correspondant,

(1) *Archives d'ophthalmologie*, t. II, n° 3, p. 267.

sera *comprimée*, et cette compression devra durer au moins dix minutes après l'injection.

Les battements et les bruits de souffle diminuent aussitôt, mais le plus souvent la solidification n'est que partielle ; au bout de quinze jours, une nouvelle injection de 5 à 6 gouttes sera pratiquée. Deux ou trois injections suffisent d'ordinaire pour amener une guérison complète. Malgré les quelques succès dûs à ce mode de traitement, nous ne saurions plus le recommander aujourd'hui ; il est en effet infiniment plus dangereux et beaucoup moins efficace que la *galvano-puncture* préconisée dans ces derniers temps par le Dr Martin (de Bordeaux) (1), qui a rapporté un beau cas de guérison obtenu par ce nouveau moyen.

La *compression de la carotide* fut faite d'abord au moyen d'appareils dont le plus ingénieux est celui d'Henry, employé par Nélaton. Mais depuis la belle découverte de Vanzetti, c'est à la compression digitale qu'on a généralement recours. Ce mode de traitement compte deux beaux succès, l'un dû à Scaramazza, et l'autre à Gioppi.

Dans le premier cas, la compression fut faite vingt à trente minutes, cinq ou six fois par jour pendant cinq jours. Au bout de ce temps, comme elle était mal supportée, on laissa le malade reposer quarante-huit heures, et on la reprit ensuite pendant onze jours en faisant plusieurs séances par jour, de deux ou ou trois minutes seulement.

Dans l'observation de Gioppi, la compression intermittente fut suivie de syncope au début ; elle finit néammoins par être tolérée, et au bout de quatre jours le bruit de souffle avait disparu.

La compression digitale compte aussi des revers : elle a échoué entre les mains de Bowman, Morton, Legouest ; il ne reste plus dès lors comme ressource ultime que la ligature de la carotide primitive.

Delens, dans sa thèse, rapporte que, sur trente-trois cas de ligature de la carotide primitive pour des tumeurs vasculaires de l'orbite, il y a eu vingt-deux succès complets, cinq partiels, un insuccès et cinq morts. Comme on le voit, ce résultat est fort remarquable, et dépasse toutes les prévisions que suggérerait *a priori* une opération aussi grave.

(1) *Exophtalmos pulsatile de l'orbite guéri par l'électro-puncture.* Paris, 1881.

MALADIES DE L'APPARÉIL LACRYMAL

CONSIDÉRATIONS SUR L'ANATOMIE ET LA PHYSIOLOGIE DE L'APPAREIL LACRYMAL

Plusieurs auteurs, dans ces derniers temps, ont entrepris des recherches sur la sécrétion physiologique des larmes.

Demtschenka et Wolferz semblent avoir démontré que la sécrétion des larmes est placée sous la dépendance du nerf lacrymal, et peut-être aussi de la portion sous-cutanée du nerf malaire.

De son côté, le docteur Reich (1), dans une série d'expériences exécutées sur des animaux : chiens, chats et lapins, s'est efforcé de résoudre la même question.

Les principaux résultats obtenus par ces divers physiologistes peuvent être résumés en quelques mots :

Si l'on sectionne le trijumeau dans l'intérieur du crâne au point où il émerge de la protubérance, l'irritation du bout périphérique ne modifie en rien la sécrétion des larmes.

Il est facile de provoquer une hypersécrétion abondante par voie réflexe, en stimulant la muqueuse des fosses nasales au moyen de l'huile essentielle de moutarde. L'attouchement de la pituitaire, d'un seul côté, avec cette substance produit un larmoiement abondant dans les deux yeux, un peu moins fort pourtant du côté opposé à celui qui est excité.

La même sécrétion profuse se produit dans ces conditions, lorsque les trijumeaux sont *sectionnés* dans le crâne, preuve manifeste que ces troncs nerveux ne renferment pas les filets centrifuges qui président à la sécrétion des larmes.

Vient-on à sectionner le *nerf lacrymal* et à irriter aussitôt son bout *périphérique*, on produit une sécrétion abondante, tandis que l'hypersécrétion réflexe provoquée par l'action de l'essence de

(1) *Archiv für Ophthalmologie*, t. XIX, 3° partie, p. 38.

moutarde n'a plus lieu. Ces faits démontrent : 1° que le nerf lacrymal renferme des filets sécréteurs; 2° que ces filets ne sont point fournis par le trijumeau (1).

Ce résultat concorde du reste avec ce grand fait de physiologie générale, que les nerfs de sécrétion, de même que les nerfs de mouvement, suivent une direction centrifuge.

Restait encore à déterminer l'influence des autres nerfs et, en particulier, du grand sympathique. L'excitation du pathétique, du moteur oculaire commun ne donna aucun résultat. L'irritation du grand sympathique au cou produisait aussi une hypersécrétion mais peu abondante, quelquefois même contestable. Après l'extirpation du ganglion cervical supérieur, l'hypersécrétion réflexe provoquée par l'introduction de l'essence de moutarde dans les narines a encore lieu, preuve manifeste que, si le sympathique contient des filets sécréteurs centrifuges, ils sont renfermés dans la *portion supérieure*, à son origine au niveau de la moelle allongée.

Au point de vue pratique, l'influence bien établie du nerf lacrymal sur la sécrétion des larmes présente un réel intérêt, car ce nerf, bien que caché profondément sous la voûte orbitaire en arrière de la glande, n'est pas inaccessible aux instruments tranchants. Sa position, intermédiaire au droit supérieur de la paupière et au droit externe, permet à la rigueur de l'atteindre; et il serait peut-être possible de chercher à le sectionner pour faire cesser les larmoiements incoercibles.

Les larmes sont sécrétées par la glande lacrymale ; cette sécrétion est continue. Huit ou dix canaux excréteurs les versent dans le cul-de-sac supérieur de la conjonctive, près de la commissure externe. De là elles se répandent sur toute la surface libre du globe oculaire et se dirigent vers l'angle interne de l'œil. Elles s'accumulent ensuite dans le lac lacrymal, s'engagent à travers les points lacrymaux et, de là, par le sac lacrymal et le canal nasal qui lui fait suite, s'écoulent dans le méat inférieur des fosses nasales, où elles s'évaporent au contact de l'air atmosphérique inspiré. Cette évaporation égale et continue, à droite et à gauche entretient dans les cavités nasales un certain degré d'humidité physiologique.

(1) Nous ne pouvons nous empêcher de faire remarquer que, sauf une anastomose peu importante, fournie par le pathétique, toutes les fibres du nerf lacrymal viennent du trijumeau. Il est difficile de concilier ces données anatomiques avec les expériences rapportées ci-dessus.

Le mécanisme du cheminement des larmes paraît fort simple. Il a cependant donné lieu à plus d'une contestation.

Comment les larmes pénètrent-elles par les points lacrymaux? Qu'on se rappelle la disposition anatomique de l'orbiculaire des paupières. Des fibres qui le composent, les unes, et ce sont de beaucoup les plus nombreuses, s'insèrent sur le tendon bifurqué qui est en connexion intime avec la paroi antérieure du sac : elles vont recouvrir les parties molles des paupières au-dessus des cartilages tarses (*muscle lacrymal antérieur*.) Les autres, moins importantes, s'insèrent à la lèvre postérieure de la gouttière lacrymale, à la crête de l'os unguis, et à la paroi postérieure du sac : elles vont recouvrir les cartilages tarses, en restant concentriques aux précédentes (*muscle lacrymal postérieur*); leur ensemble représente le muscle de Hörner.

Grâce à cette disposition anatomique, le sac est entouré d'une sorte d'anneau musculaire, dont la contraction a pour résultat de le comprimer, d'en rapprocher les deux parois, d'en effacer la cavité. Notons également qu'à son extrémité inférieure, au point où il s'ouvre dans le méat inférieur, le canal nasal est pourvu d'un repli muqueux plus ou moins développé, mais constant, véritable valvule qui permet facilement l'écoulement des liquides du canal dans le méat, mais qui s'oppose efficacement non seulement à leur reflux, mais encore à la pénétration de l'air pendant l'effort.

L'absorption des larmes au niveau du sac a donné naissance à plusieurs théories. Le professeur Richet l'explique ainsi. En se contractant, l'orbiculaire entraîne en avant la paroi antérieure du sac, l'éloigne de la postérieure et par conséquent dilate la cavité. Le vide se fait dans le sac ; pour le remplir, les liquides et l'air tendent à s'y précipiter par les deux extrémités des voies lacrymales : en bas, par l'orifice du canal nasal; en haut, par les points lacrymaux. Or, en bas, existe une valvule que ne sauraient forcer ni l'air, ni les liquides : des expériences le démontrent. En haut, au contraire, les voies sont libres, de petits anneaux cartilagineux entourent les points lacrymaux et les maintiennent béants : de là une pénétration facile, rapide des larmes dans le sac lacrymal.

Cette théorie de la dilatation du sac par la contraction de l'orbiculaire me semble inadmissible. Cette contraction, loin de dilater le sac, le comprime et l'aplatit. La pathologie des voies lacrymales en fournit des preuves. Qu'on observe attentivement une gouttelette de liquide à l'orifice cutané d'une fistule lacrymale : si la contraction de l'orbiculaire dilate le sac et produit le vide dans sa cavité, évidemment la gouttelette doit y rentrer au moment du clignement; elle doit au contraire en sortir, si le sac est comprimé. Or, c'est là précisémeut ce qui se produit : la gouttelette tombe sur la joue.

Le canal nasal est tapissé par une fibro-muqueuse, pourvue de glandes mucipares, analogue à celle des fosses nasales.

Ce fait a son importance : il explique bien les lésions de cette muqueuse, et la fréquence avec laquelle les inflammations de la pituitaire s'y propagent.

MALADIES DE LA GLANDE LACRYMALE

INFLAMMATION (DACRYADÉNITE)

Cette maladie se présente plus rarement à l'état aigu qu'à l'état chronique.

Dans la forme *aiguë*, les principaux symptômes consistent dans un gonflement considérable, avec rougeur érysipélateuse de la paupière supérieure, localisée principalement vers le rebord orbitaire externe. Cette tuméfaction peut être assez considérable pour déplacer l'œil dans la direction opposée, c'est-à-dire en bas et en dedans. Les mouvements de cet organe sont alors gênés en haut et en dehors. La conjonctive est injectée, tuméfiée, surtout au voisinage de la glande; il existe parfois dans cette région un chémosis assez considérable.

Les douleurs sont vives, lancinantes, pulsatives; elles s'exagèrent par la pression. Il y a de l'inappétence, de l'insomnie, de la fièvre.

La maladie peut se terminer par résolution, par suppuration, ou passer à l'état chronique. Une rougeur plus vive, une tuméfaction plus considérable, des douleurs pulsatives plus intenses, indiquent la formation du pus.

Si le chirurgien n'intervient pas à ce moment, la peau qui recouvre l'abcès s'amincit, se perfore, et il se produit ainsi un trajet fistuleux à travers lequel les larmes s'écoulent au dehors. Dans les cas plus heureux, l'ouverture spontanée se fait du côté du sac conjonctival; les larmes continuent alors de se déverser à la surface du globe oculaire.

Dans l'inflammation *chronique*, la tuméfaction est encore considérable, mais la rougeur des paupières est moins vive, le gonflement de la conjonctive peu accusé, et les douleurs, presque insignifiantes, ne se font guère sentir qu'à la pression. En explorant

avec le doigt le rebord orbitaire au niveau de la fossette lacrymale, on sent la glande lacrymale tuméfiée.

Deux fois l'affection existait simultanément des deux côtés (1).

La dacryadénite reconnaît habituellement pour cause les traumatismes de cette région. Elle succède quelquefois à des inflammations chroniques de la conjonctive et de la cornée, à l'impression du froid. De Græfe l'a mentionnée à la suite de l'application
prolongée du bandeau compressif. La rétention des larmes serait
alors le point de départ de l'irritation de la glande.

L'inflammation aiguë sera combattue au début par des moyens
antiphlogistiques énergiques, tels qu'émissions sanguines locales,
application de compresses émollientes, cataplasmes. Dès que le
pus sera formé, on cherchera à lui donner issue, en enfonçant
dans le foyer la lame d'un bistouri étroit. L'incision sera faite, s'il
est possible, du côté de la conjonctive, pour éviter l'établissement
d'une fistule cutanée.

Les frictions résolutives avec les pommades d'iodure de potassium, de plomb, l'onguent mercuriel belladoné, les badigeonnages avec la teinture d'iode sont indiqués dans la forme chronique.

HYPERTROPHIE, TUMEURS

Les cas d'hypertrophie de la glande lacrymale, fort peu nombreux, ont été observés le plus souvent chez de jeunes sujets,
quelquefois même aussitôt après la naissance.

La glande hypertrophiée se présente sous la forme d'une tumeur
circonscrite, noduleuse, élastique, qui peut, à la longue, en se
développant, déplacer l'œil et gêner ses mouvements. Le diagnostic est toujours fort incertain; pourtant l'absence d'adhérences à la peau, de douleurs, un développement extrêmement
lent sont autant de symptômes qui permettront de distinguer la
simple hypertrophie, des tumeurs de mauvaise nature.

Malgré les prétendus succès obtenus par les médications résolutives, l'*extirpation* de la glande hypertrophiée est le seul
moyen qui puisse sûrement procurer la guérison.

Cette opération est d'une exécution facile. Dans le *procédé de
Halpin*, la paupière supérieure est attirée en bas, jusqu'à ce que
le sourcil descende au-dessous du rebord orbitaire. Cela fait, une

____

(1) Haynes Valton, *Medical Times and Gazette*, 1854, p. 317.

incision parallèle au sourcil et presque cachée dans son épaisseur
est pratiquée au niveau de la fossette lacrymale, dont on sent
facilement la dépression avec l'extrémité du doigt. Les parties
molles sont divisées jusqu'au périoste, qui là se confond avec
l'aponévrose orbito-oculaire. L'on sectionne ensuite aussi nettement que possible cette aponévrose au ras de l'arcade orbitaire.
Si la glande est hypertrophiée, elle se présente aussitôt dans la
plaie; si elle reste cachée sous la fossette lacrymale, il faut la
saisir avec des pinces et l'attirer au dehors. Quelques coups de
ciseaux suffisent pour achever de l'énucléer. L'on ne perdra pas
de vue, pendant ces manœuvres, que le releveur de la paupière
supérieure se trouve dans le voisinage, et les précautions nécessaires seront prises pour ne pas léser son tendon. Sans cela un
ptosis souvent fort difficile à guérir serait la conséquence de cet
accident. Les lèvres de la plaie seront réunies par quelques points
de suture. Inutile d'ajouter que toutes les précautions antiseptiques devront être minutieusement prises.

Quand la tumeur a un volume considérable, Velpeau a conseillé de diviser la commissure externe, de prolonger l'incision
dans la région temporale autant qu'il est nécessaire, puis de disséquer le lambeau supérieur jusqu'à ce que la glande soit mise
à nu.

On trouve dans Mackenzie quelques observations de tumeurs de
la glande lacrymale, désignées sous le nom de *chloroma*, à cause
de leur coloration verdâtre, qui n'étaient vraisemblablement autre
chose que des sarcomes. Ces tumeurs ont été signalées principalement chez les jeunes sujets. Elles sont analogues à celles que l'on
rencontre parfois dans l'intérieur de la cavité crânienne, et qui
constituent une des variétés des fongus de la dure-mère.

La plupart des auteurs affirment que le cancer n'envahit jamais
d'emblée la glande lacrymale; pourtant Knapp (1) a rapporté un
cas intéressant d'hypertrophie de la glande avec dégénérescence
carcinomateuse.

KYSTES, DACRYOPS

Les kystes de la glande lacrymale reconnaissent généralement
pour cause l'oblitération d'un des conduits excréteurs, suivie de
la rétention des larmes accumulées au-dessus de l'obstacle. Ils

____

(1) *Klinische Monatsblätter für Augenheilkunde*, 1865, p. 378.

forment une petite tumeur du volume d'une noisette à une petite
noix, occupant la région supéro-externe de l'orbite. En soulevant
la paupière, il est souvent facile, grâce à la transparence de leur
contenu, de reconnaître qu'il s'agit d'un kyste situé au-dessous de
la conjonctive : l'exploration par le toucher donne la sensation
d'une fluctuation manifeste ou d'une rénitence élastique quand
les parois sont distendues. Si l'oblitération du conduit excréteur
est incomplète, la compression vide en partie la tumeur. Son
volume augmente au contraire lorsqu'on stimule artificiellement
la sécrétion lacrymale par une irritation quelconque de la
conjonctive.

Schmidt, Benedict, Dupuytren ont rapporté des observations
de kystes *hydatiques* de la glande lacrymale. Leur développement
peut atteindre des proportions considérables et entraîner des désordres sérieux.

Le *traitement* le plus rationnel consiste à pratiquer une ouverture du côté de la conjonctive, de façon à permettre aux larmes
de s'écouler librement à la surface de l'œil. Une simple ponction
est quelquefois insuffisante, les petites ouvertures ayant une
grande tendance à s'oblitérer rapidement. Il est préférable d'exciser une portion de la paroi, et d'avoir ainsi une large ouverture
béante.

De Græfe a conseillé de passer une aiguille courbe armée d'un
fil très fort à travers le kyste, de nouer ce fil et de couper peu à
peu, en serrant progressivement le nœud, la portion de paroi
comprise entre l'ouverture d'entrée et de sortie du fil. De Wecker
a rapporté récemment un cas de guérison obtenu par l'extirpation.

FISTULES

Les fistules de la glande lacrymale résultent de l'ouverture
spontanée d'un abcès développé aux dépens de la glande, ou sont
consécutives à des traumatismes. A travers une ouverture cutanée
extrêmement petite, l'on voit sourdre les larmes, qui s'échappent
d'une façon presque continue. Elles sortent en abondance quand
on provoque par l'irritation de la conjonctive l'hypersécrétion
lacrymale.

On a conseillé de toucher l'orifice du trajet fistuleux avec la
pointe d'un crayon de nitrate d'argent, l'extrémité d'une aiguille
rougie au feu, ou par la pile. Bowman a réussi à guérir une

fistule rebelle à tout traitement, en établissant d'abord une ouverture artificielle du côté de la conjonctive, au moyen d'un séton, et en oblitérant ensuite l'orifice cutané.

Alfred Græfe fut obligé d'enlever la glande lacrymale pour guérir la même infirmité.

RÉTRÉCISSEMENTS DU CANAL NASAL

Les rétrécissements du canal nasal se rencontrent fréquemment dans la pratique. Leur point de départ est souvent difficile à reconnaître. Il est probable cependant qu'ils sont, dans la grande majorité des cas, consécutifs à une inflammation de la fibro-muqueuse qui tapisse ce conduit. Des fosses nasales un catarrhe s'étend à la muqueuse du canal; le coryza guérit, ne laisse aucune trace dans le nez, mais l'inflammation persiste dans le canal et avec le temps y détermine une lésion sérieuse, cause du rétrécissement. Il serait important, dans la plupart des cas, d'examiner avec le rhinoscope l'état de la pituitaire au voisinage de l'orifice du canal nasal dans le méat inférieur; on y trouverait peut-être des altérations probablement de même nature et de même origine que celles développées dans le canal lui-même, altérations qui nous éclaireraient beaucoup sur la pathogénie de bien des rétrécissements.

Les inflammations de la conjonctive peuvent aussi se propager à la muqueuse du sac et du canal, mais beaucoup plus rarement que celles de la pituitaire. Par contre, il est assez habituel de voir les lésions du canal, les rétrécissements provoquer des catarrhes rebelles de la conjonctive, et même des troubles dans la nutrition de la cornée. C'est là un fait d'un grand intérêt pratique sur lequel nous reviendrons.

Chez les scrofuleux, les rétrécissements reconnaissent très souvent pour cause une altération du périoste de l'os unguis et de l'apophyse montante du maxillaire, la muqueuse ne se prend qu'ensuite; de là des inflammations chroniques avec lésions osseuses, et des rétrécissements consécutifs du canal nasal. La périostite syphilitique affecte le même siège et entraîne les mêmes conséquences.

Il est une cause d'oblitération du canal nasal que je crois avoir le premier signalée; c'est la présence de vieux chicots dans les alvéoles du maxillaire supérieur, surtout au niveau des incisives et des canines. Ce sont là de véritables corps étrangers. Ils entretiennent une inflammation chronique du périoste qui de l'alvéole peut s'étendre dans le méat inférieur et remonter jusque dans le canal nasal. Dans ces cas, il est indispensable d'enlever les chicots pour guérir le rétrécissement.

Telles sont les causes les plus ordinaires de l'atrésie du conduit excréteur des larmes; il en existe quelques autres encore beaucoup moins importantes, et qu'il suffit de signaler : les traumatismes de la région nasale, les fractures des os propres du nez ; les tumeurs de diverse nature : sarcomes, myxomes, cancer, exostoses, développés primitivement dans le maxillaire supérieur, ou dans la cavité du sinus, et qui, tôt ou tard, finissent par comprimer le canal, le déforment et le rétrécissent. Il faut citer encore : les végétations de la muqueuse du canal, les corps étrangers accidentellement introduits dans les voies lacrymales, les calculs ou dacryolithes, productions très rares. Enfin je signalerai les polypes muqueux, de même nature que ceux de la pituitaire, ayant leur point d'implantation sur la muqueuse du sac ou du canal.

Les *troubles fonctionnels* qu'entraîne à sa suite le rétrécissement des voies lacrymales sont nombreux et variés. Suivant la présence ou l'absence de certains sypmtômes, leur intensité plus ou moins grande, on peut établir *trois groupes* de faits cliniques, trois catégories de malades. Cette division présente plus d'un avantage pratique; elle rend le diagnostic plus facile, le traitement plus sûr.

I

Dans les cas du *premier groupe*, le rétrécissement est certainement incomplet, et pourtant l'on observe des troubles fonctionnels relativement très marqués. Les malades se plaignent de *picotements continuels*, d'une photophobie très gênante, surtout le soir; après quelques instants de travail à la lumière, ils éprouvent *une sensation de brûlure très pénible;* la vue se fatigue rapidement et, si le travail est continué, de véritables douleurs apparaissent dans le globe oculaire. On examine avec soin les paupières, la conjonctive, les culs-de-sac : toutes ces parties sont saines. La réfraction est normale, l'œil emmétrope; l'acuité visuelle intacte. On songe d'autant moins à une lésion des voies lacrymales que le larmoiement fait presque absolument défaut. Les malades affirment que leurs yeux ne pleurent pas, sauf peut-être légèrement le matin et d'une façon tellement insignifiante, qu'ils n'y prêtent aucune attention. Il s'agit cependant d'un rétrécissement ; et cet état, au moins très incommode, ne peut être guéri que par la dilatation régulière du canal nasal.

C'est là le premier degré d'une affection qui, plus tard, se manifestera par des symptômes plus évidents. Ces plaintes sont rares parmi les malades qui fréquentent les cliniques ou les hôpitaux ; elles sont au contraire très fréquentes dans la clientèle de la ville, chez des personnes que leur position oblige à un travail plus ou moins prolongé le soir, à la lumière artificielle. Dans ces conditions, si vous proposez la dilatation du canal nasal, généralement les malades se récrient et refusent de se soumettre à ce traitement. Ils épuisent pendant des mois entiers la série des collyres ordinairement employés contre les conjonctivites légères sans que leur état soit jamais amélioré. S'ils acceptent en désespoir de cause la dilatation par les sondes, quelques séances suffisent pour obtenir une guérison complète. J'insiste avec intention sur ce point de pratique qui n'a pas été suffisamment signalé. Il existe des rétrécissements *sans larmoiement appréciable;* il faut savoir les soupçonner pour les reconnaître d'après les plus légers indices.

II

Dans un *deuxième degré*, le rétrécissement est confirmé, manifeste : c'est le larmoiement qui attire l'attention. Habituellement continu, c'est surtout le matin, au réveil, qu'il est le plus accusé et le plus incommode. C'est là un fait d'observation difficile à expliquer. D'autres circonstances exaspèrent ou provoquent l'épiphora : le froid, le vent, un travail soutenu, toutes les causes qui augmentent la sécrétion des larmes. Tantôt les larmes s'écoulent abondamment sur la joue ; tantôt, dans des cas plus légers, le malade éprouve seulement le besoin d'essuyer souvent ses yeux. Les culs-de-sac de la conjonctive sont remplis de larmes : les paupières, au niveau du bord libre, sont un peu écartées du globe ; il existe là une sorte de petite rigole, remplie d'une colonne liquide, étendue de la commissure à l'angle interne. Le malade éprouve toutes les sensations déjà signalées : picotements, brûlures, fatigue rapide pendant le travail, douleurs intra-oculaires : symptômes toujours plus marqués le soir, à la lumière.

Cet état morbide de l'œil présente parfois une certaine analogie

avec l'asthénopie accommodative des hypermétropes (1). Il importe.
beaucoup d'éviter une pareille confusion. Chez l'hypermétrope, la
vue est réellement troublée ; les objets perdent de plus en plus la
netteté de leurs contours, les lettres deviennent *flou ;* même avec
un effort la lecture finit par devenir impossible. Chez les malades
atteints de rétrécissement, au contraire, la vision se maintient
toujours nette, bien qu'ils éprouvent des sensations pénibles ou
même de véritables douleurs. Enfin la plupart accusent une sécheresse désagréable de la fosse nasale du côté du rétrécissement.

Un symptôme curieux, dont la pathogénie reste obscure, s'observe souvent dans les rétrécissements, même peu accusés, des
svoies lacrymales. Je veux parler de *véritables douleurs névralgiques,* ressenties dans toute la moitié de la tête, du côté du rétré-
cssement ,douleurs qui disparaissent dès que le cours physiologique des larmes est rétabli.

III

Dans un *troisième groupe de faits,* l'affection est plus sérieuse
encore. Il ne s'agit plus de troubles fonctionnels seulement, mais de
véritables lésions qui se développent sous l'influence unique de
l'oblitération du canal nasal. Il se passe là quelque chose de très
comparable à ce que l'on observe à la suite des rétrécissements anciens de l'urèthre, du canal cholédoque et, d'une façon générale,
des divers canaux excréteurs de l'économie. Au-dessus de l'obstacle, les tissus s'enflamment au contact des produits excrémentitiels altérés, et parfois cette inflammation finit par s'étendre à
toute la longueur des canaux excréteurs pour remonter jusqu'à
l'organe de la sécrétion lui-même. Les larmes accumulées devenues
irritantes provoquent de même sur la muqueuse du sac, sur la
conjonctive et la cornée, une série d'inflammations chroniques
rebelles à tous les traitements généralement employés et qui ne
cèdent qu'à la dilatation méthodique du canal nasal oblitéré.

Quelques détails ne seront pas de trop au sujet de ces affections
de la conjonctive et de la cornée, de ces kérato-conjonctivites auxquelles leur origine spéciale imprime une allure particulière et
dont il importe, au point de vue pratique, de bien saisir la pathogénie.

Ces conjonctivites méritent à bon droit la dénomination de

(1) Voyez *Hypermétropie.*

conjonctivites lacrymales, donnée par Galezowski, qui a insisté particulièrement sur leur point de départ. Elles procèdent en général par poussées successives; guéries pendant un certain temps, au moins en apparence, elles reparaissent bientôt sous l'influence de causes insignifiantes, subissant ainsi des alternatives d'amélioration et d'aggravation, presque toujours indépendantes du traitement topique employé. Certaines causes ont une influence marquée sur l'obstruction du canal nasal : c'est ainsi que l'humidité de l'air inspiré dans les fosses nasales, en produisant le gonflement de la muqueuse qui tapisse ces cavités et leurs prolongements, rétrécit leur calibre. Chacun sait que, par un temps humide, les malades atteints de polypes muqueux des fosses nasales se trouvent beaucoup plus incommodés que par les temps secs. Il se passe quelque chose d'analogue dans le rétrécissement du canal nasal. Par les temps secs, l'évaporation des larmes se faisant plus facilement, l'infirmité devient moins gênante.

En général, la conjonctivite lacrymale ne provoque qu'une faible sécrétion muqueuse; de temps en temps, quelques mucosités s'amassent au grand angle de l'œil. De la conjonctive, l'inflammation peut se propager au bord libre des paupières et provoquer une blépharite ciliaire, chronique. De même que la conjonctivite lacrymale, cette blépharite est irrégulière, intermittente, sujette à des variations en bien et en mal, rebelle enfin (et c'est un de ses caractères importants) au traitement topique exclusif. Quant aux lésions de la cornée, ce sont des opacités superficielles mal limitées, ternes, grisâtres et d'un aspect dépoli.

Les chirurgiens avaient depuis longtemps remarqué que, chez les sujets atteints d'affections des voies lacrymales, des lésions même superficielles de la cornée provoquent facilement la suppuration. *Certaines opérations, celle de la cataracte par exemple,* réussissent rarement dans ces conditions : elles sont suivies de l'infiltration purulente du lambeau cornéen, quelquefois même de complications plus graves (phlegmon de l'œil). Plus récemment, Leber et Strömeyer, dans une série d'expériences intéressantes, ont étudié en détail l'influence que les altérations diverses du liquide lacrymal peuvent exercer sur la vitalité de la cornée.

Chez un animal dont la sécrétion lacrymale est intacte, une plaie de la cornée se cicatrise rapidement. Si l'on dépose dans le sac lacrymal une petite quantité de matière putride qui se mélange aux larmes, la même plaie de la cornée chez le même animal ne se cicatrise plus, les lambeaux se décollent, s'infiltrent de pus et s'ulcèrent dans une grande étendue. Il s'ensuit une véritable kératite ulcéreuse, souvent accompagnée d'hypopyon. Quelque chose d'analogue se passe chez l'homme atteint de rétrécissement du canal nasal avec suppuration du sac, les moindres plaies de la cornée peuvent devenir le point de départ d'ulcères serpigineux à hypopion très graves. Ces faits ont leur importance pratique. Un malade est-il atteint simultanément de cataracte et de rétrécissement du canal nasal avec dacryocystite : il ne faudra l'opérer de sa cataracte qu'après avoir guéri son rétrécissement et tari la suppuration du sac.

Le rétrécissement du canal et la kérato-conjonctivite chronique peuvent être associés différemment : les lésions de la conjonctive *précédant et déterminant* celles du canal nasal. C'est ainsi que, dans les périodes avancées de la conjonctivite granuleuse, on voit les voies lacrymales se prendre consécutivement. La muqueuse palpébrale est profondément altérée, épaissie, infiltrée de granulations; les bords libres des paupières, surtout de l'inférieure, se renversent en dehors, d'où résulte une *éversion* des points lacrymaux qui, ne baignant plus dans le lac lacrymal, cessent de remplir leurs fonctions physiologiques. Les larmes ne s'engagent plus dans les canalicules lacrymaux et, comme tous les conduits d'excrétion qui ne sont plus traversés par les produits excrémentitiels, le sac et le canal tendent à s'oblitérer.

D'autres fois, les granulations envahissent directement le sac; il se fait sur la muqueuse de cette cavité de véritables poussées granuleuses, comparables à celles de la conjonctive. De là tuméfaction considérable avec rétrécissement plus ou moins marqué, même dans ces conditions, même quand il est consécutif, le rétrécissement n'en joue pas moins un rôle fort important, car il entretient certainement la maladie primitive. Ici encore, la dilatation s'impose et constitue une indication capitale. Elle ne guérira pas les granulations, mais, en rétablissant le cours des larmes, elle rendra possible leur guérison par le traitement approprié.

TUMEUR ET FISTULE LACRYMALES

Le catarrhe du sac, la tumeur lacrymale ne sont le plus souvent que les conséquences d'un rétrécissement du canal nasal et de l'obstacle qu'il apporte à l'écoulement des larmes et des mucosités. Il est vrai que bien des auteurs ont soutenu et soutiennent encore le conrtraire : on a lontemps pensé que le catarrhe du sac était primitif, et le rétrécissement consécutif; on a même contesté et nié absolument el rétrécissement. L'expérience a démontré l'erreur de ces anciennes théories et la pratique a retiré de grands avantages de cette nouvelle interprétation des faits pathologiques. Autrefois, le traitement de ces affections était compliqué, difficile, incertain; aujourd'hui il est devenu simple, facile et, dans l'immense majorité des cas, il est suivi de succès.

Au point de vue clinique, on distingue généralement deux variétés de tumeur lacrymale : l'une, indolente, peu volumineuse, à marche très lente, désigné quelquefois sous le nom de *mucocèle* (Velpeau); l'autre, d'un volume parfois considérable, douloureuse accompagnée de suppuration abondante, de poussées inflammatoires aiguës du côté de la muqueuse et du tissu cellulaire ambiant.

La mucocèle constitue une petite tumeur saillante, soulevant la peau, à la racine du nez, immédiatement en dedans du grand angle de l'œil, au niveau du tendon de l'orbiculaire. Cette situation est caractéristique. Son volume est assez variable : il atteint souvent celui d'un gros pois, et dépasse très rarement celui d'une petite noix. La pression exercée sur la tumeur l'efface, la fait disparaître et en chasse le contenu tantôt par le canal nasal, si le rétrécissement n'est pas très marqué, tantôt par les deux points lacrymaux. De ces orifices jaillit un liquide de nature variable, suivant la gravité des lésions du sac; ce peut être du mucus plus ou moins épaissi ou mélangé aux larmes, du muco-pus et même du pus véritable.

Quelquefois cette tumeur est comme *bilobée*, à la manière, d'une gourde et présente deux tuméfactions : l'une supérieure, arrondie par en haut; l'autre inférieure, se continuant dans le canal nasal; cette forme curieuse est due simplement à la pression qu'exerce sur la paroi antérieure du sac dilaté le tendon de l'orbiculaire. On a remarqué que la tumeur était plus volumineuse pendant le jour que le matin, au moment du réveil; ce qui tient très probablement à ce que, pendant le sommeil, la sécrétion des larmes est beaucoup moins active. Tons ces caractères, signalés et décrits depuis longtemps, rendent facile le diagnostic de la tumeur lacrymale.

Dans la seconde variété, la sécrétion de la muqueuse est plus ou moins purulente; à cet état s'ajoutent de temps à autre des *poussées aiguës inflammatoires*. Dès lors la tumeur devient volumineuse, tendue, beaucoup moins dépressible. La peau qui la recouvre prend une teinte rouge, érysipélateuse. Toute la région est œdématiée et souvent l'infiltration atteint les paupières, la racine du nez, et le front. La douleur est très intense ; des symptômes généraux peuvent apparaître : fièvre, frissons, nausées, etc. Le diagnostic devient alors plus difficile et l'erreur plus excusable. On peut se demander s'il s'agit réellement d'une tumeur lacrymale enflammée ou bien d'un érysipèle de la face débutant par les paupières, ou d'un phlegmon, d'un abcès du grand angle de l'œil. L'érysipèle est bientôt reconnu, grâce à la prédominance des phénomènes généraux, au bourrelet périphérique, à sa marche envahissante ; quant à l'abcès, ce n'est qu'en explorant avec soin la région, qu'en tenant compte des données fournies par le malade qu'il sera possible d'établir son origine. L'œil était-il parfaitement sain avant la crise, *sans larmoiement* ni picotement, sans déformation vers le grand angle : il s'agit d'un abcès simple ; existait-il au contraire auparavant quelques signes de dacryocystite : il s'agit plutôt d'une tumeur lacrymale enflammée. Quelquefois la pression exercée sur la tuméfaction inflammatoire tranche la question : du pus s'échappe par les points lacrymaux.

L'inflammation du sac se termine très-rarement par résolution. La suppuration est bien plus fréquente ; un abcès se forme et s'ouvre à travers les parois du sac, enflamme le tissu cellulaire ambiant et finit par perforer la peau. Il en résulte une *fistule lacrymale.* Tantôt l'ouverture est unique et la fistule simple ; tantôt la peau se décolle dans une certaine étendue, le pus fuse dans des directions différentes, produit des diverticulums : de là des trajets fistuleux.

Telle est l'origine à peu près constante de la fistule lacrymale. Elle constitue le mode de terminaison le plus habituel du phlegmon du sac. Dès que l'orifice cutané s'est établi, la tuméfaction générale du grand angle de l'œil s'affaisse et les douleurs disparaissent : l'étranglement a cessé. Par cette voie nouvelle, le pus, le muco-pus et les larmes coulent en abondance. Plus tard, quand les symptômes inflammatoires ont tout à fait disparu, la fistule se modifie ; l'orifice cutané se rétrécit notablement tout en restant perméable aux larmes, et devient très-peu apparent. D'autres fois, au voisinage, la peau est plus ou moins altérée, rugueuse, fendillée, érythémateuse, souvent couverte de croûtes jaunâtres. En introduisant un stylet par cet orifice, on peut explorer le trajet fistuleux, apprécier les décollements et pénétrer jusqu'au sac.

Parinaud a signalé l'existence (1) de fistules dentaires qui

_____

(1) *Archives de médecine,* juin 1880.

peuvent s'ouvrir dans le voisinage de la paupière inférieure où elles déterminent une suppuration interminable, d'autres fois près du sac lacrymal où elles peuvent être confondues avec une fistule lacrymale. Dans une observation rapportée par cet auteur, un abcès s'étant formé au niveau de la paupière inférieure et ayant été ouvert, la pression faisait refluer le pus dans la cavité alvéolaire de la première molaire droite qu'on fut obligé d'extraire.

Pour expliquer la formation des fistules et abcès dentaires au devant du sac lacrymal, Parinaud invoque l'existence d'une disposition anatomique qui n'avait pas été signalée jusqu'ici ; c'est la présence sur le squelette desséché d'un conduit qui vient s'ouvrir par deux orifices près de la gouttière de l'os unguis et qui, par son extrémité inférieure aboutit, aux foramina alvéolaires de la canine.

En outre, chez les enfants, les cavités alvéolaires qui contiennent les dents de seconde dentition peuvent remonter très haut, presque au voisinage du rebord orbitaire inférieur. Aussi est-ce principalement chez les enfants de cinq à six ans qu'on observe le plus souvent ces suppurations liées à des affections dentaires.

Avant d'aborder la question du traitement, nous ne saurions trop insister sur ce fait que le rétrécissement du canal nasal est la *cause fondamentale* des diverses affections, conjonctivites lacrymales, catarrhe du sac, tumeur lacrymale, fistule, etc., décrites dans les pages précédentes. C'est lui, pour ainsi dire, qui tient sous sa dépendance toutes les autres lésions. Supprimez l'obstacle, et vous verrez tous les désordres disparaître dès que le cours des larmes sera suffisamment rétabli.

TRAITEMENT

La méthode généralement employée aujourd'hui dans le traitement du rétrécissement est si rationnelle, si bien déduite des connaissances positives que nous possédons sur la physiologie et la pathologie des voies lacrymales ; elle donne d'ailleurs des résultats tellement satisfaisants, que les anciens procédés n'ont plus, désormais, qu'un intérêt purement historique. Nous en dirons néanmoins quelques mots, mais en nous plaçant à un point de vue critique et en recherchant la raison du discrédit dans lequel ils sont tombés. Bien que leur nombre fût considérable, ils pouvaient être rangés en *quatre catégories*, suivant le but qu'on se proposait d'atteindre :

1° Rétablir le cours normal des larmes ;

2° Créer à l'écoulement des larmes une voie artificielle ;

3° Supprimer le sac, et par conséquent le conduit ;

4° Supprimer l'organe de sécrétion, la glande lacrymale.

I. La première méthode est la plus rationnelle ; elle est aussi la plus ancienne. C'est celle que l'on suit aujourd'hui, mais avec des procédés opératoires bien différents. Anel et Méjean en furent les principaux instigateurs.

Anel s'attachait surtout à combattre l'élément inflammatoire, le catarrhe du sac. Par les points lacrymaux intacts, il poussait dans le sac des injections de nature diverse, astringentes, détersives ou caustiques, destinées à modifier profondément l'état de la muqueuse. Son appareil, très ingénieux et qui porte son nom, se compose d'une sonde courbe et creuse, très effilée à la pointe, qu'on pousse à travers les points lacrymaux jusque dans le sac ; une petite seringue, adaptée à la sonde, permet de faire les injections.

Méjean pratiquait le *cathétérisme* du canal nasal. Par le point lacrymal également intact, il passait une sonde fine, flexible et l'engageait dans le sac et le canal jusqu'au méat inférieur des fosses nasales. Attirant ensuite au dehors, au moyen d'un instrument spécial, l'extrémité dégagée de la sonde, il y fixait un gros fil et ramenait l'instrument de bas en haut, entraînant à sa suite le fil qui venait sortir par le point lacrymal. Ainsi, un corps dilatant était passé dans le sac et le canal et laissé en place pendant un certain temps. Incontestablement, de tous les anciens chirurgiens, Méjean est celui qui a le plus approché de la découverte du traitement actuel et, s'il a eu des insuccès, cela tenait uniquement à ce que, les sondes devant passer par les *points lacrymaux intacts*, leur calibre était nécessairement insuffisant.

J.-L. Petit ouvrait avec le bistouri la tumeur lacrymale et, par cet orifice artificiel, pratiquait la dilatation du canal nasal oblitéré. — Pouteau ouvrait également le sac, mais du côté de la conjonctive, cherchant ainsi à dissimuler l'orifice fistuleux. — Laforest imagina le cathétérisme du canal nasal de *bas en haut* ; il faisait pénétrer la sonde par le méat inférieur. Ce procédé est fort peu pratique : même sur le cadavre, il est souvent très difficile de découvrir l'orifice inférieur du canal nasal.

II. Créer aux larmes une voie artificielle qui les déverse dans les fosses nasales à travers l'os unguis, ou dans la bouche à travers le sinus maxillaire, est une entreprise séduisante. La pratique n'a pourtant pas sanctionné cette méthode. Voolhouse, au siècle dernier, et plus récemment Laugier, ont conseillé la trépanation de l'os unguis ou du sinus maxillaire. Ils n'ont jamais obtenu de succès durable.

III. La méthode de *destruction du sac* a compté et compte encore de nombreux partisans. Nous ne saurions énumérer ici tous les procédés mis en usage. Desmarres détruisait cet organe avec le fer rouge. D'autres chirurgiens employaient les caustiques : le chlorure de zinc, la potasse. Ces opérations, si peu rationnelles en apparence, ont pourtant donné quelques résultats satisfaisants : l'amélioration était souvent notable; parfois, très rarement il est vrai, la guérison fut complète et définitive. L'amélioration se conçoit et s'explique : le sac une fois détruit, la suppuration est tarie; avec elle disparaissent toutes les graves conséquences qu'elle entraîne généralement : tumeur lacrymale, poussées inflammatoires; mais le larmoiement persiste et l'incommodité de cette infirmité dépend, ainsi que nous l'avons vu, moins de l'état anatomique des voies lacrymales, que de la susceptibilité du malade.

IV. *L'extirpation* de la glande lacrymale a été surtout pratiquée par Bernard, Lawrence et Berlin (de Stuttgard). Dans un mémoire publié il y a quelques années (1) et sur lequel je reviendrai, j'ai montré que cette opération pouvait rendre les plus grands services dans les larmoiements rebelles, incoercibles, ayant résisté à tous les autres modes de traitement.

Avec les données positives que nous avons aujourd'hui sur la physiologie du sac lacrymal, un seul traitement est vraiment rationnel : c'est le cathétérisme par les points et les canalicules lacrymaux, sans toucher aux parois du sac. Ce procédé, imaginé par Bowman, donne d'excellents résultats; il est vrai que, pour permettre le passage de sondes d'un calibre suffisant, il faut inciser le canalicule lacrymal inférieur ou supérieur; mais cette incision ne présente aucun inconvénient tant que le sac n'est pas lésé : c'est là le point important. Avec son appareil musculaire inséré sur les tendons de l'orbiculaire, le sac représente l'organe de propulsion des larmes; or, les anciens procédés, en intéressant ses parois, troublaient tellement sa fonction, que le cheminement des larmes devenait impossible : telle est la véritable cause de leur insuccès constant. Aussi, même avec une fistule accidentelle au sac, faut-il se garder de profiter de ce passage, qui semble s'offrir si naturellement à l'introduction des sondes : le

____

(1) *Gazette hebdomadaire de médecine et de chirurgie,* 29 mars 1878.

cathétérisme, par les points lacrymaux incisés, sera encore le seul moyen efficace de fermer le trajet fistuleux.

Le traitement doit donc commencer par l'incision du canalicule lacrymal supérieur ou inférieur. Pour exécuter cette petite opération, on se sert d'un instrument spécial, connu sous le nom de *couteau de Weber*. Ce couteau, représenté figure 2, est boutonné à son extrémité, sa lame, très étroite, ne coupe que dans une certaine étendue.

Le chirurgien se place en face du malade, se disposant à opérer de l'une ou l'autre main, suivant le côté du rétrécissement. Supposons qu'il s'agisse du canalicule inférieur. Le premier temps consiste à bien tendre la paupière inférieure : condition indispensable pour l'incision correcte, du canalicule. Pour obtenir ce résultat, posez la pulpe du pouce de la main qui ne tiendra pas le couteau sur la partie moyenne de la paupière inférieure; quand la peau est humide, placez sous votre doigt un petit linge bien sec; puis exercez sur la paupière une traction légère, mais soutenue, qui l'attire à la fois en bas, en avant et en dehors. De cette traction bien exécutée résultent de grands avantages : le point lacrymal mis en évidence et

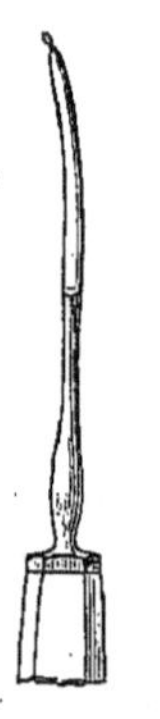

Fig. 2.

to rnéen dehors se présente d'emblée à la pointe du couteau; la paroi antérieure molle du sac, suffisamment immobilisée, ne peut fuir sous la pression du couteau poussé dans le canalicule, et les fausses routes sont à peu près impossibles.

Une fois la paupière bien tendue, le couteau, tenu horizontalement, est introduit dans le point lacrymal, le tranchant dirigé en haut. Il doit progresser d'un mouvement continu dans le canalicule lacrymal et pénétrer ainsi jusque dans la cavité du sac. Si cette pénétration a réellement lieu, en buttant avec la pointe du couteau contre la paroi osseuse du sac, on éprouve à la main la sensation de résistance caractéristique que donne un os recouvert d'une membrane très mince. Dans le cas au contraire où la paroi mobile du sac s'est laissé déprimer, cette sensation manque tout à fait; et, de plus, le tendon de l'orbiculaire se déplace, s'enfonce, à chaque mouvement de la main de l'opérateur. Lorsque l'on a la certitude d'avoir bien pénétré dans la cavité du sac, le manche du couteau est relevé par un petit mouvement de bascule : la paroi supérieure du conduit se tend et se coupe successivement d'elle-même sur le tranchant, depuis le point lacrymal jusqu'à l'embouchure du canalicule dans le sac.

Pour faciliter l'incision du canalicule, Giraud-Teulon a imaginé

un instrument spécial qui porte le nom de *dacryotome*, à lame
cachée (fig.3). Une fois l'extrémité mousse *a* engagée dans le canalicule, il suffit de pousser le bouton *c* pour que la lame. coupante
b, glissant dans une rainure, sectionne, en s'avançant, la paroi
supérieure du canalicule.

Dans les cas ordinaires, l'opération est simple, facile ; mais il
peut survenir quelques petites difficultés qu'il est bon de connaître.

Le point lacrymal plus ou moins oblitéré, ou bien dissimulé
par la tuméfaction de la conjonctive, est parfois difficile à découvrir. Dans ce cas, on se rappellera la position anatomique exacte qu'il occupe à l'état normal : à l'u-
nion du cartilage tarse avec le tendon bifurqué de
l'orbiculaire. C'est sur cet espace limité que doit
porter l'exploration, faite avec le secours d'une
loupe. Le point lacrymal est-il tellement rétréci que
la pointe boutonnée du couteau de Weber ne puisse
y pénétrer, on se sert d'un petit instrument spécial, sorte de stylet conique à pointe fine et mousse
(fig. 4). Ce stylet est d'abord introduit dans le point

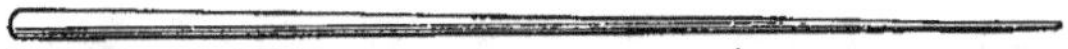

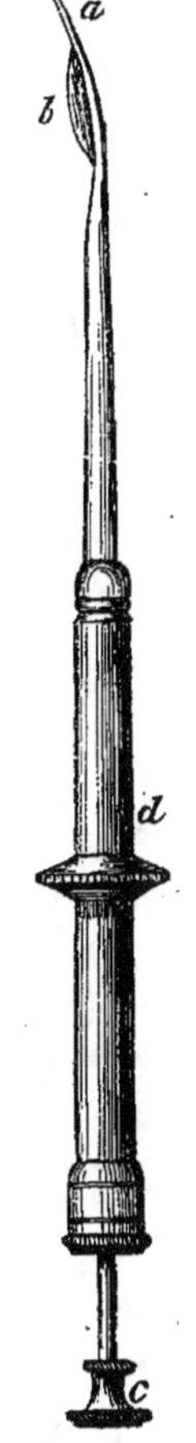

Fig. 4.

lacrymal et le canalicule lacrymal; quand on l'a
retiré, l'ouverture du point lacrymal est apparente
et, le chemin pour ainsi dire tracé, l'introduction
du couteau de Weber devient alors extrêmement
facile.

Le point lacrymal inférieur est-il définivement
oblitéré, ou bien l'exploration répétée avec le stylet
est-elle infructueuse, on doit alors inciser le point
supérieur. L'oblitération simultanée des deux points
est fort rare; l'un d'eux, le supérieur le plus souvent, reste toujours perméable.

Lorsque la désorganisation est plus profonde,
lorsque les deux points sont oblitérés, l'incision par
le procédé ordinaire n'est plus possible, il est permis alors de pénétrer directement dans le sac. Le
couteau de de Græfe sert souvent à cette opération :

Fig. 3

en le faisant pénétrer au niveau de la commissure interne des.
paupières, derrière le tendon de l'orbiculaire, on est sûr d'arriver dans la cavité du sac.

ABADIE. *Mal. des yeux*, 2º édit .   4.

J'ai fait construire dans ce même but un couteau lancéolaire coupant sur ses deux côtés, dont la lame est plus large, et plus courte que celle du couteau de de Græfe (fig. 5). Cet instrument, plus facile à manier, permet de faire une incision plus étendue à la paroi du sac, résultat assez important, car les petites solutions de continuité ont, dans cette région, une tendance marquée à la cicatrisation. Cette tendance à la réunion hâtive est d'ailleurs l'écueil constant de tous les procédés, quels qu'ils soient, qui s'adressent directement au sac, tandis que, dans l'incision du canalicule, les lèvres de la gouttière n'ont aucune tendance

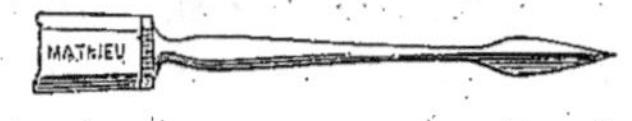

Fig. 5.

à se cicatriser; ce qui est dû très probablement à ce qu'elles sont recouvertes d'un épithélium.

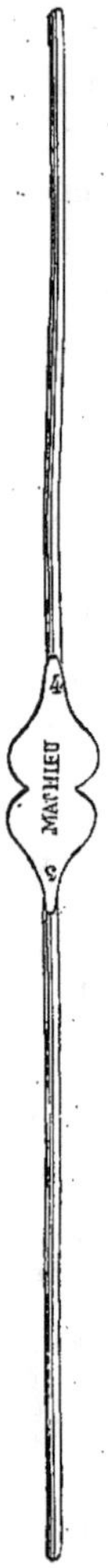

La voie étant ouverte par les points lacrymaux dans l'immense majorité des cas, par les parois du sac tout à fait exceptionnellement, il faut procéder à l'introduction des sondes. Celles de Bowman (fig. 6) sont généralement employées; il y en a six associées deux à deux sur le même stylet, numérotées et de diamètre progressivement croissant. La sonde se manœuvre comme le couteau de Weber. On l'introduit horizontalement en poussant dans cette direction jusqu'à ce que l'extrémité pénètre dans le sac et frappe contre la paroi osseuse résistante. De même que dans l'opération de l'incision du canalicule lacrymal, il importe ici de bien pénétrer dans le sac et de ne pas en refouler la paroi antérieure; en agissant autrement, il en résulterait une fausse route, des désordres très-étendus et souvent de grandes difficultés pour retrouver la voie normale. La sonde, jusque-là horizontale ou à peu près, est ensuite relevée par un mouvement de bascule jusqu'à la naissance du sourcil. Elle est alors obliquement

Fig. 6.

dirigée de haut en bas, et très-légèrement de dedans en dehors et d'avant en arrière, dans la direction du canal nasal. Une ligne droite, étendue de l'extrémité frontale du sourcil à l'aile du nez, représente cette direction, et peut servir de repère utile.

Pendant tous ces mouvements, l'opérateur doit toujours sentir l'extrémité de la sonde appuyée contre la paroi osseuse du sac. C'est là un guide sûr pour s'engager dans le canal, en évitant une sorte de diverticulum formé aux dépens de la paroi antéro-externe du sac, à l'entrée du canal, et dans lequel on a vu la sonde s'engager et s'arrêter.

Dans un troisième et dernier temps, la sonde est poussée dans le canal nasal.

Quand toutes ces précautions ont été prises, quand l'instrument est bien dans la direction du canal, pour vaincre le rétrécissement, il ne faut pas craindre de pousser avec une certaine énergie et même avec une force réelle. Dans la majorité des cas, on réussit facilement à parcourir toute la longueur du canal; quelquefois on ne peut, à chaque séance, avancer que de quelques millimètres; mais, au bout d'un certain temps, on finit par pénétrer tout à fait. Enfin il n'est pas rare, en poussant la sonde, de sentir les ruptures, les déchirements de brides fibreuses valvulaires : rien n'est à craindre si la direction est bonne et la sonde réellement engagée dans le canal.

Pour pratiquer la dilatation méthodique d'un rétrécissement, on commence par introduire les sondes les plus petites : n°ˢ 1, 2 ou 3; puis peu à peu on augmente progressivement leur calibre. Le numéro 4 donne déjà des résultats très-appréciables : la dilatation qu'il produit est à peu près suffisante pour assurer l'écoulement régulier des larmes. Cependant, pour rendre la guérison définitive; il est bon de passer pendant un certain temps les sondes les plus fortes, n°ˢ 5 et 6. Lorsque que l'on veut passer d'un numéro plus faible à un autre plus fort, il est important de se servir préalablement de la dernière sonde employée; celle-ci aussitôt retirée, l'on introduit la suivante. Grâce à cette précaution, la route est préparée et le passage de la nouvelle sonde rendu beaucoup plus facile.

La sonde doit rester en place un quart d'heure environ.

La durée du traitement est, en général, assez longue. Sans doute, dès le début, même après cinq ou six jours, l'amélioration est considérable : le larmoiement disparaît, le malade se croit guéri et demande à cesser l'usage des sondes; mais il faut se garder de prendre ce résultat si satisfaisant pour une véritable et solide guérison. L'œil reste encore humide, baigné par les larmes, les picotements, l'injection de la conjonctive et des paupières persistent; pour faire disparaître ces derniers vestiges du rétrécissement, il faut un temps beaucoup plus long que pour vaincre le larmoiement, deux ou trois mois en général et quelquefois davantage.

Frappés de ces inconvénients, quelques chirurgiens ont cherché à modifier ce procédé de façon à abréger la durée du traitement. Weber a conseillé la dilatation forcée, au moyen d'une sonde conique graduée, dont la forme et la grandeur sont représentées dans la figure 7. L'une des moitiés de cet instrument correspond,

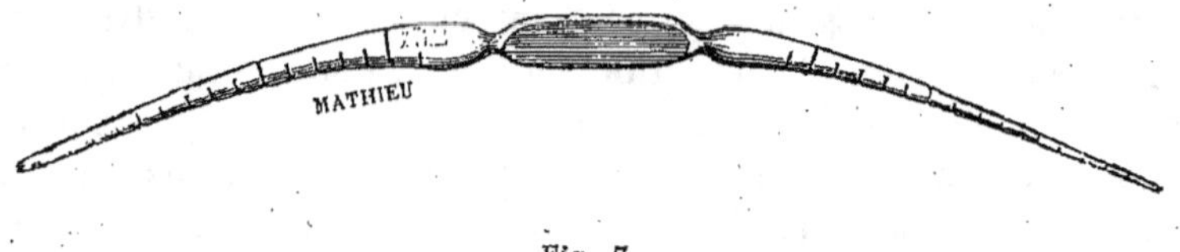

Fig. 7.

par son extrémité, au numéro 1 de Bowman, et sa largeur, à la base, est de 2 millimètres de diamètre; l'autre moitié présente, à son extrémité et à sa base, des dimensions supérieures.

Le canalicule étant incisé comme précédemment, cette sonde est poussée avec énergie dans le canal nasal, sans tenir compte

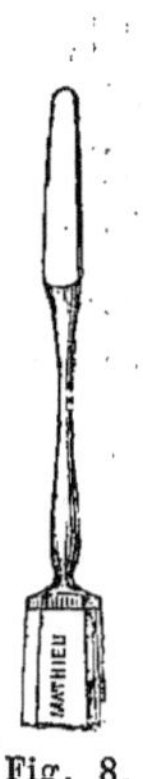

Fig. 8.

des obstacles qui peuvent l'arrêter. Grâce à son calibre considérable, elle produit une dilatation telle, qu'une fois retirée, les numéros 4 et 5 de Bowman passent d'emblée. Stilling incise le rétrécissement avec un petit couteau (voir fig. 8) mousse à son extrémité, analogue à un ténotome. L'incision du canalicule étant faite comme d'habitude, on glisse le couteau en guise de sonde dans le canal nasal, et on le pousse avec force, de façon à sectionner le rétrécissement. Après cette petite opération, les sondes n°⁸ 4 et 5 de Bowman passent avec la plus grande facilité. Ce procédé est tout à fait comparable à l'uréthrotomie interne.

La dilatation forcée et l'incision du rétrécissement ont leurs avantages dans le cas où le malade se trouve dans l'impossibilité de se soumettre à la dilatation méthodique progressive. Les mêmes procédés seront indiqués quand le rétrécissement se laissera difficilement dilater, ou montrera une grande tendance aux récidives.

Quels que soient les accidents dont s'accompagne le rétrécissement du canal nasal : tumeur lacrymale, fistule, kérato-conjonctivite, la dilatation progressive au moyen des sondes reste toujours l'indication capitale. Cependant il y a quelques indications secondaires dont il faut tenir compte : si, par exemple, des poussées inflammatoires aiguës, dans une tumeur lacrymale, surviennent, l'emploi des antiphlogistiques ou mieux des émollients est aussi tôt indiqué.

Très souvent la dacryocystite chronique cède à la dilatation seule ; mais quand la suppuration est très-abondante, les injections de teinture d'iode diluée, d'une solution phéniquée au 2/100, d'une solution saturée d'acide borique, etc., sont fort utiles et hâtent beaucoup la guérison. Ces injections seront faites au moyen d'une sonde de Bowman creuse, munie d'un mandrin, et dont l'extrémité libre peut s'adapter à une petite seringue (voir fig. 9). Dans les mucocèles volumineuses, la compression donne de bons résultats : on applique sur la région du sac une ou plusieurs petites rondelles de liège empilées les unes sur les autres, on ajoute de l'ouate et l'on exerce la compression avec quelques tours de bande.

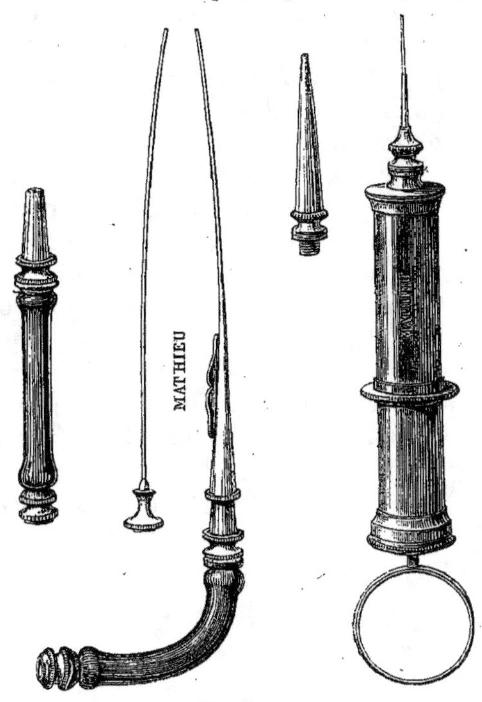

Fig. 9.

Les tumeurs lacrymales anciennes enflammées, suppurées, présentant des décollements plus ou moins étendus de la peau, des diverticulums au pourtour des orifices fistuleux, seront largement incisées et traitées par les caustiques. Desmarres avait recommandé la destruction du sac par le fer rouge. J'ai essayé ce procédé rendu plus facile aujourd'hui grâce au thermo-cautère Paquelin, mais j'ai reconnu que souvent la destruction du sac n'était pas assez complète et qu'il survenait des récidives. Actuellement voici la méthode que j'emploie et qui m'a constamment donné de bons résultats. L'incision une fois pratiquée à la paroi antérieure du sac, j'introduis dans cette cavité un petit morceau de pâte de Canquoin effilé et taillé en forme de flèche. Au bout de 2 à 3 jours l'eschare résultant de l'action du caustique commence à s'éliminer et bientôt, une large ouverture met à nu les parties profondes du sac lacrymal, on y introduit chaque jour des tampons de charpie de façon à ce que la cicatrisation s'effectue du fond de la plaie vers la surface.

Lorsqu'un larmoiement résiste à tous les moyens généralement employés, une opération plus radicale, l'extirpation de la glande lacrymale, peut être proposée. Cette opération avait été exclusivement pratiquée dans les cas de dégénérescence ou d'hypertrophie considérable de cet organe, lorsqu'en 1843, P. Bernard enleva pour la première fois la glande lacrymale saine, dans le but de guérir un larmoiement incoercible rebelle à tout traitement. Il obtint une guérison complète.

Depuis, Lawrence et Berlin ont signalé les avantages qu'on pouvait retirer de cette opération dans quelques cas spéciaux.

J'ai pratiqué souvent l'ablation de la glande lacrymale et j'ai pu faire disparaître ainsi des larmoiements extrêmement pénibles qui avaient résisté longtemps aux sondes, à la dilatation forcée et au couteau de Stilling. Enfin, j'ai publié des cas (1) où des conjonctivites granuleuses chroniques avec pannus, entretenues par un larmoiement incessant, n'avaient pu être guéries que par ce moyen. (Voir, pour les détails de l'opération, la page 36).

1. *Gazette hebdomadaire de médecine et de chirurgie*, 29 mars 1878.

MALADIES DES PAUPIÈRES

BLÉPHARITE CILIAIRE.

De toutes les maladies des paupières, la plus fréquente, la plus importante à connaître est, sans contredit, l'inflammation du bord libre, désignée sous le nom de *blépharite ciliaire*.

Étiologie. — Le lymphatisme, la scrofule tiennent une large part dans l'étiologie de cette affection. L'influence exercée par la diathèse scrofuleuse est d'autant plus funeste que ces malades se trouvent placés d'ordinaire dans de mauvaises conditions hygiéniques : nourriture insuffisante, travaux excessifs, exposition permanente aux poussières ou vapeurs irritantes de certaines manufactures, veilles prolongées.

Les causes *locales* sont nombreuses. La conjonctivite chronique, catarrhale ou granuleuse, l'éruption de pustules varioliques, les brûlures, en détruisant les bulbes des cils et les glandes de Meibomius, peuvent être le point de départ d'inflammations subaiguës du bord palpébral.

Un état anomal de la réfraction, tel que l'hypermétropie latente ou mal corrigée, entretient quelquefois une hypérémie très vive dans la même région.

Stilling a signalé récemment, comme une cause importante des blépharites, un état morbide particulier des cils. Au lieu de présenter, comme à l'état normal, un bulbe blanchâtre, d'être souples, flexibles, de se détacher facilement lorsqu'on vient à les saisir avec les doigts, les cils malades sont durs, rigides, noirâtres; ils ne peuvent être arrachés que difficilement, au moyen des pinces; ils ont un bulbe dur, fortement pigmenté. Ce sont vraisemblablement des cils qui, arrivés au terme de leur évolution, continuent à séjourner dans le sol ciliaire; au lieu de tomber, ils démeurent adhérents, enkystés, pour ainsi dire, et jouent dès lors le rôle de véritables corps étrangers. Cette explication est légitimée par les recherches de Danders, qui a prouvé qu'un cil accomplit toute son évolution en trois mois environ, et qu'après ce laps de temps il doit normalement être éliminé. Quand la blépharite est réellement due à cette cause, il suffit de reconnaître la présence des cils malades et de les enlever, pour obtenir la guérison.

Enfin, toutes les fois qu'une blépharite surviendra sans raison appréciable sur un sujet de bonne constitution, il faudra explorer les *voies lacrymales* et s'assurer qu'il n'existe pas de rétrécissement.

Variétés. — Au point de vue des lésions qui la caractérisent, de sa marche, de sa durée, du traitement qu'elle réclame, la blépharite ciliaire se présente à nous sous deux formes différentes : *simple* ou *ulcéreuse*.

BLÉPHARITE SIMPLE.

Dans cette variété de blépharite, les malades éprouvent une gêne très grande dans les paupières, une sensation fort pénible de *picotement*, de *brûlure*, qui augmente quand ils sont exposés au vent, au froid vif, à la lumière. Il existe de la *photophobie*, du clignement, du blépharospasme ; la moindre application à un travail assidu, la lecture deviennent impossibles, surtout le soir à la lumière. Quelquefois ces divers phénomènes présentent des caractères d'intermittence. Le malade est-il placé dans de bonnes conditions hygiéniques, avec repos absolu de l'organe, une amélioration sensible survient. Mais la plus petite fatigue, le moindre excès, suffit pour ramener les accidents avec la même intensité qu'auparavant.

Ces *troubles fonctionnels* sont loin d'être en rapport avec les lésions anatomiques, car, à peine trouve-t-on, le plus souvent, pour les expliquer, un peu d'hypérémie, de rougeur, de tuméfaction du bord libre des paupières. La sécrétion des éléments glandulaires n'est pas notablement augmentée et les paupières ne sont agglutinées que le matin au réveil.

Traitement. — Le traitement doit s'adresser à la fois à l'état général et à l'état local.

Un régime tonique, l'emploi des préparations martiales, de l'huile de foie de morue ; dans certains cas, l'hydrothérapie, conviendront aux sujets lymphatiques ou scrofuleux. Le malade évitera scrupuleusement toutes les fatigues, il ne s'exposera à l'air, ne travaillera à la lumière artificielle, que les yeux préservés par des verres bleus ou fumés. Si les voies lacrymales sont rétrécies, le chirurgien se mettra d'abord en devoir d'en obtenir la dilatation. Une anomalie de la réfraction est-elle constatée : il aura pour première obligation de la corriger. Il faudra éviter avec soin l'action de la poussière, de la fumée de tabac, les veilles prolongées, les excès de toute sorte.

Les *topiques* applicables au traitement de la blépharite simple sont ordinairement des pommades *au précipité rouge* ou *jaune* dans les proportions de 10, 20, 30, 40, 60 centigrammes et jusqu'à 1 gramme de précipité pour 10 ou 15 grammes de vaseline, suivant le degré de la maladie et la tolérance du malade. On prendra, avec avec la pointe d'un pinceau, gros comme la tête d'une grosse épingle, de cette pommade, et on l'étalera sur le bord ciliaire. Ce pansement sera fait le soir avant de se coucher. Le matin, le malade se lavera les yeux avec de l'eau très-chaude pour enlever ce corps gras.

Un autre moyen, qui consiste à maintenir, matin et soir, pendant quelques minutes, sur les paupières, des compresses imprégnées d'eau blanche (6 à 8 gouttes d'extrait de Saturne par demi-verre d'eau), donne d'excellents résultats dans les cas où, la conjonctive participant à l'inflammation, il existe une notable augmentation de sécrétion de cette muqueuse.

La pommade d'Hebra rend aussi de réels services. Elle est ainsi composée :

Emplâtre de plomb simple...	āā 30 grammes.
Huile de lin...............	
Baume du Pérou...........	1 gramme.

On l'étale sur de petites rondelles de toile qui restent appliquées, la nuit, sur les paupières.

L'inflammation des paupières est-elle vive, accompagnée d'une rougeur et d'un gonflement considérable, des cataplasmes de fécule, appliqués régulièrement chaque soir, permettent de la maîtriser ; les topiques ne seront employés qu'ultérieurement. L'application de feuilles de caoutchouc, qui rend aujourd'hui de si grands services dans le traitement d'un grand nombre d'affections cutanées a été conseillé dans la blépharite chronique. Au lieu du caoutchouc qui a toujours une odeur désagréable, j'ai employé du taffetas gommé maintenu pendant la nuit sur les paupières au moyen d'une bande, et je m'en suis habituellement bien trouvé.

Si, en dépit de ce traitement, les paupières restent tuméfiées, quelques petites piqûres faites sur le bord libre avec la pointe d'un bistouri effilé favoriseront leur dégorgement (Desmarres).

BLÉPHARITE ULCÉREUSE.

Comme dans la blépharite simple, les malades se plaignent d'une sensation de *cuisson*, de *brûlure*; le *larmoiement*, la *photophobie* existent à un haut degré; les divers troubles fonctionnels en un mot, sont encore plus accusés que dans la forme précédente. Mais ici les lésions anatomiques offrent une tout autre gravité.

Le bord libre des paupières, rouge, boursouflé, est envahi par des croûtes jaunâtres recouvrant des *ulcérations* plus ou moins profondes. Ces croûtes, qui se détachent facilement par l'emploi de cataplasmes ou de lotions très chaudes, laissent à nu les follicules pileux, les glandes de Meibomius ulcérées, saignant au moindre contact. Les paupières sont tellement agglutinées le matin au réveil, que le malade est obligé, pour les détacher, de se servir d'eau chaude, et de prendre de grandes précautions pour éviter le tiraillement douloureux de ces petites plaies.

A une période plus avancée, les ulcérations, tendant sans cesse à gagner en profondeur, finissent par détruire complètement les cils et les éléments glandulaires. La sécrétion des corps gras lubrifiant normalement, le bord ciliaire est supprimée, les larmes ne sont plus retenues, elles se déversent au dehors, irritant par leur contact la peau de la joue, qui souvent devient le siège d'un eczéma chronique. Le bord des paupières épaissi, déformé, dépourvu de cils (tylosis), se renverse en dehors (ectropion) l'occlusion palpébrale n'est plus parfaite (lagophtalmie) et le globe de l'œil incomplètement protégé s'enflamme à chaque instant. Avec de pareilles lésions, le pronostic peut devenir grave.

Les indications thérapeutiques ne sont plus les mêmes que dans la blépharite simple :

Les paupières seront d'abord débarrassées des croûtes qui les recouvrent, au moyen de cataplasmes ou de lotions émollientes. Les ulcérations, ainsi mises à nu, seront cautérisées avec la pointe effilée d'un crayon de nitrate d'argent, ou mieux avec le galvano-cautère. Si ce sont des érosions superficielles, il suffira de maintenir sur les paupières, chaque jour pendant cinq minutes, des compresses imbibées d'une solution astringente (50 centigrammes de sulfate de zinc pour 200 grammes d'eau).

Les topiques, qui sont du reste les mêmes que dans la blépharite simple, ne seront réellement utiles qu'après la cicatrisation parfaite des ulcérations. Leur emploi, alors que, l'épithélium étant enlevé, le derme est encore à nu, aurait des inconvénients sérieux, et entretiendrait une irritation des plus vives.

Des onctions avec de la glycérine serviront à combattre l'irritation des paupières et de la joue.

ORGELET, CHALAZION.

Bien que le siège anatomique de l'*orgelet* n'ait pas encore été exactement déterminé, il est probable que l'inflammation d'une des glandes sébacées ciliaires est le point de départ de cette affection.

On voit apparaître en un point déterminé du bord libre des paupières une petite tumeur inflammatoire circonscrite; la rougeur, le gonflement s'étendent aux parties voisines, en s'atténuant vers la périphérie; au bout de trois à quatre jours, on aperçoit au centre de la petite tumeur un point blanc jaunâtre, indiquant la formation du pus.

L'orgelet occasionne des douleurs plus ou moins vives, selon que sa marche est plus ou moins aiguë.

Le gonflement des paupières est quelquefois tel qu'on pourrait croire, au premier abord, à une conjonctivite purulente; mais la moindre attention suffit pour éviter cette méprise, car ici la sécrétion de la muqueuse est peu modifiée et le gonflement inflammatoire, au lieu d'être uniforme, présente son maximum d'intensité en un point déterminé.

Plusieurs orgelets peuvent se montrer en même temps; quelques personnes sont exposées, par une prédisposition toute spéciale, à des récidives fréquentes.

Le traitement doit consister simplement dans l'application de compresses émollientes, de cataplasmes. Si l'ouverture spontanée du petit abcès tarde trop à se faire, on peut hâter la guérison en l'incisant avec la pointe effilée d'un bistouri.

Pour prévenir les récidives, l'on prescrira, comme traitement local, l'usage de compresses trempées dans la solution suivante :

Sous-acétate de plomb liquide... 6 à 8 gouttes.
Pour un demi-verre d'eau ordinaire.

Ces compresses seront appliquées chaque soir, pendant cinq minutes, sur les paupières.

A l'intérieur, les eaux minérales de Pullna, de Birmenstorff, l'eau de goudron (Hardy) sont aussi recommandées en pareil cas.

Le *chalazion* est une petite tumeur située dans l'épaisseur du cartilage tarse. Les recherches de Thomas et de Fuchs ont montré que ces petites masses néoplasiques sont formées par des amas de cellules qui s'accumulent dans l'intérieur et tout autour des acini des glandes de Meibomius. Ce sont des granulomes.

La grosseur de cette petite tumeur varie du volume d'un grain d'orge à celui d'une noisette. Sa situation dans l'épaisseur même du cartilage tarse la maintient immobile, quand on cherche à la déplacer ; elle est sans adhérences avec la couche musculaire et la peau, qui conserve à ce niveau sa coloration normale.

Lorsqu'on retourne la paupière pour en examiner la face conjonctivale, on aperçoit au point correspondant à la tumeur une injection circonscrite très-vive formant sur la muqueuse une tache d'un rouge sombre.

Cette affection, d'ordinaire indolente, se développe lentement, ou bien succède à l'inflammation avortée d'une des glandules ; elle est sujette à des poussées inflammatoires, pendant lesquelles la peau rougit, se tuméfie, devient douloureuse ; il peut se former alors un petit abcès dont l'ouverture spontanée amène la guérison du kyste.

Les chalazions sont plus fréquents à la paupière supérieure qu'à l'inférieure. On en rencontre souvent plusieurs à la fois. Certains individus présentent une prédisposition marquée aux récidives.

Le *traitement* varie suivant la nature et la densité du contenu du kyste ; mais les frictions avec les pommades résolutives restant d'ordinaire sans résultat, il faut presque toujours avoir recours à des moyens chirurgicaux.

A-t-on affaire à un kyste dont le contenu semble fluide et les parois peu épaisses, une simple incision suffit.

L'*extirpation* est le seul moyen qui convienne aux kystes dont les parois sont épaisses et le contenu solide. Cette petite opération est aujourd'hui d'une exécution facile, grâce à l'emploi d'une pince fort ingénieuse imaginée par Desmarres et qui porte son nom (voy. fig. 10).

L'extirpation sera faite du côté de la peau ou de la muqueuse, selon que le chalazion proémine vers la surface cutanée ou vers la conjonctive. Supposons qu'il convienne d'opérer du côté de la peau. Le chirurgien engage la plaque pleine de la pince de Desmarres sous la paupière, en la disposant de manière que le kyste soit entouré par l'anneau de la seconde branche; il serre la vis, les deux branches se rapprochent, compriment la paupière, et la circulation se trouve interrompue.

Tout étant ainsi disposé, la peau est incisée parallèlement au bord libre de la paupière; les lèvres de la plaie sont saisies avec une pince et disséquées couche par couche en haut et en bas, jusqu'à ce que le kyste soit mis à découvert. L'extrémité d'un ténaculum passée au travers permet de l'attirer fortement en avant; la dissection des parties profondes devient alors des plus faciles, et

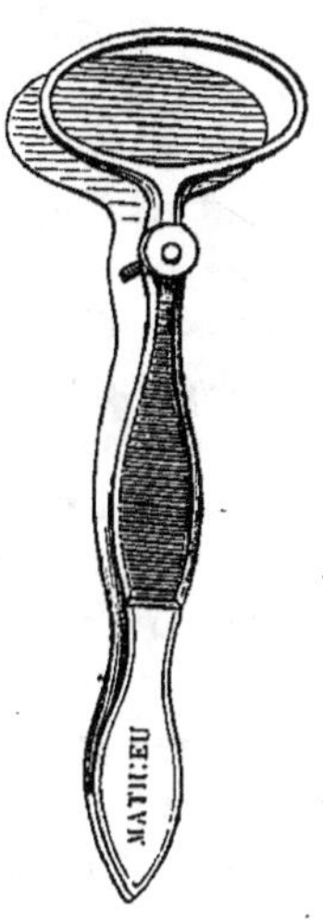

Fig. 10.

quelques coups de bistouri ou de ciseaux suffisent pour terminer rapidement l'extirpation.

Si l'on opère du côté de la conjonctive, c'est la branche fenêtrée qui est placée en dedans. Une fois la pince mise en place et la vis complètement serrée, on fait basculer l'instrument, de façon à retourner la paupière; au lieu d'inciser la peau, l'on incise la muqueuse, et l'opération se termine comme précédemment.

ÉRYSIPÈLE, PHLEGMON.

Sans vouloir décrire en détail l'érysipèle des paupières, qui fait partie en somme de l'érysipèle de la face, nous désirons appeler l'attention sur une variété importante de cette affection signalée pour la première fois par le professeur Gosselin (1) et

(1) *Nouveau Dictionnaire de médecine et de chirurgie pratiques*, t. XIV, p. 22.

qui peut être facilement confondue avec la *pustule maligne.*

Voici en quels termes ce savant professeur décrit cette forme particulière d'érysipèle, à laquelle il a donné le nom d'*érysipèle gangréneux primitif* :

« La gangrène de la peau est primitive, c'est-à-dire qu'après le début de la maladie par les symptômes généraux ordinaires, la lésion locale commence par une eschare, la peau se mortifiant avant d'avoir été rouge et au moment même où l'érysipèle l'envahit, si bien que le véritable caractère de la maladie est masqué tout d'abord et qu'on se laisserait facilement entraîner à croire à une gangrène spontanée. Mais on est guidé, pour établir le diagnostic, d'abord par les symptômes fébriles du début qu'on observe ici et qui manquent habituellement dans la gangrène spontanée ; ensuite par une ligne rouge qui apparaît autour de l'eschare en même temps qu'elle, et non pas un certain nombre de jours après, comme cela a lieu dans la gangrène franche. Cette rougeur s'étend bientôt autour de l'eschare et assez loin pour ne pas laisser de doute sur la véritable nature de la maladie, c'est-à-dire sur un véritable érysipèle gangréneux d'emblée et primitivement. L'eschare cesse de gagner au bout de quelques jours, la rougeur érysipélateuse continue au contraire à s'étendre, et les deux lésions suivent ultérieurement la marche propre à chacune, marche sur laquelle je n'ai pas besoin de m'étendre ici. »

D'après le professeur Gosselin, cette variété d'érysipèle, avant d'être connue, a dû être prise quelquefois pour une *pustule maligne.*

Cette erreur est très préjudiciable, car elle expose à faire des cautérisations inutiles et à sacrifier sans raison une portion plus ou moins considérable de la paupière.

Les caractères suivants permettent de distinguer ces deux affections l'une de l'autre. L'érysipèle est toujours *plus étendu* que la pustule maligne, qui se présente sous la forme d'une aréole de phlyctènes contenant une sérosité transparente entourant une partie centrale grangrenée et noirâtre. Les phénomènes généraux apparaissent *dès le début* dans l'érysipèle, les ganglions du voisinage sont envahis presque d'emblée. Dans la pustule maligne, les frissons, les nausées, la prostration des forces, symptômes d'une intoxication générale, ne se montrent qu'*au bout de deux à trois jours ;* les ganglions du voisinage se prennent plus tardivement. Enfin cette dernière affection, résultant presque toujours d'une inoculation, ne se rencontre guère que chez les tanneurs, les corroyeurs, les palefreniers, les bouchers, etc.

Carrié a rapporté l'histoire d'un malade (1), ouvrier mégissier, qui succomba à l'hôpital Necker à la suite d'un *œdème malin* des paupières. Voici les symptômes qui furent observés pendant la vie. Tuméfaction des deux paupières droites formant un bourrelet œdémateux saillant, peau lisse tendue, sans phlyctènes, sans induration en aucun point, coloration d'un rouge peu intense, mais uniforme; pas de taches ecchymotiques ni de taches blanchâtres. Bientôt l'œdème envahit les paupières gauches et toute la face, le cou et la région sus-claviculaire droite. Écoulement abondant de sérosité par les ouvertures palpébrales. Le malade meurt cinq jours après le début de sa maladie. L'examen du du sang provenant de la cavité crânienne pratiqué au moment de l'autopsie permit de reconnaître la présence d'un grand nombre de bactéridies.

L'inflammation *phlegmoneuse* des paupières est plus fréquente chez les enfants que chez les adultes; on l'observe plus souvent à la paupière supérieure qu'à l'inférieure.

Dès le début, la paupière est rouge, tuméfiée et très-douloureuse au toucher, sa température s'élève notablement; le gonflement devient bientôt tellement considérable que l'œil ne peut plus s'ouvrir. Si l'on cherche néanmoins à écarter les paupières, tentative qui est toujours très-douloureuse, on aperçoit la conjonctive injectée, œdématiée, formant un chémosis autour de la cornée.

Si la suppuration s'établit, les douleurs deviennent pulsatives, la peau prend une teinte livide, le gonflement augmente, formant une saillie plus ou moins proéminente en un point déterminé de la paupière; c'est là que va se trouver l'abcès. Si le chirurgien n'intervient pas à ce moment, la fluctuation devient manifeste, la peau s'amincit, se perfore spontanément, et le pus s'échappe au dehors.

On pourrait confondre, au premier abord, un abcès de la paupière avec une conjonctivite purulente. Dans les deux cas, le gonflement est considérable; mais la suppuration si abondante, si caractéristique dans l'ophthalmie purulente fait défaut dans le phlegmon des paupières; les lésions cornéennes, si fréquentes et si graves dans l'ophthalmie, ne se montrent jamais dans l'abcès.

Il n'est pas toujours facile de distinguer un abcès occupant l'angle interne de l'œil (*anchilops*) d'une *dacryocystite*. Pourtant,

____

(1) *France médicale*, 22 mai 1878.

comme l'inflammation du sac lacrymal est généralement précédée d'un rétrécissement des voies lacrymales se traduisant par du larmoiement; comme, de plus, en pressant sur la tumeur, on pourra quelquefois faire sourdre du pus par les points lacrymaux, ces indications seront suffisantes pour établir le diagnostic différentiel.

Au début, l'on essayera d'arrêter l'inflammation par l'application de sangsues et de compresses d'eau très froide, par quelques dérivatifs sur le tube intestinal, le repos et la diète. Mais, dès que la suppuration est imminente, il faut avoir recours aux cataplasmes, aux émollients, et ouvrir l'abcès aussitôt que possible en faisant une large incision parallèle au bord libre des paupières.

ZONA OPHTALMIQUE.

L'herpès zoster frontal, ou zona ophthalmique, peut se présenter sous deux formes différentes : tantôt, c'est une simple éruption cutanée tout à fait analogue au zona des autres régions ; tantôt, au contraire, il s'accompagne de troubles oculaires multiples, et son histoire relève à ce titre de l'ophtalmologie. Notre but n'est pas de faire une description complète du zona, mais seulement d'envisager les complications qu'il peut entraîner du côté du globe oculaire, et d'en faire connaître la nature, le mode de succession, la gravité. Dans sa thèse inaugurale, le docteur A. Hybord, en recueillant des observations personnelles, et en compulsant les diverses monographies parues sur ce sujet, a pu tracer un tableau clinique fort complet de cette affection. Nous aurons de nombreux emprunts à faire à cet intéressant travail.

Symptômes. — Le zona frontal s'annonce généralement par quelques prodromes précédant de quelques heures seulement, quelquefois de plusieurs jours, l'éruption caractéristique : ce sont des modifications de la sensibilité, des douleurs névralgiques, tantôt limitées au globe oculaire, à la région sourcilière, tantôt s'irradiant dans le front, la tempe, la partie correspondante du nez ; plus rarement elles retentissent jnsque dans les oreilles, à l'apophyse mastoïde, dans la région cervicale. Chose remarquable en même temps que ces douleurs, dont l'intensité et la durée sont des plus variables, le malade éprouve une sensation d'engourdissement due à une véritable *anesthésie* de la région douloureuse et du globe oculaire. Dans une observation de Horner, il n'y avait pas seulement diminution de la sensibilité, mais aussi abaissement de la température.

Du côté de l'œil on observe, dès le début, des fourmillements, une sorte de cuisson, du larmoiement, de la photophobie.

Hutchinson et Sæmisch ont noté de l'enchifrènement précédant l'éruption; l'examen de la muqueuse nasale témoignait d'un état congestif de cette membrane.

Les phénomènes généraux n'ont point d'ordinaire grande importance : ce sont le plus souvent du malaise, de la courbature, de l'insomnie; quelquefois des éblouissements, des vertiges pouvant déterminer des vomissements.

Certains malades, plus rarement à la vérité, sont subitement affectés de zona frontal, ils se réveillent avec l'éruption sans avoir éprouvé de symptômes précurseurs.

L'*éruption* des vésicules est précédée de l'apparition de plaques rouges érythématheuses; à ce niveau, la peau devient le siège d'une tuméfaction congestive qui dépasse quelquefois la ligne médiane; la paupière supérieure, habituellement œdématiée, recouvre plus ou moins complètement le globe oculaire. Les malades accusent en même temps un sentiment de cuisson et de démangeaison fort pénible dans toute la région envahie.

Bientôt sur ces plaques se montrent les vésicules tantôt isolées, tantôt rapprochées, et formant par leur réunion des bulles plus ou moins volumineuses.

Elles siègent de préférence sur le front, le long du trajet du nerf sous-orbitaire, et ne dépassent jamais la ligne médiane.

Sur les paupières l'éruption, généralement discrète, s'étend rarement au delà du tiers interne; le volume de l'œdème n'est nullement en rapport avec la présence et le nombre des vésicules.

Tout le côté correspondant du nez, de la racine à la pointe, d'autres fois l'aile seule, peuvent être envahis par l'herpès; d'après Hutchinson, l'apparition de phlyctènes dans le territoire cutané du nerf nasal serait l'indice précurseur des complications oculaires et marcherait de pair avec elles.

Le contenu des vésicules, d'abord transparent, prend peu à peu une teinte louche, lactescente, puis puriforme; la dessiccation survient ensuite, et des croûtes brunes, noirâtres succèdent aux vésicules. Contrairement à ce qui a lieu dans le zona ordinaire, ces croûtes laissent après leur chute de véritables cicatrices analogues à celles de la variole.

Complications oculaires. — Les altérations de la *conjonctive* sont les plus fréquentes; il est de règle d'observer une conjonctivite franche, catarrhale, accompagnée d'un véritable chémosis. L'apparition de vésicules, à la surface de la muqueuse, n'a été mentionnée que dans quelques cas (Scriven, Sichel, O. Wyss). Hutchinson et Bowman ne l'ont jamais signalée dans leurs nombreuses observations.

En même temps qne la conjonctivite, survient une hypersécrétion abondante de larmes, due sans aucun doute à l'irritation du nerf lacrymal.

La *kératite* qui se montre dans le zona, qu'elle soit superficielle ou profonde, affecte presque toujours la forme ulcéreuse. Ces ulcérations, uniques ou multiples, occupent tantôt le centre, tantôt la périphérie de la cornée : elles semblent résulter de l'éruption des phlyctènes développées à sa surface. Dans les cas les plus graves, la kératite ulcéreuse se termine par suppuration; Horner a constaté une fois à l'autopsie la présence de véritable pus entre les lames de la cornée.

La marche progressive de ces ulcères est quelquefois tellement rapide qu'il est difficile de suivre leur évolution; aussi une surveillance rigoureuse est-elle nécessaire, la perforation de la cornée étant à craindre d'un moment à l'autre.

L'*iritis* est incontestablement une complication moins fréquente du zona; elle se présente, du reste, avec ses caractères habituels : changement dans la coloration de l'iris, irrégularité de la pupille, injection périkératique, synéchies. Elles est le plus souvent d'une intensité moyenne et peut être facilement enrayée.

Ici se place la question de savoir laquelle des deux lésions, kératite ou iritis, précède l'autre. Steffan émet une opinion formelle et considère l'iritis comme étant toujours secondaire à la kératite, qu'elle viendrait en quelque sorte compliquer. D'autres auteurs sont moins explicites et paraissent hésiter. Il est certain que, dans bon nombre de faits soigneusement observés, l'iritis s'est montrée avec une kératite des plus légères, quelquefois même sans lésion de la cornée.

L'une et l'autre complication apparaissent lorsque l'éruption atteint son maximum d'intensité, ou commence à décliner : cette loi posée par Hutchinson reconnaît toutefois quelques exceptions, car il est des cas où la cornée et l'iris n'ont été envahis qu'après la disparition complète des vésicules cutanées, et même après la chute des croûtes.

Les complications oculaires accompagnent d'ordinaire l'éruption du nez; cette coïncidence ne doit pas nous surprendre, puisque les nerfs ciliaires proviennent du rameau nasal de l'ophtalmique : Hutchinson, qui l'a signalée le premier, affirme que « dans le zona ophtalmique l'œil reste intact tant que l'éruption est limitée au trajet des branches frontales, et qu'il est toujours atteint quand le côté du nez est envahi. »

Cette règle est beaucoup trop absolue, car sur un relevé de 41 cas de zona avec complications oculaires (thèse d'Hybord) 7 fois aucune vésicule ne s'était développée sur le côté du nez; d'autre part, 8 fois sur 32 cas où tout le côté du nez avait été envahi, la cornée et l'iris restèrent indemnes.

Aussi, après s'être livré à une minutieuse analyse des nombreuses observations recueillies dans la littérature ophtalmologique, Hybord a-t-il modifié de la façon suivante la proposition d'Hutchinson : « Dans le zona ophtalmique, l'iris et la cornée souffrent rarement quand l'éruption ne siège pas sur le territoire des branches du nerf nasal. Ils souffrent habituellement quand le côté du nez est envahi, et les lésions sont d'autant plus graves que l'éruption recouvre tout le côté du nez ou l'aile du nez. »

Diagnostic. — Le diagnostic du zona est généralement facile, la confusion ne serait guère possible qu'avec l'érysipèle de la face; les caractères différentiels indiqués ci-après permettront d'éviter l'erreur.

Dans le zona les symptômes généraux sont peu accusés; dans l'érysipèle, au contraire, l'état fébrile est intense, la température s'élève notablement, la peau se tuméfie. L'éruption de l'érysipèle n'offre aucune analogie avec celle du zona, où les vésicules, petites, discrètes, isolées les unes des autres, se répandent dans certaines directions déterminées, jamais sous forme de larges phlyctènes, etc.

Les lésions oculaires du zona ne présentent pas d'ordinaire une grande gravité; exceptionnellement pourtant elles peuvent aboutir à la perforation et à la destruction de la cornée.

Les douleurs vives que nous avons signalées comme phénomènes précurseurs de l'éruption, de même que les altérations de la sensibilité, persistent longtemps alors même que les vésicules ont déjà disparu. « Le malade, dit Hutchinson, est d'autant plus menacé de cette persistance des douleurs que l'œil a été atteint, et que les cicatrices sont plus profondes. » Des opacités plus ou moins étendues peuvent gêner la vision; parfois la cornée a perdu sa sensibilité, et ne la recouvre jamais complétement. Disons en terminant qu'il est également possible, le fait a été noté, que le zona laisse à sa suite une paralysie musculaire portant de préférence sur les muscles animés par la troisième paire.

Anatomie et physiologie pathologiques; nature de la maladie.
— Depuis les remarquables travaux du professeur Charcot sur les
troubles trophiques cutanés consécutifs aux altérations du système nerveux central ou périphérique, le zona a été considéré
comme la manifestation cutanée d'une névrite.

La clinique, l'anatomie pathologique démontrent qu'il en est
réellement ainsi.

Horner a observé un zona ophtalmique chez un malade atteint
de tumeur orbitaire; chez un autre ayant présenté pendant la vie
l'éruption caractéristique du zona, et qui mourut d'un sarcome du
sphénoïde, J. Schiffer trouva à l'autopsie le nerf trijumeau en
globé dans la tumeur.

Enfin, O. Wyss (1) a rapporté avec les plus grands détails la né-
cropsie d'un malade ayant eu un zona ophtalmique, et chez lequel
l'examen histologique du trijumeau fut fait avec le plus grand
soin. Voici le résumé de cette intéressante observation :

« En arrière du ganglion de Gasser, le trijumeau est sain, sauf
à son entrée dans le ganglion où il existe une suffusion sanguine.

« Le ganglion lui-même est plus gros que du côté opposé, plus
mou, plus vasculaire. A sa partie interne l'on constate la présence
d'une extravasation sanguine.

« La branche ophtalmique est aussi plus large, plus épaisse que
du côté opposé, sa consistance est presque gélatineuse.

« Au microscope, la partie du ganglion de Gasser d'où émane
l'ophtalmique est profondément altérée, les cellules ganglion-
naires ont subi des métamorphoses régressives, quelques-unes
même sont complétement détruites, le tissu nerveux à ce niveau
est infiltré de cellules de pus, la gaîne de la branche ophtalmique
est aussi infiltrée de pus non seulement à la surface, mais dans
l'intérieur des faisceaux. »

Du reste, les expériences célèbres dues à Herbert-Mayo, Magendie, Snellen, sur le trijumeau, avaient déjà établi nettement
l'influence considérable exercée par ce tronc nerveux sur la
nutrition de l'œil; plus récemment Meissner et Schiff ont pu
démontrer que c'était le faisceau le plus interne du trijumeau qui
renfermait les fibres trophiques de l'œil; enfin, nous rappellerons
l'expérience si intéressante de Samuel qui, en irritant le ganglion
de Gasser chez le lapin au moyen d'un courant électrique, provoquait une inflammation très vive de la conjonctive et de la
cornée persistant plusieurs jours. Il est donc rationnel de

____

(1) O. Wyss, *Archiv. der Heilkunde*, t. XII, p. 262.

rattacher les lésions de la cornée et de l'iris dans le zona ophtalmique à l'irritation et à l'inflammation des nerfs ciliaires, qui jouent un rôle important dans la nutrition de ces membranes.

Traitement. — L'éruption vésiculeuse qui occupe le front et les paupières n'a pas grande importance ; les régions envahies seront recouvertes avec de la poudre d'amidon, et plus tard des cataplasmes feront tomber les croûtes.

La kératite, l'iritis réclament les moyens habituels : instillations d'atropine (0^{gr},05 pour 30 grammes) répétées plusieurs fois par jour ; application de compresses chaudes, maintenues pendant une demi-heure, trois ou quatre fois par jour. Les ulcérations avec menace de perforation exigeront l'emploi du bandeau compressif. Les douleurs névralgiques violentes, qui existent constamment dans le zona, seront efficacement combattues par les injections sous-cutanées de morphine à la tempe ; le chloral, le sulfate de quinine donnés à l'intérieur seront aussi fort utiles.

Si, une fois la maladie terminée, des névralgies persistantes continuent à tourmenter les malades, l'on pourra imiter la conduite de Bowman, qui obtint la guérison complète d'une névralgie frontale rebelle à tout traitement en faisant la section du nerf sus-orbitaire.

L'application des courants continus sera indiquée dans les cas assez fréquents où l'anesthésie cutanée persiste longtemps encore après la disparition des accidents aigus.

TUMEURS.

Les *kystes dermoïdes* se rencontrent très fréquemment aux paupières, on les observe plus spécialement dans la moitié externe du côté temporal, au niveau de la *queue du sourcil*. Ces kystes, situés sous le muscle orbiculaire, adhèrent quelquefois aux parois osseuses de l'orbite, dans lesquelles ils creusent une dépression plus ou moins profonde.

Leur grosseur varie du volume d'une noisette à celui d'un œuf de pigeon ; leur contenu est tantôt dense, solide, tantôt ramolli au point de donner une sensation de fluctuation manifeste.

Ils se développent très lentement sans provoquer ni douleurs ni troubles fonctionnels appréciables ; leur volume seul, en constituant une difformité choquante, nécessite leur extirpation.

D'après le professeur Verneuil, qui a publié un travail remar-

-quable sur ce sujet (1), l'origine de ces kystes, toujours *congénitale,* serait due à une aberration du développement fœtal. On sait que la face se forme aux dépens de bourgeons désignés sous le nom d'*arcs branchiaux*, séparés par des *fentes branchiales*; la fente branchiale supérieure sépare la vertèbre cérébrale antérieure, destinée à former plus tard le front, du premier arc branchial qui donnera naissance au nez, aux joues, aux mâchoires; or les deux bords de la fente branchiale, en se réunissant, peuvent emprisonner un cul-de-sac cutané, devenu ainsi complètement clos et donnant naissance ultérieurement, à un kyste dermoïde.

Cette théorie explique d'une façon satisfaisante le siége de prédilection de ces kystes, car l'extrémité postérieure de la fente branchiale correspond précisément à la moitié externe de l'orbite, à la queue du sourcil.

La simple incision du kyste suivie de l'évacuation de son contenu étant quelquefois suivie de récidive, il est préférable de le disséquer et d'en faire l'extirpation complète, ou tout au moins d'enlever la plus grande étendue possible de ses parois.

Les *tumeurs érectiles* se rencontrent fréquemment aux paupières; leur mode d'apparition, leur développement est ici le même que partout ailleurs. Les mêmes procédés opératoires sont encore applicables et le chirurgien n'aura que l'embarras du choix; mais ce choix, à notre avis, n'est pas indifférent quand il s'agit des paupières.

Nous recommandons de préférence le galvano-cautère : avec cet instrument l'on pourra limiter exactement la destruction des parties malades, réduire au minimum la surface de cicatrisation, et éviter ainsi, au moins en partie, les effets de la rétraction cicatricielle, si particulièrement funestes dans cette région.

Le *xanthélasma* est caractérisé par la présence de nodosités ou de simples taches jaunâtres occupant les paupières. La supérieure est plus fréquemment atteinte que l'inférieure, quelquefois les deux sont envahies simultanément, l'affection peut exister aussi des deux côtés. Ces taches débutent d'ordinaire par la commissure interne et s'étendent ensuite dans une direction parallèle au bord libre des paupières, en conservant toujours une forme allongée; leur coloration varie du jaune pâle au jaune-citron; elles n'arrivent jamais à former un cercle complet autour de l'œil, mais quand elles ont acquis une certaine étendue, les malades semblent avoir au-devant des yeux des lunettes bizarres, d'un aspect fort dis-

(1) *Bulletin de la Société anatomique,* 1852, p. 300.

gracieux. Des productions analogues existent souvent dans les autres régions du corps.

Sur un ensemble de vingt-sept cas réunis par Hébra, quinze fois l'apparition des taches cutanées avait été précédée d'ictère; d'où l'hypothèse bien naturelle que la matière colorante de la bile devait jouer un certain rôle dans la production de cette singulière maladie; l'anatomie pathologique n'a pourtant pas confirmé ces vues théoriques.

Les recherches de Wilson, Wirchow, Geber et Simon ont montré que le xanthélasma était dû à une prolifération des cellules du tissu conjonctif du derme, avec dégénérescence graisseuse consécutive; les glandes sébacées ont été trouvé hypertrophiées et leurs cellules épithéliales remplies de molécules graisseuses.

La présence de ces taches n'occasionne aucune gêne, aucune douleur; il n'est utile de les exciser que si elles deviennent trop apparentes.

Nous passerons sous silence les diverses tumeurs dont les paupières peuvent être le siège, et qui ne présentent aucune différence importante avec les tumeurs analogues des autres régions : c'est ainsi que les *lipomes, fibromes, sarcomes, carcinomes*, toutes affections extrêmement rares et revêtant ici les mêmes caractères que dans les autres parties des téguments, seront laissés de côté. J'ai rencontré chez une jeune fille de seize ans des tumeurs symétriques des deux paupières supérieures situées dans le voisinage de la glande lacrymale, il n'existait aucun changement de coloration à la peau, aucune douleur. Après l'extirpation ces tumeurs avaient à peu près le volume d'une noisette, elles semblaient cartilagineuses à la coupe, et d'après l'examen histologique c'était du tubercule. J'ai discuté en temps et lieu (1) pourquoi ce diagnostic me paraissait inadmissible et pourquoi, à mon avis, la nature de ces tumeurs reste encore indéterminée.

Le *cancroïde* ou *épithélioma* des paupières, est une affection beaucoup plus fréquente que les précédentes, beaucoup mieux connue, et dont le traitement a fait récemment de notables progrès.

Le cancroïde des paupières se présente sous deux formes différentes : *ulcéreuse* ou *papilliforme.*

Dans la première variété, une excoriation se montre d'abord à la surface de la peau, qui prend à ce niveau une teinte rouge pâle mélangée d'un peu de jaune; cette excoriation s'étend peu à peu

______

(1) *Archives d'ophtalmologie,* t. I, p. 433.

en surface et en profondeur, attaque et détruit le derme et donne naissance à une ulcération plus étendue que profonde, à bords nettement délimités, présentant de petites nodosités.

La surface de l'ulcère, sanieuse, saignant au moindre contact, écrète une matière puriforme qui se concrète et se transforme en croûtes plus ou moins épaisses.

Dans la variété papilliforme, apparaissent tout d'abord à la surface cutanée de petites nodosités; quand, devenues assez nom- reuses, elles occupent une certaine étendue, le centre commence à s'ulcérer et des croûtes se forment à la surface.

Le cancroïde envahit de préférence le grand angle de l'œil, la paupière inférieure est plus souvent atteinte que la supérieure.

Cette maladie s'observe fort rarement avant l'âge de quarante ans. Comme cause locale prédisposante, on a signalé l'existence de productions verruqueuses, qui en seraient quelquefois le point de départ. Bien que sa marche soit extrêmement lente, le *pronostic* est toujours grave; la conjonctive et le globe oculaire peuvent être envahis, ce qui entraîne la perte irrémédiable de l'organe.

Le *traitement* consiste dans la destruction du tissu morbide au moyen des caustiques. Cette méthode est préférable à l'excision des parties malades avec l'instrument tranchant; elle permet de limiter, autant qu'il est possible, la perte de substance, point fort important pour les paupières; de plus, l'expérience clinique prouve que de cette façon la récidive est moins à craindre.

Les caustiques employés de préférence sont la pâte de Vienne, de Canquoin, le caustique du frère Côme; quelques chirurgiens se sont servis du galvano-cautère.

Broadbent et Guéniot ont conseillé les attouchements répétés avec la pointe d'un pinceau trempé dans l'acide acétique cristal- lisable; ce moyen paraît agir d'une façon efficace pour enrayer les progrès du mal.

Dans ces derniers temps, Bergeron (1) a fait usage du chlorate de potasse appliqué localement et administré à l'intérieur. On panse chaque jour l'ulcère avec des plumasseaux de charpie trempés dans la solution suivante :

<pre>
Chlorate de potasse.........   19 grammes.
Eau distillée...............   115   —
</pre>

A l'intérieur, 2 grammes par jour.

Vidal a présenté récemment à la Société médicale des hôpi-

(1) *Bulletin de thérapeutique*, t. XLVI, p. 12.

pitaux de Paris un remarquable exemple de guérison obtenu par
ce moyen.

CHROMHYDROSE.

La chromhydrose est une affection caractérisée par la sécrétion
d'une matière colorée noire ou bleue foncée, se déposant sur la
peau et plus particulièrement sur les paupières.

L'existence de cette singulière maladie a été, tour à tour, contestée puis acceptée.

En 1857, Le Roy de Méricourt eut l'occasion d'observer par lui-
même deux cas de sécrétion noirâtre des paupières ; frappé d'un
fait aussi étrange, il fit de nouvelles recherches et parvint à réunir
vingt-huit cas qui formèrent la base d'un mémoire important,
bien fait pour entraîner les convictions.

Quelques temps après, le docteur Duchenne (de Pavilly) ayant
rapporté un cas de coloration simulée, la chromhydrose fut de
nouveau contestée comme maladie réelle. Sur ces entrefaites,
une discussion intéressante s'éleva au sein de la Société médicale
des hôpitaux à propos d'une malade observée par les professeurs
Le Roy de Méricourt et Hardy : Le Roy de Méricourt voulant fournir les preuves démonstratives de ses affirmations, fit venir de
Brest la malade atteinte de chromhydrose ; malheureusement,
pendant les quelques jours qu'elle resta à Paris sous les yeux des
membres de la Société, la sécrétion ne se produisit pas, et la
commission chargée de l'examen conclut qu'il s'agissait d'une
fraude et d'une coloration simulée.

Depuis, Le Roy de Méricourt recueillit de nouveaux documents,
le professeur Ch. Robin établit, grâce au microscope, que la matière colorante sécrétée différait histologiquement et chimiquement
de la poudre de charbon et des autres substances employées
comme cosmétiques, Hardy démontra qu'une séerétion nouvelle
continuait à se former sous une couche de collodion appliquée
sur les surfaces bien nettoyées ; enfin, les médecins belges,
Warlomont, van Roosbroec et Liebrecht observèrent, en prenant
toutes les précautions possibles, une femme de vingt-huit ans
atteinte de chromhydrose, et confirmèrent l'existence de la sécrétion bleuâtre.

Aujourd'hui, toutes ces preuves accumulées ne permettent plus
le doute et, s'il est vrai que la coloration puisse être simulée, ce

n'est pas une raison pour considérer comme des imposteurs tous les malades désolés par cette infirmité, qui altère la physionomie de la façon la plus fâcheuse.

Les taches plus ou moins étendues d'une coloration noire ou bleue foncée, qui constituent la chromhydrose, occupent de préférence le bord libre des paupières, leur teinte est généralement plus foncée à l'inférieure qu'à la supérieure : quand la matière colorante est sécrétée en assez grande quantité, le visage prend un aspect fort disgracieux.

Ces taches se distinguent des éphélides et autres productions pigmentaires en ce que la matière colorante peut être enlevée facilement. Si l'on essuie les paupières avec un linge sec ou mieux avec un peu d'huile, on constate qu'au-dessous des taches la peau intacte possède toujours sa coloration normale. La réapparition de la matière colorante a lieu tantôt après quelques minutes, tantôt seulement au bout de vingt-quatres heures. Celte maladie est bien plus commune chez les femmes que chez les hommes; le séjour au bord de la mer paraît être une cause prédisposante, car on l'a presque constamment observée à Brest, à Dublin, à Plymouth, à Lorient.

Les divers moyens employés jusqu'ici contre cette singulière affection ont constamment échoué. Il est pourtant bon de savoir que la sécrétion cesse parfois spontanément, lorsque les malades quittent le pays où leur affection avait pris naissance. Hardy a conseillé l'emploi des douches oculaires avec des substances astringentes pulvérisées.

LÉSIONS SYPHILITIQUES.

Mackensie, Desmarres ont observé le *chancre induré* aux paupières. Dans le cas cité par Desmarres (1), il s'agissait d'un médecin qui, en cautérisant la bouche d'un malade atteint de syphilis, reçut au visage quelques parcelles de matière virulente projetées violemment dans un effort de toux.

Ricord, de Wecker ont rapporté des faits analogues, où le succès obtenu par le traitement n'a laissé aucun doute sur la nature de la maladie.

Depuis, ces cas sont devenus fort nombreux et il n'est guère

____

(1) *Traité théorique et pratique des maladies des yeux*, p. 156.

d'opthalmologiste qui n'en ait rencontré dans sa pratique. La tuméfaction parfois énorme des ganglions sous-maxillaires du côté affecté est un signe précieux pour le diagnostic de la nature de ces lésions.

Solomon (1) a publié l'observation fort intéressante d'une enfant de huit mois atteinte d'un ulcère à base indurée occupant l'une des paupières, qui, six semaines après, présenta des ulcérations profondes aux grandes lèvres et une éruption syphilitique généralisée.

Hutchinson (2) a décrit une forme particulière de blépharite qu'il rattache à la syphilis congénitale; elle est caractérisée par l'apparition d'ulcérations à bords taillés à pic, situées au niveau du bord libre des paupières, près des commissures. Ces lésions coexistent d'ordinaire avec d'autres manifestations de la syphilis; le traitement local est alors impuissant, tandis que la médication spécifique modifie rapidement la maladie.

Les diverses éruptions syphilitiques observées dans les autres régions peuvent se montrer sur la peau des paupières, et les décrire toutes, ce serait passer en revue une grande partie de la pathologie cutanée. Les *gommes* méritent d'être signalées, à cause des lésions graves qu'elles déterminent : l'élimination de la masse caséeuse entraîne une perte de substance considérable dont la cicatrisation peut être suivie d'une déformation fâcheuse des paupières.

LÉSIONS TRAUMATIQUES.

Les blessures des paupières peuvent être produites par des instruments piquants, tranchants ou contondants.

Les plaies par instruments *piquants* se cicatrisent avec une grande rapidité, leur gravité est tout entière subordonnée aux lésions concomitantes des organes du voisinage contenus dans la cavité orbitaire : elles sont insignifiantes tant que le globe oculaire, les vaisseaux muscles et nerfs de l'œil ne sont pas atteints.

Les instruments *tranchants* peuvent intéresser les paupières dans des directions diverses. Les plaies horizontales guérissent facilement, sans défigurer le malade, la cicatrice se confondant avec les plis de la peau; toutefois, si le releveur de la paupière est

(1) *The British médical Journal*, 1863, p. 263.
(2) *Ophthalmic hospital Reports*, t. II, nᵒ 11, p. 258.

lésé, il peut en résulter un ptosis souvent définitif. Dans les plaies verticales, comprenant toute l'épaisseur des parties molles, ies contractions de l'orbiculaire maintiennent les lèvres de la plaies écartées. La cicatrisation effectuée dans ces conditions est suivie quelquefois d'un véritable coloboma, difformité qu'il est nécessaire de corriger plus tard par une opération.

Les corps *contondants* peuvent produire des déchirures des paupières, dont la cicatrisation irrégulière est suivie d'une déformation plus on moins considérable.

Le rapprochement des lèvres de la plaie, au moyen de quelques sutures métalliques, suivi de l'application continue de compresses trempées dans l'eau froide, convient dans les plaies produites par les instruments tranchants. S'il y a eu un délabrement considérable, il faut exciser séance tenante les tissus lacérés et réunir encore les lèvres de la plaie par une ou plusieurs sutures.

La gravité des plaies intéressant la région du sourcil est signalée par tous les auteurs classiques, qui insistent avec raison sur ce fait que ces genres de traumatisme sont parfois suivis de la perte de la vue de l'œil correspondant. Avant la découverte de l'ophtalmoscope, on se bornait à dire que l'œil devenait amaurotique; depuis, l'observation directe a permis de préciser davantage, et on s'est assuré que la cécité était due le plus souvent à une *atrophie des nerfs optiques.*

Pour expliquer cette lésion, quelques auteurs admettent que le traumatisme, en intéressant les filets de la cinquième paire, provoque un trouble nutritif retentissant sur le nerf optique. Nous croyons cette opinion inacceptable, au moins pour un certain nombre de cas. Parfois, en effet, les filets de la cinquième paire sont coupés volontairement par le chirurgien pour obtenir la guérison du blépharospasme (section du nerf sus-orbitaire) sans qu'il survienne le moindre accident; les physiologistes, de leur côté, ont fait de nombreuses recherches sur la section des divers filets du trijumeau, sans jamais constater de lésions du côté des nerfs optiques. Il faut donc chercher une autre cause; Berlin a soutenu qu'en pareil cas la paroi du canal optique était fracturée et le tronc nerveux comprimé à ce niveau. Quant à nous, nous attribuons la perte de la vue à une *hémorrhagie* qui se produit entre les *deux gaînes* du nerf optique.

L'observation suivante d'Hutchinson confirme en tous points cette manière de voir (1) :

____

(1) *Ophthalmic Hospital Reports*, t. VI, 3ᵉ part.

« Un homme, âgé de vingt-cinq ans, reçoit un coup sur la région sourcilière du côté gauche. Il perd connaissance et reste étourdi pendant un quart d'heure ; quand il revint à lui, l'œil gauche était complètement privé de vision. Le docteur Hutchinson, l'ayant examiné aussitôt, constata que l'odorat avait également disparu de ce côté ; le fond de l'œil lui parut normal, bien qu'il ne restât aucune trace de perception lumineuse. Tel était l'état des choses en août 1867 ; en janvier 1869, l'odorat est revenu à gauche, mais la cécité de ce côté existe toujours. A l'ophtalmoscospe, les milieux sont transparents ; la papille est atrophiée, pâle, excavée en infundibulum ; *il existe à son bord interne une tache pigmentaire très remarquable sans analogue dans l'autre œil. Cette tache n'existait pas au premier examen.* Les vaisseaux de la papille sont plus grêles que du côté opposés. »

Hutchinson rapporte cette observation sans l'interpréter, et ne la fait suivre d'aucun commentaire ; il est facile de prouver pourtant que la cécité a été occasionné ici par une hémorrhagie dans l'espace sous-vaginal du nerf optique. D'abord, la perte subite de la vue après le traumatisme sans lésions intra-oculaires et encéphaliques dénote déjà que c'est le tronc orbitaire du nerf optique qui est lésé, les vaisseaux amincis prouvent que ce nerf a été comprimé ; enfin l'apparition tardive du pigment sur son pourtour démontre, jusqu'à l'évidence, que la cause de cette compression n'était autre chose que du sang épanché.

BLÉPHAROSPASME.

La contraction involontaire spasmodique du muscle orbiculaire, désignée sous le nom de *blépharospasme*, est presque constamment associée à la *photophobie*. Cette occlusion des paupières a d'ordinaire son point de départ dans une action réflexe exercée par la cinquième paire sur le nerf facial. Le trijumeau et le facial, en effet, peuvent être considérés comme une seule paire sensitive et motrice, analogue aux paires rachidiennes, car Claude Bernard a démontré que le facial possède une *sensibilité récurrente* fournie par la cinquième paire, et cette propriété caractéristique n'appartient comme on le sait, qu'aux racines rachidiennes, sensitives et motrices, dont l'association forme des nerfs mixtes.

Avant de décrire le blépharospasme, nous croyons donc utile de dire quelques mots de la *photophobie* qui en est si fréquemment la cause directe.

Les filets nerveux sensitifs que l'œil reçoit ont deux origines différentes : les uns pénètrent dans le globe oculaire après avoir traversé au préalable le ganglion ophtalmique, les autres proviennent *directement* du nerf nasal, sans passer par l'intermédiaire du ganglion.

La conjonctive ne reçoit que des filets émanés directement du rameau nasal. L'iris et la cornée reçoivent à la fois les deux ordres de fibres.

Cette distribution particulière des nerfs ciliaires explique d'une façon satisfaisante la différence de sensibilité qui existe entre la conjonctive et la cornée.

Claude Bernard a remarqué que, dans la mort par la strychnine, la conjonctive reste sensible après que la cornée est devenue insensible, tandis que dans la mort par section du bulbe rachidien la cornée est encore sensible alors que la sensibilité de la conjonctive a depuis longtemps disparu.

Nous voyons à chaque instant des maladies de la conjonctive sans photophobie, tandis que ce symptôme accompagne presque constamment les inflammations de l'iris et de la cornée.

Les expériences physiologiques et les faits cliniques concordent pour démontrer que ni la rétine, ni le nerf optique, ne sont le siège de l'impression douloureuse et que la photophobie est due à l'action de la lumière sur les nerfs de la cinquième paire qui ont *traversé le ganglion ophtalmique.*

Magendie, après avoir abaissé le cristallin dans l'opération de la cataracte, piqua la rétine avec la pointe de l'aiguille et le mal de n'accusa aucune douleur. Dans l'énucléation du globe de l'œil, au moment de la section du nerf optique, les opérés n'éprouvent qu'une sensation lumineuse intense. Chez certains individus ayant perdu la vue à la suite d'atrophie complète du nerf optique, les lésions de la cornée ont été suivies quelquefois de photophobie.

Castorani est arrivé expérimentalement à des résultats analogues ; il a constaté que, chez un animal dont le nerf optique est sectionné, les lésions de la cornée provoquent encore de la photophobie.

D'autre part, Brown-Séquard a démontré d'une façon ingénieuse que l'iris subit directement l'impression de la lumière. Les deux yeux d'une anguille sont extirpés et placés sur une éponge humide afin d'éviter une dessication trop rapide ; l'un des yeux reste exposé à la lumière, tandis que l'autre est renfermé dans une boîte.

Au bout d'un certain temps on constate, en les comparant, que la pupille du premier est plus rétrécie que celle du second : les changeant ensuite de place, le phénomène inverse a lieu : la pupille de l'œil éclairé est toujours la plus contractée.

Les lésions superficielles de la cornée, érosions, piqûres, déchirures, soulèvement de l'épithélium par le liquide d'une vésicule (kératite phlycténulaire), ulcères, s'accompagnent constamment de photophobie intense. Ce fait trouve son explication naturelle dans la distribution topographique des nerfs cornéens, dont le réseau de terminaison est immédiatement sous-jacent à l'épithélium et n'occupe que les couches superficielles de cette membrane.

Au fur et à mesure que la lésion fait des progrès et envahit des couches plus profondes, la photophobie diminue et disparaît, les nouvelles couches intéressées ne renfermant plus que quelques troncs nerveux.

Étiologie. — Ce qui précède nous montre que le point de départ du blépharospasme devra être généralement recherché dans le territoire du trijumeau.

Dans les inflammations de la cornée et de l'iris, le siège de l'irritation est manifeste. D'autres fois, il est plus caché ; il faut, pour le découvrir, explorer avec soin toutes les régions innervées par les filets de la cinquième paire, et en particulier le système dentaire.

Sœmisch a publié une observation de blépharospasme consécutif à une blessure des téguments du crâne par un éclat d'obus ; l'excision de la cicatrice fut suivie d'une guérison complète, preuve certaine que le tiraillement de quelque filet nerveux était le point de départ de l'affection.

De Græfe a observé le blépharospasme à la suite d'une contusion violente du globe oculaire ; les contractions s'étendirent dans peu de jours aux muscles de la face et furent suivis d'attaques convulsives se répétant une ou deux fois par jour.

Donders a signalé le blépharospasme comme une des manifestations de l'*ophtalmie sympathique.* Chez un malade qui avait perdu un œil à la suite d'une irido-choroïdite traumatique, il survint du côté opposé un blépharospasme qui ne disparut qu'après l'énucléation de l'œil malade.

Dans certains cas pourtant le blépharospasme apparaît sans qu'il soit possible de le rattacher à une cause appréciable.

Symptômes et variétés. — Les contractions du muscle orbiculaire peuvent être *toniques* ou *cloniques.* La première forme est la plus rare; l'occlusion des paupières est alors complète, permanente; à la longue, les cils se renversent en dedans (entropion), irritant la cornée et produisant ainsi les plus graves désordres. D'autres fois, la compression exercée sur le globe est telle qu'il en résulte des troubles de la circulation intra-oculaire fort compromettants pour la vision. Chez un enfant atteint de blépharospasme depuis plusieurs mois, qui fut opéré par de Græfe, la cécité était complète au moment de l'opération, bien que la cornée et les milieux fussent transparents; la restitution de la vision n'eut lieu qu'à la longue. De Græfe compare les effets d'une compression prolongée du globe de dehors en dedans à ceux du glaucome chronique, et la suppression du spasme à la détente de la tension intra-oculaire produite par l'iridectomie.

Le blépharospasme se présente plus fréquemment sous la forme clonique. La durée des contractions de l'orbiculaire varie de quelques secondes à une minute; elles cessent ensuite quelques instants pour reprendre de nouveau avec la même intensité.

D'autres fois les malades sont surpris de temps à autres par de véritables *attaques* qui les mettent pendant quelques heures dans l'impossibilité de se conduire, puis disparaissent complétement sans laisser de traces.

De Græfe a signalé une particularité fort remarquable dans cette affection : c'est l'existence de *lieux d'élection*, où la compression suffit pour faire disparaître, ou tout au moins diminuer notablement le spasme du muscle.

La situation de ces lieux d'élection est très variable, souvent difficile à découvrir; quelquefois les malades, ayant remarqué eux-mêmes les bons effets de la compression exercée en tel ou tel endroit, sont les premiers à attirer l'attention du médecin de ce côté.

Le point d'émergence du nerf sus-orbitaire est habituellement un de ces lieux d'élection; puis viennent, par ordre de fréquence, le sous-orbitaire, les nerfs dentaires, le lingual, à leur sortie du squelette, le ganglion cervical supérieur du grand sympathique, le plexus brachial au-dessus de la clavicule, les apophyses épineuses des huit premières vertèbres dorsales.

Traitement. — Lorsque le blépharospasme est symptomatique d'une lésion de la cornée, il est évident que le traitement devra être d'abord dirigé contre l'affection qui lui a donné naissance. La kératite pustuleuse en étant le plus souvent la cause, la pommade au précipité jaune, d'une efficacité merveilleuse contre les pustules de la cornée, sera naturellement indiquée. (Voir *Kératite pustuleuse.*)

Un moyen simple et qui donne quelquefois d'excellents résultats consiste à plonger, pendant quelques secondes, la figure des petits malades dans un vase rempli d'eau froide; l'effet obtenu est immédiat et quelquefois définitif.

La contraction du muscle orbiculaire longtemps prolongée constitue une complication fâcheuse, souvent plus grave que la lésion primitive de la cornée dont elle dépend; aussi est-il indispensable, lorsque le spasme persiste depuis plusieurs jours, d'écarter les paupières avec les élévateurs et d'explorer la cornée avec soin.

Cette membrane présente-t-elle une teinte louche, blanchâtre, uniforme, due à la compression qu'elle subit, il ne faut pas hésiter à sectionner le muscle orbiculaire dans toute son étendue, depuis la commissure externe jusque dans la région temporale. La peau et le muscle orbiculaire seront incisés avec le bistouri, puis l'on glissera l'une des branches des ciseaux droits ordinaires dans le cul-de-sac externe de la conjonctive, l'autre dans la plaie cutanée, et l'on fendra d'un seul coup la conjonctive et ce qui reste des parties molles. La fente palpébrale sera ainsi considérablement élargie, et les dangers de la compression aussitôt conjurés. J'ai eu plusieurs fois, pour ma part, l'occasion de pratiquer cette petite opération dans des cas analogues, et j'en ai toujours obtenu d'excellents résultats.

A un degré moindre, ou si le malade refuse toute intervention chirurgicale, des frictions belladonées autour de l'orbite, des injections sous-cutanées de morphine à la tempe pourront rendre des services.

Quand le blépharospasme ne dépend pas de lésions oculaires, le traitement devient beaucoup plus difficile et plus incertain. C'est alors le moment de rechercher avec soin les lieux d'élection, et de sectionner les troncs nerveux qui s'y rendent. Dans la région frontale, la névrotomie sous-cutanée du sus-orbitaire a donné, entre les mains de quelques chirurgiens (de Græfe, Tillaux), des guérisons remarquables. D'autres fois les lieux d'élection sont plus profondément situés et les nerfs intéressés plus difficiles à atteindre; il n'existe pas, à cet égard, d'observation plus instructive que la suivante : « Chez une malade présentée par de Græfe à la Société médicale de Berlin, le blépharospasme cessait rapidement quand on comprimait un point situé au-dessous de l'alvéole de la dernière molaire inférieure. On pratiqua à cet endroit une incision allant jusqu'à l'os, mais sans modifier le blépharospasme. Ayant alors constaté que la compression du sus-orbitaire et de la branche temporale du malaire diminuait notablement le spasme, on procéda à la section de ces nerfs. Le spasme s'arrêta complètement, mais il reparut quinze jours après. La section du nerf dentaire inférieur faite par la bouche réussit enfin à faire cesser le blépharospasme qui, quatre semaines après, ne s'était pas reproduit. »

D'autres observateurs (Mitchel) ont signalé des cas de blépharospasme ayant disparu après l'avulsion de plusieurs dents cariées. J'en ai observé moi-même un exemple fort remarquable. Une jeune fille de vingt ans était atteinte d'un spasme du muscle orbitaire qui remontait à six mois environ et avait résisté à toute espèce de traitement. Je m'apprêtais à faire la névrotomie du sus-orbitaire, lorsque j'eus l'idée d'explorer le système dentaire. Je découvris une racine dont la pression avec le bout d'une sonde provoquait une certaine douleur; cette racine fut enlevée, et deux jours après le blépharospasme avait complètement disparu.

On a signalé dans ces derniers temps quelques cas de spasmes de l'orbiculaire et des autres muscles de la face, anciens, graves qui ont cédé à l'*élongation* du nerf facial. Je n'ai jamais eu l'occasion de pratiquer cette opération sur le vivant; mais déjà sur le cadavre elle m'a paru d'une exécution fort difficile.

J'ai employé récemment contre le blépharospasme le *massage forcé* du muscle orbiculaire; cette nouvelle méthode de traitement m'a donné de bons résultats et mérite d'être essayée. Le pourtour des paupières ayant été enduit de vaseline ou d'huile d'amandes douces, on refoule vigoureusement la peau et le muscle sousjacent avec les doigts en allant de l'ouverture palpébrale vers la pérphérie.

Les *courants continus*, préconisés par Remak, sont aussi fort utiles. Tantôt ils sont appliqués directement sur les muscles ou les nerfs de la région; le pôle positif derrière l'apophyse mastoïde, le négatif en friction sur la surface de l'orbiculaire : tantôt le long du grand sympathique ou dans la portion dorsale de la colonne vertébrale. L'électrisation du grand sympathique est très rationnelle, car l'influence de ce nerf sur l'orbiculaire a été mise hors de doute par Claude Bernard : la section de ce tronc nerveux est suivie, comme on le sait, d'un rétrécissement manifeste de l'ouverture palpébrale; inversement, si, chez un animal on provoque du blépharospasme en irritant la cornée avec une substance caustique, il suffit, pour le faire disparaître, d'électriser le sympathique au cou; les paupières s'entr'ouvrent aussitôt comme instinctivement.

PTOSIS.

La chute de la paupière supérieure, désignée aussi sous le nom de *ptosis*, peut être due à deux causes fort différentes l'une de l'autre : ou bien à une insuffisance réelle du releveur, ou bien à une hypertrophie de la paupière elle-même. Dans les deux cas, une difformité choquante est le résultat du défaut d'équilibre entre la force du muscle et la résistance qu'il doit vaincre.

Le ptosis peut être *complet* ou *incomplet*. Tantôt la paupière supérieure, immobile en dépit des plus grands efforts du malade, recouvre entièrement la surface du globe oculaire, tantôt elle laisse à découvert une étendue plus ou moins grande de la cornée et se relève en partie sous l'influence de la volonté. Les contractions énergiques des muscles du voisinage, frontal, sourcilier, favorisent aussi ce mouvement d'élévation. Ces contractions instinctives, longtemps répétées, finissent par produire un plissement permanent de la peau et la formation de rides dans les régions occupées par ces muscles.

Les troubles de la vision sont à peu près nuls tant que l'ouverture pupillaire n'est pas recouverte par la paupière; la diplopie qui existe quelquefois est toujours le résultat de la paralysie concomitante des autres muscles de l'œil innervés par la troisième paire.

La principale cause de l'insuffisance du releveur de la paupière est sans contredit la paralysie si fréquente du moteur oculaire commun, dont la chute de la paupière, le ptosis, est souvent le premier symptôme. Tantôt la paralysie est complète et porte sur toutes les branches de la troisième paire, tantôt le rameau qui se rend au releveur est le seul atteint, et le globe oculaire occupe sa position normale.

Les lésions traumatiques, accidentelles où chirurgicales, en intéressant le tendon du releveur, peuvent aussi prodnire un ptosis plus ou moins apparent, suivant le nombre des fibres sectionnées par l'instrument vulnérant.

La chute de la paupière supérieure consécutive à son hypertrophie s'observe dans un grand nombre d'affections. On peut citer, parmi les principales, l'inflammation chronique, granuleuse ou purulente de la conjonctive, l'érysipèle de la face, l'infiltration graisseuse du tissu cellulaire sous-cutané, signalée par Sichel (1), enfin les tumeurs de toute nature.

Horner (2) a décrit une forme particulière de ptosis modéré avec rétrécissement concomitant de la pupille et turgescence manifeste des capillaires de la moitié du visage du côté atteint; il attribue avec raison ces symptômes à une paralysie de la portion cervicale du grand sympathique. Personne n'ignore, en effet, que l'irritation du grand sympathique provoque les phénomènes inverses, c'est-à-dire le rétrécissement des capillaires, l'élévation de la paupière supérieure et la dilatation de la pupille.

Le ptosis est quelquefois congénital : Alessi a rapporté une observation fort singulière où cette difformité se transmit héréditairement, de père en fils, pendant deux générations successives, survenant à droite chez le père, à gauche chez le fils, et ainsi de suite.

La marche, le pronostic et le traitement n'ont rien d'absolu et sont évidemment subordonnés à la cause de la maladie.

Au début, et s'il s'agit d'un trouble récent de l'innervation, l'on essayera les frictions stimulantes avec les pommades ammoniacales, le baume de Fioravanti; quelques vésicatoires volants seront appliqués autour de l'orbite. Mais il ne faut pas trop s'attarder à ces moyens, généralement beaucoup moins efficaces que l'électricité. Dans les paralysies d'origine périphérique, les courants continus donnent, en effet, des résultats surprenants ; le pôle positif est appliqué sur le front, pendant qu'on promène le pôle négatif sur les paupières, les yeux étant fermés. L'excitation doit être supportable, huit à dix couples suffisent; les séances seront faites quotidiennement, et devront durer cinq minutes. Il ne faudra pas oublier toutefois que la syphilis est souvent la cause de ces paralysies, et qu'un traitement spécifique convient alors tout d'abord. Si l'affection résiste à l'emploi de ces divers moyens médicaux, une opération seule permettra dès lors de corriger cette difformité.

De Græfe a conseillé la section et l'ablation d'une portion du muscle orbiculaire, dans le but de l'affaiblir et de favoriser par conséquent l'action de son antagoniste, l'élévateur de la paupière supérieure.

Voici en quels termes ce procédé est décrit :

(1) *Annales d'oculistique*, t. XII, p. 189.
(2) *Klintsche Monatsblätter für Augenheilkunde*, 1869, p. 193.

Une incision courbe, comprenant toute l'étendue de la paupière supérieure, est pratiquée à 5 ou 6 millimètres au-dessus de son bord ciliaire; les lèvres de la plaie cutanée sont écartées et disséquées, de façon à mettre à nu l'orbiculaire. Le chirurgien saisit les fibres de ce muscle et les excise avec des ciseaux courbes dans toute l'étendue de la plaie; le nombre des fibres excisées est plus ou moins considérable, suivant le degré d'affaiblissement qu'on veut obtenir. Les aiguilles et les fils de suture, au nombre de quatre ou cinq, doivent traverser de dehors en dedans la lèvre inférieure de la plaie cutanée et la lèvre inférieure de la plaie musculaire, puis de dedans en dehors les lèvres supérieures de la plaie musculaire et cutanée. Le rapprochement des fils amène alors en contact les bords du muscle, aussi bien que ceux de la plaie cutanée.

Pagenstecher (1) a employé dans ces derniers temps un procédé dont le principe consiste à transporter l'action du muscle frontal directement sur la paupière supérieure et à remplacer ainsi l'orbiculaire par le muscle frontal.

Pour atteindre ce résultat, il cherche à établir un cordon cicatriciel superficiel, capable de transmettre directement à la paupière supérieure, ou plutôt au bord palpébral, l'action du muscle frontal. Voici la description de son procédé. A peu près à la largeur d'un doigt au-dessus du milieu de l'*arcus superciliaris*, j'introduis une aiguille munie d'un fort fil qui, glissant sous la peau, ressort à peu près au milieu de la paupière supérieure, exactement au bord ciliaire. Je fais alors un nœud que je serre modérément et qui, progressivement resserré chaque jour, finit par couper la peau. Les phénomènes de réaction sont relativement très faibles. La difformité produite par la cicatrice est minime et se trouve largement compensée, au point de vue cosmétique, par la disparition du ptosis.

Jusqu'à présent, une seule suture a toujours suffi. Celle-ci était dirigée un peu obliquement en haut et en dehors pour aller en bas et en dedans, le point de pénétration se trouvant en effet placé un peu en dehors du milieu du sourcil (à peu près 2^{mm}). Il peut aussi se rencontrer des cas dans lesquels il sera indiqué de placer deux sutures à distance modérée l'une de l'autre; d'autres fois, il ne sera pas nécessaire de conduire la suture jusque sur le bord ciliaire, et il vaudra mieux la faire ressortir au milieu de la paupière supérieure.

(1) *Congrès médical de Londres*, 1881.

Pour le ptosis incomplet, comme un épais cordon cicatricile d'une action puissante n'est pas nécessaire, Pagenstecher conseille d'établir une cicatrice sous-cutanée de la façon suivante : On se sert d'un fil muni d'une aiguille à chaque bout. L'une est conduite à la distance de 1 à 2^{mm} parallèlement et près du bord ciliaire, sous la peau de la paupière supérieure. Au point même ou l'on fait ressortir cette aiguille, on la fait pénétrer de nouveau pour la diriger en haut; le tarse dépassé, on ressort ensuite, à peu près de la largeur d'un doigt au-dessus du milieu de l'*arcus superciliaris*. Alors l'autre aiguille est introduite par le point d'entrée de la première et on lui donne aussi une direction en haut, de façon à ressortir précisément au point de sortie de l'aiguille primitivement employée (c'est-à-dire au-dessus de l'arcus ciliaris). Les deux extrémités du fil sont alors modérément attirées et nouées. De cette manière, on obtient une suture susceptible de séjourner plus ou moins longtemps, et l'on peut, dans les cas extrêmes, la laisser entièrement couper, en produisant ainsi un cordon cicatriciel permanent destiné à transmettre constamment l'action du muscle frontal à la paupière supérieure.

De Wecker (1) a modifié ce procédé de la façon suivante. On résèque un lambeau ovalaire comprenant la peau et le muscle orbiculaire, ou encore n'intéressant que le muscle seul, à l'aide d'une incision courant à 4 ou 5 millimètres le long du bord libre de la paupière. Cette incision est pratiquée soigneusement en se servant d'une pince hémostatique qu'on retire ensuite. De quelque étendue qu'ait été l'excision de la peau et du muscle orbiculaire, il ne place jamais plus de deux sutures, tandis qu'il en fallait 5 ou 6 dans l'ancien procédé.

Voici comment s'obtiennent à la fois la fermeture de la plaie et le relèvement de la paupière : on pénètre avec une aiguille munie d'un fil de soie (soigneusement désinfecté et trempé, au moment même de s'en servir, dans une solution concentrée d'acide salicylique ou d'acide borique) en un point situé au-dessus du sourcil, à une largeur de doigt plus haut que le rebord orbitaire supérieur, c'est-à-dire en *a* (voir fig. 11). Glissant sous la peau et le tissu musculaire, on ressort à la partie supérieure de la plaie, au-dessous du muscle orbiculaire coupé. On pénètre alors de nouveau au-dessous du muscle orbiculaire près de la plaie inférieure, et l'on ressort au milieu de la bandelette cutanée. Un pont de 5 à 6 millimètres étant ménagé, on suit la marche inverse,

____

(1) *Annales d'oculistique*, juillet-août 1882.

c'est-à-dire que l'aiguille est dirigée sous la peau et le muscle ressort dans la plaie pour rentrer à la partie supérieure de celleci, chemine sous le sourcil, et sort définitivement à un demicentimètre du point d'entrée, au-dessus du sourcil en *b* (fig. 11). Une seconde suture semblable est placée à côté, à une distance d'un centimètre à peu près.

Une double traction permet de fermer, avec la plus grande fa-

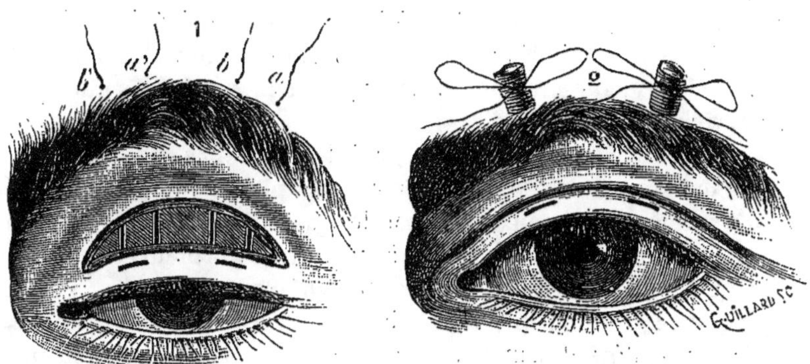

Fig. 11.

cilité, la plaie, qui se coapte merveilleusement, puis on lie à la manière d'un nœud de cravate, les extrémités de la suture audessus d'un petit rouleau de peau de gant (voir fig. 11). En fermant les sutures, on s'assure bien que l'on n'a pas relevé la paupière au delà du but qu'on se proposait, et que le malade n'a pas perdu le pouvoir de fermer ses paupières. Autrement rien n'est plus facile que de dénouer les sutures pour les fermer ensuite d'une façon moins serrée.

Dans les cas extrêmes où la paralysie du releveur est complète, il n'est guère possible de compter sur le résulat d'une opération.

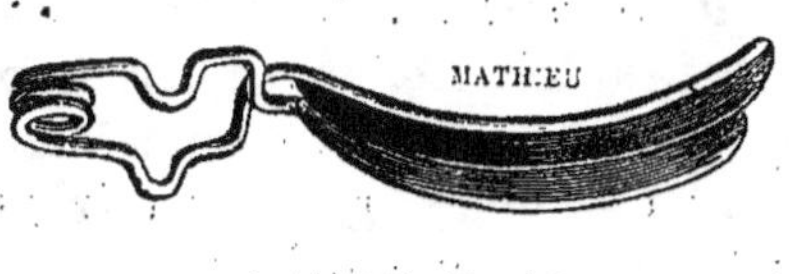

Fig. 12.

La paupière pourra alors être maintenue relevée à l'aide des petites pinces à ptosis représentées figure 12.

OPÉRATIONS QUI SE PRATIQUENT SUR LES PAUPIÈRES.

Avant de décrire les divers procédés employés jusqu'ici pour combattre les cicatrisations vicieuses des paupières et les difformités qui en sont la conséquence, nous croyons important de résumer en quelques mots les recherches de Reverdin, d'Ollier, de de Wecker, de Lefort et de Wolff sur la *greffe épidermique et dermique*. L'application de ces méthodes nouvelles à la restauration des paupières nous paraît appelée à rendre les plus grands services.

Reverdin a établi le premier que des parcelles d'épiderme doublé du corps muqueux, placées sur une plaie bourgeonnante (celle d'un ulcère variqueux, par exemple), contractent des adhérences avec cette surface, continuent à vivre et forment de véritables centres de cicatrisation autour desquels la guérison s'effectue avec une grande rapidité. Les divers chirurgiens ayant fait usage de ce procédé ont remarqué, en outre, que la rétraction inodulaire en pareil cas était beaucoup moins considérable que lorsque la cicatrisation avait été livrée à elle-même.

Ollier a proposé de greffer, non plus l'épiderme doublé du corps muqueux, mais bien de véritables lambeaux de peau. Il a obtenu quelques succès.

Dans une note importante publiée sur le même sujet (1), de Wecker déclare qu'il a eu a se louer aussi de la greffe dermique ; son procédé tient le milieu entre ceux de Reverdin et d'Ollier.

De Wecker détache du côté interne de l'avant-bras ou du bras de petits lambeaux qui, retractés, mesurent de 6 à 8 millimètres dans les divers sens. Ces lambeaux sont appliqués *en grand nombre* sur la plaie, de manière à former uue mosaïqne serrée ; au-dessus d'eux, on place un morceau de baudruche, de facon à surveiller ce qui se passe et à voir quels sont ceux qui adhèrent et ceux qui se mortifient. Le pansement est renouvelé au bout de vingt-quatre heures.

Passant ensuite en revue les indications que présente la greffe dermique en chirurgie oculaire, de Wecker propose de l'employer d'une façon presque exclusive :

____

(1) *Annales d'oculistique*, 10ᵉ série, t. VIII, p. 62.

« Dans les brûlures des paupières avec plaies suppurantes et
menace de cicatrisation vicieuse ; lors d'ectropion partiel ou total,
suite de rétraction cicatricielle ; dans presque tous les cas où il
est indiqué de pratiquer la blépharoplastie ; enfin lorsque les paupières ont subi, par accident ou à la suite d'une opération, une
perte de substance considérable laissant une plaie en suppuration. »

On peut diviser de la façon suivante l'ensemble des opérations
qui se pratiquent sur les paupières :

1° Opérations dirigées contre le trichiasis, et le distichiasis,
destinées à corriger la direction vicieuse des cils.

2° Opérations de l'entropion et de l'ectropion, dont le but consiste à rendre aux paupières renversées en dedans ou en dehors
leur direction et leur conformation normales.

3° Opérations destinées à rétrécir ou à élargir l'ouverture palpébrale.

4° Opérations autoplastiques, blépharoplasties, quand il s'agit
de restaurer une paupière en partie ou totalement détruite.

Dans chacune de ces quatres classes, le nombre des procédés
est considérable. Nous ne décrirons que les plus pratiques, ceux
dont l'exécution est facile et le résultat définitif réellement utile

TRICHIASIS, DISTICHIASIS.

Le trichiasis est constitué par le renversement des cils en
dedans, vers le globe oculaire ; la paupière elle-même conserve
sa position et sa conformation normales. Bien des causes, dont
les plus importantes sont les blépharites aiguës ou chroniques
et surtout ulcéreuses, les cicatrices de la conjonctive consécutives
aux conjonctivites granuleuse et diphthéritique, la contracture de
la portion ciliaire du muscle orbiculaire, peuvent imprimer aux
cils cette direction vicieuse.

L'indication que doit remplir un bon procédé n'est pas de supprimer les cils déviés, mais bien de leur rendre une direction,
sinon absolument normale, au moins sans danger pour la surface
libre du globe oculaire. Les cils sont des organes protecteurs,
qu'on ne détruit pas impunément ; ils forment au-devant de la
cornée une sorte de grillage très-délicat qui la met à l'abri des
poussières de l'atmosphère. Ce sont en outre des poils tactiles
d'une exquise sensibilité (Jobert) : sur toute la surface de leurs

bulbes se distribue un plexus nerveux très serré; au moindre ébranlement de leur tige succède, par voie réflexe, une occlusion rapide des paupières.

Utiles quand ils conservent leur direction normale, les cils deviennent nuisibles dès qu'ils se renversent vers le globe oculaire. Ils constituent alors une cause d'irritation permanente; de là catarrhe chronique de la conjonctive, pannus de la cornée, contracture spasmodique de l'orbiculaire. C'est un véritable cercle vicieux : la contracture augmente le trichiasis et le trichiasis à son tour entretient la contracture.

Le renversement des cils peut être incomplet ou complet, quelques cils seulement sont déviés ou bien la déviation porte sur le bord ciliaire tout entier.

L'épilation est le traitement le plus simple ; l'on pourra y avoir recours chez les personnes pusillanimes, mais la récidive survient rapidement.

Le *procédé de Gaillard* (*de Poitiers*) convient parfaitement au trichiasis incomplet; il est d'une exécution facile. Au niveau des cils renversés, à 1 ou 2 millimètres du bord libre de la paupière, on fait pénétrer une aiguille courbe chargée d'un fil de soie double très-fort; l'aiguille est glissée sous la peau et les fibres de l'orbiculaire, suivant une direction verticale, pour ressortir à 8 millimètres environ de l'ouverture d'entrée. On saisit alors les deux extrémités du fil engagé dans ce trajet sous-cutané et l'on fait une ligature aussi serrée que possible. Les cils se redressent aussitôt, la portion de peau comprise dans l'anse se mortifie; quelques jours après le fil tombe, mais il reste une cicatrice qui maintient le redressement du cil.

Snellen emploie un procédé ingénieux. Il prend une aiguille courbe très-fine dans laquelle l'anse d'un fil double est passée, et pique la peau à la base du cil dévié, pour sortir 2 millimètres plus loin; le cil est alors passé dans l'anse du fil au niveau de la première ouverture. Il ne reste plus qu'à tirer légèrement le fil pour que le cil entraîné s'engage avec l'anse dans la petite goutière sous-cutanée créée par l'aiguille.

Pour rendre plus facile cette petite opération, Mathieu a imaginé un instrument fort simple; c'est un petit crochet coupant, très comparable à la pointe d'un hameçon. Il est introduit dans la peau à 8 millimètres du bord ciliaire pour ressortir à la base du cil; le cil est alors harponné par le crochet, qui l'entraîne et l'engage dans le trajet sous-cutané aussitôt que l'opérateur retire l'instrument.

On peut ainsi pratiquer successivement le redressement d'un certain nombre de cils.

Sans doute le procédé est ingénieux, mais il ne met pas toujours à l'abri d'une rédicive. Les cils tombent, se renouvellent périodiquement, et les nouveaux ne prennent pas toujours la place des anciens. On a conseillé aussi dans ces derniers temps de détruire les bulbes des cils déviés au moyen d'un fin galvano-cautère. On peut aussi, à défaut de galvano-cautère, employer le galvano-caustique. Une fine aiguille est adaptée au pôle négatif d'un appareil à courants continus, et pendant que le pôle positif est appliqué sur le front, l'aiguille est implantée dans le bord libre de la paupière à la base du cil dévié et laissée en place environ cinq minutes. Au bout de ce temps le bulbe est détruit.

Le trichiasis complet réclame une intervention plus énergique. Il est peu pratique, impossible même de redresser les uns après les autres tous les cils soit avec le crochet, soit avec l'anse du fil de Snellen. A la rigueur le procédé de Gaillard est encore applicable, mais plusieurs ligatures, trois au moins, l'une au milieu et les deux autres aux deux extrémités du bord ciliaire, sont alors nécessaires.

Quand tous les cils sont ainsi déviés, c'est alors le bord de la paupière lui-même qu'il faut redresser, et le traitement chirurgical est le même que celui qui sera décrit à propos de l'entropion.

Le *distichiasis* est caractérisé par la présence d'une ou plusieurs rangées de cils supplémentaires, dont la direction est également vicieuse. Cette affection se prête beaucoup moins que le trichiasis aux différents procédés de redressement. Il est bien plus difficile d'en obtenir la guérison.

On a depuis longtemps cherché à détruire les rangées supplémentaires. La plupart des caustiques et, de préférence, le sulfure de calcium, la potasse, le cautère actuel, le crayon de nitrate d'argent pur ou mitigé, ont été mis en usage. Toutes ces substances ne sont pas faciles à manier, à cause du voisinage du globe oculaire. Aujourd'hui, on pourrait leur substituer avec avantage le galvano-cautère; avec une aiguille de platine très fine, rougie par le courant électrique, on détruirait successivement tous les bulbes pileux de la rangée supplémentaire.

ENTROPION.

Le renversement ne porte plus seulement sur les cils, comme dans le trichiasis, mais aussi sur la paupière elle-même. Cette déformation présente bien des degrés: dans les cas extrêmes, la paupière est comme enroulée sur elle-même et son bord libre répond au cul-de sac de la conjonctive.

L'entropion peut exister à l'état *aigu* ou *chronique*.

I

Dans la première variété, la structure de la paupière est peu modifiée ; la peau est simplement gonflée, œdémateuse ; son bord ciliaire, tout en étant enroulé vers l'œil, conserve sa forme régulière. La paupière inférieure est presque exclusivement atteinte ; en appliquant le doigt sur sa face externe et en l'attirant en bas, elle reprend facilement sa position normale.

Cette forme particulière d'entropion paraît due, en partie à l'état de relâchement des parties molles, en partie à l'action irrégulière du muscle orbiculaire. Tandis que la portion périphérique de ce muscle (muscle lacrymal antérieur) semble avoir perdu sa faculté normale de maintenir le corps de la paupière, la portion qui avoisine les cils, et qui constitue le véritable sphincter (muscle lacrymal postérieur), semble contracturé et détermine l'enroulement en dedans du bord de la paupière.

Cette espèce de renversement s'observe chez les personnes âgées dont la peau a perdu sa souplesse, ou bien chez les malades dont les paupières sont restées longtemps fermées, recouvertes de cataplasmes ou d'un bandeau compressif.

Pour faire disparaître l'entropion aigu, il suffit quelquefois d'enlever un bandeau compressif dont l'application a été trop prolongée. Bowman a recommandé de replacer la paupière dans sa position normale, puis de badigeonner sa surface avec un pinceau trempé dans du *collodion*. Cette substance, en se séchant, empêche le renversement de se reproduire.

Vidal de Cassis, Nélaton se sont servis avec succès des *serres-fines*. On saisit un pli de la paupière, voisin du bord libre, et on le maintient d'une manière permanente entre les mors de ce petit instrument.

L'entropion résiste-il aux moyens précédents, on applique quelques ligatures, d'après le procédé de Gaillard.

Enfin, si le renversement de la paupière est compliqué de blépharophimosis, il faudra imiter l'exemple de Pagenstecher, qui a associé les sutures de Gaillard au débridement de la commissure externe. (Voir *Blépharophimosis*.)

II

L'entropion *chronique* s'observe d'ordinaire à la suite des conjonctivites purulente, granuleuse, diphthérique, ou de lésions traumatiques graves de la muqueuse, brûlures, déchirures. Ici, la paupière a subi une désorganisation profonde, l'inflammation a altéré les éléments glandulaires, le périchondre, le cartilage tarse lui-même ; le bord libre des paupières est quelquefois ulcéré, échancré ; les cils, ordinairement petits, peu nombreux, sont eux-mêmes déviés, de telle sorte qu'il y a combinaison du trichiasis avec l'entropion. Ces cils entretiennent une douleur constante et une irritation continuelle qui rendent la cornée vasculaire, nébuleuse.

La contraction irrégulière du muscle orbiculaire peut aussi contribuer à exagérer l'entropion, mais l'altération de structure de la paupière en reste la cause principale.

La déformation n'intéressant plus seulement les parties molles, mais aussi le squelette de la paupière, le cartilage tarse, l'on s'explique aisément l'insuccès de la plupart des procédés anciens, où le lambeau ne comprenait que la peau et les parties molles des paupières. La déviation apparente du tégument était seule corrigée, et l'incurvation persistante du tarse entraînait facilement la récidive.

Il faut donc, si l'on veut obtenir des guérisons *définitives*, s'attaquer au cartilage tarse, prendre appui sur lui, ou s'efforcer de modifier sa courbure. Aussi, laissant de côté tous les anciens procédés, nous ne décrirons que ceux qui répondent à ces conditions.

Anagnostakis chercha d'abord à utiliser la résistance du cartilage tarse et à s'en servir, comme soutien, pour maintenir le lambeau ciliaire mobilisé et relevé.

Après avoir glissé sous la paupière supérieure la plaque pleine de la pince de Snellen, représentée dans la figure 13, et serré for-

tement la vis de façon à suspendre complètement la circulation,
on enlève sur la paupière un lambeau ovalaire à grand axe horizontal, de 5 à 6 millimètres de largeur, comprenant la peau et les
fibres sous-jacentes de l'orbiculaire. On dissèque le lambeau
ciliaire, puis on le fait remonter en appliquant des sutures allant

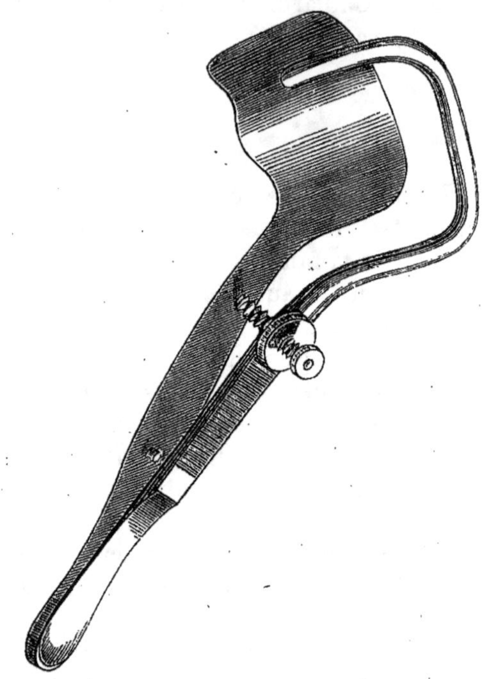

Fig. 13.

de la lèvre inférieure de la plaie cutanée à la couche fibro-cellu-
leuse qui recouvre le cartilage tarse. Ce procédé permet d'obtenir
un redressement satisfaisant du bord ciliaire, mais il ne modifie
pas la courbure du squelette de la paupière.

Streatfield, ayant reconnu le rôle considérable que joue l'incurvation du cartilage tarse dans certaines formes d'entropion,
imagina le procédé suivant, qui permet le redressement complet
de la paupière. Un lambeau ovalaire, comprenant la peau et l'orbiculaire, est d'abord enlevé comme dans le procédé précédent;
le cartilage tarse se trouve alors à nu au fond de la plaie : on y
fait deux incisions parallèles, se réunissant vers la face postérieure de la paupière en une incision commune. Ainsi se trouve

taillée une petite bandelette en forme de prisme dont la base est
en avant, le sommet en arrière. Cette bandelette excisée, le tarse
présente une sorte de petite rigole en V, transversalement dirigée
et dont les deux lèvres correspondent aux deux lèvres de la plaie
cutanée. Il ne reste plus qu'à poser des points de suture, en
ayant soin de comprendre dans les ligatures, non seulement les
parties molles, mais aussi le fibro-cartilage.

La retraction cicatricielle du cartilage tarse est parfois telle
que, même avec les procédés d'Anagnostakis et deStreatfield, il
y a récidive. Dans cescas rebelles on aura recours avec avantage
au déplacement, *à la transplantation* du sol ciliaire imaginée
par Jæsche et Arlt et perfectionnée par ce dernier. Cette opération comprend trois temps.

1° Division du bord palpébral en deux feuillets dont l'antérieur
ou cutané comprend les cils avec leurs racines.

2° Excision d'un lambeau ovalaire de la peau.

3° Placement des sutures en nombre suffisant embrassant le
feuillet antérieur et le transplantant au-dessus de sa position naturelle. Le premier temps s'exécute de la façon suivante : une plaque
d'écaille protégeant le globe oculaire, on divise avec un bistouri
bien effilé à double tranchant le bord libre de la paupière en
deux feuillets dont l'antérieur renferme tous les bulbes ciliaires,
ce dédoublement doit se faire sur une hauteur d'au moins trois à
quatre millimètres. Cela fait, à quatre ou cinq millimètres au-
dessus du bord palpébral, on enlève un lambeau semi-lunaire comprenant la peau et le muscle orbiculaire de quatre à cinq millimètres de largeur en son milieu.

On relie par quelques fils de suture qui le maintiennent relevé et transplanté le feuillet palpébral antérieur qui supporte les
cils à l'aponévrose orbito-oculaire. Avant de placer les fils de suture, Panas a conseillé de pratiquer en outre la *tarsotomie*, c'est-
à-dire la section transversale du cartilage tarse.

Gayet a imaginé récemment (1) un nouveau procédé pour combattre l'entropion. Il fait d'abord remarquer qu'au point de vue
opératoire on peut diviser les entropions en :

1° Entropion externe ;

2°. Entropion interne ;

3° Entropion total ;

4° Entropion médian ou trichiasis.

Pour opérer l'entropion externe, on enfonce un petit couteau

____

(1) *Annales d'oculistique*, janvier-février 1882.

extrêmement effilé, dans le cartilage, en arrière du terrain ciliaire,
et on le conduit dans toute l'étendue du bord palpébral que l'on
veut rectifier, en faisant une incision oblique du cartilage à la
peau et passant en arrière de la rangée des bulbes. (Voy. fig. 14.)

Cette condition est de la dernière importance, car si, en con-

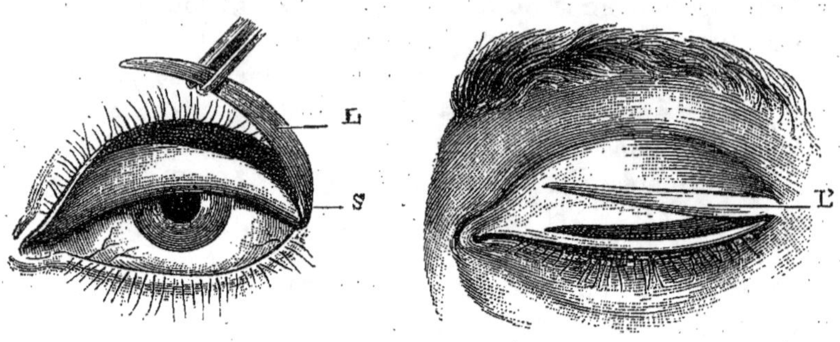

Fig. 14.

duisant son couteau, l'on tranchait un cil au lieu de passer derrière, on le verrait plus tard repousser dans une position vicieuse,
et la guérison serait compromise.

Ce premier temps achevé et la plaie du tarse étant assez profonde pour que l'écartement de ses lèvres donne une surface
cruentée de quatre millimètres environ, on fait partir de son
extrémité temporale une première incision de la même longueur,
qui entoure toute la peau de la paupière parallèlement au bord
libre, puis on revient en dehors avec le couteau de façon à
circonscrire un lambeau étroit que l'on dissèque ensuite. (Voy.
fig. 14.)

Pour que ce lambeau soit aussi épais et aussi bien nourri que
possible, on emporte avec lui tous les tissus profonds, y compris
le plan musculaire jusqu'au cartilage tarse.

On a donc ainsi un mince lambeau flottant à base temporale
qui se croise avec une plaie béante comprenant le terrain ciliaire
du tarse.

Un très léger mouvement de croisement porte ce lambeau dans
le sillon cilio-tarsien cruenté, et il ne s'agit plus que de l'y fixer
par deux fils de suture.

Le premier traverse la pointe du lambeau cutané et la fixe à
l'extrémité interne de la plaie tarsale; le second saisit l'extrémité
temporale du terrain ciliaire et la fixe au-dessus de la base du
lambeau cutané.

Si c'est du côté nasal que siège surtout l'entropion, il faut opérer d'après les mêmes principes, mais en sens inverse. Le lambeau cutané a, dans ce cas, sa pointe tournée vers la tempe; les moyens de fixation restent les mêmes.

Si l'entropion est total et si tous les cils sont renversés en dedans, l'expérience démontre qu'il vaut mieux pratiquer les deux opérations que je viens de décrire, que de tenter d'obtenir la guérison en donnant pour champ à l'autoplastie le bord palpébral tout entier. On s'expose, ou à des mortifications de lambeaux trop longs et trop minces, ou à des résultats imparfaits à cause de la difficulté de maintenir en place des parties obligées de contourner le globe sur une grande étendue.

Il est préférable de pratiquer les deux opérations à quelques jours d'intervalle plutôt que de les combiner dans la même séance. En suivant la première pratique, on peut rectifier certains défauts, et il n'en résulte pas grand inconvénient pour le malade.

ECTROPION.

Dans l'*ectropion* la paupière est renversée en dehors, et la conjonctive forme au-devant du globe une saillie plus ou moins prononcée.

Il existe, de même que pour l'entropion, une variété *aiguë* et une variété *chronique*.

I

La variété aiguë s'observe fréquemment dans les inflammations violentes de la conjonctive; elle est due au gonflement et à la saillie en avant de cette muqueuse. La tuméfaction est quelquefois telle que la paupière se trouve complètement renversée. Si la hernie de la muqueuse ne peut être réduite, le cartilage tarse renversé et le muscle orbiculaire, agissant comme une véritable ligature, provoquent un étranglement tout à fait comparable à celui qu'on observe dans le paraphimosis.

Le point principal est de faire tomber l'inflammation; pour cela on aura recours aux applications de sangsues, aux compresses d'eau froide, aux scarifications de la conjonctive.

L'ectropion disparaîtra d'ordinaire spontanément au fur et à mesure que la muqueuse reprendra son état normal; pourtant, si l'exubérance persiste, on pourra exciser une bandelette de la conjonctive parallèlement au bord libre de la paupière.

II

Dans la forme *chronique* l'excoriation de la paupière inférieure et de la peau de la joue, suite de conjonctivite chronique ou de larmoiement incessant est la cause la plus fréquente du renversement des paupières en dehors. La contraction irrégulière des diverses portions du muscle orbiculaire joue aussi un grand rôle. Les fibres qui s'appliquent au-devant du cartilage tarse jusqu'au tord ciliaire (muscle lacrymal postérieur, sphincter orbiculaire)-sont-elles relâchées alors que les fibres plus périphériques avoisinant le sillon orbitaire (muscle lacrymal antérieur) sont conbracturées, le cartilage tarse bascule sur lui-même, et le renversement en dehors se produit.

Les cicatrices résultant d'une plaie, d'une brûlure, d'un abcès, d'un ulcère, déterminent aussi en se rétractant la production de cette variété d'ectropion.

Sous l'influence de l'action constante de l'air et du contact accidentel des corps extérieurs, la conjonctive de la paupière renversée se vascularise, prend une teinte plus rouge, un aspect fongueux, elle devient insensible, le bord ciliaire s'arrondit, les glandes de Meibomius s'ulcèrent, s'oblitèrent, les cils tombent.

Le point lacrymal inférieur rejeté en dehors ne plonge plus dans le lac lacrymal, il s'oblitère, ce qui augmente encore le larmoiement; enfin l'occlusion des paupières n'ayant plus lieu que d'une façon incomplète, le globe oculaire, insuffisamment protégé, se trouve exposé à des inflammations violentes et répétées.

Le *traitement* de l'ectropion varie avec les causes qui ont provoqué le renversement de la paupière. S'agit-il d'un ectropion dû à un larmoiement continu, il suffit quelquefois de rétablir le cours régulier des larmes pour voir la paupière reprendre sa position normale; est-il récent, peu accusé, le procédé suivant imaginé par Snellen permettra de le corriger.

On prend un fil *très fort*, armé d'une aiguille à chaque extrémité, l'une des aiguilles est introduite au fond du cul-de-sac inférieur de la conjonctive, la pointe dirigée en bas et en avant, de façon à sortir 1 centimètre plus bas en traversant la peau de la joue; la seconde aiguille est introduite au fond du cul-de-sac conjonctival, à 6 ou 7 millimètres de la première après un trajet analogue dans les parties molles, elle traverse également la peau de la joue, 1 centimètre plus bas. On a passé de la sorte une anse de fil au fond du cul-de-sac conjonctival, et en tirant sur ces fils la paupière inférieure bascule, se redresse et reprend sa position normale; il est facile de la maintenir ainsi en serrant fortement les fils et en les nouant sur la joue. Si une seule anse ne suffit pas pour obtenir un redressement complet, on en placera deux ou trois toujours de la même façon. Les fils seront enlevés au bout de cinq à six jours, si la suppuration n'a pas provoqué leur élimination spontanée. J'ai eu recours plusieurs fois à ce procédé, il m'a toujours donné un résultat satisfaisant immédiat, mais qui ne s'est pas maintenu par la suite. Aussi j'aime mieux dans ces cas légers soit enlever une bandelette de la muqueuse au moyen d'un bistouri, soit la détruire avec le galvano-cautère, la rétraction cicatricielle consécutive suffit pour redresser définitivement la paupière.

Quand la difformité existe déjà depuis longtemps, et se trouve li e à une perte de substance de la peau avec rétraction cicatricielle consécutive, on ne peut plus compter que sur une opération chirurgicale.

Parmi de très nombreux procédés, ceux de Warton Jones, d'Alph. Guérin et de Richet, méritent seuls une description spéciale : ils suffisent à tous les cas qu'on peut rencontrer dans la pratique.

PROCÉDÉ DE WARTON JONES.

Supposons un ectropion de la paupière inférieure, que détermine par exemple une cicatrice vicieuse. Warton Jones fait à la la peau deux incisions obliques figurant un V ouvert en haut (fig. 15), et circonscrivant la cicatrice. Le lambeau triangulaire est disséqué du sommet à la base; dès qu'il est ainsi libéré, ce lambeau se rétracte de bas en haut et prend la forme d'un nouveau triangle. Au-dessous, reste une plaie de forme également triangulaire. On en approche les deux lèvres vers la ligne médiane; puis on les fixe dans cette position par un certain nombre de points de suture.

Ce procédé est surtout applicable à l'ectropion partiel : on fait alors les incisions de telle sorte que la base du triangle réponde exactement à la partie renversée de la paupière.

Assez souvent, le résultat définitif n'est pas complet; pendant

la cicatrisation, l'ectropion s'est reproduit en partie. La tarsorraphie
(voyez ce mot) préalable est un bon moyen de prévenir cette
récidive fâcheuse.

L'ectropion peut être partiel et n'occuper que les parties

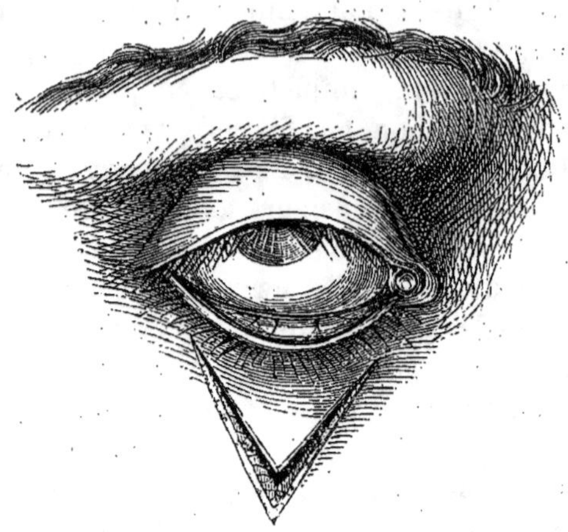

Fig. 15. Tracé et dissection du lambeau.

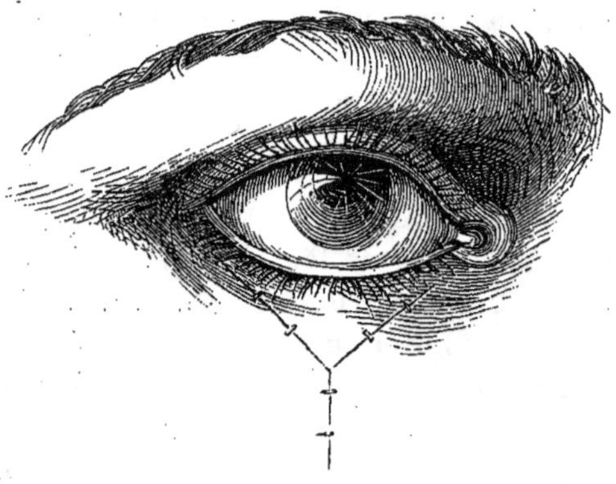

Fig. 16. Le lambeau est remonté et fixé en place par des points de suture.

externes de la paupière. Cette variété est souvent consécutive aux
affections traumatiques ou inflammatoires de l'os malaire. Pour
ce cas particulier, Richet a proposé un procédé très ingénieux
(fig. 17). On commence par enlever la cicatrice vicieuse ou la production pathologique, puis on pratique la suture des paupières.

Dans un deuxième temps, on délimite par des incisions curvilignes deux lambeaux triangulaires, l'un supérieur, sur la paupière et la région de la queue du sourcil; l'autre inférieur, sur la paupière inférieure et la région malaire. Les deux lambeaux sont

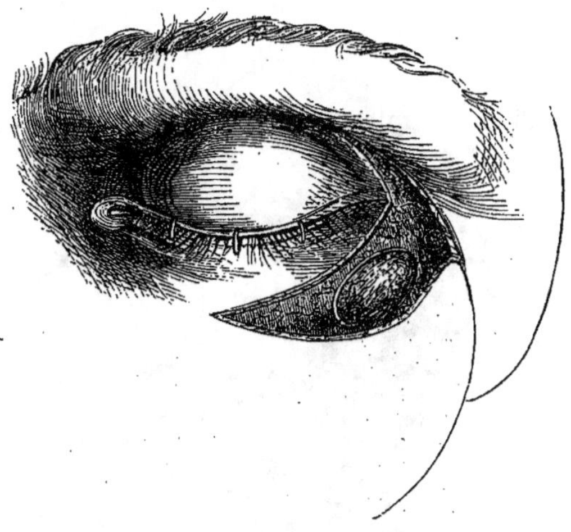

Fig. 17. Tracé et dissection des lambeaux.

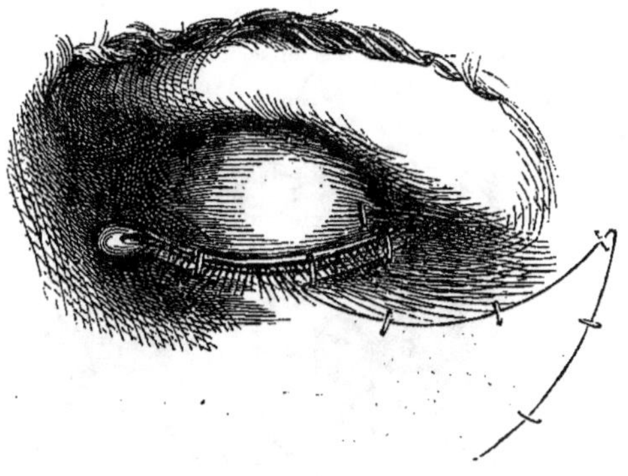

Fig. 18. Les lambeaux sont mis en place et suturés.

disséqués du sommet à la base et mobilisés. Le dernier temps de l'opération consiste à les faire chevaucher : le lambeau supérieur est ramené sous la paupière inférieure qu'il est destiné à soutenir, et son bord interne va reconstituer la partie externe du bord libre de la paupière ainsi que la commissure, le lambeau inférieur est remonté; l'un et l'autre sont fixés dans cette position par des sutures (fig. 18). Il est évident que la rétraction consécutive du lambeau supérieur préviendra toute récidive de l'ectropion, de plus la rétraction en sens inverse des deux lambeaux se neutralisant, il resteront en place sans former de *gibbosité*.

PROCÉDÉ D'ALPH. GUÉRIN.

A l'ectropion complet s'applique de préférence le procédé

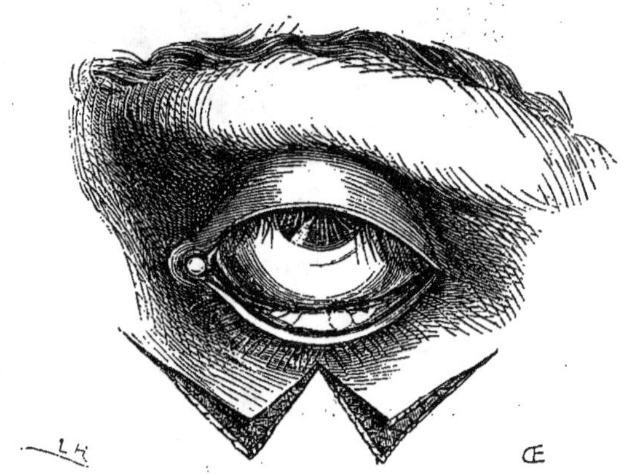

Fig. 19. Tracé et dissection des lambeaux.

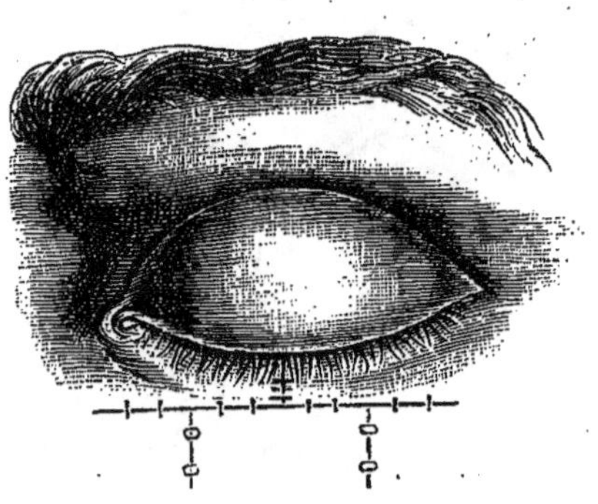

Fig. 20. Lambeaux mis en place et suturés.

d'Alph. Guérin. C'est en quelque sorte une double opération de Warton Jones exécutée sur la même paupière. Avec quatre incisions obliques, on trace deux V ouverts en haut, se réunissant sur la ligne médiane. Les lambeaux triangulaires sont disséqués comme précédemment. Ils se rétractent en haut, et laissent deux plaies triangulaires latérales, que sépare un triangle cutané médian. Il reste à rapprocher et suturer les lèvres de chaque plaie deux à deux.

PROCÉDÉ DE RICHET.

Dans *le procédé de Richet* on pratique une première incision libératrice parallèle au bord ciliaire, à 2 millimètres environ au-

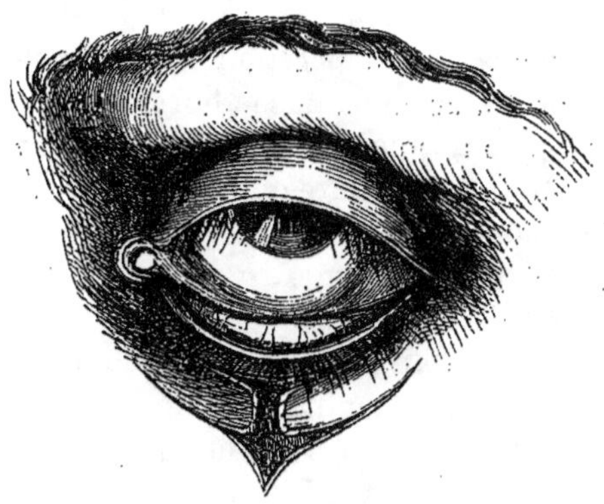

Fig. 21. Tracé et dissection des lambeaux.

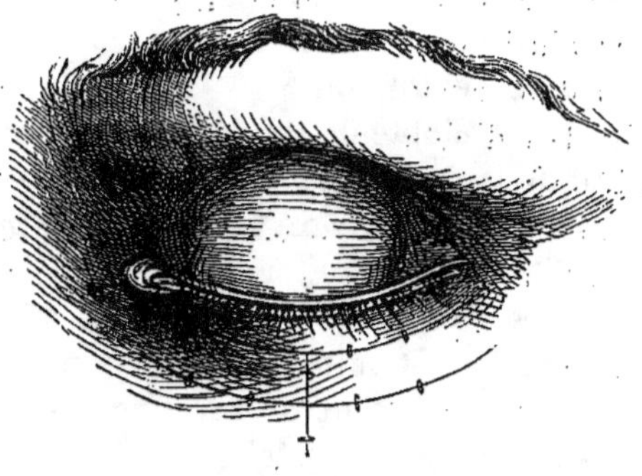

Fig. 22. Lambeaux mis en place et suturés.

dessous. Cette incision terminée, le bord ciliaire est aussitôt remonté, et suturé avec le bord libre de la paupière supérieure

préalablement avivé. Cela fait, une seconde incision parallèle à la
première, située à 1 centimètre plus bas, permet de détacher un
lambeau en forme de *pont* qui est disséqué, remonté et suturé.
Si l'étendue de ce lambeau est trop considérable, on en retranche
le surplus par une incision médiane. Enfin, une perte de substance,
de forme triangulaire, étant pratiquée au-dessous du lambeau, l'on
rapproche, par quelques points de suture, les bords du triangle,
ce qui remonte encore tout le système.

TARSORRAPHIE.

La tarsorraphie est une opération qui consiste à aviver et à
suturer dans une certaine étendue le bord libre des paupières, de
façon à rétrécir plus ou moins l'ouverture palpébrale.

Le manuel opératoire présente quelques légères différences suivant le but à atteindre. Les indications de la tarsorraphie ne sont
pas, en effet, toujours les mêmes.

Cette opération a été proposée :

1º Pour remédier à la saillie exagérée du globe oculaire, par
exemple dans le goître exophtalmique, ou dans le strabisme, à
la suite d'un reculement trop considérable du tendon sectionné;

2º Pour combattre l'occlusion incomplète des paupières (lagophtalmie), entraînant des désordres graves du côté de la
cornée ;

3º Pour suturer temporairement les paupières et
éviter ainsi les récidives fréquentes qui suivent l'opération de l'ectropion.

S'agit-il d'obtenir un rétrécissement partiel et définitif de la fente palpébrale, on enlève avec un bistouri
à lame étroite convexe bien tranchante (voy. fig. 21),
un petit lambeau comprenant toute l'épaisseur du bord
libre des paupières, y compris les cils. L'excision de
ce lambeau est faite en haut et en bas à partir de la
commissure externe, et sur une étendue proportionnelle au degré de rétrécissement voulu. La plaque d'é-
caille glissée sous les paupières facilite ce premier

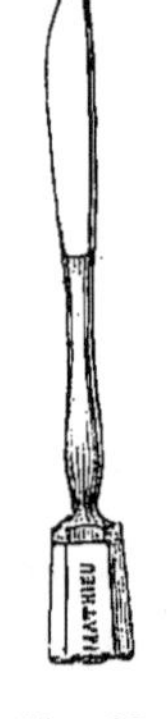

Fig. 23.

temps de l'opération et protège en même temps le globe oculaire
contre les atteintes de l'instrument. Les bords des deux paupières,
ainsi avivés, sont réunis l'un à l'autre par quelques points de suture.

La suture temporaire des paupières, pratiquée dans le but d'empêcher la cicatrisation vicieuse dans l'ectropion, s'exécute d'une façon analogue. Mais alors l'avivement ne comprend que la lèvre postérieure du bord libre de la paupière, les cils sont respectés. La réunion se fait au moyen de fils très fins passés de distance en distance; on laisse toutefois au niveau de l'angle interne une petite ouverture, pour permettre le libre écoulement des larmes et des mucosités.

SYMBLÉPHARON, ANKYLOBLÉPHARON, BLÉPHAROPHIMOSIS.

Le symblépharon consiste dans l'adhérence anormale des paupières avec le globe oculaire. Il peut être *incomplet* ou *complet*.

Dans le premier cas, une bride cicatricielle plus ou moins large unit la conjonctive palpébrale à la conjonctive bulbaire, sans s'étendre jusqu'au cul-de-sac de la muqueuse. Dans le second, l'adhérence occupe toute la hauteur des deux surfaces conjonctivales.

Cette affection est presque toujours le résultat de brûlures ou de traumatismes. Elle succède pourtant quelquefois aux lésions graves de la conjonctivite diphthéritique ou granuleuse.

Le symblépharon *incomplet* est assez facile à guérir. Il suffit de sectionner la bride cicatricielle, au ras de l'œil, et de rapprocher par quelques points de suture les lèvres de la plaie de la conjonctive bulbaire; puis, quand la cicatrisation effectuée en ce point a rendu toute récidive impossible, l'on achève de détacher le tissu cicatriciel proéminant à la surface de la conjonctive palpébrale.

Le symblépharon *complet* est plus rebelle et plus sujet aux récidives.

On a conseillé de le transformer en symblépharon incomplet, en passant au fond du cul-de-sac de la conjonctive un fil de plomb, qu'on laisse séjourner assez longtemps pour creuser un petit canal artificiel.

Teale (1) a imaginé un procédé ingénieux, qui consiste à prendre deux lambeaux dans la conjonctive bulbaire, l'un en dedans, l'autre en dehors de la cornée. Leur faisant ensuite subir un déplacement autour de leur pédicule, on les attire en bas et on les fixe l'un au-dessus de l'autre, de façon à combler la plaie occupée

____

(1) *Ophthalmic Hospital Reports*, t. III, p. 253.

précédemment par le symblépharon. Le tout est maintenu en place par quelques points de suture.

Le temps le plus délicat à exécuter dans cette opération était d'ajuster les lambeaux entre eux et sur la plaie d'une manière à la fois solide et avantageuse pour leur nutrition. Teale a fait disparaître lui-même cette difficulté en remplaçant les deux lambeaux par un pont unique. Voici du reste en quels termes son procédé a été exposé au Congrès ophtalmologique de Londres, en 1872 :

« 1° Le patient étant anesthésié, on sépare la paupière du globe;

» 2° On circonscrit entre deux incisions concentriques une bande presque circulaire de conjonctive saine, bande qui commence et se termine presque aux deux côtés interne et externe de la plaie faite au premier temps;

» 3° Quatre fils sont passés à travers les bords du lambeau conjonctival, pour prévenir son enroulement et faciliter sa manipulation;

» 4° Le lambeau est disséqué avec des ciseaux courbes;

» 5° Cette dissection faite, et les deux extrémités du pont conjonctival restant adhérentes au reste de la conjonctive, on fait passer le lambeau au-devant de la cornée, jusqu'à ce qu'il arrive à recouvrir les parties dénudées par la séparation de la paupière;

» 6° Enfin, on fixe le lambeau conjonctival dans le cul-de-sac oculo-palpébral, à l'aide de sutures multiples. »

Cette opération semble très séduisante au premier abord; pourtant, si l'on en juge par une observation récente de Ledentu (1), le résultat n'est pas toujours satisfaisant. Chez le malade de Ledentu, le bourgeonnement sur la surface nue et saignante de la paupière se fit avec une telle abondance, qu'au bout d'un mois le pont conjonctival refoulé n'existait plus qu'à l'état de bourrelet couronnant le symblépharon récidivé.

Wolfe (2) a eu l'heureuse idée de *transplanter* la conjonctive du lapin pour combler la perte de substance de la conjonctive oculaire et palpébrale. Une fois la bride cicatricielle enlevée de façon à rendre au globe oculaire sa mobilité normale, un large lambeau de conjonctive enlevé à un lapin est placé sur la perte de substance et fixé par des points de suture. Cette opération, exécutée deux fois par Wolfe, a donné deux succès. De Wecker,

(1) *Étude sur le symblépharon*, Clec'H, thèse de Paris, 1874.
(2) *Glascow med. Journ.*, 1873.

l'ayant pratiquée, n'a eu aussi qu'à se féliciter du résultat obtenu. Pour que la coaptation soit parfaite et que la vitalité soit assurée, il est nécessaire de fixer le lambeau transplanté par un grand nombre de fils de suture. Nous laissons la parole à de Wecker :

« Après avoir endormi le lapin, écarté les paupières et renversé au dehors la membrane nictitante, on dégage toute la conjonctive oculaire et celle du cul-de-sac, afin d'obtenir un large lambeau mesurant de 3 centimètres à 3 centimètres et demi de longueur sur 1 centimètre à 1 centimètre et demi de largeur.

» Ce lambeau est étalé sur une plaque de verre (support de microscope), en ayant soin de bien placer la face externe de la conjonctive en dehors et de ne pas confondre les deux surfaces. La conjonctive s'accole très exactement au verre, que l'on peut poser sur un petit vase rempli d'eau chaude, de façon que les vapeurs tiennent le lambeau suffisamment chaud et humide.

» Ce n'est qu'après avoir tout préparé pour la transplantation que l'on décolle les paupières et qu'on avive les parties sur lesquelles doivent reposer les lambeaux de la conjonctive. Tout l'écoulement de sang étant arrêté, on renverse la paupière inférieure (s'il s'agit d'un symblépharon inférieur), et l'on attire le globe de l'œil fortement en haut; on étale alors soigneusement la conjonctive sur la plaie, en prenant bien garde de ne pas faire erreur relativement aux surfaces du lambeau détaché. Puis, à l'aide de soie anglaise très fine, on commence à réunir tout autour les lambeaux avec les lèvres de la plaie. Les premières sutures sont surtout difficiles à placer, et l'on se trouve bien de faire usage, pour leur application, d'un porte-aiguille sans ressort, que l'on tient en main, à la manière de tout autre instrument de l'arsenal de chirurgie oculaire.

» Pour fixer un lambeau qui recouvre tout le cul-de-sac inférieur, ainsi que la portion inférieure du globe oculaire, il ne faut pas moins d'une vingtaine de sutures; celles-ci doivent rester en place jusqu'à ce qu'elles s'éliminent d'elles-mêmes. En outre, il sera bon de placer au milieu du lambeau une suture en anse, qui pénétrera au travers de la joue, à la manière de la suture dont Snellen fait usage pour l'ectropion. Ce n'est que de cette façon qu'on obtiendra un contact intime du lambeau transplanté avec la surface avivée, condition indispensable pour le succès de la greffe. »

J'ai eu moi-même plusieurs fois l'occasion de remédier à des symblépharons complets au moyen d'une transplantation de conjonctive de lapin. Le résultat immédiat a été presque toujours satisfaisant, mais le résultat définitif, au contraire, a presque toujours laissé à désirer. La conjonctive transplantée semble se résorber à la longue et l'infirmité se reproduit. A la place de la conjonctive de lapin ce serait bien préférable, si cela était possible, de transplanter de la conjonctive humaine.

L'adhérence plus ou moins complète des bords libres des paupières a reçu le nom d'*ankyloblépharon*. Cette difformité est congénitale ou acquise, complète ou incomplète.

Les paupières étant unies l'une à l'autre pendant la vie intra-utérine, il peut se faire que cette union persiste après la naissance : c'est l'ankyloblépharon congénital. Il coexiste alors avec d'autres malformations congénitales, telles que l'anophtalmie, etc.

L'ankyloblépharon acquis reconnaît les mêmes causes que le symblépharon et l'accompagne souvent. Il est rare que l'adhérence s'étende à tout le bord ciliaire; elle n'occupe, le plus souvent, que la moitié externe; même dans les cas les plus complets, un petit pertuis situé au niveau du grand angle de l'œil permet l'écoulement des larmes et du mucus.

Le traitement consiste à sectionner la cicatrice soit avec les ciseaux, soit avec le bistouri, guidé par une sonde cannelée passée sous les paupières.

Le *rétrécissement* de la fente palpébrale, désigné plus particulièrement sous le nom de *blépharophimosis*, est souvent consécutif aux rétractions cicatricielles déterminées par les conjonctives diphthéritiques et surtout granuleuses. Une fois établie, cette difformité constitue une complication des plus fâcheuses, un véritable obstacle à la guérison de la maladie qui l'a provoquée. Aussi le pronostic d'une conjonctivite granuleuse est-il bien différent suivant que les paupières sont plus ou moins largement ouvertes et râclent plus ou moins la surface de la cornée.

Si la fente palpébrale est notablement rétrécie, les lésions cornéennes sont plus fréquentes et plus graves, plus rebelles au traitement. Il est en même temps plus difficile de retourner les paupières et d'appliquer convenablement les caustiques.

Cet état mérite donc, à tous les égards, qu'on cherche à y porter remède.

Richet et Pagenstecher ont imaginé, chacun de leur côté, le procédé suivant qui atteint parfaitement ce but :

Une incision comprenant toute l'épaisseur des parties molles, sauf la conjonctive, est pratiquée au niveau de la commissure externe et prolongée d'une quantité suffisante, suivant le degré du rétrécissement. Cette section terminée, le fond de la plaie dont les bords sont écartés en haut et en bas par des aides se trouve occupé par la muqueuse conjonctivale. Saisissant alors des ciseaux droits à pointes mousses, glissant l'une des branches au-dessus, l'autre au-dessous de ce pont membraneux, le chirurgien en fait la section d'un seul coup. Les deux lambeaux de muqueuse sont ensuite renversés en haut et en bas et fixés par des points de suture aux lèvres de la plaie, qu'ils bordent, pour ainsi dire. Ce revêtement de la surface avivée par la muqueuse empêche la réunion immédiate et assure un élargissement permanent et définitif de l'ouverture palpébrale.

Au lieu d'une simple incision comprenant l'épaisseur des parties molles, nous croyons qu'il est préférable d'enlever un petit lambeau de forme triangulaire à sommet dirigé du côté de la tempe à base correspondant à la commissure. La surface de la muqueuse, qui se trouve alors au fond de la plaie, étant plus large, permettra, une fois sectionnée, un revêtement plus facile des parties molles avivées. En, outre dans les cas de conjonctivite granuleuse ancienne, lorsque les culs-de-sac de la muqueuse sont atrophiés, nous pratiquons sur le bord temporal de la cornée une incision libératrice verticale dans la conjonctive bulbaire, de telle sorte que celle-ci puisse être facilement déplacée et attirée par la commissure où on la fixe par quelques points de suture sur les surfaces avivées.

BLÉPHAROPLASTIE.

La paupière est détruite en totalité ou en partie seulement : or, qu'il s'agisse d'une plaie, d'une brûlure, d'une cicatrice, ou bien d'une perte de substance succédant à l'ablation d'une tumeur, il est un certain nombre de préceptes généraux qu'il faut toujours avoir présents à l'esprit, toutes les fois qu'on se propose d'exécuter la restauration d'une paupière.

On doit chercher à ne remplacer strictement que la partie du tissu palpébral absente ou enlevée. Le muscle orbiculaire, la muqueuse conjonctivale, le sol ciliaire sont autant d'organes importants à ménager dans tous les temps de l'opération. Ce n'est pas tout de faire une paupière; il faut autant que possible que cette paupière soit suffisamment mobile pour protéger le globe oculaire, que sa face profonde soit doublée d'une muqueuse dont le contact

n'irrite pas la cornée, enfin que son bord libre soit pourvu de cils
dont le rôle protecteur est incontestable.

On se conformera aussi au précepte formulé par Richet : « Tout

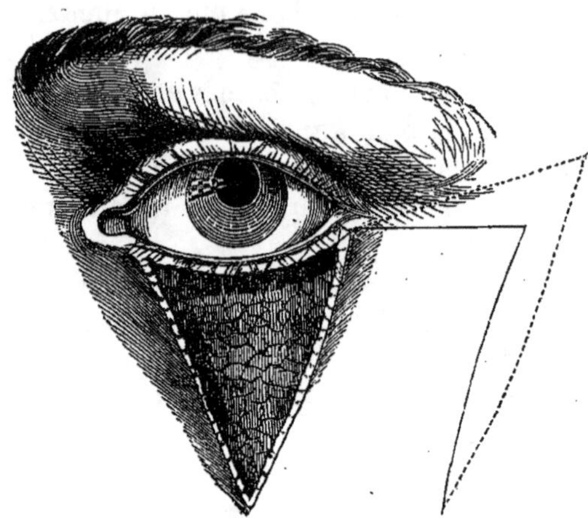

Fig. 24. Tracé et dissection du lambeau.

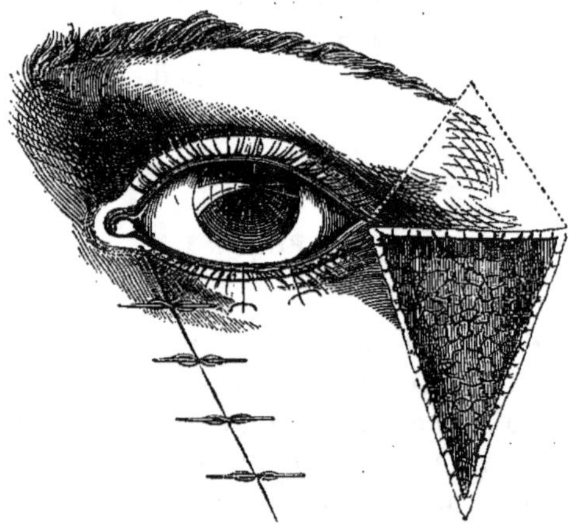

Fig. 25. Le lambeau est mis en place et suturé.

lambeau, dans les autoplasties, doit être taillé de telle sorte que
sa rétraction inévitable soit mise à profit pour aider à corriger la
difformité qu'on a été appelé à combattre. C'est surtout dans la
blépharoplastie qu'on reconnaîtra la justesse de ce principe. »

Il y a deux méthodes principales de blépharoplastie : la méthode par *glissement,* et la méthode par *transplantation.* Celle-ci elle-même comprend plusieurs variétés, le lambeau à transplanter pouvant être pris dans le voisinage de la perte de substance à combler ou au contraire dans une région plus éloignée du corps, au bras par exemple. Dans ce dernier cas le lambeau peut être transplanté directement sans pédicule (procédé de Lefort et de Wolfe) ou au contraire laissé adhérent par son pédicule (procédé indien).

Deux procédés de la méthode de glissement sont généralement employés : ceux de Dieffenbach et de Burow.

Supposons qu'il s'agisse de restaurer la paupière inférieure. Dieffenbach limite exactement la perte de substance par deux incisions latérales, obliques et figurant un V dont la base répond au bord libre de la paupière, fig. 24. Autant que possible, l'opérateur ne comprend entre ces deux incisions que les tissus qui ne peuvent ou ne doivent pas être conservés, et d'autre part il s'efforce de ménager ce qui reste de la conjonctive.

Pour combler cette perte de substance, on taille en dehors vers la tempe un lambeau quadrangulaire. La commissure externe est prolongée suivant une incision horizontale; cette incision doit dépasser d'un tiers environ la longueur de la base du V. Une autre incision est dirigée obliquement en bas et en dedans, parallèlement à la branche externe du V. Ces incisions circonscrivent un lambeau quadrangulaire qu'on détache de haut en bas, jusqu'à sa base. Dans cette dissection du lambeau il est de règle de comprendre dans l'épaisseur du lambeau le tissu cellulaire, les vaisseaux et les filets nerveux, dont toute cette région est abondamment pourvue.

Avant d'aller plus loin, il importe que l'hémostase soit parfaitement assurée et tout à fait définitive. On obtient facilement ce résultat en appliquant sur les incisions des éponges ou des compresses trempées dans l'eau très froide, et en comprimant quelques instants les artérioles entre les mors d'une pince à arrêt. Le sang arrêté, on attire le bord interne du lambeau vers la lèvre interne de la perte de substance; on le fixe dans cette position par un certain nombre de points de suture. Enfin on s'occupe du bord supérieur du lambeau qui est suturé au bord ciliaire. L'opération terminée, il reste une perte de substance triangulaire qu'on abandonne à la cicatrisation spontanée.

Dans le procédé de Dieffenbach, l'angle du lambeau transplanté qui forme la commissure externe est quelquefois attiré en bas et en dehors, par la rétraction cicatricielle de la perte de substance avoisinante. Pour éviter cet inconvénient on taillera le lambeau suivant la direction des lignes ponctuées de la figure 23 ; le reste comme précédemment.

La présence d'une cicatrice si voisine du lambeau déplacé en-

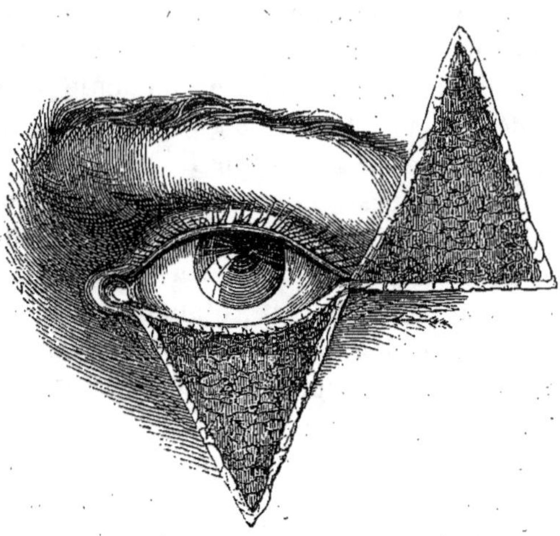

Fig. 26. Tracé et dissection des lambeaux.

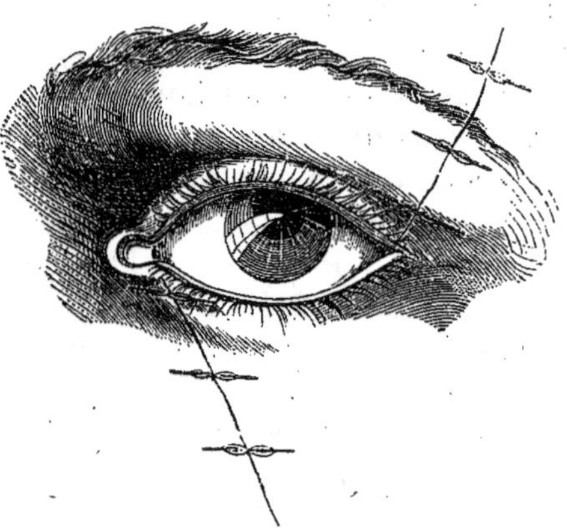

Fig. 27. Lambeaux mis en place et suturés.

traîne souvent de graves inconvénients : la rétraction du tissu ino-dulaire déforme à la longue la nouvelle paupière et compromet le résultat définitif de l'opération.

Le procédé de Burow consiste précisément à déplacer la cica-trice, à l'éloigner du champ de l'opération et par conséquent à prévenir les funestes effets de la rétraction consécutive. Par trois incisions on limite un lambeau triangulaire, dont la base est au niveau de la commissure et le sommet vers la tempe, en haut, dans la région du sourcil. Ce lambeau est disséqué et complètement excisé. Comme précédemment, on limite exactement la perte de substance de la paupière inférieure par deux incisions en V.

Ainsi se trouve préparé un grand lambeau compris entre les deux triangles; on le dissèque de son sommet vers sa base de façon à le mobiliser et à l'attirer en dedans. Il est maintenu en place par des points de suture; quant aux lèvres du triangle supérieur elles se sont forcément rapprochées pendant ce mouvement du lambeau en dedans; on les réunit également par quelques points de suture. Il ne reste pas de surface saignante, pas de plaies dont la cicatrisation puisse modifier le résultat définitif: trois sutures en forme de Z (fig. 27) représentent le résultat de l'opération.

La méthode de transplantation compte deux procédés principaux : ceux de Fricke et de Denonvillers,

Fricke taille, dans la région temporale, un lambeau cutané reproduisant la forme, les contours de la perte de substance à combler, mais d'un tiers plus grand à peu près dans toutes ses dimensions. Ce lambeau disséqué n'est plus rattaché aux tissus voisins que par un pédicule plus ou moins long, mais toujours relativement étroit. Ce pédicule est tordu sur son axe, et cette torsion permet au lambeau mobilisé de venir s'appliquer sur la perte de substance à combler. Des points de suture le maintiennent dans cette position définitive. Plus tard, quand des connexions vasculaires se sont établies entre le lambeau et les tissus au milieu desquels il est transplanté, on coupe le pédicule. Ce procédé a des inconvénients : ou bien le pédicule est étroit et sa torsion expose à la gangrène du lambeau, ou bien il est large et forme un bourrelet apparent fort disgracieux.

L'opération de Denonvillers a pour but de remédier à ces défauts. Le lambeau est taillé de telle sorte (fig. 28) que sa base soit contiguë à la perte de substance à combler; il n'y a pas ainsi de pédicule, mais une base relativement large où pénètrent des vaisseaux en quantité suffisante ; enfin la mobilisation, étant beaucoup moins étendue, s'accomplit sans torsion et par conséquent expose beaucoup moins au sphacèle. S'il s'agit par exemple de la paupière inférieure, le lambeau est pris en haut dans la région temporale; il est limité par deux incisions curvilignes; quant à la base elle est très voisine de la perte de substance à combler.

L'opérateur doit apporter le plus grand soin à la confection du lambeau. Toutes les dimensions doivent en être d'un tiers environ

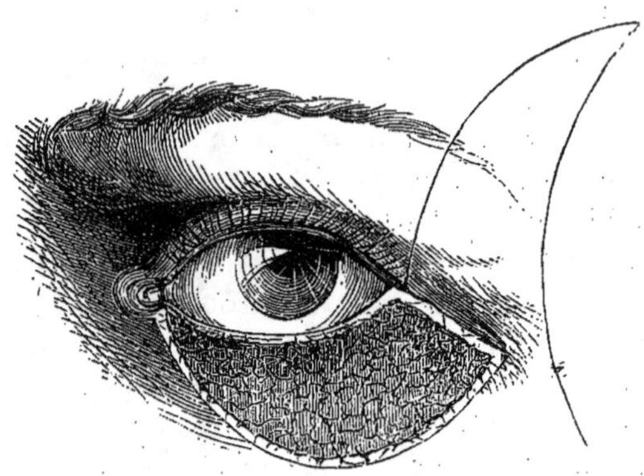

Fig. 28. Tracé et dissection du lambeau.

supérieures à celles de la perte de substance. Il faut se garder de chercher à obtenir un sommet trop pointu, trop effilé : ces extré-

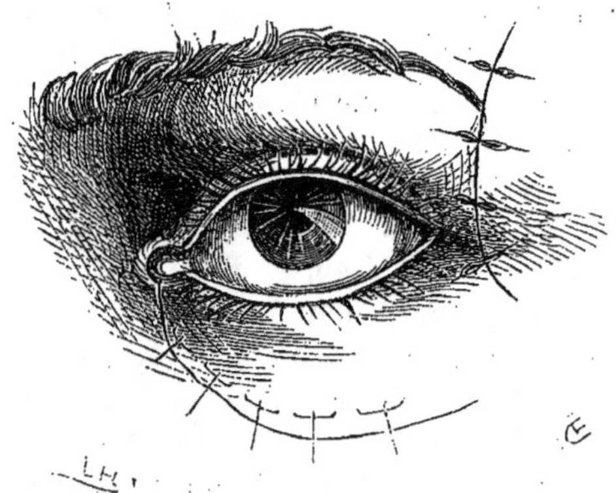

Fig. 29. Lambeau mis en place et suturé.

mités, dépourvues de vaisseaux, se sphacèlent très facilement et cette gangrène compromet le succès de l'opération. Le sommet du lambeau doit être arrondi plutôt qu'angulaire.

Ces précautions prises, on dissèque le lambeau du sommet à la base, puis lui faisant exécuter un mouvement de rotation qui ne dépasse guère un quart de cercle, on l'applique sur la perte de substance. L'opération se termine par la suture des bords du lambeau aux lèvres correspondantes de la plaie.

Nous avons pris pour exemple, dans toutes ces opérations, la

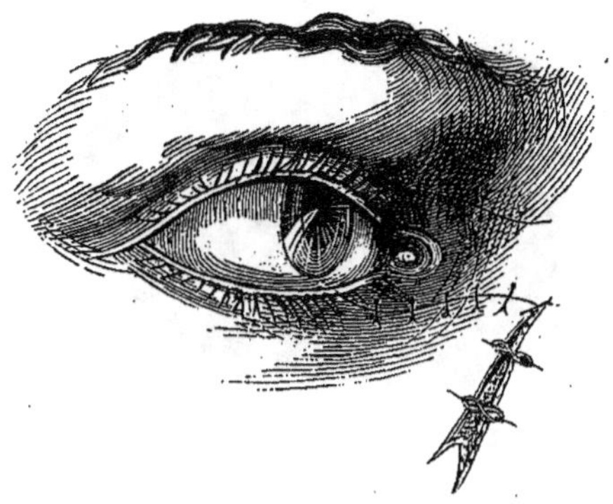

Fig. 30.

paupière inférieure; s'il s'agissait de la paupière supérieure, il est évident qu'il suffirait de modifier l'emplacement du lambeau et la

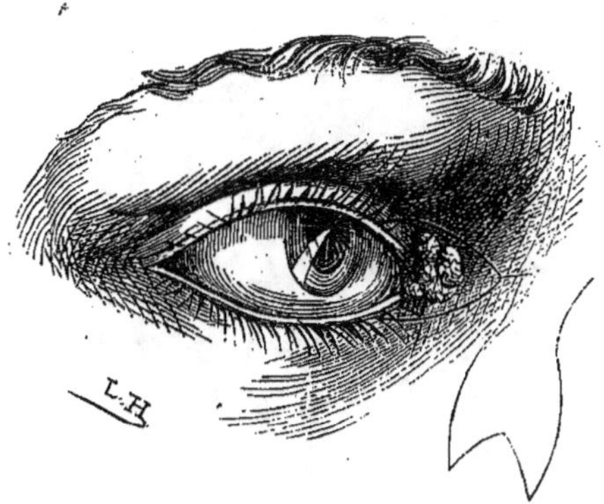

Fig. 31.

direction des incisions. Mais au fond les procédés sont toujours les mêmes.

Dans quelques cas, ce n'est point la paupière elle-même qu'il faut restaurer, mais bien l'une ou l'autre de ses extrémités, l'angle interne ou l'angle externe.

Voici un procédé de restauration très simple pour l'angle interne :

Dans le voisinage de la perte de substance à combler on taille, aux dépens des faces latérales du nez et de la joue, un lambeau

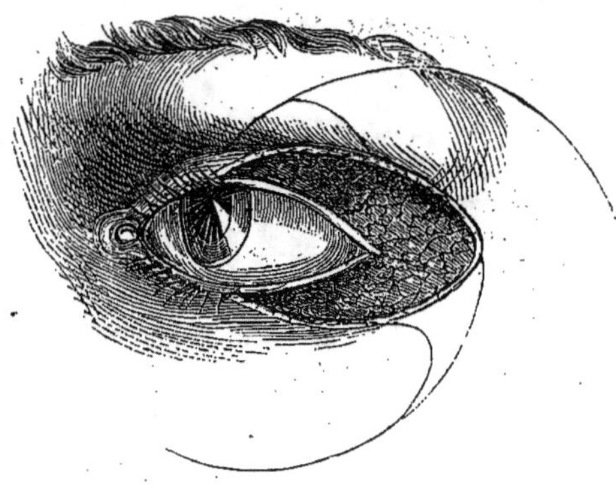

Fig. 32. Tracé et dissection des lambeaux.

bifide à son extrémité. Le lambeau disséqué et mobilisé vient s'appliquer sur la perte de substance; l'une des pointes se trouvera

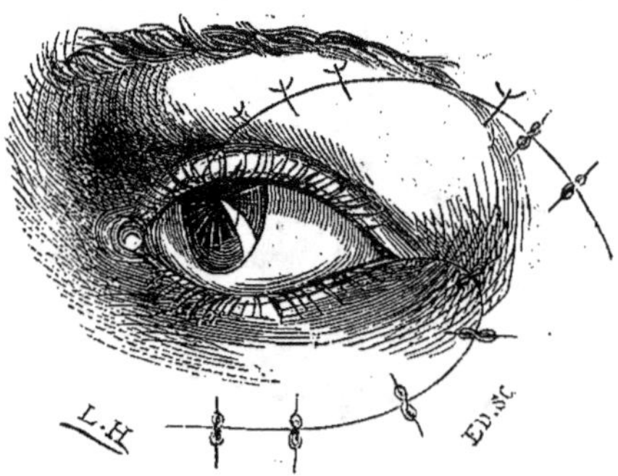

Fig. 33. Lambeaux mis en place et suturés.

sur la paupière inférieure, l'autre sur la paupière supérieure, et l'intervalle triangulaire qui sépare les deux pointes représentera l'angle interne.

Au lieu de tailler le lambeau en bas, on peut le préparer en haut, aux dépens de la région frontale; le lambeau est alors mobilisé de haut en bas. Du reste l'opération est identique à la précédente.

Si la commissure externe est détruite, ainsi qu'une notable partie de la paupière supérieure ou inférieure, ou même des deux paupières, on peut employer le procédé suivant : l'opérateur taille deux lambeaux, l'un supérieur à base externe, à sommet interne ; l'autre inférieure, dont la base est en dedans, le sommet en dehors. Les lambeaux sont disséqués, puis mobilisés, et comme ils sont d'ordinaire trop longs, on excise, à leur sommet, un petit triangle ; le supérieur est ensuite attiré en bas et en dedans et son bord inférieur vient reconstituer le bord libre de la paupière supérieure ; de même l'inférieur est attiré en haut et en dedans, son bord supérieur représentera le bord libre de la paupière inférieure. Des sutures sont appliquées sur ces bords pour les maintenir définitivement dans cette position. Au-dessus et au-dessous des lambeaux, il reste des plaies qu'on peut abandonner à la cicatrisation spontanée ; mais on peut aussi disséquer, mobiliser la peau des régions voisines, la suturer à ces lambeaux, et par conséquent éviter les plaies et leur rétraction consécutive.

Dans ces derniers temps, Wolfe a publié des cas de restauration des paupières au moyen de lambeaux de peau empruntés au bras et transplantés directement sans pédicule sur la perte de substance à combler. Les succès ainsi obtenus ont eu du retentissement au point que ce procédé est connu sous le nom de procédé de Wolfe. Il serait pourtant injuste de méconnaître que c'est à Le Fort que revient le mérite de ces premières tentatives (1). Le Fort a même eu soin d'insister sur les précautions à prendre pour assurer la réussite de ce genre d'opération, il recommande expressément de dépouiller avec le plus grand soin le lambeau à transplanter de son tissu cellulaire, de sa graisse et de le réduire à la simple épaisseur du derme.

Enfin je rappellerai que Berger a présenté à la Société de chirurgie, le 17 mars 1880, une malade chez laquelle il avait restauré la paupière par le procédé *indien*, c'est-à-dire par un lambeau de peau emprunté au bras et laissé adhérent au bras par son pédicule pendant 21 jours.

(1) *Bulletins de la Société de chirurgie*, 1872.

COLOBOMA, ÉPICANTHUS.

Le coloboma consiste dans une fente verticale des paupières, tantôt congénitale, tantôt consécutive à un traumatisme, ou à une opération de blépharoplastie incomplète.

Le coloboma *congénital*, infiniment plus rare que le bec-de-lièvre, est quelquefois combiné avec cette dernière anomalie, ou avec d'autres malformations congénitales. Il est opportun de corriger cette difformité quelques semaines après la naissance : le développement ultérieur de la paupière aura lieu d'une façon plus régulière, et l'œil sera mieux protégé contre l'action des corps étrangers.

Le chirurgien avive simplement les bords de la fente, puis les réunit par quelques fils de suture. Pour éviter la dépression qui existe parfois au niveau du bord libre de la paupière, on a conseillé de pratiquer l'avivement en donnant aux incisions la forme d'un arc de cercle. Les bords de la plaie une fois réunis en ligne droite, l'incision s'allonge, et l'extrémité se trouve au même niveau que le reste du bord libre de la paupière.

Si l'un des angles du coloboma descend plus bas que l'autre, il faut se garder d'exciser celui qui fait saillie, car l'on serait obligé de sacrifier ainsi le bord ciliaire ; on fera un avivement rectiligne du côté proéminent, tandis qu'on pratiquera du côté opposé une incision courbe dont le redressement amènera le second angle au même niveau que le premier.

Que le coloboma soit congénital ou acquis, l'opération s'exécute de la même façon.

L'*épicanthus* est une difformité congénitale qui consiste dans l'existence d'un pli de la peau recouvrant l'angle interne des paupières. Cette affection existant d'ordinaire des deux côtés, la racine du nez paraît élargie, affaissée, ce qui tient aussi quelquefois à des altérations concomitantes du squelette de la région, des os propres du nez, etc.

Habituellement d'autres anomalies congénitales existent en même temps.

L'opération qui a pour but de corriger aussi bien la difformité du nez (rhinorraphie d'Ammon) que celle des paupières consiste à enlever par deux incisions courbes, au niveau de la racine du nez et sur la ligne médiane, un lambeau vertical ovalaire.

Pour déterminer à l'avance la grandeur du lambeau à enlever, on saisit avec les doigts, ou mieux, avec une pince à pression continue un pli de la peau suffisant pour faire disparaître l'épicanthus. Une fois le lambeau enlevé, les bords de la plaie sont réunis par quelques points de suture.

MALADIES DE LA CONJONCTIVE

CLASSIFICATION DES CONJONCTIVITES.

La plupart des anciens chirurgiens, donnant pour base à leur classification tantôt les lésions anatomiques, tantôt la prédominance de tel ou tel symptôme, ailleurs le caractère épidémique de la maladie ou de son étiologie particulière, décrivaient un grand nombre de conjonctivites.

Les ophtalmies contagieuse, épidémique, militaire, d'Égypte, granuleuse ; les conjonctivites purulente, blennorrhagique des nouveau-nés ; les conjonctivites rubéolique, variolique, érysipélateuse étaient l'objet d'autant de chapitres spéciaux dans les traités classiques. Rien ne justifie cette abondance de divisions.

L'observation démontre, par exemple, que les conjonctivites exanthématiques des fièvres éruptives ne sont que des inflammations catharrales de la conjonctive : la lésion est la même. Sans doute, l'évolution clinique n'est point absolument identique, mais les variations sont trop légères pour légitimer leur séparation en autant d'espèces distinctes. De même, la conjonctivite blennorrhagique, la conjonctivite purulente des nouveau-nés ne diffèrent guère de la conjonctivite purulente ordinaire que par le mode spécial d'inoculation et l'âge des sujets. Enfin, nous verrons plus loin que les ophtalmies d'Égypte, d'Algérie, contagieuse, épidémique, des armées, ne sont autre chose que des conjonctivites purulentes ou granuleuses.

La lésion anatomique étant la seule base d'une classification rationnelle, nous ne décrirons que six formes principales de conjonctivites : phlycténulaire, catarrhale, purulente, granuleuse, folliculaire, et diphthéritique. Toutes les autres variétés peuvent rentrer dans ces groupes.

CONJONCTIVITE PHLYCTÉNULAIRE

Cette affection est aussi désignée sous les noms de *conjonctivite pustuleuse, scrofuleuse, lymphatique*.

Elle est très commune chez les enfants, jusqu'à l'âge de dix à douze ans; sa coïncidence fréquente avec d'autres accidents scrofuleux, tels que le gonflement des lèvres et du nez, l'eczéma impétigineux de la face, la font considérer par la plupart des auteurs comme de nature scrofuleuse.

L'élément caractéristique est une petite vésicule blanchâtre siégeant sur la conjonctive bulbaire, et de préférence sur le limbe conjonctival à l'union de la sclérotique et de la cornée. Quelquefois les vésicules, bien que toujours en petit nombre, occupent simultanément la conjonctive et la cornée; ailleurs la cornée seule est envahie, il s'agit alors d'une kératite pustuleuse, affection qui sera décrite plus loin.

La petite phlyctène, saillante, conique, nettement limitée, dépasse rarement deux à trois millimètres de diamètre. Tantôt son contenu prend une teinte jaunâtre qui indique qu'une pustule a succédé à la vésicule, tantôt il se concrète, se solidifie, et donne naissance à un petit bouton. Tout autour, la muqueuse se gonfle légèrement et s'injecte; la rougeur due à la vascularisation se limite assez nettement et figure un petit triangle dont le sommet répond à la phlyctène et la base à l'angle externe ou interne de l'œil. Le nombre des pustules est assez variable; souvent il n'y en a qu'une seule, quand il y en a plusieurs, trois, quatre, cinq, elles apparaissent successivement ou simultanément, et sont presque toujours disposées en forme d'arc de cercle autour du limbe conjonctival, surtout dans la partie inféro-externe.

Tant que la cornée reste intacte, les *troubles fonctionnels* sont nuls ou peu marqués. Le malade n'éprouve qu'une légère sensation de picotement; la sécrétion de la muqueuse est à peine augmentée et le besoin de cligner, de fermer brusquement les paupières, un peu plus fréquent qu'à l'état normal. Dès qu'apparaissent la photophobie et le larmoiement, on peut affirmer qu'une ou plusieurs pustules ont envahi la cornée, ou que les vésicules du limbe conjonctival se sont étendues au tissu cornéen périphérique.

Dans quelques cas pourtant, l'éruption s'accompagne d'une in-

flammation plus ou moins étendue de la conjonctive ; quelques-
uns des symptômes du catarrhe conjonctival se montrent aussitôt,
la sécrétion du mucus se modifie, des flocons de muco-pus adhèrent au bord libre des paupières, qui sont agglutinées au réveil et
s'entr'ouvrent difficilement.

Cette affection est, en général, des plus bénignes. Elle ne doit
inspirer aucune inquiétude, à moins qu'elle ne soit accompagnée
de kératite pustuleuse (Voyez ce mot), ou que les pustules du
limbe conjonctival n'aient envahi la périphérie de la cornée.

La guérison spontanée n'est pas rare. Quelques jours après
l'éruption, le contenu de la phlyctène se résorbe, la rougeur s'efface, l'ulcération, d'ailleurs très superficielle, qui leur succède
parfois se comble et se répare très rapidement. On pourrait presque abandonner la conjonctivite pustuleuse à son évolution naturelle, et se borner à donner aux petits malades, habituellement
lymphatiques, quelques médicaments toniques : huile de foie de
morue, sirop d'iodure de fer, vin de quinquina, viande crue, etc.
Cependant, pour favoriser la disparition de la vésicule, et hâter
par conséquent la guérison, il est préférable d'avoir recours à
l'emploi du calomel et du précipité jaune.

On projette au moyen d'un pinceau une très petite quantité de
calomel en poudre entre les paupières ; cette substance possède-
t-elle une action spéciale ou agit-elle simplement d'une façon
mécanique ; on l'ignore, toujours est-il qu'elle abrège beaucoup
la durée de la maladie.

Quant au précipité jaune, qui réussit encore mieux, on l'emploie sous forme de pommade ainsi composée :

> Précipité jaune......... 1 gramme.
> Vaseline.............. 10   —

Avec la pointe d'un pinceau on dépose au fond du cul-de-sac
inférieur une très petite quantité de cette pommade (le volume
d'une grosse tête d'épingle).

Le traitement des complications qui, dans le cours de la conjonctivite phlycténulaire, peuvent apparaître du côté de la cornée, sera exposé, au sujet de la kératite pustuleuse.

CONJONCTIVITE CATARRHALE.

Étiologie. — Cette conjonctivite est très fréquente. Elle reconnaît des causes multiples très variables, locales ou générales. Parmi les causes locales, il faut citer surtout l'impression du froid, l'action des poussières, des vapeurs irritantes répandues dans l'atmosphère. De là une série de catarrhes professionnels, qui n'ont de particulier que leur origine.

Certaines lésions des appareils protecteurs de l'œil, le trichiasis, le distichiasis, l'entropion, l'ectropion, provoquent souvent le catarrhe conjonctival. Nous avons déjà signalé l'influence remarquable du rétrécissement du canal nasal et des conduits lacrymaux; bon nombre de catarrhes chroniques invétérés ne reconnaissent pas d'autre cause. Dans le cours de l'asthénopie accommodative chez les hypermétropes (Voir ce mot), des efforts exagérés de convergence et d'accommodation entretiennent de même l'hypérémie de la conjonctive.

Les produits de sécrétion de la conjonctivite catarrhale sont inoculables : aussi voyons-nous à chaque instant tous les membres d'une même famille être successivement atteints. La misère, l'encombrement favorisent le développement et la propagation de cette maladie, et semblent quelquefois lui donner un caractère épidémique.

La constitution, l'âge, le sexe, le tempérament, causes banales de tant de maladies, n'ont ici qu'un rôle contestable. Il faut accorder plus d'importance aux congestions fréquentes de la tête, à un état habituel de constipation, aux perturbations du flux menstruel, surtout à l'époque de la puberté ou de la ménopause.

L'éruption des fièvres exanthématiques, scarlatine, érysipèle, rougeole, etc., s'accompagne fréquemment de conjonctivite catarrhale. Ces conjonctivites sont en général fugaces et mobiles, comme l'éruption cutanée.

Symptômes objectifs. — La rougeur, le gonflement et l'hypersécrétion de la muqueuse sont les signes objectifs qui attirent d'abord l'attention. Ces signes sont constants, quoique plus ou moins marqués, suivant l'intensité du catarrhe. Pour les constater et surtout pour les apprécier, il est bon de retourner les paupières; on découvre ainsi les culs-de-sac supérieur et inférieur, où le gonflement de la muqueuse est le plus marqué, et où s'accumulent aussi les premiers flocons de mucus et de muco-pus.

Dans des cas très légers, la rougeur et la tuméfaction de la muqueuse sont à peine sensibles; il n'y a pas ou presque pas de sécrétion : c'est cet état que quelques auteurs ont distingué du catarrhe et décrit sous le nom d'*hypérémie de la conjonctive.*

Quelquefois l'injection vasculaire, très manifeste sur la face postérieure des tarses et surtout dans les culs-de-sac, l'est à peine sur le globe oculaire; en se contentant, en pareil cas, d'écarter légèrement les paupières sans les retourner, on peut méconnaître l'existence d'un catarrhe pourtant incontestable.

Quand l'injection atteint la muqueuse bulbaire, elle présente des caractère propres, qui permettent de la distinguer aisément des injections vasculaires de l'iritis, de la kératite, et de l'épisclé-ritis.

Cette injection catarrhale est toujours plus prononcée vers les culs-de-sac qu'au voisinage de la cornée; elle est en outre superficielle. Les vaisseaux congestionnés n'ont pas de direction déterminée; ils sont relativement volumineux et mobiles : en frottant légèrement le globe avec l'une ou l'autre paupière, il est facile de constater qu'ils se déplacent avec la muqueuse, preuve certaine qu'ils font corps avec elle. Dans l'iritis, au contraire, l'injection présente toujours son maximum d'intensité vers la cornée : elle forme un véritable cercle périkératique de vaisseaux petits, denses, serrés et profonds. Enfin, dans l'épiscléritis la congestion n'envahit pas régulièrement toute la circonférence de la cornée, elle siège dans le tissu sous-muqueux et présente d'ordinaire une coloration lie de vin caractéristique.

L'inflammation catarrhale exagère notablement la sécrétion normale de la conjonctive. Le matin, au réveil, les parties liquides s'étant évaporées pendant la nuit, des croûtes desséchées agglutinent les cils et le bord libre des paupières. A un degré plus avancé, non seulement l'hypersécrétion muqueuse est plus abondante encore, mais il s'y mêle du pus en proportions variables. Le muco-pus, sous forme de petits caillots, de filaments plus ou moins ténus, remplit les culs-de-sac, surtout l'inférieur; il apparaît sur le bord libre entre les cils, puis, entraîné par le clignement des paupières, il s'accumule peu à peu dans le sac lacrymal et sur la caroncule.

Symptômes subjectifs. — Les troubles fonctionnels ne sont pas toujours en rapport avec les lésions de la conjonctive. Dans les cas légers, les malades n'éprouvent qu'un picotement désagréable dans les yeux; la plupart n'accusent ni gêne ni douleur. A un degré de plus, survient une sensation parfois très pénible de corps étrangers, de petits graviers répandus entre le globe et les paupières. Très probablement, c'est à la turgescence des vaisseaux comprimés entre les deux muqueuses bulbaire et palpébrale qu'il faut attribuer cette sensation particulière.

La photophobie, le blépharospasme sont rares dans la conjonctivite. Ces symptômes appartiennent surtout aux kératites et à l'iritis. Quand on les observe dans le cours d'un catarrhe simple, c'est toujours à la suite d'une complication survenue du côté de la cornée, desquamation épithéliale ou ulcération.

Les troubles de la vue se manifestent sous forme de légers nuages, quelquefois d'auréoles lumineuses colorées autour des flammes; ce sont là des phénomènes de diffraction des faisceaux lumineux déterminés par la présence sur la cornée de quelques filaments très fins de muco-pus, ou par la desquamation légère de la couche épithéliale.

D'ordinaire, même quand l'injection des culs-de-sac de la muqueuse palpébrale est modérée, le travail soutenu, la lecture le soir à la lumière sont absolument impossibles. Si le malade lutte contre ces sensations pénibles, s'il fait un effort prolongé, la vision se trouble de plus en plus, des douleurs apparaissent dans le globe oculaire, l'hypérémie et l'hypersécrétion de la muqueuse augmentent très rapidement.

Traitement. — Si le catarrhe conjonctival est dû à une cause locale appréciable, il va de soi que cette cause devra tout d'abord être éliminée. C'est ainsi que le trichiasis, le distichiasis, l'entropion et l'ectropion, le rétrécissement du canal nasal devront être combattus par les moyens appropriés. De même l'action funeste des poussières et des vapeurs irritantes sera évitée avec soin, etc.

Si le gonflement et l'hypersécrétion de la muqueuse sont peu considérables, l'emploi de topiques astringents, sous forme de collyres, sera suffisant : on emploie généralement le nitrate d'argent à la dose suivante :

Nitrate d'argent............ 0g,05
Eau distillée. 20g.00

4 ou 5 gouttes de ce collyre seront instillées une fois par jour, entre les paupières.

La dose du caustique peut être portée plus haut : à 10, 15 et 20 centigrammes pour la même quantité d'eau, selon l'intensité de la sécrétion muco-purulente. D'autres astringents, le sulfate de zinc, le borax, le tanin peuvent être mis en usage aux mêmes doses pour la même quantité d'eau.

Lorsque la sécrétion est très abondante et le gonflement de la conjonctive plus prononcé, les instillations ne suffisent plus. Il faut avoir recours à des cautérisations directes faites sur la conjonctive avec des solutions plus concentrées de nitrate d'argent :

> Nitrate d'argent............ 1 gramme.
> Eau distillée............... 50 —

Si l'inflammation est très intense, la dose de nitrate pourra être portée à 2 et 3 grammes. Les paupières seront retournées de façon à mettre à nu les culs-de-sac de la conjonctive, puis, avec un pinceau trempé dans la solution indiquée, on badigeonne la muqueuse en touchant de préférence les culs-de-sac, surtout le supérieur. L'action du caustique est très rapide; pour en neutraliser l'excès, on trempe le même pinceau dans l'eau salée et on le passe de nouveau sur la muqueuse.

Au début, ces cautérisations devront être répétées régulièrement tous les jours. Plus tard, à mesure que diminue l'hypersécrétion catarrhale, il faut avoir soin d'en modérer la fréquence et l'énergie.

Si les douleurs sont vives, le gonflement et l'injection vasculaire très marqués, on peut avec avantage, dans l'intervalle des cautérisations, faire des lotions répétées avec une solution saturée d'acide borique.

La même application faite aussitôt après les cautérisations les rend beaucoup moins douloureuses.

Si le catarrhe conjonctival est accompagné de blépharite marginale, on appliquera sur les paupières des compresses trempées dans des liquides astringents. Les solutions les plus fréquemment employées sont ainsi formulées :

> Sous-acétate de plomb liquide... 8 à 10 gouttes.
> Pour un demi-verre d'eau ordinaire.

Ou bien encore :

> Sulfate de zinc ou nitrate d'argent... 1 gramme.
> Eau distillée....................... 300 —

Des compresses imbibées de ces solutions sont maintenues cinq à six minutes sur les paupières, légèrement entr'ouvertes de façon à ce que la solution pénètre dans le cul-de-sac conjonctival.

CONJONCTIVITE PURULENTE.

Symptômes du début. — Tantôt la conjonctive purulente semble succéder à une conjonctivite catarrhale, et ne s'établit pour ainsi dire que progressivement; tantôt le début est soudain, inattendu, surtout dans la forme blennorrhagique. En quarante-huit heures, les lésions de la muqueuse ont atteint parfois leur plus haut degré, et déjà la cornée peut être très sérieusement compromise.

Les paupières rougissent, s'infiltrent, se tuméfient à tel point qu'il est difficile de les renverser pour explorer la muqueuse. Celle-ci est très vivement congestionnée, boursouflée, infiltrée de sérosité, surtout au niveau des culs-de-sac; elle paraît lisse, tendue. L'infiltration œdémateuse de la conjonctive bulbaire, brusquement arrêtée dans sa marche envahissante au niveau du limbe conjonctival, forme autour de la cornée un bourrelet, un chémosis volumineux, parfois tellement exubérant, que la surface de cette membrane se trouve presque masquée. La sécrétion n'est pas purulente d'emblée : pendant les premières heures, il s'écoule à travers les paupières un liquide séreux, jaune citrin, mélangé de quelques grumeaux de pus coagulé.

Les malades éprouvent d'abord une sensation pénible de corps étrangers, de graviers introduits sous les paupières; mais bientôt surviennent des douleurs violentes, quelquefois intolérables.

Bien avant le développement des complications cornéennes, ulcérations, suppuration, etc., la vision commence à devenir confuse. Giraldès admet que la congestion si brusque, si rapidement progressive, si manifeste sur la conjonctive, existe aussi dans les membranes profondes, rétine et choroïde, et cause l'abolition de la vision.

Période d'état. — Tels sont les symptômes qui marquent le début de la conjonctivite purulente. Mais bientôt la sécrétion se modifie : elle était fluide, séreuse, à peine mélangée de quelques flocons purulents; elle devient louche, plus épaisse, jaunâtre, franchement purulente. Ce pus, désormais comparable au pus phlegmoneux, remplit les culs-de-sac et s'écoule continuellement sur la joue. D'autres fois il est accumulé sous les paupières gonflées, agglutinées, et si l'on vient à les écarter sans précaution, il peut être projeté au visage avec violence, et devenir la cause d'une inoculation des plus graves.

Au moment où la suppuration s'établit, le gonflement des paupières diminue, les douleurs disparaissent, le malade croit à une guérison prochaine, et c'est pourtant alors que surviennent les complications les plus sérieuses, celles qui constituent le danger réel de la maladie.

Si l'inflammation, en effet, est abandonnée à son évolution spontanée, la cornée ne tarde pas à présenter des altérations profondes. En l'examinant avec soin à l'éclairage oblique, on constate dans son épaisseur la présence d'une *infiltration grisâtre*. Cette infiltration, d'abord périphérique, s'avance progressivement vers le centre ou bien au contraire débute d'emblée par les parties centrales et de là s'étend vers la périphérie. Bientôt la teinte change, de grisâtre elle devient blanc jaunâtre, un peu plus tard jaune-paille : du véritable pus est alors répandu dans les lames de la cornée.

D'autres fois, les lésions cornéennes affectent un caractère différent : ce sont des *ulcérations* dont le siège, la profondeur et l'étendue présentent encore de grandes variétss. Sont-elles centrales, petites, transparentes, superficielles, elles ont peu de gravité et peuvent même échapper à un observateur attentif. Mais si, occupant la périphérie, elles creusent un sillon profond sur le pourtour de la cornée, la nutrition des parties centrales n'a plus lieu que d'une façon incomplète, et de larges lambeaux se sphacèlent et se détachent. Enfin dans les cas les plus graves, où la marche de la maladie est extrêmement rapide, la cornée nécrosée, tout entière, se détache d'un seul bloc, laissant une large ouverture à travers laquelle s'échappent le cristallin et le corps vitré.

Période de déclin. — Dès que la sécrétion purulente est franchement établie, les paupières se dégonflent et il devient plus facile de les retourner et de les examiner. La muqueuse n'est plus, comme au début, lisse, luisante et tendue : elle est couverte de saillies et de rugosités ; des papilles rouges turgescentes apparaissent de toute part à sa surface, mais surtout au niveau des culs-de-sac supérieur et inférieur.

Après une durée variable, la sécrétion purulente commence à se tarir. Elle reprend peu à peu les caractères du début. Le pus est moins épais, moins lié. Bientôt la conjonctive ne sécrète plus qu'un liquide séreux, presque transparent, mêlé seulement de quelques flocons purulents de plus en plus rares. Les lésions de la muqueuse disparaissent plus lentement, et si la maladie n'a pas été modifiée par le traitement, elle passe à l'état chronique. Alors

pendant longtemps encore on constate de l'infiltration, de l'é-
paississement, général ou partiel, des villosités charnues plus ou
moins saillantes à la surface de la muqueuse. Ces hypertrophies
papillaires se développent, végètent, se multiplient et acquièrent
parfois des dimensions considérables, mais elles finissent à la
longue par disparaître et s'atrophier, soit sous l'influence du
traitement, soit spontanément.

Diagnostic. — Le gonflement toujours très prononcé, quelquefois énorme, des paupières, la rougeur érysipélateuse de la peau,
la sécrétion rapide et continue du pus à la surface de la conjonctive, les lésions précoces et profondes de la cornée, tels sont les
caractères propres qui distinguent la conjonctivite purulente de
la conjonctivite catarrhale.

La conjonctivite granuleuse aiguë, accompagnée, dès le début,
d'une suppuration abondante, pourrait être confondue avec la
conjonctivite purulente; mais, en retournant les paupières, on
constatera l'état tomenteux de la muqueuse, la présence de granulations à sa surface, et l'erreur sera dès lors évitée.

La conjonctivite diphthéritique présente dans son évolution
une période dite *de suppuration,* rappelant tout à fait l'ophthalmie purulente; mais dans l'ophthalmie diphthéritique le jeune
âge des sujets, l'étiologie particulière, les symptômes différents
du début, la marche toute autre de la maladie, sont trop caractéristiques pour laisser longtemps le chirurgien dans le doute.

Le phlegmon des paupières n'a de commun avec la conjonctivite purulente que la rougeur et le gonflement de la peau. Sauf
un chémosis plus ou moins intense, la conjonctive et la cornée
restent intactes, la suppuration est à peu près nulle; l'erreur ne
serait donc possible qu'au début et ne pourrait jamais être de
longue durée.

Pronostic. — Les abcès, les ulcères de la cornée qui apparaissent pendant la période d'état constituent le véritable danger de
la conjonctivite purulente, car ces lésions, aboutissant à des perforations plus ou moins étendues, peuvent avoir des conséquences
funestes.

Nous renvoyons du reste, pour plus de détails, au chapitre des
Ulcérations de la cornée, où se trouvent exposés in extenso tous
les accidents relatifs aux perforations de cette membrane.

Étiologie. — De toutes les causes de l'ophthalmie purulente,
l'inoculation est, sans contredit, la plus fréquente et la mieux
connue. Elle peut être directe, et c'est même là le fait le plus
habituel. C'est ainsi que le pus d'une conjonctivite purulente, le

pus de la blennorrhagie, les sécrétions des conjonctivites granuleuses, diphthéritiques et de la plupart des conjonctivites catarrhales des enfants peuvent faire éclater une conjonctivite purulente. Il est prouvé par de nombreuses observations que les formes graves des conjonctivites peuvent, en se propageant par l'inoculation, se transformer l'une en l'autre. C'est ainsi que la sécrétion d'une conjonctivite granuleuse inoculée peut donner naissance à une conjonctivite purulente et même diphthéritique.

Piringer a cherché à déterminer par une série d'expériences à quel degré et dans quelles limites la sécrétion de l'ophthalmie purulente possède des propriétés virulentes. Le liquide fluide et séreux, à peine louche, des premières heures, paraît assez inoffensif; inoculé, il n'a guère déterminé que des catarrhes légers, souvent même le résultat de l'inoculation a été tout à fait négatif. Le pus de la période d'état possède des propriétés nocives beaucoup plus redoutables : il provoque constamment l'inflammation purulente de la conjonctive, et souvent avec ses formes les plus rapides et les plus graves ; au bout de six heures, dans les cas de virulence extrême; au bout de trente-six, quarante-huit, soixante-douze heures dans les cas où il est dilué. Le pus de la période de déclin, redevenu fluide et séreux, ne détermine plus, comme au début, qu'un catarrhe conjonctival très modéré. Enfin, le pus le plus actif, le plus virulent, délayé dans de l'eau, perd rapidement ses propriétés contagieuses : une dilution au centième est déjà inoffensive.

Pendant une épidémie d'ophthalmie purulente qui régna en 1869 à l'hôpital des Enfants, Giraldès fit analyser, par O. Réveil, l'air des salles de son service. Ces recherches prouvèrent que l'atmosphère de la salle renfermait des globules purulents, des parcelles d'épidermes. D'après Giraldès, ces germes fermentescibles, transportés par l'air et déposés sur la conjonctive, pourraient engendrer une inflammation purulente.

De Græfe admet que, dans l'inspiration, les particules virulentes suspendues dans l'air peuvent pénétrer dans le canal nasal, remonter son trajet et, cheminant jusqu'à la conjonctive, y déterminer une inoculation. L'hypothèse n'est-elle pas un peu forcée et, n'est-il pas plus simple d'admettre l'inoculation par *contact direct* des particules contenues dans l'atmosphère avec les surfaces découvertes de la conjonctive ?

En dehors de l'inoculation directe, l'ophthalmie purulente se montre aussi spontanément et revêt quelquefois un caractère épidémique. Les enfants agglomérés dans les hôpitaux, dont la plupart présentent des manifestations scrofuleuses et une prédis-position remarquable aux catarrhes de la conjonctive y sont particulièrement sujets.

Chez les adultes, les épidémies apparaissent toujours dans des conditions à peu près identiques, par suite d'encombrement, de fatigues excessives, de nourriture insuffisante. Elles ne sont pas rares dans les camps, dans les régiments, à la suite de marches prolongées, pendant lesquelles les soldats ont dû supporter un vent violent ou les rayons d'un soleil ardent. Il est vrai que ces causes provoquent mieux encore des épidémies de conjonctivite granuleuse, mais, le plus souvent, elles donnent simultanément naissance à ces deux affections, nous verrons plus loin que les maladies épidémiques décrites sous les noms d'*ophthalmies mili-taires, ophthalmies d'Égypte, d'Algérie*, etc., n'étaient autre chose que des conjonctivites purulentes ou granuleuses.

Traitement. — L'étendue, la profondeur des lésions cornéennes qui se montrent dans la période d'état exposent l'œil à de grands dangers. Ces complications surviennent presque fatalement toutes les fois que l'intervention est nulle, inopportune ou insuffisante; mais il est consolant d'ajouter qu'on peut presque toujours aujourd'hui, par un traitement énergique et rationnel, arrêter ou même prévenir leur développement. On ne saurait trop le répéter : dans l'immense majorité des cas toute conjonctivite purulente convenablement *soignée dès le début, alors qu'il n'existe pas encore de lésions cornéennes*, guérira rapidement et sans laisser de traces. Il y a quelques années à peine, les traitements usités étaient aussi nombreux que variés : chacun vantait le sien et s'applaudissait des succès qu'il avait obtenus. Cela tenait à ce qu'on ne savait pas encore distinguer la conjonctivite purulente vraie, toujours si redoutable, de la conjonctivite purulente bé-nigne beaucoup plus fréquente et aussi beaucoup plus facile à guérir. L'abondance de la suppuration ne constitue pas la gravité de la maladie. Dans la forme maligne, on observe dès le début un gonflement rapide de la paupière supérieure qui devient rouge, turgescente. Il en est de même de la muqueuse conjonctivale; au bout de vingt-quatre heures, trente-six heures, un chémosis volumineux entoure la cornée, et celle-ci est déjà menacée.

Le diagnostic dans les cas douteux pourra être encore établi par le microscope. Haab, Sattler, ont démontré que dans le pus de la conjonctivite purulente vraie, on trouve constamment un élément parasitaire, un micrococcus, qui paraît jouer le rôle principal dans cette maladie essentiellement inoculable. Or, dans les simples formes catarrhales pour si intenses qu'elles soient le micrococcus en question fait toujours défaut.

Le traitement consistera *essentiellement* dans des cautérisations de la conjonctive faites au moyen d'une solution de 3 p. 100 de nitrate d'argent, *répétées toutes les douze heures*. Les cautérisations doivent être faites *le plus tôt possible* et sans attendre le moment de la sécrétion purulente comme le veulent quelques auteurs.

Il s'agit d'abord de retourner les paupières, ce qui n'est pas toujours chose aisée, quand au début tous les tissus sont gonflés et fortement tendus. On commence par la supérieure. Après l'avoir bien essuyée avec un linge fin, afin qu'elle ne glisse pas entre les doigts, le chirurgien saisit d'une main le bord libre et les cils entre le pouce et l'index en l'attirant en bas et en avant; de l'autre, il place horizontalement le manche d'un pinceau ou toute autre tige cylindrique (un fort stylet de trousse) dans le sillon orbitaire, puis il fait basculer la paupière, de façon à mettre à nu sa surface conjonctivale. Cette manœuvre est très douloureuse, mais, exécutée avec énergie, elle réussit toujours, malgré le gonflement considérable des tissus et les contractions réflexes très énergiques de l'orbiculaire. L'opérateur confiant alors la paupière retournée à un aide qui la maintient avec l'extrémité de l'index entouré d'un linge sec, afin qu'elle ne glisse pas, pratique la cautérisation avec la main droite.

L'action du caustique doit porter sur les points les plus malades, et de préférence *sur le cul-de-sac*, qu'il faut atteindre le plus haut possible, ce qui est facile, si le renversement de la paupière est bien complet. La cautérisation devra être assez prolongée pour que la muqueuse blanchisse légèrement sous l'action du nitrate. Aussitôt la cautérisation terminée, avant de relâcher la paupière, le pinceau, trempé dans une solution saturée de sel marin, est largement promené sur la muqueuse; on neutralise ainsi l'excès du caustique. La même opération est pratiquée ensuite sur la paupière inférieure, où elle est du reste beaucoup plus facile.

A la cautérisation succèdent, pendant une heure ou deux, de violentes douleurs, une réaction très vive et une recrudescence momentanée de l'inflammation. C'est alors qu'intervient efficacement l'emploi des réfrigérants. Une cuvette renfermant une certaine quantité d'une solution saturée d'acide borique et de glace concassée est placée en permanence auprès du malade : une personne doit se tenir à demeure à son chevet, exclusivement chargée de tremper les compresses dans cette solution et de les poser sur l'œil malade. Ces compresses, de la largeur de la main, seront renouvelées toutes les deux ou trois minutes, car elles s'échauffent vite au contact des paupières turgescentes. Leur application régulière, commencée aussitôt après la cautérisation, doit être continuée, *jour et nuit*, jusqu'à ce que la résolution s'affirme. Il est bon d'ouvrir les paupières de temps en temps, et de balayer avec la pointe d'un pinceau les débris de l'eschare qui peu à peu se détachent de la muqueuse.

Les cautérisations *devront être répétées toutes les* 12 *heures*, c'est là une condition indispensable du succès tout au moins pour les formes graves, et cela pendant plusieurs jours, jusqu'à ce que tout danger soit manifestement écarté et qu'on se sente bien maître de la situation.

L'application continue des compresses glacées durera quarante-huit heures environ. Une fois la défervescence survenue et le gonflement disparu, il suffira de les maintenir sur les paupières pendant une heure ou deux après la cautérisation. Mais à la moindre menace de réaction violente, elles seront appliquées avec la même rigueur qu'au début. Dans la campagne, où il est souvent difficile de se procurer de la glace, l'eau de puits, aussi froide que possible mélangée à la solution d'acide borique, pourra à la rigueur la remplacer; mais l'effet obtenu est loin d'être aussi sûr. Enfin, s'il est impossible d'avoir jour et nuit des aides auprès du malade, on disposera un appareil à irrigation continue dans lequel on fera fondre quelques morceaux de glace.

Il est certain qu'un pareil traitement exige de la part du médecin une certaine assurance, et, de la part des personnes qui entourent le malade, un grand dévouement. Mais les résultats en sont véritablement merveilleux. Les souffrances, exagérées momentanément par la cautérisation, cessent graduellement et rapidement, la détente s'opère, la marche envahissante de l'inflammation purulente est arrêtée, le chémosis s'affaisse, et désormais les complications cornéennes ne sont plus à redouter.

L'efficacité de cette méthode de traitement est telle, qu'à la rigueur, tous les autres moyens préconisés jadis pourraient être délaissés. Cependant nous en signalerons quelques-uns qui peuvent rendre de réels services : mais non sans faire remarquer que leur importance est secondaire et qu'ils restent subordonnés aux précédents. C'est ainsi que quelques sangsues à la tempe, le débridement de la commissure externe, alors que la congestion et le gonflement des paupières sont considérables, diminuent les douleurs et la tension inflammatoire, et par suite les funestes effets de la compression de la cornée. Les scarifications, l'incision du chémosis favorisant le dégorgement sanguin de la muqueuse, sont indiquées lorsqu'il existe une infiltration et un épaississement notables de la conjonctive. Avec l'instrument représenté dans la figure 34, le chirugien fera des incisions superficielles sur la muqueuse, parallèlement au bord libre des paupières. Il faudra se garder de faire de trop profondes entailles, et, de plus, on ne procédera à cette petite opération qu'après la cautérisation ; sans cela, le caustique, en pénétrant trop profondément dans un tissu dilacéré, préparerait la formation de cicatrices indélébiles. Dans le cas de douleurs violentes et persistantes, quelques injections de morphine à la tempe, ou le chloral à l'intérieur, seront aussi fort utiles. Dans ces derniers temps on a beaucoup vanté l'emploi des antiseptiques, les lavages tous les quarts d'heure avec une solution 2 p. cent d'acide phénique, l'iodoforme en poudre ou mélangé à la vaseline 1 pour 10 et introduit entre les

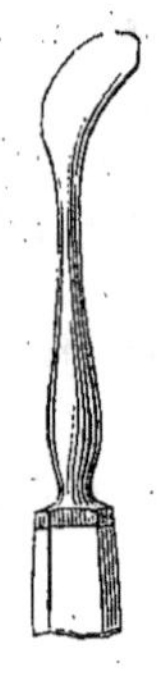

Fig. 34.

paupières. Tous ces divers moyens nous ont paru avoir une efficacité réelle dans les formes bénignes, mais dans les formes graves ils n'offrent plus la même sécurité que le traitement que nous venons d'indiquer.

Jusqu'ici nous ne nous sommes occupé que des cas favorables, ceux où le malade se présente à nous au début même de l'affection ; mais il arrive, malheureusement trop souvent, qu'au moment de notre intervention, soit par suite d'absence complète de soins, soit qu'une médication inopportune ait été appliquée, la cornée a déjà subi de graves atteintes.

L'ulcération ou l'abcès de la cornée n'ont-ils que peu d'étendue, les cautérisations et l'emploi des réfrigérants sont toujours indiqués. Il suffit d'y joindre l'instillation répétée trois ou quatre fois par jour de quelques gouttes d'un collyre à l'ésérine (0ᵍ, 05 centigrammes d'ésérine pour 15 grammes d'eau).

Si la perte de substance, tout en restant limitée, est plus profonde, s'il y a menace de perforation, la paracentèse de la chambre antérieure sera faite sans retard. Pour pratiquer cette petite opération, on se contentera de rompre avec l'extrémité d'un stylet mousse la mince lamelle qui forme le fond de l'ulcération. La détente produite par l'évacuation de l'humeur aqueuse exerce une heureuse influence sur le travail de cicatrisation de la cornée et l'ulcération se comble rapidement. Les instillations d'ésérine seront répétées plusieurs fois par jour ; les cautérisations et les réfrigérants employés comme à l'ordinaire.

Il est des cas plus sérieux encore où la cornée, détruite dans une grande étendue, présente une vaste perforation. Ici les difficultés augmentent et les indications sont plus délicates à saisir et à remplir. Pour éviter une hernie trop considérable de l'iris, la sortie du cristallin, du corps vitré, il sera nécessaire d'appliquer le bandeau compressif. Mais comme il importe également d'empêcher le pus de séjourner trop longtemps au contact d'une cornée déjà si compromise, toutes les trois heures au moins on défera le pansement afin de nettoyer l'œil et de le débarrasser du pus qui le baigne.

A cette époque et avec de tels désordres, la suppuration étant

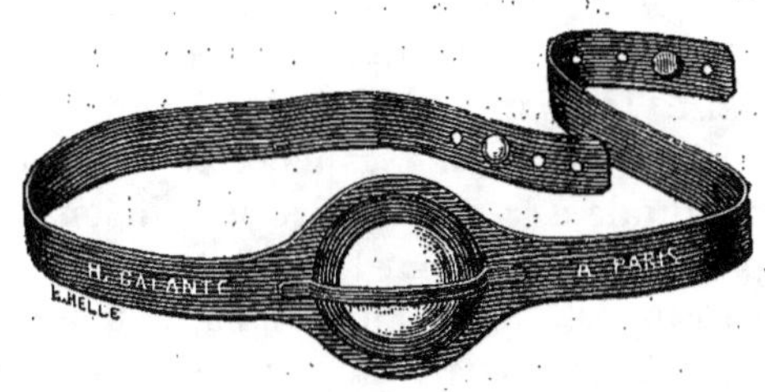

Fig. 35.

nettement établie, le gonflement et la turgescence des paupières diminuant spontanément, il n'est plus nécessaire de faire des cautérisations aussi énergiques. Les compresses glacées, n'ayant plus de raison d'être, seront supprimées. Après chaque pansement, avant de remettre le bandeau compressif, deux ou trois gouttes d'ésérine seront instillées dans l'œil.

Grâce à ces précautions, on parviendra le plus souvent à préserver les portions de cornée non encore détruites; et plus tard, la création d'une pupille artificielle en ces points, rétablira la vision d'une façon plus ou moins satisfaisante.

Même dans les cas extrêmes où la cornée est complètement détruite, la maladie ne doit pas être abandonnée à elle-même. Les cautérisations feront tarir une suppuration sans cela interminable, et l'application permanente du bandeau compressif, empêchant l'issue du cristallin, du corps vitré, conservera la forme du globe sur lequel un œil artificiel pourra être appliqué plus tard. Faute d'agir ainsi, on s'expose à voir survenir un phlegmon de l'œil, ou son atrophie complète, par suite de l'évacuation de son contenu.

La conjonctivite purulente n'éclatant parfois que sur un seul œil, il va de soi qu'avant de commencer tout traitement, on devra placer l'autre à l'abri. A cet égard je ne saurais trop recommander le monocle imaginé par Maurel et construit par Galante. Il se compose d'un gros verre de montre fortement bombé (fig. 35) et enchassé dans une garniture de caoutchouc. Une bande également en caoutchouc, munie d'un bouton et de plusieurs boutonnières permet de la fixer autour de la tête.

CONJONCTIVITE BLENNORRHAGIQUE.

Cette variété de conjonctivite reconnaît pour cause l'inoculation dans le sac conjonctival du pus blennorrhagique. La métastase, admise encore par quelques auteurs, n'a jamais été démontrée d'une façon positive, tandis que les preuves de l'inoculation directe abondent. L'homme est plus fréquemment atteint que la femme; l'œil droit que l'œil gauche. Le transport du pus de la muqueuse uréthrale à la conjonctive se fait soit par les linges, les pièces du pansement, soit par les doigts.

Cullerier a rapporté un cas fort remarquable d'inoculation. Un homme atteint de blennorrhagie, auquel, plusieurs années auparavant, on avait enlevé l'œil droit, déposé le soir, par mégarde, son œil artificiel dans un verre rempli de son urine. Le lendemain, ayant replacé cet œil sur son moignon, il fut pris quelques heures plus tard de tous les symptômes d'une ophthalmie purulente intense.

Dès le début, les douleurs sont vives, le chémosis est considérable; les abcès ou les ulcérations de la cornée gagnent rapidement en étendue et en profondeur, détruisant quelquefois cette membrane dans l'espace de quarante-huit heures.

Dans cette forme, toujours très grave, l'intervention doit être prompte, et le traitement, qui est le même du reste que celui de l'ophthalmie purulente en général, sera appliqué dans toute sa rigueur.

CONJONCTIVITE PURULENTE DES NOUVEAU-NÉS.

C'est ordinairement du troisième au cinquième jour après la naissance qu'apparaît cette forme de conjonctivite.

Est-elle le résultat d'une inoculation? Où et comment se fait cette inoculation? Ces questions, souvent posées, ne sont pas encore résolues. La plupart des auteurs mettent en cause, et avec raison à notre avis, le muco-pus, qui peut souiller les yeux de l'enfant au moment du passage de la tête dans le canal vaginal. Aussi les plus grands soins de propreté sont nécessaires après la naissance; que d'ophthalmies purulentes seraient évitées si on avait la précaution de nettoyer les yeux avec des solutions antiseptiques soit d'acide borique 5 p. 100 et d'acide phénique 1 p. 100 !

Si la conjonctivite blennorrhagique présente une gravité plus grande que la conjonctivite purulente ordinaire, par contre, l'ophthalmie purulente des nouveau-nés est relativement bénigne.

Bien que les caractères essentiels restent les mêmes, le gonflement, la turgescence des paupières et de la muqueuse sont moins prononcés; les complications cornéennes moins rapides et moins fréquentes.

Le traitement ne diffère pas non plus; il importe d'être bien secondé par des aides, de retourner l'une après l'autre les deux paupières, de bien limiter l'action du caustique, de le porter de préférence sur la conjonctive des culs-de-sac.

Comme chez l'adulte, les compresses trempées dans une solution saturée d'acide borique maintenue refroidie par quelques morceaux de glace seront appliquées aussitôt après la première cautérisation, et continuées jour et nuit; elles seront maintenues sur les paupières avec une petite bande, afin que, malgré ses mouvements continuels, l'enfant ne puisse s'en débarrasser. Quand il y aura un gonflement considérable de la paupière et de la muqueuse, on en favorisera le dégorgement en pratiquant des scarifications.

Il est facile d'imaginer quels soins minutieux et quelle patience exige l'application rigoureuse d'un pareil traitement, mais les résultats obtenus compensent largement toutes ces peines.

CONJONCTIVITE GRANULEUSE.

La conjonctivite granuleuse est caractérisée par la présence, à la surface et dans l'épaisseur de la muqueuse enflammée, d'un produit morbide spécial, affectant la forme de petites saillies grisâtres demi-transparentes, désignées sous le nom de *granulations*.

Examinées au microscope, celles-ci sont formées de cellules lymphatiques agglomérées en petites masses sous-jacentes à l'épithélium. Parmi ces cellules, les plus superficielles ont subi la dé-

générescence graisseuse, d'où l'apparence quelquefois jaunâtre
que présentent les granulations.

Dans la partie saillante sous-épithéliale, les cellules lymphatiques sont tassées les unes contre les autres, au point qu'il n'existe
pas trace de substance intercellulaire. Vers la base, les cellules
commencent à former des groupes séparés les uns des autres par
des faisceaux de tissu conjonctif; ces faisceaux, de plus en plus
épais et nombreux, se confondent peu à peu sans ligne de démarcation précise avec ceux du stroma de la muqueuse.

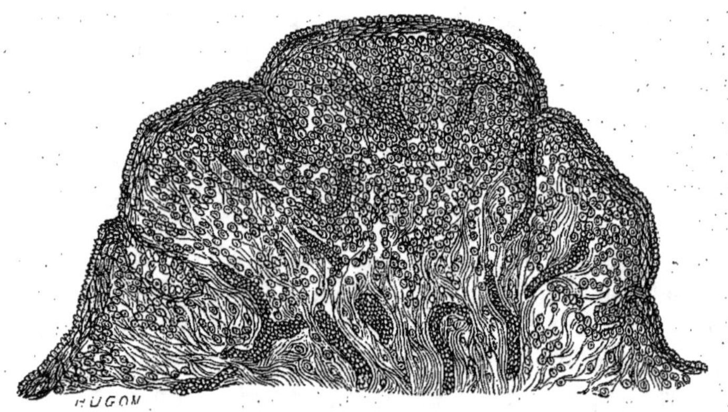

Fig. 36. Coupe microscopique d'une granulation (d'après Sœmisch).

L'absence complète d'enveloppe celluleuse rend la distinction
facile entre les granulations et les follicules clos de la conjonctive,
où l'amas des éléments cellulaires est renfermé dans une membrane propre. Des vaisseaux sanguins, en communication avec
ceux de la muqueuse, pénètrent dans l'épaisseur de la granulation
et leurs plus fins ramuscules arrivent jusqu'à sa surface. Au dernier congrès ophthalmologique d'Heidelberg (1881), Sattler a communiqué les résultats de nouvelles recherches entreprises par lui
sur la conjonctivite granuleuse. Il a trouvé dans le muco-pus sé-
crété par la muqueuse, et dans le stroma de la muqueuse elle-
même un élément parasitaire, un micrococcus dont la présence
constante explique bien le caractère éminemment infectieux et
contagieux de cette maladie.

L'examen histologique des granulations, pratiqué à différentes époques, révèle une structure différente suivant la phase
de leur évolution. Leur origine est-elle récente? des éléments

cellulaires nombreux, abondants, forment la majeure partie de la
petite tuméur, le tissu conjonctif intercellulaire fait presque complétement défaut. A une période plus avancée au contraire, c'est
ce dernier élément qui prédomine aux dépens des cellules, dont
le nombre diminue de plus en plus.

A mesure que cette transformation s'accomplit, leur tissu prend
une structure dense, fibreuse, analogue à celle des cicatrices. Le
nom de *dégénérescence cicatricielle* convient alors parfaitement à
cet état particulier de la conjonctive.

La conjonctive granuleuse peut se présenter à l'état *aigu* ou
chronique.

CONJONCTIVITE GRANULEUSE AIGUE.

Symptômes. — De même que dans la conjonctivite catarrhale,
la rougeur, l'injection, la tuméfaction de la muqueuse et du bord
libre des paupières sont les premiers signes qui frappent l'attention. Mais en retournant les paupières et en explorant avec soin
la muqueuse conjonctivale, on découvre l'élément caractéristique
de la maladie, les granulations. Elles présentent à l'œil nu l'aspect de petits grains grisâtres ou jaunâtres, demi-transparents,
comparables à des *grains de semoule*, de *tapioca cuit*, au *frai de
grenouille;* elles sont plus ou moins saillantes à la surface de la
muqueuse, quelquefois presque enfouies dans son épaisseur.
Tantôt discrètes, tantôt confluentes, elles occupent de préférence
les culs-de-sac. Dans leur intervalle, les papilles hypérémiées, gonflées contribuent à donner à la muqueuse un aspect villeux, tomenteux. Les tissus sous-jacents ne restent pas longtemps indemnes; ils s'infiltrent, se tuméfient : les paupières distendues,
alourdies, devenues pendantes, produisent un ptosis plus ou moins
apparent.

La *sécrétion* de la muqueuse, notablement augmentée, est
muco-purulente, offrant à peu près les mêmes caractères que
dans la conjonctivite catarrhale; quelques flocons et filaments
jaunâtres agglutinent les cils, recouvrent la cornée, et occupent
de préférence les culs-de-sac.

Nous retrouvons ici encore, comme *symptômes subjectifs,* la
sensation de corps étrangers dans l'œil, la cuisson, la photophobie. Les douleurs, variables d'intensité, de même que les
autres troubles fonctionnels, sont en rapport avec les lésions de
la cornée.

Celles-ci apparaissent peu de jours après le début de la maladie, tantôt sous forme *d'ulcérations*, tantôt sous forme de *pannus* occupant de préférence le tiers supérieur de la cornée. Ce pannus est-il le résultat du traumatisme produit par le frottement de la conjonctive palpébrale granuleuse ? Cette hypothèse, acceptable à la rigueur pour un certain nombre de cas, ne peut convenir à tous. Quelquefois en effet le pannus, au lieu d'être localisé en haut, envahit d'emblée toute la surface de la cornée qui se trouve complètement recouverte d'un fin réseau vasculaire. De plus, ces lésions cornéennes peuvent se montrer presque dès le début, alors que les granulations de la conjonctive sont encore peu accusées.

La vascularisation de la cornée s'accompagne d'une infiltration diffuse des couches superficielles, et, dans les cas graves, d'ulcères plus ou moins étendus, quelquefois suivis de perforations.

Diagnostic. — Il est facile de voir d'après ces symptômes que la conjonctivite granuleuse aiguë offre plus d'une analogie avec la conjonctivite catarrhale : fait tout naturel puisque la présence de granulations à la surface de la conjonctive s'accompagne constamment d'inflammation catarrhale de cette muqueuse.

Toutefois la présence d'un pannus limité au tiers supérieur de la cornée, complication fréquente dans la conjonctivite granuleuse, devra toujours mettre l'esprit en éveil et engager le chirurgien à explorer soigneusement la muqueuse. Il lui suffira dès lors de retourner les paupières et de constater l'existence de granulations pour éviter toute confusion.

La conjonctivite granuleuse et la conjonctivite folliculaire aiguës offrent entre elles certaines analogies ; nous aurons soin, en décrivant cette dernière variété, de signaler les différences qui les séparent.

Pronostic. — La conjonctivite granuleuse aiguë est une maladie grave, d'abord à cause des lésions fréquentes de la cornée qui peuvent entraîner des troubles irrémédiables de la vision, ensuite par sa tendance à se perpétuer et à passer à l'état chronique.

Pourtant, prise à temps et combattue par des moyens appropriés, la forme aiguë est plus facilement enrayée que la forme chronique.

Étiologie. — Ici encore, la contagion joue le principal rôle. Le produit de sécrétion d'un œil atteint de granulations, inoculé sur un œil sain, suffit pour déterminer l'explosion du mal. Pour que l'affection se développe spontanément, il faut qu'elle trouve un terrain favorable ; or, ce terrain est tout préparé par les mauvaises conditions hygiéniques, l'encombrement, la malpropreté, la débilitation, la misère. La conjonctivite granuleuse est très rare dans les classes élevées de la société, et les épidémies de conjonctivite granuleuse démontrent surabondamment que c'est toujours à la faveur d'un mauvais état général que cette affection prend naissance.

Ainsi s'explique sa fréquence chez les militaires, dans les casernes, les pensionnats où l'air des dortoirs est mal renouvelé. Sévissant dans certaines circonstances sur un ensemble d'individus subissant les mêmes influences, et la contagion aidant, elle semble avoir le caractère épidémique.

On observe également le développement des granulations après les instillations prolongées d'atropine; mais nous verrons plus loin, à propos de la conjonctivite folliculeuse, que c'est plutôt sous cette dernière forme que se manifeste l'inflammation de la muqueuse provoquée par cet alcaloïde.

Traitement. — Avant toute chose, on s'efforcera de placer les malades dans de bonnes conditions hygiéniques, de rétablir leur constitution délabrée, d'éloigner d'eux toute cause d'irritation. Une bonne nourriture, *le séjour dans un air pur* seront recommandés en premier lieu. Les yeux seront tenus à l'abri de la lumière au moyen de lunettes fumées et bombées.

Le traitement local doit consister dans des cautérisations de la muqueuse faites avec régularité et discernement.

Si les granulations sont discrètes et le gonflement modéré, on touchera la muqueuse, après avoir retourné préalablement les paupières, avec un pinceau trempé dans la solution suivante :

Sulfate de cuivre......... 1 gramme.
Glycérine pure. .... 8 —

Ce caustique est excellent et agit presque toujours d'une façon remarquable. Il est infiniment supérieur au sulfate de cuivre en cristaux ou fondu en crayons, qui jouit pourtant d'une grande réputation et dont l'emploi est si répandu.

Une autre solution caustique mérite d'être recommandée; c'est le sous-acétate de plomb employé dans les proportions suivantes :

Sous-acétate de plomb liquide... 15 grammes.
Eau distillée..................... 15 —

Le même pinceau trempé dans l'eau pure servira à enlever

immédiatement après, l'excès de caustique et les dépôts de plomb.

Ces cautérisations devront êtres faites régulièrement une fois par jour, jusqu'à ce que les granulations se résorbent et que la sécrétion diminue. Si la sécrétion muco-purulente est très abondante, on substituera avec avantage le nitrate d'argent aux sels de plomb ou de cuivre.

Le collyre ainsi formulé :

Nitrate d'argent........ .   1 gramme.
Eau.....................   50   —

suffira généralement; on augmentera ou on diminuera la quantité du sel d'argent suivant l'état de la sécrétion.

Sous l'influence de ce traitement les granulations se résorbent, l'inflammation diminue, la muqueuse reprend sa souplesse et revient peu à peu à son état normal. Concurremment la vascularisation et les lésions de la cornée s'atténuent, le pannus s'efface et disparaît spontanément.

Si les lésions de la cornée sont plus graves et se présentent sous la forme ulcéreuse, il y a lieu de recourir aux instillations d'atropine ou d'ésérine, mais tonjours avec réserve, et à la condition d'un surveillance attentive, car la conjonctive enflammée supporte généralement mal l'atropine.

Les granulations sont-elles volumineuses, abondantes, accompagnées d'épaississement avec induration de la muqueuse et des tissus sous-jacents; l'hypertrophie considérable des villosités fait-elle craindre le passage à l'état chronique, les cautérisations devront être plus énergiques, et le caustique plus puissant. Le sulfate de cuivre sera employé dans les proportions de 1 pour 4 de glycérine. En outre quand on aura fait usage, pendant quelque temps chez un malade des préparations de cuivre et que l'amélioration semblera cesser de progresser, on les remplacera par les préparations de plomb et vice versâ.

CONJONCTIVITE GRANULEUSE CHRONIQUE (TRACHOME).

Tantôt consécutive à l'état aigu, tantôt chronique d'emblée, la conjonctivite granuleuse chronique revêt elle-même plusieurs formes distinctes ou tout au moins présente différents degrés.

1° Elle est *simple, bénigne,* sans lésions graves de la muqueuse, sans complications sérieuses du côté de la cornée.

2° Les granulations, au lieu d'être isolées, distinctes, disséminées à la surface de la conjonctive, forment une *infiltration diffuse* dans l'épaisseur de la muqueuse et lui donnent un aspect *gélatiniforme.*

3° Enfin une troisième forme, plus grave que les précédentes, est remarquable par l'étendue des désordres, par la lenteur désespérante de sa marche, et par une résistance tenace au traitement.

I

Dans la conjonctivite granuleuse *simple, bénigne,* les troubles fonctionnels sont si peu accusés, la rougeur de la muqueuse et du bord libre des paupières est si peu apparente, que ces symptômes passent souvent inaperçus. Si pourtant une augmentation légère de la sécrétion conjonctivale, une sensation gênante et persistante de corps étranger interposé entre les paupières ou une cuisson plus ou moins vive appellent enfin l'attention du malade et du chirurgien, celui-ci aperçoit, en retournant la paupière, quelques granulations disséminées sur la muqueuse, principalement au niveau du cul-de-sac. Quand elles sont peu abondantes, leur siège de prédilection se trouve dans la moitié externe du cul-de-sac inférieur. La conjonctive qui recouvre les tarses reste souvent indemne.

S'il survient une de ces poussées inflammatoires accompagnées de complications cornéennes qui rappellent l'état aigu, les paupières se gonflent légèrement et rougissent, la muqueuse s'injecte en même temps que la cornée se vascularise, les granulations sont plus volumineuses, la suppuration plus abondante, la photophobie, le larmoiement apparaissent.

Cette variété de granulations présente une certaine analogie avec l'hypertrophie des follicules de la conjonctive, mais il existe pourtant entre ces deux états pathologiques de la muqueuse quelques différences qui seront signalées à propos de cette dernière affection.

Quand la maladie est aussi bénigne, elle cède facilement à des cautérisations légères faites avec le glycérolé de cuivre.

Sulfate de cuivre......... 1 gramme.
Glycérine pure.......... 8 —

Le sous-acétate de plomb liquide est encore un excellent caustique, mais la dose devra être assez faible.

On fait habituellement usage d'une solution ainsi composée :

Extrait de Saturne..... 10 grammes.
Eau distillée........... 30   —

S'il survient des poussées aiguës accompagnées de lésions de la cornée, les instillations d'atropine seront prescrites simultanément avec les cautérisations.

II

L'infiltration granuleuse *diffuse* est déjà plus grave que la précédente, la rougeur de la muqueuse et du bord des paupières devient manifeste, sa sécrétion s'exagère, la photophobie et le larmoiement augmentent d'intensité et des complications surviennent vite du côté de la cornée. La muqueuse épaissie tout le long des culs-de-sac offre une teinte grisâtre demi-transparente, gélatiniforme.

Cette variété a quelque analogie avec la dégénérescence amyloïde de la conjonctive qui sera décrite plus loin.

Sa marche est extrêmement lente ; il est rare que l'infiltration se résorbe, et que la muqueuse reprenne son état normal ; d'habitude elle subit la dégénérescence cicatricielle dont nous parlerons ultérieurement ; quelquefois les lésions s'accentuent, les complications deviennent plus graves, la maladie se transforme et affecte dès lors les mêmes allures que dans la troisième variété.

Le traitement, à peu près le même que précédemment, consiste dans des cautérisations régulières avec la solution d'acétate de plomb et d'eau distillée à parties égales ou avec le sulfate de cuivre dissous dans la glycérine.

La lenteur désespérante de la résorption a inspiré à quelques chirurgiens l'idée d'exciser la portion de la muqueuse infiltrée par les masses granuleuses. Si, après avoir épuisé la série des moyens médicaux, on se décidait à suivre cette pratique, nous engageons vivement à n'exciser que le tissu morbide et à respecter autant que possible le stroma de la muqueuse.

III

La tendance du processus à envahir la conjonctive bulbaire, la cornée, toute l'épaisseur des parties molles des paupières, en produisant partout une désorganisation profonde, caractérise la forme grave, qu'on pourrait, à juste titre, qualifier de *maligne*.

La conjonctive est considérablement épaissie, ses villosités saillantes et volumineuses se confondent avec les véritables granulations, d'ailleurs très nombreuses et confluentes. Les paupières, infiltrées dans toute leur épaisseur, sont hypertrophiées à tel point qu'en les retournant aussi complètement que possible il est difficile de mettre à nu les culs-de-sac.

La conjonctive bulbaire et la cornée se prennent rapidement. De gros vaisseaux tortueux rampent à la surface de la sclérotique, et s'avancent sur la cornée. De plus en plus nombreux à mesure que l'affection progresse, ces rameaux finissent par former un pannus, tantôt superficiel (*tenuis*), laissant apercevoir, à travers les mailles vasculaires, le tissu cornéen plus ou moins altéré; tantôt épais, charnu (*crassus*). Dans les cas extrêmes, une véritable membrane recouvre toute la surface du globe, confondant ensemble la cornée et la sclérotique, qui est elle-même fortement vascularisée.

Du reste, qu'il y ait ou non pannus, les complications cornéennes existent presque constamment. Ce sont des infiltrations interstitielles des couches superficielles; la surface de la cornée semble rugueuse, trouble, grisâtre; tantôt une ulcération circonscrite se produit, aboutissant à une perforation limitée, suivie d'enclavement de l'iris; tantôt le processus ulcéreux détruit la cornée sur une plus grande étendue, d'où résulte une vaste perte de substance entraînant la perte de l'organe.

L'inflammation peut s'étendre aussi à l'iris, complication dont il est difficile de se rendre compte, vu les difficultés d'exploration à travers la cornée. Pourtant, en se plaçant latéralement et en examinant l'œil à l'éclairage oblique, on parviendra quelquefois à constater l'adhérence du bord pupillaire à la cristalloïde antérieure.

Au bout d'un temps plus ou moins long, soit spontanément, soit sous l'influence des cautérisations, s'accomplissent des transformations remarquables de la muqueuse, qui méritent bien le nom de *dégénérescence cicatricielle*.

Le tissu des granulations se métamorphose, devient fibreux, rétractile, il présente tous les caractères du tissu cicatriciel et jouit des mêmes propriétés. En retournant les paupières, on aperçoit par place des traînées blanchâtres, de petites bandelettes parallèles au bord libre; en ces points, la conjonctive palpébrale apparaît mince, pâle, exsangue; dans le reste de son étendue, elle est encore vasculaire, rouge, infiltrée de granulations. Peu à peu, l'atrophie augmente, et, à un moment donné, toute la muqueuse présente les caractères d'une dégénérescence cicatricielle complète; sa surface est unie, blanchâtre; elle semble mince, atrophiée, et très adhérente aux cartilages tarses.

Ceux-ci, subissant souvent les atteintes de ce processus, peuvent présenter, à leur tour, des transformations remarquables. Ils se rétractent, se rapetissent, se recourbent sur eux-mêmes, produisant ainsi un entropion plus ou moins accusé. Nous avons insisté, en temps et lieu (1), sur cette incurvation particulière de la charpente fibreuse des paupières, qui rend si difficile leur redressement par les anciens procédés opératoires.

La dégénérescence cicatricielle, occupant toute la conjonctive, a pour effet de rétrécir les culs-de-sac, de provoquer des adhérences (*symblépharon*) et de gêner la mobilité du globe. Dans les cas extrêmes les éléments glandulaires qui lubrifient la conjonctive s'altèrent, et les conduits excréteurs de la glande lacrymale s'oblitèrent (*xérosis*).

Le processus qui aboutit à la formation des granulations se propage quelquefois, par l'intermédiaire des canalicules lacrymaux, jusqu'au sac lacrymal. Sa muqueuse s'enflamme, sa cavité se rétrécit, et la rétention des larmes avec toutes ses conséquences funestes vient encore aggraver la situation.

Traitement. — Les mêmes précautions hygiéniques, déjà recommandées au sujet des granulations aiguës, doivent être ici rigoureusement observées. Les malades éviteront, autant que possible, le séjour dans un air vicié, la fumée, les poussières, le travail le soir à la lumière. Ils seront soumis à un régime tonique, on veillera à ce qu'ils aient une bonne nourriture. Le déplacement, le changement d'air exercent une heureuse influence sur l'état de la conjonctive, et sont de précieux auxiliaires du traitement local.

Celui-ci consistera en cautérisations faites d'une façon méthodique, et portant autant que possible sur les culs-de-sac. Le sulfate de cuivre dissous dans la glycérine dans la proportion de 1 pour 8 ou 1 pour 4 selon l'intensité de la maladie sera encore le meilleur topique.

Une question importante dans ces cautérisations, c'est de savoir les répéter à propos. Selon les différents cas, selon le degré d'irritation qu'elles provoquent, on devra les renouveler tous les

____

(1) Voir *Trichiasis, Entropion.*

jours, ou tous les deux ou trois jours. L'état de la sécrétion de la muqueuse nous fournit aussi des renseignements précieux à cet égard : est-elle abondante, la cautérisation quotidienne est indiquée ; commence-t-elle à se tarir, on peut espacer les cautérisations, pour les suspendre tout à fait quand elle a cessé.

Les caustiques finissent par perdre au bout d'un certain temps, leur influence curative, la réaction provoquée par leur application devenant insignifiante, et l'état de la muqueuse restant stationnaire, il est indispensable de les varier.

Le sulfate de cuivre alternera donc avec les solutions de sousacétate de plomb ou de nitrate d'argent, ces dernières étant plus spécialement réservées aux cas où il existe un certain degré de purulence. Nous conseillons de s'en tenir à ces trois caustiques ; les substances astringentes (borax, tannin), les acides dilués (acide nitrique, acide chromique) n'ont jamais donné des résultats bien satisfaisants.

Si des ulcères de la cornée compliquent les granulations, il faudra recourir aux instillations d'ésérine. Quelquefois, dans ces cas les douleurs sont extrêmement violentes, et l'œil toujours très irritable supporte fort mal la cautérisation quelle qu'elle soit. La paracentèse de la chambre intérieure est alors formellement indiquée, cette petite opération procure un soulagement immédiat et rend de nouveau l'œil tolérant pour les caustiques. Une perforation est-elle imminente, le bandage compressif sera appliqué pendant quelques jours ; tout cela sans préjudice des cautérisations, qui seront faites comme par le passé.

Le pannus de la cornée, accident si fréquent, parfois si redoutable dans les granulatious chroniques, cède habituellement au traitement dirigé contre l'inflammation de la muqueuse ; dans d'autres cas il réclame une médication spéciale. Les vaisseaux sontils peu abondants (*pannus tenuis*), on peut essayer, pour favoriser leur disparition, la pommade au précipité jaune :

Précipité jaune........... 1 gramme.
Vaseline................ 10   —

On introduit entre les paupières le volume d'une grosse tête d'épingle de cette pommade une fois par jour.

Si, malgré ces moyens, si, après s'être bien assuré qu'il n'existe plus de rétrécissement des voies lacrymales, que la cornée n'est pas irritée par des cils déviés, le pannus persiste, épais, charnu, recouvrant toute la cornée, on essaiera de faire *l'abrasion* du tissu conjonctival péri-cornéen. Cette opération consiste à disséquer et à enlever une couronne de la muqueuse, de 5 à 6 millimètres de largeur, tout autour de la cornée : elle a pour but d'interrompre l'apport du sang vers cette membrane et de produire l'oblitération des vaisseaux sectionnés. Son efficacité est parfois très grande : à la longue, le pannus, disparaît et la cornée reprend peu à peu sa transparence. Il est bon d'être prévenu que cet heureux changement ne se montre guère qu'après plusieurs mois. Au lieu de pratiquer l'abrasion de la conjonctive ou *péritomie*, on peut promener sur le pourtour de la cornée la pointe d'un galvano-cautère qui détruit tous les vaisseaux qu'il touche. C'est un excellent moyen de traitement qui donne parfois des résultats remarquables.

Enfin dans les cas graves, rebelles, invétérés, *l'inoculation du pus blennorrhagique* a été proposée et tentée dans le but de substituer au processus chronique une inflammation franche, aiguë, susceptible de modifier favorablement l'état de la muqueuse. Cette méthode de traitement jouit d'une grande faveur en Belgique et elle a donné de beaux succès dans des cas en apparence désespérés. Mais son application devait rester strictement limitée aux cas où la cornée était protégée par un pannus épais et charnu. Aujourd'hui que nous possédons des moyens plus sûrs de nous rendre maîtres d'une conjonctivite purulente, l'emploi de ce procédé pourrait être plus étendu. On doit toutefois prendre quelques précautions, choisir, par exemple, au lieu du pus blennorrhagique, du pus d'une ophthalmie purulente ordinaire, qui est moins virulent, ou bien le diluer dans une certaine quantité d'acide borique. Un fait d'observation et d'expérience doit d'ailleurs nous rassurer sur la gravité de cette inoculation : une conjonctivite purulente qui éclate sur une conjonctive déjà malade ne présente plus la même gravité que sur une conjonctive saine. Néanmoins, quand après inoculation, une conjonctive purulente intense éclate, menaçant la cornée, il faut pendant les premiers jours maîtriser l'inflammation en pratiquant toutes *les 12 heures* une cautérisation avec une solution 3 0/0 de nitrate d'argent en y joignant les lavages répétés avec une solution saturée d'acide borique. Dès que tout danger a disparu on cesse les cautérisations et on abandonne la suppuration à elle-même (1). De Græfe a proposé de vasculariser la muqueuse et de provoquer un

(1) Voir à ce sujet la note que j'ai publiée dans les *Annales d'oculistique*, mai-juin 1882, p. 227.

certain degré de purulence par l'emploi de cataplasmes ou de compresses chaudes. Récemment de Wecker (1) a fait usage du jiquirity, graine d'une liane à réglisse qui pousse au Brésil. 32 grammes sont broyées dans un mortier, on fait macérer cette poudre pendant 24 heures dans 500 grammes d'eau froide, on y ajoute 500 grammes d'eau chaude, on laisse encore macérer 24 heures, puis on filtre et on touche deux ou trois fois la conjonctive avec cette solution ainsi préparée. Une conjonctivite purulente se déclare qu'on abandonne à elle-même et qui paraît modifier heureusement l'état de la muqueuse.

Nous avons déjà insisté sur les conséquences fâcheuses résultant de l'étroitesse de l'ouverture palpébrale (*Blépharophimosis*), du trichiasis, de l'entropion, du rétrécissement des voies lacrymales, et il est à peine besoin de dire qu'on devra faire disparaître toutes ces causes d'aggravation par les moyens appropriés.

OPHTHALMIE MILITAIRE, CONTAGIEUSE, D'ÉGYPTE, ETC.

La conjonctivite granuleuse aiguë et chronique possède, comme nous venons de le voir par la description qui précède, des caractères cliniques et anatomiques parfaitement nets; et cependant aucune maladie oculaire n'a prêté davantage à la confusion. Les espèces décrites par les auteurs varient à l'infini. Pour les uns, l'état granuleux n'est autre chose que l'hypertrophie des villosités de la muqueuse survenue sous l'influence d'une phlegmasie chronique. D'autres appellent *granulations* l'hypertrophie des follicules clos qui siègent dans le tissu sous-muqueux. Le plus grand nombre négligeant de retourner les paupières, d'explorer les culs-de-sac, et méconnaissant ainsi l'existence des granulations, ont confondu la conjonctivite granuleuse avec la conjonctivite purulente. Chacun s'est attaché à établir une entité morbide, non plus d'après une lésion anatomique nettement définie, mais en se basant simplement sur tel ou tel caractère apparent, souvent secondaire, qui l'avait frappé. De là une foule de descriptions, de noms divers : ophtalmie d'Egypte, militaire, épidémique, contagieuse, d'Algérie, attribués à des états morbides qui n'étaient que des conjonctivites purulentes ou granuleusés.

La dénomination d'*ophthalmie égyptienne*, d'*ophthalmie miliaire des armées* date du commencement du siècle La première

_____
(1)*Annalse d'oculistique*, juillet-août 1882.

épidémie éclata dans l'armée française débarquée en Égypte, plus tard dans l'armée anglaise à Aboukir. Larrey (1) rapporte que les 30 000 soldats composant l'armée d'Égypte furent presque tous atteints. Il attribue l'extension rapide du fléau aux fatigues de toute sorte, aux marches forcées, aux tourbillons de sable soulevés par des vents violents, aux moyens insuffisants qu'avaient les soldats de se garantir du soleil brûlant pendant le jour, et du froid humide de la nuit.

Plus tard, le contact des armées françaises avec les autres armées d'Europe provoqua l'apparition de nouvelles épidémies. L'armée belge fut surtout éprouvée. Jüngken rapporte que de 1816 à 1834, 4 000 soldats perdirent complètement la vue, 10 000 furent à moitié aveugles. Nous verrons avec quelle difficulté l'on parvint à la débarrasser d'un tel fléau.

En lisant attentivement la description de ces épidémies d'ophthalmie, on reste convaincu qu'il ne s'agissait pas d'une forme spéciale unique, mais bien d'un mélange d'ophtalmies purulentes et d'ophtalmies granuleuses. Les mêmes conditions se manisfestent à propos de l'ophtalmie d'Algérie, évidemment analogue aux précédentes. Tandis que Furnari, envoyé à deux reprises différentes en Algérie par le gouvernement français, en 1842 et 1859, pour étudier l'ophtalmie, déclare qu'il n'y a rencontré nulle part l'état granuleux caractéristique de l'ophthalmie des armées, et que l'ophtalmie algérienne n'est qu'une ophthalmie catarrhale purulente n'ayant aucun rapport avec cette dernière, Cuignet affirme que ce n'est autre chose qu'une conjonctivite granuleuse.

En Égypte, en Algérie, les fortes chaleurs, les vents et nuages de sable qui viennent du désert contribuent à rendre la conjonctivite granuleuse endémique.

Il ressort des intéressantes observations du docteur Cuignet qu'au début de la conquête en Algérie l'affection ne sévissait que parmi les Arabes. Une fois la paix conclue, nos soldats, ayant des rapports continuels avec les indigènes infestés, les fatigues, la mauvaise alimentation, la malpropreté aidant, furent atteints à leur tour. Chose remarquable, et qui prouve combien la question de terrain doit être prise en considération : il y eut peu de victimes parmi les officiers et les détachements qui purent se bien nourrir et conserver un certain bien-être. La population civile fut longtemps épargnée : la propagation ne commença à se faire

____

(1) *Relation historique et chirurgicale sur l'expédition de l'armée d'Orient en Egypte et en Syrie*, Paris, 1803.

que lorsque les rapports avec les indigènes devinrent très fréquents.

Lors de l'épidémie qui éclata sur les troupes belges, il fallut
prendre des mesures pour s'en rendre maître. Une commission
nommée à cet effet refusa de croire à la propagation par contagion. Elle attribua le mal à une congestion passive de la tête produite par le col de l'uniforme et par le schako. De là une réforme
générale dans l'habillement des troupes. La maladie n'en con-
tinua pas moins à se propager. L'idée de la contagion ne tarda
pas à rallier de nombreux partisans; mais elle eut pour effet
une mesure détestable, le licenciement. Les soldats malades
renvoyés chez eux y devinrent autant de foyers contagieux : un
grand nombre de petites épidémies éclatèrent en différents
points de la Belgique, et il fallut dès lors aviser à d'autres moyens.

L'on se décida à séquestrer les sujets infestés, à les cantonner
tout en améliorant leurs conditions hygiéniques, et en les sou-
mettant à un traitement local approprié. L'on parvint enfin, en
agissant ainsi, à débarrasser l'armée d'un fléau qui la menaçait
des plus grands ravages.

CONJONCTIVITE FOLLICULAIRE.

Dans cette variété de conjonctivite, on voit apparaître à la surface de la muqueuse de petites saillies vésiculeuses, arrondies,
presque transparentes, ayant environ 1 millimètre de diamètre.
Disposées en séries linéaires parallèles à la fente palpébrale, elles
siégent de préférence dans le cul-de-sac inférieur vers les commissures. A leur niveau la conjonctive a tantôt conservé son
aspect normal, tantôt elle est un peu congestionnée. En excisant un lambeau et en examinant au microscope ces productions
morbides, on constate que leur structure est tout à fait analogue
à celle des *follicules clos* lymphatiques; quelques-unes pourtant,
plus petites, plus aplaties, offrant une coloration blanchâtre, sont
dépourvues d'enveloppe propre, et semblant formées par une
simple accumulation de cellules lympatiques libres dans le stroma
conjonctival.

D'habitude, le début est insidieux, la réaction peu accusée, et
les symptômes apparents si insignifiants, que la présence des follicules passe souvent inaperçue.

Au point de vue clinique, cette affection présente une certaine analogie avec la conjonctivite granuleuse simple. Néanmoins, entre ces deux variétés de conjonctivite les distinctions suivantes peuvent être établies. D'abord les follicules diffèrent des granulations par leur transparence, leur aspect vésiculeux, leur forme arrondie, une localisation plus spéciale, la paupière supérieure étant rarement atteinte. De plus, la conjonctivite granuleuse détermine presque toujours des lésions secondaires du côté de la cornée, dans le tissu cellulaire sous-conjonctival, tandis que ces mêmes accidents ne se rencontreraient jamais dans la conjonctivite folliculaire. Enfin les follicules se résorberaient et disparaîtraient sans laisser de traces, marche bien différente des granulations, qui presque toujours finissent par se transformer, à la longue, en tissu cicatriciel.

La conjonctive s'injecte, rougit, se tuméfie. Une *inflammation érysipélateuse envahit les paupières*, surtout vers le grand angle de l'œil ; au niveau de leur bord libre, la peau est enflammée, excoriée à la surface. Les follicules caractéristiques apparaissent dans le cul-de-sac inférieur ; la coloration de la muqueuse, moins vive que dans l'inflammation catarrhale franche, est plutôt rose pâle que rouge vif.

La durée de cette conjonctivite est variable ; d'habitude passagère, surtout si, ayant reconnu son origine, on fait disparaître la cause occasionnelle, elle peut devenir *granuleuse*, chronique, et sa guérison est alors fort lente à obtenir.

L'étiologie est assez obscure. L'encombrement, le séjour dans un endroit peu aéré, une nourriture insuffisante, un travail prolongé à la lumière, l'action des poussières, des vapeurs irritantes, semblent exercer pourtant une influence incontestable.

Enfin elle est quelquefois consécutive aux instillations répétées des collyres à l'atropine : ce sujet si important au point de vue pratique exige de plus amples détails et mérite de nous arrêter un instant.

En venant s'ajouter fréquemment à un autre état morbide de l'œil, cette complication est d'autant plus fâcheuse que son apparition oblige à suspendre un médicament dont l'emploi était impérieusement indiqué. C'est d'ordinaire dans l'iritis aiguë ou chronique, à la suite des opérations de cataracte, etc., nécessitant des instillations répétées d'atropine, qu'on la voit apparaître.

Dès que l'intolérance se manifeste, les instillations d'atropine doivent être suspendues ; mais, d'un autre côté, il faut se préoccuper de les remplacer par un médicament jouissant de propriétés analogues. On a préconisé dans ce but :

1° Les frictions belladonées autour de l'orbite ; le malade étale sur un petit linge gros comme une noisette de la pommade suivante :

> Extrait de belladone..... 3 grammes.
> Axonge.............. 30 —

avec laquelle il frotte énergiquement les régions temporale et frontale. Ces frictions sont répétées plusieurs fois par jour s'il est nécessaire ;

2° La préparation suivante :

> Extrait de belladone..... 1 gramme.
> Eau.................... 200 —

On trempe des compresses dans cette solution et on les applique quelques minutes sur les paupières entr'ouvertes ;

3° La jusquiame, qui peut remplacer la belladone.

Pensant que l'atropine était la cause de tout le mal quelques ophthalmologistes ont proposé de la remplacer par la *daturine* et *l'hyoscyamine* et plusieurs observations ont été publiées où cette substitution paraît avoir été couronnée de succès. Mais aujourd'hui il semble parfaitement démontré que les accidents attribués à l'atropine sont uniquement dûs aux micro-organismes qui se développent dans toutes les solutions renfermant des alcaloïdes végétaux aussi bien la daturine et l'hyoscyamine que l'atropine. Du reste dans un important travail, Regnauld et Valmont (1) ont démontré que la composition chimique et atomique de la daturine et de l'hyoscyamine était identique à tous les points de vue à l'atropine employée habituellement. Aussi depuis longtemps j'ai l'habitude d'associer aux collyres d'atropine un gramme d'acide borique qui s'oppose au développement des micro-organismes, cause première de l'irritation conjonctivale.

Le *traitement* de la conjonctivite folliculaire, dans la forme aiguë, consistera dans l'usage des caustiques, à dose modérée.

Les solutions de

> Nitrate d'argent.......... 0ᵍ,50
> Eau distillée........... 100ᵍ,00

ou de sous-acétate de plomb :

> Extrait de Saturne...... 10 grammes.
> Eau distillée........... 30 —

(1) *Journal de Pharmacie et de Chimie.* Année 1881, 2ᵉ part., p. 3.

sont celles qui conviennent de préférence ; les cautérisations sont faites, comme précédemment, après avoir retourné les paupières.

Dès que l'inflammation de la muqueuse a cessé, et alors même que les follicules n'auraient pas complètement disparu, il faut suspendre tout traitement local et se contenter de placer les malades dans de bonnes conditions hygiéniques.

CONJONCTIVITE DIPHTHÉRITIQUE.

Cette conjonctivite est essentiellement caractérisée par la présence d'une infiltration fibrineuse répandue dans la trame même de la muqueuse.

C'est à Trousseau, de Græfe, Jacobson et de Wecker que nous devons les descriptions les plus complètes de cette affection. De Græfe s'est attaché surtout à la séparer de la *conjonctivite membraneuse* décrite par le professeur Bouisson de Montpellier, dans laquelle les exsudats, superficiels, faciles à enlever, n'occupent jamais l'épaisseur du parenchyme muqueux.

Symptômes du début. — Au début, les symptômes ressemblent beaucoup à ceux d'une conjonctivite purulente grave. Les paupières sont rouges, luisantes, gonflées, elles recouvrent complétement le globe oculaire. Mais en les retournant, opération toujours difficile et très pénible pour le petit malade, la conjonctive apparaît pâle, blafarde, exsangue, contraste frappant avec le gonflement, la vascularisation abondante qu'elle présente dans l'ophthalmie purulente. Tandis que dans cette dernière affection la muqueuse saigne spontanément ou au moindre contact, dans la conjonctivite diphthéritique on peut frotter impunément sa surface sans provoquer la moindre hémorrhagie. En regardant de près, on découvre par places de petits foyers ecchymotiques, qui donnent à la muqueuse un aspect marbré. Cet état exsangue si caractéristique de la conjonctive, la coloration blafarde, l'absence de vaisseaux, sont dus à la présence d'un exsudat fibrineux infiltré dans le parenchyme de la muqueuse. Les vaisseaux comprimés deviennent imperméables, la circulation s'arrête, d'où résultent des troubles profonds de la nutrition, aboutissant à une nécrose plus ou moins étendue de la muquense.

Période d'état. — Au bout de deux à trois jours, la cornée, dont la nutrition est entravée par suite de l'oblitération de ses vaisseaux nourriciers, devient le siège d'altérations analogues à celles que nous avons déjà décrites à propos de l'ophthalmie purulente, mais peut-être encore plus graves.

Tantôt c'est une infiltration grisâtre qui l'envahit rapidement dans toute son étendue, détruisant à la fois les lamelles superficielles et les lamelles profondes. La cornée nécrosée se détache pour ainsi dire en bloc, laissant une énorme ouverture béante, à travers laquelle s'échappent le cristallin et une partie du corps vitré. D'autres fois, il se fait une ulcération d'étendue variable. Au niveau de la perte de substance, la cornée conserve d'abord sa transparence; mais peu à peu, au fur et à mesure que l'ulcération s'agrandit, elle devient grisâtre, jaunâtre, et une perforation plus ou moins vaste survient avec toutes ses conséquences funestes.

L'apparition des lésions cornéennes coïncide avec les changements qui inaugurent la période de *suppuration*. La muqueuse, jusque-là terne, sale, exsangue, commence à se vasculariser en certains points; peu à peu elle devient rouge, tomenteuse, et même bourgeonnante : il est alors facile, en la touchant, de la faire saigner. La sécrétion change de nature, elle devient franchement purulente; les paupières commencent à se dégonfler et à s'affaisser. Plus que jamais l'analogie entre l'affection qui nous occupe et la conjonctivite purulente est grande, et si l'on n'a pas assisté au début de la maladie, il devient presque impossible à cette période d'en faire la distinction.

Période de déclin, de cicatrisation. — Bientôt commence une troisième période, celle du déclin, où la conjonctivite diphthéritique reprend les caractères qui lui sont propres. Les vaisseaux, jusque-là comprimés, recouvrent en partie leur perméabilité, la muqueuse redevient rouge et recommence à vivre. Mais elle a subi une désorganisation profonde : en certains points, le tissu a été définitivement détruit; les lambeaux nécrosés s'éliminent et font place à des cicatrices : cette période de cicatrisation appartient spécialement à la conjonctivite diphthéritique. L'étendue et la profondeur des cicatrices sont en rapport avec le degré d'infiltration fibrineuse de la muqueuse dans la première période; plus tard, nous constatons leurs effets habituels : la conjonctive se rétracte, entraînant la déformation des paupières et le renversement du bord ciliaire, produisant ainsi l'entropion, le trichiasis, etc.

Il faut surtout éviter de confondre la conjonctivite diphthéritique avec la conjonctivite *membraneuse*; il n'y a entre elles qu'une analogie d'aspect. Dans cette dernière affection, la muqueuse est recouverte par un exsudat fibrineux coagulé d'un aspect grisâtre, mais qui est simplement étalé à la surface au lieu d'être infiltré dans la profondeur. En détachant cette fausse membrane, plus ou moins adhérente, on découvre au-dessous la muqueuse rouge, vasculaire saignante, ce qui n'a pas lieu dans la conjonctivite diphthéritique.

Du reste, la conjonctivite membraneuse n'est pas, à vrai dire, une entité morbide; la coagulation d'un exsudat fibrineux à la surface de la muqueuse est une complication fortuite, qui peut se montrer dans la conjonctivite catarrhale intense et dans la conjonctivite purulente de l'adulte ou du nouveau-né. Nous ne pouvons même pas accepter l'opinion de quelques auteurs, pour lesquels cette affection tiendrait le milieu entre la conjonctivite purulente et la conjonctivite diphthéritique.

La conjonctivite diphthéritique est une maladie du premier âge : elle s'observe presque toujours chez des enfants — les cas peu nombreux où elle a été observée chez des sujets adultes reconnaissaient pour cause l'inoculation directe. — De Græfe et Jacobson, qui ont vu un grand nombre de malades atteints de conjonctivite diphthéritique, n'en signalent pas un seul exemple chez le nouveau-né.

Nous avons déjà mentionné les graves conséquences qui peuvent résulter des lésions de la cornée, lésions presque constantes dans cette redoutable affection. Dans les cas les plus heureux, des opacités encombrent la pupille et gênent plus ou moins la vision; trop souvent une nécrose étendue, une suppuration de l''œil déterminent l'atrophie complète de l'organe. Le pronostic est d'autant plus grave que nous ne possédons encore aucun moyen sûrement efficace pour enrayer l'affection et empêcher la cornée d'être envahie.

Étiologie. — Cette maladie revêt souvent le caractère épidémique. C'est dans ces conditions qu'il nous est donné de l'observer en France où elle ne sévit guère que dans les hôpitaux d'enfants : les cas isolés sont excessivement rares, surtout dans la clientèle de ville ou dans les cliniques particulières. En Allemagne, la conjonctivite diphthéritique est beaucoup plus fréquente.

Elle est contagieuse : de plus un grand nombre de faits bien observés prouvent qu'elle peut éclater après l'inoculation du pus d'une conjonctivite purulente ou granuleuse.

De Græfe, Jacobson, et tous ceux qui ont étudié depuis la conjonctivite diphthéritique, la considèrent comme la manifestation d'un état général grave, de la diphthérie. A l'appui de leur opinion, ils invoquent son caractère épidémique, sa transmission par contagion, la coexistence d'autres manifestations de la diphthérie, telles que l'angine, le croup. Contrairement à l'avis de ces habiles observateurs, et d'après ce que j'ai pu observer pendant mon internat à l'hôpital des enfants je reste convaincu que cette affection est souvent locale et qu'elle peut survenir en dehors de toute infection diphthéritique, pourvu qu'elle trouve un terrain favorable à son développement.

Voyez ce qui se passe dans les hôpitaux d'enfants : le croup règne constamment dans les salles, et pourtant les épidémies de conjonctivite diphthéritique sont relativement rares. Le croup existe aussi fréquemment en ville, et cependant l'infiltration fibrineuse de la conjonctive ne s'y observe presque jamais. La conjonctivite diphtéritique n'est pas suivie non plus de ces paralysies partielles que laisse après elle l'angine diphthéritique. D'autre part, ne connaissons-nous pas la mortalité effrayante de la diphthérie, or la plupart des petits malades atteints de conjonctivite diphthéritique résistent et conservent une bonne santé ? Enfin, et c'est là un argument péremptoire, les mêmes chirurgiens qui considèrent la conjonctivite diphthéritique comme une manifestation de la diphthérie, admettent qu'elle peut se développer à la suite de l'inoculation du pus blennorrhagique, à la suite d'un traumatisme ! Quelle contradiction flagrante avec les lois les plus élémentaires de la pathologie générale ?

Traitement. — Tout a été tenté dans la période du début, et malheureusement presque toujours avec le même insuccès. Aussi les indications *précises* sur la conduite à tenir à ce moment font-elles complétement défaut. Les uns vantent les applications de compresses chaudes dans le but de favoriser la vascularisation de la muqueuse ; les autres les proscrivent absolument, et recommandent l'emploi des compresses glacées.

L'utilité des cautérisations est généralement fort contestée. Presque tous s'accordent pourtant à recommander un traitement antiphlogistique énergique quand la rougeur et le gonflement des paupières sont considérables.

Quelques sangsues à la tempe, l'agrandissement de la fente palpébrale par l'incision de la commissure externe permettront d'éviter en partie les funestes effets de la compression de la cornée ; quelques légères scarifications à la surface de la muqueuse pourront aussi ranimer sa vitalité.

Dès que la cornée commence à s'ulcérer, on aura recours aux instillations d'ésérine, à la paracentèse de la chambre antérieure ; s'il y a menace de perforation, au bandeau compressif ; en un mot, le traitement sera analogue à celui que nous avons décrit à propos de la conjonctivite purulente.

Dès que la suppuration s'établit, il faut revenir aux cautérisations avec le crayon de nitrate d'argent mitigé et aux compresses glacées.

L'insuffisance de ces divers moyens, l'incertitude qui règne encore sur leur mode d'emploi, les nombreux insuccès qui suivent leur application, aussi bien que l'abstension complète, doivent décider les ophthalmolgistes à diriger leurs investigations d'un autre côté en particulier vers les antiseptiques. Alfred Græfe (1) a rapporté une observation intéressante où l'attouchement de la muqueuse avec une solution d'acide phéniqué au centième produisit les plus heureux effets ; l'eau chlorurée, la liqueur de Labarraque, les solutions de chloral au 1/100, les lavages répétés avec l'acide borique ont été employées dans le même but, et ces tentatives semblent avoir donné plus que des espérances.

Volfring a obtenu récemment de grands avantages de l'emploi *local* des mercuriaux. Il commence par essuyer la conjonctive, puis il la frotte avec un petit linge recouvert d'une légère couche d'onguent mercuriel double ; il pratique trois applications semblables dans l'espace d'une demi-heure ; entre chacune d'elles il essuie soigneusement la muqueuse avec un linge fin ; le surlendemain il recommence le même traitement, en diminuant progressivement le nombre et la durée des frictions. Ce moyen semble avoir donné des résultats satisfaisants, mais il n'a été employé qu'un petit nombre de fois.

Dans le traitement de la conjonctivite diphthéritique, la plupart des auteurs recommandent de chercher à modifier l'état général ; mais ici encore les opinions sont divergentes : tandis que les uns recommandent les toniques, l'extrait de quinquina à haute dose, les autres vantent les altérants et les mercuriaux sous diverses formes. De Græfe donne, toutes les deux heures, de 2 à 5 centigrammes de calomel, suivant l'âge du sujet, ou bien fait frictionner trois fois par jour avec 3 ou 4 grammes d'onguent napolitain jusqu'à salivation. Les avantages d'un traitement aussi vigoureux n'ayant jamais été bien mis en évidence, l'on ne doit en user qu'avec certaines précautions, surtout chez les enfants.

____

(1) *Klinische Monatsblätter für Augenheilkunde*, p.91, 1873.

Les indications thérapeutiques de la dernière période dépendent de la nature des désordres produits. L'entropion, le trichiasis, etc., seront combattus par les moyens appropriés. Une iridectomie pourra quelquefois améliorer la vision compromise par des leucomes.

DÉGÉNÉRESCENCE AMYLOIDE.

Quelques ophthalmologistes ont signalé dans ces derniers temps la dégénérescence amyloïde de la conjonctive.

Les premières publications sur ce sujet furent faites par OEttingen (1) et Kyber (2), qui regardèrent cette affection comme purement locale.

Leber en a rapporté récemment un nouveau cas intéressant où l'examen histologique a fourni quelques renseignements précieux sur la nature des lésions de la muqueuse. Les principaux symptômes observés sont les suivants : la conjonctive est hypertrophiée au point de faire parfois saillie sous lapaupière et de la soulever. Le pli semi-lunaire participe souvent à cette hypertrophie. La cornée n'est pas affectée de pannus. Tantôt les deux yeux ont été atteints, tantôt un seul.

Chez le malade dont parle Leber, l'affection fut prise tout d'abord pour une dégénérescence hypertrophique analogue à celle que l'on observe dans le trachome, plus tard seulement le microscope révéla la véritable nature de la maladie. On fit l'excision de tous les plis exubérants, et on évacua au moyen de la curette de Daviel les masses gélatiniformes infiltrées.

Voici quels furent les résultats de l'examen microscopique.

La consistance des parties envahies par dégénérescence est très molle, en les piquant à la surface on fait sourdre une masse gélatiniforme. Ces masses sont exclusivement formées par un nombre infini de corpuscules brillants de différentes grandeurs, dispersés dans une substance fondamentale fluide et transparente. Leur réaction avec l'iode et l'acide sulfurique prouve que ce sont des corpuscules amyloïdes.

Une particularité remarquable, qui d'après Leber n'a pas en-

(1) OEttingen, *Dorpater med. Zeitsch.*, t. II, p. 49.

(2) Kyber, *Studien über die amyloïde Degeneration* (Thèse inaugurale, Dorpat, 1871).

core été signalée, c'est que tous ces corpuscules sont contenus
dans une membrane enveloppante renfermant des noyaux, tout
à fait analogue à la gaîne endothéliale qui enveloppe les trabécules du tissu conjonctif lâche. L'existence de cette membrane
enveloppante est aussi évidente sur les préparations fraîches,
traitées par la glycérine et le carmin, que sur celles qui sont
traitées par le bichromate de potasse ; on ne peut donc pas la
considérer comme une altération de la surface des corpuscules
produite par l'action de cette dernière substance. Cette membrane est à peine colorée par le carmin ; en présence de l'iode
elle prend une teinte jaunâtre, tandis que son contenu est fortement coloré en rouge par le carmin et en violet par l'iode.

Dans les endroits où le tissu offre une consistance plus ferme,
il est composé de faisceaux présentant un aspect fibrillaire, réfléchissant fortement la lumière, anastomosés entre eux d'une façon
irrégulière et offrant une certaine analogie avec les gros faisceaux
du tissu conjonctif ; ces faisceaux présentent, dans toute leur
étendue, la réaction amyloïde, leur surface est recouverte aussi
d'une membrane d'enveloppe renfermant des noyaux. Les parois
épaissies des vaisseaux ont subi la dégénérescence amyloïde.

Leber termine son travail par les conclusions suivantes :

1° La dégénérescence amyloïde de la conjonctive bulbaire et
des paupières paraît être une maladie purement locale ;

2° Elle constitue une forme clinique spéciale, différente du trachome, car, bien qu'elle puisse être consécutive à cette maladie,
elle est parfois primitive et survient d'emblée ;

3° Le processus consiste dans le développement de corpuscules
ou de trabécules amyloïdes ; ces deux éléments sont entourés
d'une membrane propre renfermant des noyaux.

XÉROSIS.

On désigne, sous le nom de *xérosis*, une maladie caractérisée
par un état de sécheresse particulier de la conjonctive résultant
de son atrophie et de l'oblitération de ses éléments sécréteurs. La
plupart des auteurs décrivent deux variétés de xérosis : le xérosis
squameux et le xérosis *glabre*.

Dans la première variété, la surface de la conjonctive présente
un aspect mat, terne ; elle est recouverte, par places, de petites
écailles blanchâtres, analogues à celle du psoriasis. La muqueuse

perd sa souplesse, et, pendant les mouvements de l'œil, la conjonctive bulbaire forme des plis nombreux à la surface du globe
bulbaire et de la conjonctive palpébrale. Les adhérences s'établissent peu à peu entre les surfaces opposées de la conjonctive,
et il s'ensuit un rétrécissement considérable des culs-de-sac dans
tous les sens (symblépharon).

La cornée, envahie à son tour (*xérophthalmie*), prend un aspect terne, mat, dépoli, se recouvre de squames; d'autres fois,
une membrane mince, vasculaire, semblant se continuer avec la
conjonctive bulbaire, s'étale à sa surface. Ces lésions, néanmoins,
restent superficielles et n'intéressent pas le tissu propre de la
cornée, qui reste intacte au-dessous.

Dans les formes graves, la sécrétion des larmes et du mucus
conjonctival est complètement abolie : persiste-t-elle à un faible
degré, les parties solides se concrètent et donnent naissance à des
croûtes.

Les points lacrymaux, le sac lacrymal s'oblitèrent à la longue,
le tissu cellulaire sous-conjonctival, le cartilage tarse subissent à
leur tour les atteintes du processus; de là un ratatinement, une
incurvation des paupières, produisant le trichiasis, l'entropion, le
lagophthalmos.

Les malades se plaignent d'une sensation fort désagréable de
sécheresse dans l'œil, les mouvements du globe oculaire sont
gênés, douloureux, la vision, toujours plus ou moins compromise,
peut être complétement abolie si la cornée est envahie dans
toute son étendue.

Examinée au microscope, la conjonctive présente une atrophie
manifeste. Son tissu aminci est devenu fibreux, cicatriciel; les
éléments glandulaires et les papilles ont disparu. La plupart des
vaisseaux sont oblitérés : les mêmes lésions s'étendent au tissu
sous-conjonctival.

Le xérosis *glabre* n'occupe d'ordinaire qu'une étendue limitée
de la conjonctive, d'où le nom de *partiel* qui lui a été aussi donné
par quelques auteurs. Bien qu'ayant perdu son brillant, la muqueuse, dans les points atteints, n'est pas recouverte de squames.
Ce sont plutôt des taches, d'un reflet légèrement nacré, dues à
l'atrophie cicatricielle de la conjonctive.

Ammon, Benedict, Schmidt ont soutenu que le xérosis était
toujours le résultat d'ophthalmies ayant entraîné l'oblitération
des conduits excréteurs de la glande lacrymale. Il est difficile
d'accepter une opinion aussi exclusive, car, ainsi que le prouvent
les nombreux cas d'extirpation de la glande lacrymale, la sécré-

tion des glandules de la conjonctive suffit à lubrifier cette muqueuse. On est donc forcé d'admettre l'existence d'un processus spécial, produisant à la fois l'atrophie de la muqueuse et la destruction de ses éléments glandulaires.

Du reste, cette maladie ne s'observe guère qu'à la suite de conjonctivites chroniques, granuleuses, diphthéritiques, qui intéressent, comme on le sait, toute l'épaisseur de la muqueuse. On l'a vue survenir à la suite d'une irritation continue et prolongée, produite par un trichiasis, un entropion ; à la suite de cautérisations intempestives trop longtemps prolongées. De Wecker l'a signalée comme terminaison d'un pemphigus de la conjonctive.

Wardrop a mentionné un cas de xérosis congénital.

Bitot, Villemin (1), Netter (2) ont décrit une forme particulière de *xérosis épithélial* coïncidant avec l'héméralopie. Il s'agissait simplement, dans ce cas, d'une desquammation abondante des cellules épithéliales, se reproduisant et repullulant avec une très grande rapidité. Le processus était localisé dans les parties de la conjonctive bulbaire qui, n'étant pas recouvertes par les paupières, sont exposées à l'air ; la cornée restait quelquefois intacte.

La plupart des malades atteints de cette forme particulière de xérosis et d'héméralopie se trouvaient dans de mauvaises conditions hygiéniques, et dans un état de délabrement des plus prononcés.

Gama Lobo a décrit, sous le nom d'*ophthalmie brésilienne*, une affection assez commune au Brésil qui sévit fréquemment chez es enfants nègres chétifs, mal nourris, et semble n'être autre chose que la précédente.

De Græfe a signalé chez les cholériques une sécheresse particulière de la conjonctive et de la cornée, dont la couche épithéliale, devenue terne, sèche, se recouvre également de petites écailles.

Ce xérosis *aigu* est dû probablement à la déperdition considérable des liquides de l'organisme, peut-être aussi à l'abolition de la sécrétion lacrymale par suite d'une paralysie du trijumeau.

Les divers traitements dirigés contre le xérosis de la conjonctive ont échoué la plupart du temps ; aussi se trouve-t-on réduit à l'emploi des moyens palliatifs. De tous les liquides essayés, le lait est le plus apte à lubrifier artificiellement la muqueuse ; le

____

(1) *Gazette médicale*, 22 mai 1863.
(2) *Ibid.*, 1863. p. 565.

malade baignera ses yeux deux ou trois fois par jour dans une
œillère. Ce traitement doit être continué pendant fort longtemps,
il donne quelquefois de bons résultats.

Stellwag a recommandé les badigeonnages avec de la glycérine.

Les remarquables résultats obtenus par Wolfe en transplantant
la conjonctive du lapin, pour guérir le symblépharon, autorise-
raient à tenter le même procédé dans le xérosis.

S'il existe un trichiasis, un entropion, on aura soin de les faire
disparaître, car ce sont des causes d'irritation continuelle.

Ollier (de Lyon) dit avoir obtenu un succès en suturant les paupières et en maintenant l'occlusion pendant une année.

PTÉRYGION.

Le ptérygion est un épaississement membraneux de la conjonctive, affectant la forme d'un triangle, dont le sommet empiète
sur le tissu cornéen et dont la base se confond vers l'une ou
l'autre commissure avec la conjonctive du bulbe et du cul-de-sac.

Le ptérygion occupe d'ordinaire les portions de conjonctive
bulbaire qui ne sont pas recouvertes par les paupières, et de
préférence le côté nasal : sa pointe empiète toujours un peu sur
le tissu cornéen, mais il est rare qu'elle s'avance assez pour recouvrir complètement la pupille.

Deux ptérygions peuvent exister simultanément sur le même
œil; celui qui est en dedans est toujours plus volumineux et plus
apparent que celui qui est en dehors. Les deux yeux sont quelquefois atteints simultanément.

En examinant les rapports du ptérygion avec les tissus sous-
jacents, on reconnaît qu'au niveau de ses bords la conjonctive
épaissie est retournée sur elle-même, formant ainsi un véritable
pli qu'on peut soulever, et sous lequel il est facile de glisser une
sonde; les adhérences avec la cornée et la sclérotique n'occupent
donc pas toute la largeur du ptérygion, mais seulement sa partie
moyenne.

Le ptérygion est dit *membraneux*, ou *charnu*, *sarcomateux*,
selon le degré d'épaississement et de vascularisation de la muqueuse.

Les troubles fonctionnels sont en général insignifiants. Toutefois un ptérygion volumineux peut provoquer une irritation
persistante, accompagnée d'un léger catarrhe de la muqueuse;
s'il est très étendu, les mouvements latéraux du globe oculaire

se trouvent gênés, et de la *diplopie* survient dans les positions extrêmes du regard.

Tant que l'ouverture pupillaire n'est pas envahie, la vision reste intacte, mais elle diminue à mesure que le sommet du ptérygion s'avance vers le centre de la cornée.

Plusieurs théories ont été mises en avant pour expliquer la formation du ptérygion. D'après Arlt, cette affection aurait toujours pour point de départ un ulcère périphérique des bords de la cornée. La conjonctive bulbaire contracterait en ce point des adhérences avec l'ulcère, puis, entraînée peu à peu, grâce à sa laxité, finirait par le recouvrir. L'adhérence une fois établie, le tiraillement qui en résulte se fait sentir au sommet du ptérygion, entretient là l'ulcération cornéenne, et celle-ci continue alors à progresser en se dirigeant vers l'ouverture pupillaire. Poncet (de Cluny) dans de nouvelles recherches publiées récemment (1) a constaté qu'au dessous de la conjonctive vers le sommet du ptérygion il existait un véritable nid de vibrions. La présence de ces micro-organismes rendrait assez bien compte de l'allure particulière qu'affecte cette singulière maladie, et des accidents graves (suppuration de la cornée) observés parfois à la suite d'interventions chirurgicales.

L'observation clinique montre que cette maladie se développe de préférence chez les individus exposés à l'action des poussières irritantes, maçons, meuniers, etc. Elle est très commune dans certains pays chauds, en particulier à la Guyane.

Winther (2) affirme avoir produit le ptérygion chez les animaux en faisant la ligature des veines ciliaires au niveau de l'insertion des muscles droits; la conclusion naturelle de ses expériences est que le ptérygion résulte d'une hyperémie veineuse, consécutive à une thrombose, un rétrécissement, ou une oblitération des veines ciliaires. Hippel et Strorogeff, ayant entrepris de nouvelles recherches dans le même sens, n'ont obtenu que des résultats négatifs.

Malgré les succès que Decondé aurait obtenus en étalant à la surface du ptérygion du sous-acétate de plomb en poudre fine, nous croyons que dans la plupart des cas le *traitement chirurgical* pourra seul assurer la guérison.

Plusieurs procédés ont été mis en usage. Nous ne parlerons

____

(1) *Archives d'ophthalmologie*, t. I, p. 21.

(2) *Untersuchungen über den Bau der Hornhaut und des Flugelfelles.* Giessen, 1856.

pas de la ligature et de l'excision, procédés défectueux suivis souvent de récidive et parfois d'accidents graves.

Desmarres, au lieu d'exciser le sommet du ptérygion, a imaginé de le déplacer de la cornée où il augmente toujours vers la conjonctive où il s'atrophie. Il a imaginé la *transplantation* du ptérygion. Après l'avoir détaché de son sommet vers sa base par laquelle il adhère encore, ce chirurgien pratique sur le bord inférieur de la plaie faite à la conjonctive par le détachement du ptérygion une incision suivant une direction parallèle à la circonférence de la cornée, et dans l'étendue de 6 à 8 millimètres. Cette incision longe la cornée en bas à 4 millimètres environ, et doit être assez large pour que l'extrémité du ptérygion puisse y être introduite. Les choses ainsi disposées, le lambeau formé par le ptérygion est fixé dans l'incision de la conjonctive par quelques points de suture.

Maurel (1) a apporté une modification ingénieuse au procédé de Desmarres. Pour empêcher, ce qui arrive parfois, le ptérygion de remonter et de reprendre sa situation primitive, il l'engage sous un *petit pont conjonctival* ménagé dans le voisinage de la plaie. Un fil de suture passé à son sommet et traversant la conjonctive bulbaire achève de le maintenir dans cette position.

La présence d'un foyer de vibrions sous la conjonctive au niveau du limbe scléro-cornéen signalée par Poncet (de Cluny) nous impose comme règle absolue de prendre pour cette petite opération, toutes les précautions antiseptiques désirables. Le ptérygion une fois détaché, on aura soin d'irriguer la surface de la plaie avec une solution saturée d'acide borique. On pourra même imiter la conduite de Martin (de Bordeaux) qui conseille de toucher l'ulcère cornéen mis à nu avec la pointe d'un galvano-cautère. Comme pansement application de rondelles de liut boraté.

TUMEURS DE LA CONJONCTIVE.

PINGUÉCULA.

Le pinguécula est une petite tumeur jaunâtre du volume d'une tête d'épingle à un grain de blé, située sur la conjonctive bulbaire, au niveau du méridien horizontal de l'œil; elle se montre plus

____

(1) *Bulletin de thérapeutique,* 30 octobre 1879.

fréquemment du côté temporal que du côté nasal, quelquefois des deux côtés sur les deux yeux.

Elle occupe l'épaisseur même de la conjonctive, ainsi qu'on peut s'en assurer en cherchant à déplacer cette membrane, dont la tumeur suit le mouvement.

Son développement s'accomplit sans provoquer la moindre irritation, et dès qu'elle a atteint un certain volume elle reste stationnaire.

On l'observe d'ordinaire chez des individus âgés et exposés par leur profession à l'action de poussières ou vapeurs irritantes. Elle se montre du reste dans les parties de la conjonctive qui ne sont pas recouvertes par les paupières, généralement aux extrémités du diamètre transversal de la cornée.

Sa coloration jaunâtre l'a fait longtemps considérer comme de nature graisseuse ; mais les recherches récentes de Weller ont montré que cette opinion était erronée. Au microscope, le pinguécula paraît exclusivement formé par du tissu cellulaire condensé; la couche épithéliale est considérablement épaissie en ces points et la plupart des vaisseaux sont oblitérés.

Cette petite tumeur n'occasionnant aucun trouble fonctionnel appréciable, il n'y aura lieu de s'en préoccuper que si elle devient trop apparente : on la saisit alors avec des pinces à griffes, et quelques coups de ciseaux suffisent pour l'exciser.

LIPOMES.

Les *lipomes* se présentent sous la forme de masses molles jaunâtres, légèrement bosselés, quelquefois adhérentes, d'autres fois simplement sous-jacentes à la conjonctive. De Græfe (1), qui a eu l'occasion d'en observer plusieurs, leur assigne comme siège de prédilection la région comprise entre les muscles droit externe et droit supérieur : ce chirurgien les considère comme un prolongement anormal du tissu graisseux de l'orbite.

Bien qu'ils ne prennent un développement considérable qu'à un certain âge, leur origine date presque toujours de la naissance, ainsi qu'en témoigne leur coïncidence fréquente avec d'autres anomalies congénitales, telles que l'ectopie de la pupille, le coloboma des paupières, etc.

Si le lipome acquiert un volume assez considérable pour gêner

____

(1) *Archiv für Ophth.*, t. VII, 2ᵉ partie, p. 7.

les mouvements du globe, ou comprimer les conduits excréteurs
de la glande lacrymale, il faut l'extirper. Pour cela, on le saisit
avec de fortes pinces à griffes, ou mieux avec des pinces de
Museux, puis on le dissèque avec le bistouri et les ciseaux, en
ayant bien soin de ménager les parties voisines.

POLYPES.

Les polypes se présentent sous la forme de petites tumeurs
charnues, mobiles, pédiculisées, atteignant parfois la grosseur
d'une noisette ; la commissure externe est leur siège de prédilection ; pourtant leur pédicule est quelquefois implanté sur le pli
semi-lunaire ou la caroncule lacrymale.

Leur structure est tout à fait analogue à celle des polypes développés sur les muqueuses des autres régions. Leur présence n'occasionne de troubles fonctionnels sérieux que lorsqu'ils ont
atteint un certain volume. Ils entretiennent alors une irritation
chronique de la conjonctive et gênent les mouvements du globe
et des paupières.

On aura soin, en les extirpant, de cautériser assez profondément
la muqueuse au niveau de leur pédicule, faute de quoi les récidives seraient à craindre.

KYSTES.

Nous avons déjà décrit les kystes développés aux dépens des
conduits excréteurs de la glande lacrymale (*dacryops*).

Il en est d'autres qui, n'ayant plus le même siège et n'atteignant
pas le même volume, se présentent sous forme d'une petite tumeur, transparente, arrondie, située constamment au-dessous de
la conjonctive bulbaire, sur les bords de la cornée. Leurs parois
minces, transparentes, laissent apercevoir leur contenu fluide,
séreux.

Dans un cas intéressant rapporté par de Wecker, le microscope
révéla que la conjonctive amincie et adhérente faisait partie intégrante de la paroi du kyste. De Wecker en conclut que ce kyste
s'était probablement développé aux dépens d'un lymphatique de
la conjonctive.

De petits kystes *dermoïdes* s'observent quelquefois sur le limbe
conjonctival au niveau du méridien horizontal de l'œil, ils empiè-

tent d'ordinaire sur la cornée; leur coloration est gris jaunâtre leur volume varie de la grosseur d'une lentille à celle d'une petite noisette; ils sont quelquefois recouverts de poils qui deviennent une cause d'irritation pour la conjonctive.

La structure de leurs parois est analogue à celle de la peau : on y trouve des fibres de tissu cellulaire ondulé, mélangées de fibres élastiques, des follicules pileux; leur cavité est remplie par une couche épaisse d'épithélium pavimenteux.

Ces kystes dermoïdes coïncident parfois avec d'autres malformations congénitales des paupières, telles que le coloboma. Dans une observation rapportée par Mayor (1), il existait en même temps un épaississement congénital de la conjonctive.

Les kystes dermoïdes, offrant toujours une certaine tendance à augmenter de volume aux dépens des tissus sous-jacents, seront enlevés sans hésitation. Leur extirpation complète présente quelquefois certaine difficultés, et n'est pas toujours sans danger, vu leur adhérence intime avec les membranes enveloppantes de l'œil. Il faudra autant que possible ménager la sclérotique et la cornée, dans la crainte de perforer le globe oculaire; accident toujours redoutable.

Le professeur Ryba (2) expose ainsi le développement du kyste dermoïde conjonctival :

Dans les premiers temps du développement fœtal, la conjonctive, dont la structure est la même que celle du tégument en général recouvre le globe oculaire. Les paupières ne sont pas encore formées; ce n'est qu'à la dixième semaine qu'apparaissent deux bourrelets qui, se rapprochant peu à peu, finissent par s'accoler; à la fin du quatrième mois la réunion est complète. Or, si à ce moment-là les paupières, au lieu de se fermer complétement, laissent à découvert certains points de la conjonctive, cette membrane conservera à ce niveau la structure du derme, et non plus la structure d'une muqueuse.

CYSTICERQUE.

Sichel, Höring, de Græfe ont observé des cas de cysticerques situés dans le tissu cellulaire sous-conjonctival.

<hr>

(1) Mayor, *Thèse sur quelques maladies congénitales des yeux.* Montpellier, 1808.

(2) *Prager Vierteljarschrift*, t. III, 1853.

Dans cette région le cysticerque se présente sous forme d'une petite tumeur arrondie, diaphane, recouverte par la conjonctive ; à son centre on aperçoit une petite tache opaque, blanchâtre ou jaunâtre, qui correspond à la tête et au cou de l'animal. Il survient quelquefois un certain degré d'irritation de la conjonctive, au niveau de la tumeur.

Les malades accusent une sensation de gêne quand les paupières se rapprochent, dépendant de la position du kyste. La vision n'est nullement troublée. Sur un ensemble de quatre-vingt mille malades, de Græfe observa cinq fois le cysticerque sous-conjonctival, tandis qu'il fut trouvé environ quatre-vingts fois dans les parties profondes de l'œil.

Cette affection est extrêmement rare en France ; par une singulière coïncidence, Sichel est le seul qui l'ait observée plusieurs fois.

La guérison est facilement obtenue en énucléant le petit kyste.

La *filaire de Médine* a été trouvée aussi sous la conjonctive, mais ce n'est que dans les pays des tropiques. Ce petit ver, d'une longueur de 25 à 30 millimètres, peut provoquer des accidents inflammatoires intenses et de très vives douleurs.

SARCOME.

Les sarcomes de la conjonctive sont très rares ; ils prennent naissance au niveau du limbe conjonctival. Ils sont généralement pigmentés, très vasculaires, saignant au moindre contact.

Dans quelques cas, leur développement a paru s'effectuer à la suite d'un traumatisme. Les taches pigmentaires congénitales de la conjonctive, qui restent si longtemps stationnaires, peuvent, à un moment donné, augmenter de volume, se transformer et donner naissance à ces tumeurs.

L'on a rencontré des formes mixtes de sarcome. Böttcher, ayant eu l'occasion d'examiner une production polypeuse de la conjonctive qui recouvrait la cornée et avait entraîné la perte de la vision, reconnut qu'il s'agissait d'un glio-sarcome. L'extirpation de ces tumeurs sera pratiquée aussitôt que possible.

ÉPITHÉLIOMA.

La littérature ophthalmologique renferme un assez grand nombre de cas d'épithélioma de la conjonctive ; c'est d'ordinaire par suite de l'envahissement progressif du néoplasme, ayant débuté aux paupières, qne la conjonctive se trouve atteinte; quelquefois cependant cette muqueuse a été envahie d'emblée; de Græfe, de Wecker, Horner en ont rapporté des exemples.

Le cancroïde conjonctival se présente sous forme d'ulcère plus ou moins étendu, dont le fond, granuleux, sanieux, parsemé de végétations fongueuses offre une teinte rouge pâle mêlée de produits jaunâtres. Si la cornée est envahie par le néoplasme, elle se perfore, et l'œil est rapidement détruit : mais, si la tumeur occupe les parties latérales du globe, elle traverse difficilement la sclérotique et offre plus de tendance à envahir les parties molles de l'orbite.

L'ablation de la tumeur sera faite aussitôt que possible; Knapp recommande de recouvrir avec soin la perte de substance, en faisant glisser et en rapprochant par des points de suture la conjonctive adjacente. Il faut éviter toute irritation pendant la période de cicatrisation et pour cela maintenir l'œil sous un bandeau compressif.

Si l'épithélioma a récidivé après une première opération, ou si le globe oculaire est envahi dans une grande étendue, on sera obligé de le sacrifier et d'en faire l'énucléation.

CARCINOME.

Le cancer de la conjonctive, encore plus rare que l'épithélioma, est généralement secondaire; c'est après avoir débuté par les paupières, le globe oculaire ou l'orbite, qu'il envahit la conjonctive. La tumeur, quelquefois mélanique, peut être mélangée à du sarcome.

Mackensie a mentionné deux variétés de fongus de la conjonctive. La première, correspondant à l'ancien *exophthalmos fongueux* de Beer, renferme évidemment la description de tumeurs de diverse nature, que l'histologie a permis de séparer aujourd'hui en espèces distinctes. Les tumeurs de la deuxième variété, offrant l'aspect d'une masse gélatiniforme, jaune claire ou brunâtre, finissant par détruire complètement le globe oculaire, n'étaient sans doute autre chose que du cancer médullaire. C'est dans cette même catégorie qu'il faut placer la tumeur enlevée par Abernethy, énorme néoplasme développé aux dépens de la conjonctive ayant atteint le poids de 2 livres et demie. Chélius,

Warlomont et Testelin en ont depuis rapporté de nouveaux exemples.

De Wecker a eu l'occasion d'enlever une tumeur de la conjonctive dont l'examen microscopique, pratiqué par Cornil, démontra qu'il s'agissait d'un carcinome mélanique. Seitz a rapporté un cas analogue.

ENCANTHIS.

Les anciens auteurs consacraient un chapitre spécial à la description des tumeurs de la conjonctive développées aux dépens de la caroncule lacrymale ou du pli semi-lunaire; ils les désignaient sous le nom d'*encanthis malin* et *bénin*.

Les tumeurs constituant l'encanthis malin, n'ayant de particulier que leur origine et leur siège spécial, doivent rentrer dans la catégorie des néoplasmes de la conjonctive déjà énumérés, et dont le point de départ se trouve souvent, comme nous avons eu occasion de le dire, dans la caroncule lacrymale.

Nous ferons les mêmes réflexions au sujet de l'encanthis bénin, se montrant dans le cours des conjonctivites chroniques, et qui n'est autre chose qu'un gonflement avec hypertrophie de la muqueuse, plus prononcé en ces points où cette membrane est aussi normalement plus épaisse.

Les follicules pileux de la caroncule donnent quelquefois naissance à des poils (*trichiasis de la caroncule*), qui, par leur longueur, leur rigidité ou leur direction vicieuse peuvent provoquer une irritation permanente assez vive. Il suffit de les épiler; dans les cas de récidive on pourrait extirper la caroncule.

Les produits de sécrétion des éléments glandulaires, venant à se concréter, forment de petits kystes analogues à ceux des glandes de Meïbomius. En se développant outre mesure, ces produits morbides entretiennent un certain degré d'irritation et de gonflement. Cette affection a été désignée sous le nom d'*encanthis calculeux*. On la guérit facilement en saisissant le kyste avec des pinces à griffes, et en l'excisant en quelques coups de ciseaux.

CORPS ÉTRANGERS, LÉSIONS TRAUMATIQUES, SYPHILITIQUES.

Les corps étrangers s'introduisent fréquemment dans le sac conjonctival, quelquefois même ils pénètrent dans l'épaisseur de la conjonctive.

Ce sont, ordinairement, des grains de charbon, des paillettes de fer, d'acier, de petits morceaux de bois, de verre, des larves d'insecte; dans un cas cité par Mackensie, une mouche avait séjourné sous la paupière pendant plus de huit jours, occasionnant d'assez graves désordres. De Wecker a rapporté un exemple analogue.

La présence des corps étrangers provoque aussitôt une réaction fort vive, l'œil est injecté, larmoyant, les mouvements des paupières sont très douloureux, et le malade les frotte constamment dans l'espoir de déplacer le corps étranger; il y parvient quelquefois, mais le plus souvent il est obligé d'avoir recours à l'assistance d'un aide.

Pour bien mettre à jour le cul-de-sac supérieur où se réfugient quelquefois ces corps étrangers, il faut renverser complétement la paupière supérieure, et engager en même temps le malade à regarder fortement en bas : on arrive ainsi à explorer tous les replis de la conjonctive.

La plupart de ces corps étrangers sont peu adhérents et faciles à reconnaître, en essuyant la muqueuse on les enlève aisément; d'autres fois, ils sont comme enkystés, l'on doit alors avoir recours à la curette de Daviel, à des pinces, quelquefois même à l'excision du pli de la muqueuse dans lequel ils sont implantés.

Une fois le corps étranger enlevé, quelques applications de compresses froides suffisent pour faire disparaître tous les symptômes d'irritation.

Les *blessures* de la conjonctive s'observent assez fréquemment; elles sont le résultat de traumatismes accidentels ou chirurgicaux.

Au niveau de la perte de substance on voit se former dès le lendemain un exsudat gris blanchâtre, la conjonctive s'injecte, se tuméfie, comme dans l'inflammation catarrhale; puis, peu à peu, la plaie se cicatrise, l'injection disparaît, et au bout d'un certain temps il ne reste aucun vestige de la perte de substance : la conjonctive bulbaire a repris son aspect normal.

Les blessures profondes de la conjonctive *palpébrale* sont plus graves, on doit les surveiller avec soin pendant la période de cicatrisation afin d'éviter l'établissement d'adhérences entre l'œil et les paupières.

Les *brûlures* de la conjonctive peuvent être occasionnées par des corps incandescents, ou par des agents chimiques. Leur gravité dépend de leur étendue et des lésions concomitantes de la cornée : cette membrane est-elle atteinte, le pronostic devient fort grave, la cicatrisation en pareil cas est constamment suivie d'un symblépharon.

S'agit-il d'une brûlure par un acide, on neutralisera aussitôt son action corrosive, en faisant des lavages répétés avec des solutions alcalines, le carbonate de potasse de préférence.

S'agit-il de parcelles de chaux vive, l'on emploiera, d'après les recommandations de Gosselin, des solutions sucrées concentrées. Les jours suivants, on se servira avec avantage, pour calmer l'inflammation, de lotions faites avec du lait : les collyres irritants seront absolument proscrits.

Pour éviter le symblépharon résultant d'une cicatrisation vicieuse, quelques chirurgiens recommandent l'interposition entre les paupières et le globe d'un moule en plomb, d'un œil artificiel, etc.; il suffira, souvent, de rompre avec soin, chaque jour, les adhérences.

Les *lésions syphilitiques* intéressant d'emblée la conjonctive ne sont pas très rares. Desmarres, Ricord, Desprès (1) et depuis bien d'autres observateurs les ont signalées. J'ai eu occasion d'en rencontrer plusieurs cas, et j'ai souvenir d'un malade chez lequel il existait en même temps qu'un chancre induré conjonctival, une tuméfaction énorme de tous les ganglions cervicaux du même côté.

Quand des *gommes* prennent naissance dans le tissu cellulaire sous-conjonctival, la muqueuse ne s'ulcère que tardivement, au moment de l'élimination de la masse caséeuse. Dans un cas rapporté par de Wecker, la tumeur ulcérée fut prise pour un épithélioma; l'apparition sur le front et la tempe de taches cuivrées, ainsi qu'une éruption de tubercules ulcérés sur le bras gauche, permirent de rectifier le diagnostic.

Dans ces divers cas le traitement spécifique amena une prompte guérison.

(1) *Gazette des hôpitaux*, 27 janvier 1866.

MALADIES DE LA CORNÉE

HISTOLOGIE NORMALE ET PATHOLOGIQUE DE LA CORNÉE.

HISTOLOGIE NORMALE.

La couche épithéliale ($0^m,03$ d'épaisseur) qui revêt la surface antérieure de la cornée est composée de plusieurs couches de cellules, dont les plus superficielles sont aplaties, les plus profondes cylindriques.

Au-dessous de cette couche, tous les auteurs classiques décrivaient une membrane vitreuse, élastique, amorphe, connue sous le nom de *lame élastique antérieure de Bowman*, à laquelle on faisait jouer un certain rôle dans les kératites superficielles, phlycténulaires, vésiculaires et autres. Les dernières recherches histologiques démontrent que cette membrane ainsi envisagée *n'existe pas*.

Immédiatement au-dessous de la couche épithéliale se trouve *le tissu propre* de la cornée dont les couches les plus superficielles renferment en moins grande abondance, il est vrai, les cellules dont nous allons parler tout à l'heure; mais, traitée par l'hypermanganate de potasse, la substance fondamentale immédiatement sous-jacente à l'épithélium prend *l'aspect fibrillaire*, ce qui n'arrive pas pour les véritables lames vitreuses, en particulier pour la membrane de Descemet, dont l'homogénéité et la transparence parfaites résistent à l'action du même réactif.

Dans la structure du tissu cornéen, les histologistes distinguent les cellules et la substance fondamentale. Les cellules sont de *deux ordres*. Les unes, dites *migratrices* (corpuscules mobiles de la cornée de Recklinghausen) (1), sont caractérisées dans le tissu vivant par les mouvements amiboïdes dont elles sont animées. Ces cellules se trouvent dans toute l'épaisseur de la cornée, elles se meuvent dans le champ du microscope en suivant des courbes plus ou moins sinueuses. Leur nombre augmente considérablement quand, sous l'influence d'un traumatisme ou d'une cautérisation provoquée, il se forme une infiltration purulente de la cornée.

A côté de ces cellules animées des mouvements amiboïdes, et sur lesquelles nous reviendrons tout à l'heure, on trouve le réseau des corpuscules signalés depuis longtemps par Toynbee et Virchow, qu'on désigne aujourd'hui, par opposition avec les précédents, sous le nom de *corpuscules immobiles* de la cornée Recklinghausen), *corpuscules fixes* (Cohnheim).

Deux opinions sont encore en présence relativement à la nature de ces derniers éléments. Les uns (le plus petit nombre) considèrent ce réseau de corpuscules, s'anastomosant entre eux par leurs prolongements, comme un réseau creux canaliculé, dans lequel circule le liquide plasmatique (réseau plasmatique); les autres au contraire admettent que ces corpuscules cornéens ne sont autre chose que des cellules *protoplasmatiques*, c'est-à-dire des cellules sans enveloppe propre, formées par une substance finement granuleuse concentrée autour d'un noyau et contenue dans les cavités du tissu cornéen qui leur servent pour ainsi dire de moule.

Une expérience intéressante semble confirmer cette manière de voir : si l'on fait passer un courant d'induction à travers la portion du tissu cornéen placée sous le champ du microscope, on voit le protoplasma de la cellule se contracter, et devenir par conséquent plus petit dans toutes ses dimensions que la cavité qu'il remplissait. On rend ainsi très apparents les fins canalicules occupés à l'état normal par les prolongements et les ramifications des cellules protoplasmatiques.

Il existe donc, dispersés dans la substance fondamentale de la cornée, deux ordres de cellules distinctes : les unes ayant des mouvements amiboïdes, cheminant dans l'épaisseur du tissu, probablement en déplaçant les cellules protoplasmatiques; les autres, que nous venons de décrire, composées d'un noyau entouré d'une substance amorphe, finement granuleuse, ayant plusieurs prolongements, sans enveloppe propre.

(1) *Ueber Eiter und Bindegewebskörperchen, Virchow's Arch.*, t. XXVIII, p. 157.

Un des points les plus importants et les plus délicats de l'histologie normale et pathologique de la cornée consiste à déterminer quels sont les rapports réciproques de ces deux ordres de cellules et les dépendances qui existent entre elles.

La propriété remarquable que possèdent les premières d'avoir des mouvements amiboïdes n'a pas tardé à mettre en évidence leur analogie complète avec les globules blancs du sang et les globules du pus, éléments anatomiques aujourd'hui démontrés identiques. Aussi, depuis que Cohnheim (1) a prouvé que les globules blancs du sang pouvaient traverser directement les parois des vaisseaux, plusieurs histologistes admettent que les cellules migratrices de la cornée proviennent en partie du sang. Cohnheim va plus loin : il cherche à démontrer qu'elles proviennent *exclusivement* du sang.

Voici les expériences fournies à l'appui de cette hypothèse Quand, par suite d'une irritation artificielle, on produit une kératite suppurative, l'infiltration purulente est due à une accumulation considérable des cellules en question; or, si l'on observe les cellules protoplasmatiques du tissu cornéen infiltré, on trouve qu'elles ont conservé leur aspect physiologique normal, qu'elles ne présentent aucune phase de segmentation, ni de prolifération, et que par suite elles n'ont pas pu donner naissance aux cellules migratrices. En outre, comme preuves directes que ces dernières sont fournies par le sang, Cohnheim affirme que l'infiltration purulente commence toujours sur les bords de la cornée, seule portion pourvue de vaisseaux, et que l'on peut trouver les cellules du pus de la cornée infiltrées de matières colorantes (bleu d'aniline) injectées sur un point éloigné du système vasculaire.

Voici encore une autre expérience bien importante et bien remarquable, rapportée par cet histologiste (2), pour démontrer que les corpuscules fixes ne participent pas à l'infiltration purulente. Si l'on remplace, dans la mesure du possible, le sang d'une grenouille par une solution (75 pour 100) de chlorure de sodium, on peut cautériser impunément la cornée sans voir survenir ni opacités, ni purulence.

A cette opinion, d'autres auteurs, opposant une dénégation absolue, prétendent aussi démontrer par des expériences que les cellules migratrices se développent exclusivement aux dépens des cellules protoplasmatiques; à leur tour ils invoquent l'expé-

---

(1) *Ueber Entzündung und Eiterung. Virchow's Arch.*, t. XL, p. 1.
(2) *Ueber das Verhalten der fixen Bindegewebskörperchen bei der Entzündung.*

rience suivante. Si l'on cautérise une cornée de grenouille ou d'un mammifère après l'avoir au préalable détachée du globe oculaire, après avoir, par conséquent, détruit les rapports qu'elle affecte avec les vaisseaux, on voit apparaître *quand même* dans les parties irritées artificiellement un grand nombre de cellules possédant des mouvements amiboïdes, et qui n'ont évidemment surgi qu'aux dépens des cellules protoplasmatiques, dont la disparition est manifeste dans ces points-là (1).

L'emploi de la *purpurine* (2) a également permis à Ranvier (3) d'observer la prolifération des noyaux dans l'inflammation de la cornée.

Voici la description du procédé qu'il a employé :

« Avant de porter la cornée de la solution d'alun dans la purpurine, j'enlève l'épithélium avec un pinceau, dans de l'eau distillée.

» La substance fondamentale ou fibrillaire n'est pas colorée ou est à peine teintée, le protoplasma des cellules est clair et incolore, les noyaux sont colorés en rouge. Avec le carmin il est impossible de bien voir les noyaux, parce que la substance fibrillaire de la cornée se colore autant et même plus dans ce dernier réactif.

» La purpurine présente donc ici un très grand avantage; la preuve en est dans l'observation et la description, aujourd'hui possible, de ces noyaux de la cornée. Ils sont plats, le plus grand nombre se présente de face, mais quelques-uns sont vus de profil ou de trois quarts. Leur forme est le plus souvent assez irrégulière. Quelques-uns sont arrondis ou elliptiques, mais la plupart présentent sur leur bord une ou plusieurs échancrures profondes, qui leur donnent la forme d'un noyau bourgeonnant sur le point de se diviser. Ils ne possèdent cependant qu'un seul nucléole nettement marqué. Ces noyaux sont placés dans un espace clair, étoilé, ou de forme bizarre, qui correspond au protoplasma des cellules cornéennes, limitées par le dépôt d'argent, lorsque la cornée a été préparée par imprégnation avec cette substance.

(1) Hoffmann, *Ueber Eiterbildung in der cornea. Virchow's Archiv,* t. XLII, p. 204.

(2) La purpurine est une matière colorante extraite de la garance, soluble dans une solution bouillante d'alun ; la solubilité se conserve à froid si l'on ajoute une certaine proportion d'alcool. Le liquide coloré obtenu ainsi possède des vertus tinctoriales d'autant plus actives que la matière colorante tend à se précipiter facilement.

(3) *Des applications de la purpurine à l'histologie,* par Ranvier. *Archives de physiologie,* 1874, p. 761.

ABADIE. *Mal. des yeux,* 2ᵉ édit.   12

» Pour observer la multiplication des noyaux dans l'inflammation de la cornée, voici comment je procède : je fais au centre de la cornée avec une aiguille fine une petite perforation. Il s'écoule de l'humeur aqueuse. Le lendemain je fais de nouveau pénétrer la pointe de l'aiguille pour reformer l'ouverture et prolonger l'irritation. Le troisième jour je pratique la même opération et le quatrième je sacrifie l'animal.

» La cornée, préparée comme il a été dit pour les cornées saines, montre au voisinage de la solution de continuité, au centre des figures claires dont j'ai déjà parlé et qui ont été agrandies, des noyaux qui ont perdu leur forme plate, sont devenus globuleux et dès lors présentent une coloration plus forte. Certains de ces noyaux possèdent des bourgeons ou sont en forme de bissac; ou bien ils se sont divisés, et alors deux ou trois noyaux sont placés à côté les uns des autres dans la même cavité. Dans le voisinage de ces noyaux ainsi modifiés, se trouvent des figures étoilées et claires, dont les noyaux sont comme à l'état normal. Dans les conditions où je me suis placé, celles d'une irritation très légère, je n'ai jamais vu une cellule lymphatique à côté d'un noyau ordinaire de la cornée. »

L'on comprend qu'en présence d'expériences aussi décisives pour et contre, il soit fort difficile de se prononcer d'une façon exclusive pour l'une ou l'autre théorie. Aussi beaucoup d'auteurs, cherchant sans doute à tout concilier, admettent une théorie mixte, attribuant la genèse des cellules migratrices, en partie au passage des globules blancs à travers les vaisseaux, en partie à la segmentation des cellules protoplasmatiques. C'est surtout sur le bord cornéen, qui est pourvu de vaisseaux, qu'aurait lieu le premier mode de production; c'est surtout au centre, partie non vasculaire, qu'on constaterait le second.

La substance fondamentale de la cornée, formant la plus grande partie du tissu propre, traitée par des réactifs appropriés, prend manifestement l'aspect fibrillaire.

Au moyen d'une solution d'hypermanganate de potasse et d'alun, qui ne laisse intacts que les vaisseaux fibrillaires, on peut arriver à les dissocier et à les isoler; le plus grand nombre de ces fibres affecte une direction parallèle à la surface de la cornée, mais quelques-unes, ayant une direction oblique ou perpendiculaire, apparaissent, sur une coupe méridienne de l'œil, suivant des courbes s'étendant des parties superficielles aux parties profondes (*fibres arciformes*).

Quelques auteurs, appliquant au tissu cornéen la méthode des injections, ont cru trouver des canalicules et des espaces creux répandus dans la substance fondamentale (tubes cornéens de Bowman, espaces interlamellaires de Henle). Mais ces recherches ont été vivement critiquées par d'autres histologistes, pour qui ces prétendus espaces ne sont autre chose que le résultat d'une dissociation artificielle du tissu cornéen par l'injection employée. La même critique s'applique au réseau lymphatique signalé par Leber. Ces questions ont donc encore besoin de nouvelles recherches.

Les vaisseaux manquent complètement au centre de la cornée; ce n'est que sur les bords, dans une étendue de 1 millimètre à 1 millimètre et demi, qu'on rencontre des capillaires se continuant avec les artérioles et les veinules du limbe conjonctival.

Les petits troncs nerveux, au nombre de vingt-quatre à trente-six environ, pénètrent dans le tissu cornéen (Kölliker) en des points à peu près également distants les uns des autres; ils se subdivisent bientôt, et les fibres nerveuses perdent presque aussitôt leur myéline. Ainsi réduites aux cylindre-axe, qui paraît lui-même se subdiviser, elles s'anastomosent entre elles pour former un réseau qui occupe les deux tiers de l'épaisseur de la cornée et dont les mailles sont d'autant plus petites que l'on se rapproche davantage des couches superficielles. Le réseau sous-épithélial, qui est celui dont les mailles sont les plus serrées, fournit de petits rameaux nerveux qui s'élèvent perpendiculairement à la surface de la cornée à travers les couches épithéliales; arrivés au niveau des plus superficielles, là où l'épithélium est aplati, ils s'anastomosent une dernière fois entre eux pour former un réseau extrêmement superficiel.

Cette accumulation des éléments nerveux à la surface de la cornée rend assez bien compte des troubles fonctionnels considérables, tels que photophobie intense, spasmes convulsifs de l'orbiculaire, douleurs souvent fort vives, qui accompagnent les affections cornéennes siégeant dans ces couches superficielles ou n'intéressant presque que l'épithélium, comme les kératites phlycténulaires, vésiculaires, etc. Ranvier a montré que tous les nerfs de la cornée, aussi bien les troncs que les ramifications terminales, sont compris dans les couches antérieures qui forment la moitié de l'épaisseur de cette membrane. Les couches les plus profondes en sont dépourvues; aussi voit-on habituellement les ulcérations superficielles, très douloureuses au début, devenir indolentes à mesure qu'elles augmentent de profondeur et qu'elles envahissent ces couches dépourvues de sensibilité.

HISTOLOGIE PATHOLOGIQUE.

Dans les inflammations de la cornée, la substance fondamentale et les cellules subissent des altérations *passagères* ou *définitives*.

Les premières consistent dans une simple dissociation des faisceaux et des fibrilles ; leur juxtaposition n'étant plus aussi intime, il se forme des espaces interfasciculaires qui n'existent pas à l'état normal, et dans lesquels s'infiltrent des liquides ou des cellules lymphatiques. Au gonflement des fibrilles succèdent des modifications dans leur pouvoir réfringent, plus tard la perte de leur transparence. Toutes ces lésions altèrent la diaphanéité de la membrane, mais elles sont encore susceptibles de rétrocéder et de disparaître sans laisser de traces.

Dans les processus ulcéreux destructifs au contraire, dans la kératite suppurative, la substance fibrillaire elle-même subit une série de métamorphoses régressives, dont le dernier terme est sa destruction complète; il est de règle d'observer en même temps dans les points envahis la disparition des corpuscules fixes.

Dans les circonstances les plus favorables, le tissu nouveau, comblant la perte de substance, se rapproche jusqu'à un certain point du tissu normal, mais sans jamais pourtant être absolument semblable, surtout au point de vue de la transparence.

Ces différences essentielles existant entre les lésions passagères, réparables et celles qui entraînent une désorganisation, profonde, définitive et incurable, ont une haute importance au point de vue du pronostic.

Nous avons déjà dit que les recherches les plus récentes ont démontré l'absence complète d'une membrane vitreuse antérieure ; la lame élastique de Bowman n'existe pas en tant que membrane distincte. Ainsi s'explique aisément la fréquence des altérations de la couche superficielle sous-épithéliale de la cornée, tantôt atteinte d'emblée, tantôt participant aux processus occupant les couches profondes. C'est souvent par elle que débutent les ulcérations, caractérisées par la destruction des corpuscules fixes et de la substance fondamentale. Dans la kératite interstitielle superficielle, les fibrilles de cette première zone sont gonflées, dissociées, et dans leurs intervalles les cellules lymphatiques sont infiltrées en abondance; enfin, il est très fréquent de voir des vaisseaux s'y développer en grand nombre. Ces faits pathologiques n'auraient pas de raison d'être s'il s'agissait réellement d'une lame vitreuse, sous-jacente à l'épithélium, car ses membranes offrent une résistance remarquable à toutes les causes de destruction, aussi bien aux lésions pathologiques qu'aux agents chimiques.

La membrane de Descemet, qui présente réellement la structure d'une membrane vitreuse, et en possède aussi les propriétés, oppose une résistance beaucoup plus grande aux divers processus.

Ainsi, dans les staphylômes, alors même que le tissu cornéen est détruit dans toute son épaisseur, la membrane de Descemet fait partie intégrante du nouveau tissu cicatriciel, sans avoir subi d'altération appréciable. On la voit quelquefois s'engager dans les perforations de la cornée, tapisser les bords de la plaie, fairé obstacle à la réunion immédiate et donner ainsi naissance à une fistule cornéenne.

Les changements que l'inflammation fait subir aux couches épithéliales, antérieure et postérieure, ont aussi leur importance. Dans toutes les variétés de kératite, y compris même celles qui débutent par les couches profondes et restent longtemps limitées en ces points, des modifications constantes se montrent dans la couche épithéliale antérieure. La prolifération inégale par places de ses cellules, leur accroissement, l'augmentation de leur volume, la dégénérescence graisseuse d'un certain nombre, produisent des rugosités à la surface de la cornée, et lui donnent un aspect dépoli.

Dans les ulcérations, la couche épithéliale, la première atteinte, est complètement détruite au niveau des points envahis. Dans les staphylômes, au contraire, les cellules superficielles dépourvues de noyaux s'aplatissent, se dessèchent, s'accumulent, formant une couche épaisse, presque cornée.

A la suite de cautérisations intempestives longtemps répétées, des substances métalliques imprégnent ces couches épithéliales, et occasionnent des taches indélébiles.

La régénération de l'épithélium à la surface de la cornée s'accomplit très rapidement; vingt-quatre heures suffisent pour la réparation des cellules détruites par les lésions traumatiques superficielles. D'après Iwanoff, cette régénération de la couche épithéliale aurait lieu aux dépens des cellules des couches superficielles de la cornée, qui entreraient en prolifération et se segmenteraient.

Dans la kératite phlycténulaire, la couche épithéliale (Iwanoff) est soulevée par des amas de cellules interposées entre elle et le tissu cornéen; ce groupement de cellules a lieu le long du trajet

des filets nerveux, à leur point de pénétration dans la couche épithéliale.

Quelquefois des amas de sérosité s'accumulent au-dessous de
l'épithélium et forment de véritables vésicules ou même des bulles.

L'épithélium qui revêt la face profonde de la membrane de
Descemet est fréquemment aussi le siège d'altérations morbides.
De petits amas blanchâtres, disséminés, formant un pointillé plus
ou moins ténu, se déposent à sa surface : l'adhérence de ces particules solides avec la couche épithéliale est très faible, car une
simple paracentèse suffit pour les évacuer au dehors, entraînées
qu'elles sont par l'humeur aqueuse. Examinés au microscope
ces petits amas semblent formés par des agglomérations de cellules épithéliales, ayant subi des métamorphoses régressives. Considérées autrefois comme le résultat d'une variété particulière de
kératite (*kératite ponctuée*), une observation plus attentive a
prouvé depuis que ces productions morbides appartiennent à l'iritis
séreuse, à l'irido-cyclite, à l'irido-choroïdite : en pareil cas, le
tissu propre de la cornée reste longtemps intact.

A l'état normal, le réseau des capillaires n'empiète que d'environ
1 à 2 millimètres sur les bords de la cornée, le centre en est complétement dépourvu; mais dans certains états pathologiques la
cornée se vascularise aussi bien à sa surface que dans sa profondeur, soit dans un espace restreint, soit dans toute son étendue.
Iwanoff a démontré que la formation des vaisseaux à la surface de
la cornée est toujours précédée d'une accumulation considérable
de cellules entre la couche épithéliale et le tissu propre. L'appa_
rition de ces cellules doit être considérée comme le premier stade
de la formation des vaisseaux. Dans le deuxième, les vaisseaux
existent, mais leurs parois sont tellement minces que le sang semble
circuler librement entre les amas de cellules; plus tard leurs
tuniques deviennent plus marquées et plus épaisses. En même
temps survient une hyperpertrophie considérable de la couche
épithéliale soulevée, enfin le dernier stade du processus aboutit
à la forme de tissu cellulaire peri-vasculaire.

EXAMEN DE LA CORNÉE A L'ÉCLAIRAGE OBLIQUE.

Ce procédé d'exploration, imaginé par Helmholtz, consiste à
diriger obliquement sur l'œil observé les rayons émanés d'un
centre lumineux situé à côté du malade; il permet d'apprécier les

plus faibles opacités de la cornée. L'examen doit se faire dans une chambre obscure. La source lumineuse, qui est le plus souvent la flamme d'une lampe, est disposée latéralement à 30 centimètres de la tête du malade, à la hauteur de l'œil et du côté externe. Une lentille de 2 pouces et demi de foyer tenue à la main est alors interposée entre l'œil et la lumière, l'observateur la dirige de telle sorte que son foyer corresponde à la cornée. Les divers points de la surface de la cornée, successivement éclairés par de légers déplacements de la lentille, ressortent avec une netteté d'autant plus grande que les parties adjacentes sont plongées dans l'ombre.

Lorsqu'il s'agit d'une exploration encore plus délicate, au lieu d'examiner à l'œil nu la surface de la cornée ainsi éclairée, on fera usage d'une loupe montée sur un manche, ou mieux de la loupe de Brucke, instrument plus perfectionné, sorte de petite lunette de Galilée monoculaire, qui donne un grossissement de 6 à 8 diamètres environ, tout en permettant d'observer l'œil à une distance de 8 à 10 centimètres.

La surface de la cornée une fois explorée, veut-on apprécier l'état des parties plus profondes, il suffit de rapprocher très légèrement la lentille de l'œil; le sommet du cône lumineux éclaire aussitôt les couches postérieures. Approche-t-on encore davantage la lentille, son foyer se trouve successivement transporté sur l'iris, sur le cristallin, et même, si la pupille est dilatée, sur les couches les plus antérieures du corps vitré.

La cornée *normale* présente quelquefois à l'éclairage oblique un léger reflet grisâtre qui pourrait en imposer pour un défaut de transparence et qui pourtant peut être uniquement dû à un changement survenu dans l'indice de réfraction de ses diverses couches.

Dans ces conditions, en effet, la lumière en traversant les diverses lamelles qui, tout en étant translucides, n'ont plus une homogénéité parfaite, se réfléchit en partie en passant de l'une à l'autre, leur donnant ainsi une légère teinte grisâtre nuageuse. Pour se convaincre, en pareil cas, que ce reflet n'est qu'apparent, il suffit d'éclairer le fond de l'œil avec le miroir plan de l'ophthalmoscope; les opacités les plus fines se détachant alors nettement sur le fond rouge de l'œil uniformément éclairé, si l'on n'en retrouve aucune, c'est une preuve que la teinte grise était due simplement à des changements de densité des diverses couches de la cornée.

DES KÉRATITES EN GÉNÉRAL.

Avant d'aborder l'étude particulière de chaque variété de kératite, nous exposerons en quelques mots les symptômes de l'inflammation de la cornée en général. Nous éviterons ainsi, par la suite, bien des redites inutiles.

Le signe le plus constant de tous, celui qui tout d'abord nous permet de reconnaître qu'un processus inflammatoire envahit la cornée, c'est la perte de sa transparence. Son épithélium s'altère, sa surface perd son éclat, son brillant habituel ; elle est rugueuse, inégale, comme dépolie ; puis c'est le tissu propre qui, à son tour, devient louche, opalescent dans une étendue variable. Même dans les ulcères *transparents*, une inspection attentive de la cornée à l'éclairage oblique permet toujours de noter un certain degré d'opacité.

Viennent ensuite les changements d'épaisseur : tantôt la cornée se présente comme infiltrée, épaissie, boursouflée ; tantôt, au contraire, amincie par des processus ulcéreux, elle semble prête à se rompre. Ces modifications de consistance sont nécessairement suivies de changements de courbure qui peuvent ultérieurement, par leur persistance, occasionner des troubles définitifs de la vision.

Dans certaines formes de kératite, apparaissent des vaisseaux visibles à l'œil nu. Ils rampent généralement à la surface, mais ils peuvent se répandre aussi dans les lamelles profondes.

L'évolution des lésions cornéennes s'accompagne ordinairement d'une injection vive de la conjonctive bulbaire ; cette injection, en s'étendant à la conjonctive palpébrale, aux culs-de-sac, peut devenir assez intense pour simuler une inflammation catarrhale de cette muqueuse.

A ces signes objectifs se joignent quelques *phénomènes subjectifs* appartenant également, à l'intensité près, à toutes les variétés de kératite.

La photophobie, si rare et si peu accusée dans les conjonctivites, existe à peu près constamment dans les inflammations de la cornée. Fait remarquable et dont nous avons déjà donné l'explication, l'impression de la lumière est d'autant plus pénible, d'autant plus douloureuse, que la lésion cornéenne est plus superficielle. Légère, quelquefois nulle, quand ce sont les couches les plus profondes, voisines de la membrane de Descemet, qui sont atteintes, cette photophobie acquiert son maximum d'intensité dans les érosions superficielles, dans les desquamations de la couche épithéliale, qui passeraient quelquefois inaperçues si on négligeait l'examen à l'éclairage oblique.

Les larmes sont sécrétées en abondance, mais il n'y a plus cette sécrétion exagérée de la muqueuse, cette production de muco-pus qui est le propre des conjonctivites.

Les douleurs, d'ordinaire assez intenses, affectent le caractère névralgique, s'irradient le long des diverses branches du trijumeau, acquièrent quelquefois un degré de violence extrême; ailleurs elles font presque complètement défaut. De même que la photophobie, elles peuvent être peu accusées, alors que les lésions du tissu cornéen sont des plus graves.

Quand on songe à l'importance du rôle physiologique de la cornée en tant que surface réfringente, le trouble fonctionnel toujours considérable qui accompagne les kératites ne doit pas nous étonner.

La moindre altération de la couche épithéliale, le plus léger défaut de transparence retentissent d'une façon fâcheuse sur la vision qui, dès que ces lésions occupent l'ouverture pupillaire, se trouve réduite à une simple perception quantitative de la lumière.

Les *causes* des kératites sont nombreuses et variées. Il est incontestable que le tempérament, l'état général, jouent un rôle prépondérant dans leur étiologie. Elles sont souvent le triste apanage des constitutions scrofuleuses; les formes phlycténulaire, vasculaire, parenchymateuse sont les manifestations habituelles de cette diathèse. Les états pathologiques graves de la muqueuse conjonctivale retentissent fréquemment sur la cornée pour y produire des kératites secondaires. Nous avons insisté sur ces complications en décrivant les conjonctivites purulentes et granuleuses. Un certain nombre d'affections intra-oculaires, telles que la cyclite, l'irido-choroïdite, le glaucome, s'accompagnent souvent de troubles nutritifs du côté de la cornée. Les causes de ce fâcheux retentissement dépendent probablement d'altérations des nerfs ciliaires impliqués dans ces divers processus choroïdiens ou comprimés par la pression intra-oculaire. Enfin, les lésions du tissu cornéen peuvent être la conséquence d'altérations directes de ses nerfs trophiques, comme on l'observe dans la paralysie du trijumeau et le zona ophthalmique.

La *marche* des kératites est généralement rapide, et sauf dans la forme parenchymateuse, remarquable par la lenteur de son évolution, l'inflammation de la cornée présente pendant toute sa durée un caractère aigu. Sous l'influence d'un traitement convenable, les lésions superficielles se réparent vite : par contre, à la suite d'un violent processus ulcéreux ou suppuratif, cette membrane peut être complètement et à jamais détruite dans l'espace de quelques jours.

Le *pronostic* présente toujours un certain caractère de gravité, soit à cause des accidents immédiats, tels que perforation, hernie de l'iris, destruction du tissu cornéen, etc., toujours à craindre dans les formes graves, soit à cause des altérations qui peuvent persister plus tard, telles que opacités, changements de courbure, leucomes, staphylômes, etc., qui, si peu accusées qu'elles soient, exercent toujours une influence fâcheuse sur la vision.

Le *traitement* des kératites, étant nécessairement en rapport avec leurs causes, devra être aussi varié que ces causes elles-mêmes.

Il consistera, localement, dans les instillations d'atropine ou d'ésérine, l'application de compresses chaudes, le bandeau compressif. Les collyres irritants, caustiques, devront être toujours laissés de côté. Outre qu'ils exercent une influence des plus fâcheuses, ils peuvent, en imprégnant le tissu cornéen altéré, donner naissance à des taches indélébiles. Nous en dirons autant des émissions sanguines locales, des applications de sangsues aux tempes, des vésicatoires aux bras ou à la nuque : l'observation clinique a démontré que ces moyens, qui ont joui d'une grande vogue, sont plus nuisibles qu'utiles; ils ne sont indiqués que dans des circonstances spéciales et tout à fait exceptionnelles.

La médication tonique conviendra aux formes scrofuleuses et à toutes celles qui dépendent d'une débilitation générale de l'organisme.

La paracentèse de la chambre antérieure sera indiquée lorsque l'inflammation de la cornée s'accompagne de la production de pus dans la chambre antérieure (*hypopyon*). Dans les ulcères serpigineux d'origine infectieuse on pratiquera la transfixion d'après le procédé de Sœmisch.

L'iridectomie sera pratiquée dans les kératites d'origine intra-oculaire et consécutives à l'irido-choroïdite ou au glaucome.

Enfin dans les ulcères atoniques on aura recours aux *cautérisations* avec le galvano-cautère.

Comme nous aurons, dans le courant de cet ouvrage, à parler à plusieurs reprises de l'emploi de cet instrument, je crois utile de

donner une fois pour toutes les indications utiles pour son maniement. C'est à Martinache (1) puis à Gayet (de Lyon) que revient le
mérite d'avoir introduit l'usage du fer rouge dans la thérapeutique oculaire. L'un et l'autre ont cherché à modifier certains
ulcères de la cornée par des attouchements avec un stylet rougi à
la flamme d'une lampe à alcool. L'outillage est simple, à la portée
de tous les praticiens, il mérite donc d'être conservée. Il suffit de
planter une aiguille à tricoter dans un bouchon, et de l'approcher
d'une flamme quelconque jusqu'à ce qu'elle rougisse, on a immédiatement ainsi un cautère à sa disposition. Celui-ci est à la rigueur suffisant quand son application ne doit durer que quelques
secondes, mais quand il s'agit d'une opération fine et délicate,
d'une certaine durée, il est indispensable de se servir du galvano-
cautère. Le thermo-cautère Paquelin produit un rayonnement de
chaleur trop considérable, il faut que la partie incandescente soit
proportionnelle avec la cautérisation qu'on veut faire, c'est-à-dire
très petite.

Le galvano-cautère que j'ai fait construire par M. Trouvé consiste simplement dans un tube de gutta-percha long de 10 centimètres qui enveloppe les extrémités des réophores jusqu'aux fils
de platine, de telle sorte qu'on peut le tenir comme une plume
à écrire. Seulement l'un des réophores n'est pas fixé sur le réservoir d'électricité; un aide le tient à la main, et le met en contact
avec le pôle auquel il correspond. Dès que le chirurgien fait un
signe, le courant passe, un nouveau signe et le réophore étant
soulevé, le courant est interrompu.

Grâce à cette disposition, l'instrument peut être tenu juste au
ras de la partie chauffée, et on cautérise finement, aussi légèrement qu'on le veut.

La portion du fil de platine rougie par l'électricité peut présenter différentes formes, elle peut être pointue, à bords tranchants, à surface plane. Ces petits cautères peuvent être adaptés
aux réophores, ou séparés à volonté.

Dans la description des *variétés* de kératite, nous prendrons
encore pour base de classification les lésions anatomiques, nous
décrirons successivement les kératites phlycténulaire, parenchymateuse, vasculaire, ulcéreuse et suppurative.

(1) *Pacific medical and surgical Journal*, nov. 1873, p. 294.

KÉRATITE PHLYCTÉNULAIRE.

La kératite phlycténulaire, appelée aussi *vésiculeuse, pustuleuse*, affection très commune dans la seconde enfance, est caractérisée par l'apparition de petites phlyctènes à la surface de la cornée.

Tantôt il n'y en a qu'une seule, tantôt il y en a plusieurs, disposées en arc de cercle et situées au pourtour de la cornée, au niveau du limbe conjonctival, à cheval pour ainsi dire sur la sclérotique et la cornée.

L'apparition de ces petits vésicules provoque constamment une réaction des plus vives : la conjonctive bulbaire s'injecte, un lacis vasculaire de forme triangulaire dont le sommet correspond à la phlyctène et dont la base s'étend vers les culs-de-sac, s'étale à la surface du globe oculaire; d'autres fois, l'hypérémie gagne toute l'étendue de la muqueuse, la sécrétion augmente, s'altère et devient muco-purulente, comme dans l'inflammation catarrhale de la conjonctive.

La photophobie est toujours intense; ne sachant que faire pour s'en préserver, les petits malades tiennent constamment la tête baissée, les mains appuyées sur les yeux. Le blépharo-spasme s'associe à cette photophobie; par suite de la contraction permanente du muscle orbiculaire, la peau de la commissure externe se plisse, se fendille, et humectée continuellement par les larmes, finit par s'excorier.

Il est très difficile d'écarter les paupières; pour explorer l'œil, l'on est obligé d'avoir recours aux écarteurs, et cette manœuvre peut être assez douloureuse pour réclamer l'emploi du chloroforme.

Ces deux symptômes prédominants, photophobie et blépharo-spasme, ont évidemment leur point de départ dans l'irritation directe des nerfs cornéens. Les préparations d'Iwanoff (fig. 37) montrent, en effet, qu'au-dessous de l'épithélium soulevé se trouve une accumulation de cellules pénétrant dans l'épaisseur du tissu cornéen et se dirigeant précisément le long des filets nerveux terminaux. D'ordinaire, au bout de quelques jours la phlyctène se rompt, ou bien son contenu se résorbe, l'épithélium se reproduit à la surface de la cornée et tout rentre dans l'ordre. D'autres fois la vésicule persiste plus longtemps, s'organise, forme un véritable petit bouton autour duquel le tissu cornéen s'infiltre dans une certaine étendue et prend une teinte blanchâtre.

Ailleurs, c'est une traînée de vaisseaux qui se développent sur la cornée à partir du centre où siège la vésicule pour atteindre la périphérie où ils se confondent avec ceux du limbe conjonctival, ou bien ils émanent d'une vésicule située sur le pourtour de la cornée, pour empiéter peu à peu vers le centre en suivant une direction transversale. De là le nom de *kératite en bandelette* donné à cette forme spéciale. Cette genèse de vaisseaux peut en s'exagérant s'étendre à une grande partie de la surface de la cornée. Celle-ci prend alors une teinte rougeâtre due à la finesse et au nombre considérable de ces ramuscules sanguins. En pareil cas

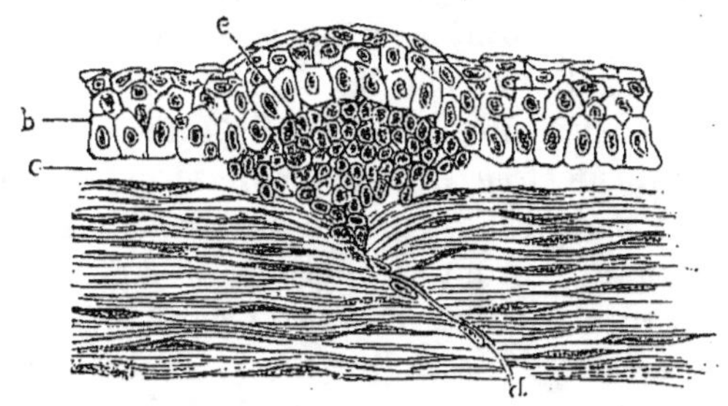

Fig. 37. Kératite phlycténulaire. — Amas de cellules accumulées sous l'épithélium *a* et le long du filet nerveux *e* (Iwanoff).

la réaction est des plus vives, la photophobie extrême et le spasme de l'orbiculaire porté au plus haut degré.

Enfin, il est des circonstances plus fâcheuses, où la maladie prend une autre tournure : la phlyctène, après avoir persisté fort longtemps, se transforme en pustule, et celle-ci, une fois rompue, fait place à une *ulcération* plus ou moins profonde. Dès lors, la maladie change de caractère, s'aggrave et son traitement, comme nous le verrons bientôt, doit être modifié en conséquence.

Le *pronostic* est donc bien différent suivant les divers cas. La guérison spontanée n'est pas rare dans la forme simple, où la vésicule se rompt peu de jours après son apparition, et où l'épithélium se régénère promptement à la surface de la cornée. La kératite en bandelette se présente avec des complications plus sérieuses : la photophobie et le blépharospasme y sont portés à tel point que leur persistance peut à la longue inspirer quelque inquiétude. En outre, le développement des vaisseaux s'accompagne d'une infiltration interstitielle fort lente à se résorber et laissant quelquefois après elle des traces indélébiles.

L'ulcération succédant à la rupture d'une pustule peut suivre une marche progressive et déterminer des accidents analogues à ceux de la kératite ulcéreuse proprement dite, c'est-à-dire des perforations plus ou moins étendues, avec toutes leurs conséquences fâcheuses.

La scrofule semble jouer un grand rôle dans la production de cette maladie si fréquente chez les enfants malingres, chétifs, atteints d'éruptions impétigineuses de la face et du cuir chevelu. Elle ne les frappe pas exclusivement, mais chez eux la kératite phlycténulaire présente une ténacité particulière, les phénomènes réflexes, blépharospasme, photophobie, sont toujours très accusés. Les récidives sont à craindre jusqu'à ce que la santé générale ait été améliorée par les soins et le changement d'âge.

Le traitement devra donc avant tout s'adresser à la constitution du sujet. L'huile de foie de morue, le sirop d'iodure de fer, le quinquina, la viande crue, etc., en un mot, tous les agents de la médication tonique, seront susceptibles d'imprimer à la maladie une marche favorable et conviendront dans presque tous les cas.

Quant au traitement local, il variera suivant la forme et l'évolution de la maladie.

La photophobie et le blépharospasme cèdent d'ordinaire avec une facilité merveilleuse à l'emploi de la pommade jaune :

Précipité jaune......... 1 gramme.
Vaseline 10   —

On introduit entre les paupières gros comme un grain de blé de cette pommade, une fois par jour.

Ce même topique convient admirablement aux formes vasculaires, kératite en bandelette, pannus superficiel; son emploi doit être quelquefois prolongé pendant fort longtemps.

La pommade jaune peut être remplacée par le calomel, dont on projette une petite quantité dans l'œil au moyen d'un pinceau, mais les propriétés de ce médicament sont beaucoup moins actives et moins efficaces que celles du précédent. Si le blépharospasme persiste pendant plusieurs jours, il faut craindre les funestes effets de la compression de la cornée par le muscle orbiculaire. L'enfant sera chloroformé, les paupières seront écartées avec les élévateurs afin d'explorer la cornée avec soin; est-elle ulcérée, offre-t-elle une teinte opaline uniforme, il faut sans hésiter débrider la commissure externe et sectionner le muscle orbiculaire comme nous l'avons indiqué à propos du blépharospasme.

Quand une pustule s'est formée et a donné naissance à une ulcération, l'application de topiques irritants doit être complètement abandonnée. Il faut alors recourir au traitement habituel des ulcérations de la cornée : instillations d'ésérine, compresses chaudes, bandeau compressif, toutes méthodes qui seront exposées en temps et lieu. (Voy. *Ulcérations de la cornée.*)

KÉRATITE VÉSICULEUSE, BULLEUSE.

On a signalé quelquefois l'apparition à la surface de la cornée de vésicules transparentes, renfermant un contenu limpide et tout à fait comparables aux vésicules d'herpès (*herpès de la cornée*). Elles coïncident dans quelques cas avec une éruption analogue au pourtour des lèvres, du nez (Horner), ou sur le front, comme dans le zona ophthalmique.

Dans cette forme de kératite, il existe généralement des douleurs ciliaires très vives, du larmoiement, de la photophobie, de l'anesthésie de la cornée, une diminution de la tension intra-oculaire, symptômes qui semblent se rattacher á un trouble d'innervation du trijumeau.

Dans l'iritis chronique, le glaucome, la kératite parenchymateuse, on observe exceptionnellement de véritables *bulles* dues à l'accumulation de sérosité au-dessous de l'épithélium soulevé.

Une fois la rupture des parois des vésicules obtenue, soit par ponction directe, soit par l'emploi du calomel en poudre; l'atropine, le bandeau compressif suffiront pour combattre cette affection. On calmera les douleurs ciliaires violentes par des injections sous-cutanées de morphine. Chez un malade sujet à des récidives fréquentes, Hasner assura la guérison complète en enlevant la lamelle superficielle de la cornée au niveau des points envahis; de légers attouchements avec la pointe d'un galvano-cautère nous paraîtraient préférables.

KÉRATITE SUPERFICIELLE, CIRCONSCRITE.

Cette variété de kératite est caractérisée par l'apparition d'une opacité légère, grisâtre, circonscrite, à la surface de la cornée.

Ainsi qu'on peut s'en assurer à l'éclairage oblique, les couches les plus superficielles de cette membrane sont seules atteintes. La perte de transparence est due au gonflement, à la dissociation des fibrilles de la substance intercellulaire, accompagné ou non d'infiltration de cellules lymphatiques.

La desquamation de l'épithélium, constamment altéré au niveau des points envahis, quelquefois détruit, est suivie d'excoriation, d'ulcération légère.

Cette forme de kératite est accompagnée dès le début de douleurs ciliaires plus ou moins intenses, d'une photophobie très vive, de blépharospasme. La vision est plus ou moins gênée, selon la situation centrale ou périphérique de l'opacité. Tous ces troubles disparaissent lorsque l'épithélium commence à se régénérer.

Dans la grande majorité des cas, la maladie guérit rapidement et sans laisser de traces. Ce n'est que rarement, par suite de négligence ou d'un traitement intempestif, qu'elle traîne en longueur et qu'elle laisse après elle des opacités plus ou moins apparentes.

Le *pronostic* est moins favorable quand l'inflammation occupe les parties centrales, car d'une part la nutrition et la réparation sont moins actives, en ces points, et d'autre part la moindre altération de transparence y devient fort préjudiciable à la vision.

La kératite superficielle provient le plus souvent de lésions directes de la cornée, piqûres, déchirures, égratignures, pénétration de corps étrangers, etc. Elle survient spontanément chez les enfants scrofuleux, mais moins fréquemment que la kératite phlycténulaire.

La desquammation de la couche épithéliale de la cornée, qui s'observe quelquefois dans les conjonctivites, peut en être également le point de départ.

Le traitement consiste dans les instillations d'atropine, répétées plusieurs fois par jour, l'application de compresses chaudes, maintenues pendant vingt minutes soir et matin. Si la réaction est vive, si les douleurs sont violentes, on emploiera les frictions d'on-

guent belladoné autour de l'orbite, les injections sous-cutanées
de morphine à la tempe, le chloral à l'intérieur. Même dans ces
cas, il faut se garder de recourir aux émissions sanguines, qui sont
toujours plus nuisibles qu'utiles.

S'agit-il d'excoriations légères, avec photophobie considérable,
on retirera de grands avantages du bandeau compressif laissé en
permanence, et levé seulement pour instiller l'atropine.

Ce traitement local sera suffisant dans les inflammations d'origine traumatique.

Aux malades dont la constitution est délabrée, on donnera l'huile
de foie de morue, le sirop d'iodure de fer, les préparations de
quinquina, etc.

KÉRATITE INTERSTITIELLE, PARENCHYMATEUSE.

Dans cette variété de kératite on voit apparaître tantôt au centre,
tantôt au bord de la cornée une opacité diffuse, d'abord grisâtre,
puis bientôt blanchâtre; ici superficielle, là plus profonde. L'infiltration nuageuse s'étend peu à peu de proche en proche, recouvrant la cornée d'une teinte uniforme et lui donnant l'aspect d'un
verre dépoli. Au bout d'un certain temps, de petites taches plus
foncées, d'un blanc sale, presque jaunâtre, se détachent sur ce
fond mat et uni. Il n'existe pas de délimitation bien nette entre
les parties saines et les parties malades, les contours de la région
infiltrée se fondant graduellement avec les zones voisines. Le processus offre une tendance manifeste à progresser ; à la longue la
cornée est voilée d'un nuage impénétrable à l'œil nu et même à
l'éclairage oblique. De là difficulté extrême et souvent impossibilité absolue d'explorer la chambre antérieure, et de s'assurer de
l'état de l'iris.

C'est d'ordinaire au moment où l'affection, ayant achevé son
évolution progressive, arrive à sa période d'état sur un œil, que
le même processus envahit la cornée du côté opposé. Mais, pour
en arriver là, la kératite parenchymateuse demande plusieurs
semaines et même plusieurs mois, sa marche était relativement
fort lente.

Une seconde variété de kératite parenchymateuse, la forme vasculaire, se présente avec une physionomie différente. Ici encore
il existe des opacités diffuses; mais leur coloration rougeâtre
atteste la présence d'un nouvel élément: ce sont de petits vais-

seaux, extrêmement ténus, qu'on ne peut distinguer et isoler les uns des autres qu'à l'aide d'un fort grossissement, et qui forment à la surface et dans l'épaisseur des couches cornéennes, un réseau à mailles serrées.

Les symptômes *subjectifs* différencient plus nettement encore ces deux variétés de kératite parenchymateuse : dans l'une, les douleurs sont nulles, la photophobie est à peine accusée, l'injection périkératique insignifiante. Dans l'autre, au contraire, il y a une vive réaction : l'œil est douloureux, sensible à la lumière, et, tout autour de la cornée, la conjonctive bulbaire est très hypérémiée. La marche de cette dernière est aussi bien différente : en quelques jours elle atteint son maximum d'intensité ; plus rapide aussi est sa guérison, quand un traitement rationnel est institué. Dans la forme indolente le processus évolue très lentement, la résorption est longue, elle met quelquefois des années à s'effectuer et souvent incomplètement.

Il est des cas où l'apparition inattendue de vaisseaux, dans une kératite jusqu'alors indolente, montre que les deux types cliniques que nous venons de décrire ne sont pas toujours très nettement tranchés.

La kératite parenchymateuse indolente pourrait être confondue avec la *sclérose* de la cornée consécutive à l'épiscléritis, ou à la scléro-choroïde antérieure. Mais dans ce dernier cas l'infiltration débutera toujours par les points de la cornée les plus rapprochés du bouton épiscléral pour s'avancer de là vers le centre. Les plaques scléreuses seront nettement séparées des parties saines de la cornée. Les altérations superficielles de la couche épithéliale seront peu prononcées, caractères qui manquent toujours dans la kératite parenchymateuse.

La kératite parenchymateuse, peu commune avant l'âge de douze ans, atteint sa fréquence maximum de dix-huit à vingt ans. Au delà de trente ans elle redevient extrêmement rare. C'est une maladie de longue durée, mais qui peut, dans la plupart des cas, être menée à bonne fin. La résorption des produits infiltrés est plus facile à obtenir que dans les autres variétés de kératite, car ici les éléments cellulaires de la cornée, les fibrilles intercellulaires restent indemnes. Il s'agit simplement d'une infiltration de corpuscules lymphatiques dans l'interstice des faisceaux fibrillaires dissociés.

Le *traitement* exige une grande patience de la part du malade et du médecin. Localement, il consistera uniquement dans les instillations d'atropine répétées quatre ou cinq fois par jour (solution de 5 centigrammes pour 20 ou 30 grammes d'eau); dans la forme indolente, on y joindra, deux fois par jour, pendant vingt minutes, l'application de compresses chaudes ou de cataplasmes. Malgré la lenteur apparente de la guérison, malgré les sollicitations du malade fatigué d'une médication dont il ne ressent pas les effets immédiats, il faut s'en tenir là et surtout proscrire abso-

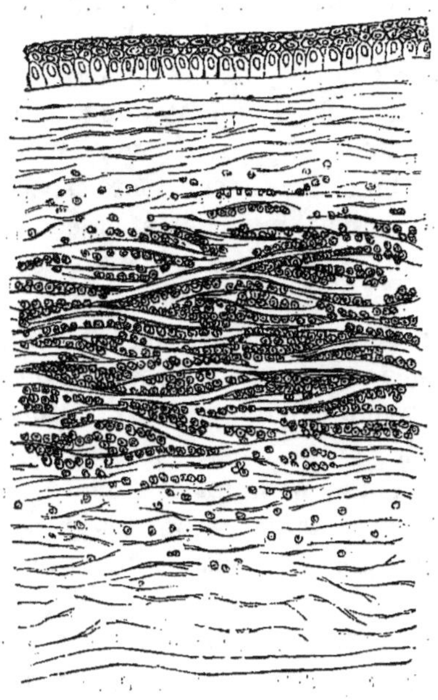

Fig. 38. Kératite parenchymateuse. — Infiltration de cellules lymphatiques entre les faisceaux fibrillaires.

lument les collyres irritants, les substances astringentes et caustiques qui occasionneraient les plus graves désordres.

Le traitement général, beaucoup plus important, mérite de fixer notre attention. Hutchinson, invoquant l'aspect chétif des malades, l'existence d'accidents spécifiques antérieurs, *l'état des dents quelquefois échancrées au niveau du bord libre*, considère la kératite parenchymateuse comme une manifestation de la *syphilis héréditaire*, et recommande chaleureusement l'usage de l'iodure de potassium à l'intérieur. Sans nier cette influence, incontestable en certains cas, nous pensons qu'elle n'est pas unique, et qu'en dehors de la syphilis, d'autres causes diathésiques, susceptibles d'entraîner la déchéance de l'organisme ou un état de profonde anémie, peuvent avoir le même résultat fâcheux. Quoiqu'il en soit, le meilleur traitement consiste incontestablement dans l'emploi de l'iodure de potassium donné à la dose de 50 centigrammes à 2 grammes suivant l'âge et la force du sujet. A ce médicament on associera les toniques sous toutes les formes, huile de foie de morue, sirop d'iodure de fer, vin de quinquina, viandes saignantes, etc...

J'ai appelé l'attention sur une forme grave de kératite parenchymateuse que j'ai qualifiée de maligne, qui ne cède qu'à des doses très élevées d'iodure de potassium et parfois même laisse après elle, quoiqu'on fasse, un état nébuleux de la cornée indélébile. Toutefois je dois dire que récemment dans deux cas (forme maligne) qui semblaient résister à toute espèce de traitement, j'ai obtenu deux succès éclatants par des injections sous-cutanées de peptonate de mercure renfermant 1 centigramme de sublimé. Les injections étaient faites tous les deux jours.

Quand l'affection est guérie depuis longtemps déjà, et que cependant la cornée paraît encore comme infiltrée, l'introduction entre les paupières d'une faible quantité de pommade au précipité jaune ou de calomel en poudre favorise la disparition de ces derniers vestiges d'une inflammation ancienne. Ces médicaments, doués d'une action irritante, seront toujours employés avec ménagement; on sera prêt à les suspendre au moindre retour de l'inflammation.

Il est enfin quelques cas très rebelles où, malgré tout, des taches leucomateuses persistent à la surface ou dans l'épaisseur de la cornée. Le traitement qui convient alors est le même que celui qui s'applique aux plaques scléreuses, dont l'analogie avec ces reliquats d'infiltration ancienne est, du reste, complète. C'est la *péritomie* ou *syndectomie*, opération qui consiste à enlever, tout autour de la cornée, un anneau de conjonctive saine de 5 à 6 millimètres de largeur. Les résultats de cette opération ne sont pas immédiats; mais au bout de deux à trois mois, la résorption devient manifeste. Nous conseillons aussi les douches de vapeur chaude avec l'appareil de Lorenço.

KÉRATITE VASCULAIRE (PANNUS).

Des vaisseaux peuvent se développer à la surface de la cornée dans plusieurs circonstances différentes.

Nous avons déjà parlé d'une forme particulière de kératite parenchymateuse, à marche aiguë, dans laquelle un fin réseau vasculaire envahit à la fois la surface et la profondeur de la cornée.

Dans la kératite ulcéreuse, la régénération trop rapide de la perte de substance s'accompagne, comme nous le verrons, de la formation des vaisseaux dont le rôle physiologique semble destiné à la réparation du tissu et dont l'abondance est quelquefois telle qu'il est nécessaire de la modérer.

Au sujet de la kératite phlycténulaire nous avons insisté

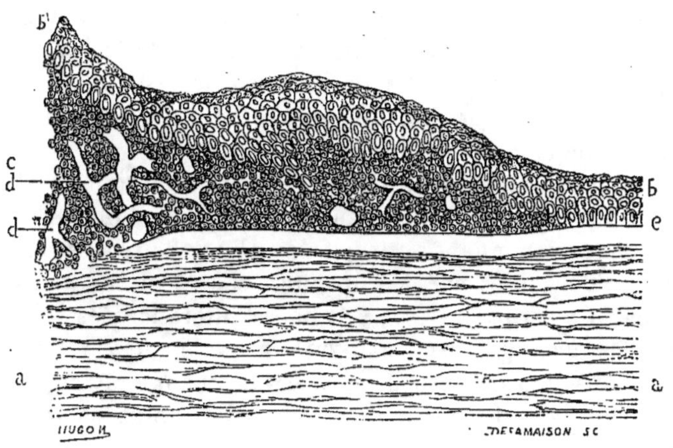

Fig. 39. Pannus superficiel. — *d* Vaisseaux développés au milieu de cellules infiltrées sous l'épithélium.

sur l'apparition fréquente d'exsudats vascularisés, dont la forme étroite, allongée, a fait donner à cette affection le nom de *kératite en bandelette*.

On doit rapprocher de cette variété la kératite vasculaire superficielle, assez fréquente chez les scrofuleux. Elle est le résultat d'une production abondante de cellules qui s'accumulent entre l'épithélium et le tissu propre de la cornée, et parmi lesquelles se développent les premiers vaisseaux. Au début, ceux-ci ont leurs parois tellement minces, que le sang paraît circuler librement entre les cellules. Plus tard leur calibre augmente, ils deviennent visibles à l'œil nu, puis tortueux, variqueux, distribués d'une façon irrégulière à la surface de la cornée.

Cette affection s'accompagne de vives douleurs ciliaires avec larmoiement et photophobie; la vision est toujours atteinte à un haut degré par suite de l'altération de transparence de la cornée. La pommade au précipité jaune est encore ici d'une efficacité remarquable.

Mais, de toutes les formes de *pannus*, la plus fréquente, la plus grave est celle qui se montre dans la conjonctive granuleuse chronique et qui est décrite par les auteurs sous le nom de *pannus trachomateux*. Nous en avons dit quelques mots au sujet des granulations de la conjonctive, et nous avons déjà signalé le lieu d'élection de ce pannus, qui occupe d'ordinaire la portion de cornée recouverte par la paupière supérieure. En ces points, au niveau du limbe conjonctival, les vaisseaux cornéens semblent se continuer avec ceux de la conjonctive. La largeur des mailles vasculaires est très variable; tantôt elles sont étroites au point de masquer complètement les tissus sous-jacents (*pannus crassus, sarcomatosus*), tantôt elles sont assez larges pour laisser entrevoir la surface de la cornée (*pannus tenuis*).

Les couches superficielles de cette membrane sont constamment altérées; leur surface est rugueuse, inégale, sillonnée de petites élevures correspondant au trajet des plus gros troncs vasculaires; elles sont envahies par des opacités, tantôt circonscrites, tantôt diffuses. Il n'est pas rare de voir dans l'interstice des vaisseaux de véritables granulations analogues à celles de la conjonctive. Quelquefois le caractère du processus change, il se forme des ulcérations aboutissant à des perforations plus ou moins étendues.

Les lésions histologiques de la cornée dans le pannus trachomateux consistent, en plus de la formation de nouveaux vaisseaux, dans la production d'un nombre considérable de cellules fusiformes. Ritter et Schweigger ont trouvé ces cellules répandues dans les couches superficielles (environ un huitième de l'épaisseur). Une ligne de démarcation assez nette sépare la portion infiltrée devenue opaque de celle qui est restée saine et transparente; pourtant, dans le voisinage de la sclérotique, l'infiltration de ces cellules peut s'étendre à toute l'épaisseur de la cornée jusqu'à la membrane de Descemet.

Schweigger, ayant eu l'occasion d'examiner au microscope une membrane ayant été le siège d'un pannus, trouva la couche la plus superficielle détruite par de petits ulcères en partie comblés par la régénération de l'épithélium; les couches sous-jacentes devenues opaques comprenaient environ le tiers de l'épaisseur de la cornée; l'opacité était due, comme Ritter l'avait déjà signalé, à la présence de nombreuses cellules fusiformes entre lesquelles on

trouvait à peine quelques vestiges de substance intercellulaire
transparente. Cette disparition de la trame fibrillaire composant
la substance fondamentale de la cornée explique l'affaiblissement
de cette membrane et la facilité avec laquelle, cédant alors à la
pression intra-oculaire, elle devient staphylomateuse.

Les *troubles fonctionnels* sont toujours très accusés : si l'ouverture pupillaire est envahie, la vision peut être réduite à une
simple perception lumineuse quantitative. On observe constamment de la photophobie, un larmoiement intense, des douleurs
ciliaires, un gonflement œdémateux du bord libre des paupières.

Les altérations de la cornée sont en rapport avec la gravité des
lésions de la conjonctive : elles présentent des alternatives d'amélioration et d'aggravation qui trahissent les variations que subit
l'état de la muqueuse. A mesure que les désordres augmentent
du côté des paupières, que les culs-de-sac disparaissent, que le
tarse déformé comprime davantage la cornée, que les cils déviés
en irritent la surface, le pannus devient de plus en plus épais et
finit par former une véritable membrane épaisse, fongueuse,
bourgeonnante, recouvrant uniformément le globe oculaire.

Dans quelques cas extrêmes l'irritation se propage à l'iris, puis
au corps ciliaire, et la douleur quand on presse cette région, la
diminution de tension du globe, révèlent l'existence d'une *irido-
cyclite* : ailleurs le processus prend le caractère *glaucomateux* et
la tension augmente.

Il ne faudra jamais perdre de vue que le traitement de cette
affection est subordonné à l'état de la conjonctive; aussi, quand
la muqueuse n'est pas désorganisée, les cautérisations dirigées
contre les granulations suffisent pour amener la disparition du
pannus. Existe-t-il des poussées aiguës avec ulcérations, les instillations seront aussitôt prescrites. Quand la maladie a de la
tendance à se perpétuer, à devenir chronique, on examinera avec
soin l'état des paupières. Les trouve-t-on volumineuses, épaissies,
existe-t-il un rétrécissement de l'ouverture palpébrale, une déviation des cils, ce seront là autant d'états morbides qui réclameront
les opérations spéciales déjà décrites (Voy. *Trichiasis*, *Blépharophimosis*).

Enfin, dans les cas de pannus charnu, sarcomateux, il ne reste
plus que deux moyens extrêmes déjà signalés en parlant de la
conjonctive granuleuse : l'abrasion de la conjonctive autour de
la cornée (*syndectomie*), par l'instrument tranchant ou le galvano-cautère et l'inoculation du pus d'une conjonctive purulente.

KÉRATITE ULCÉREUSE.

Dans cette variété de kératite, l'inflammation s'accompagne de l'élimination du tissu envahi. Le processus ulcéreux détruit d'abord les lames superficielles, puis les lames profondes, produisant de véritables pertes de substance dans l'épaisseur de la cornée. La situation superficielle ou profonde des ulcérations, la gravité exceptionnelle, la pathogénie spéciale de quelques-unes d'entre elles légitiment la distinction de trois variétés principales :

1° Ulcères superficiels circonscrits, ayant peu d'importance et pouvant disparaître sans laisser de traces ;

2° Ulcères profonds, plus graves que les précédents, aboutissant quelquefois à des perforations plus ou moins vastes, laissant toujours à leur place une cicatrice indélébile ;

3° Ulcères serpigineux, remarquables par leur mode particulier d'évolution, leur gravité exceptionnelle et la production presque constante de pus dans la chambre antérieure (kératite à hypopyon).

ULCÈRES TRANSPARENTS, SUPERFICIELS.

Ces ulcères, quelquefois difficiles à reconnaître à cause de leur transparence presque complète, peuvent échapper à un premier examen ; il n'existe, en effet, à la surface de la cornée aucune tache qui attire l'attention ; mais, en invitant le malade à regarder obliquement dans des directions différentes, on rendra apparente la perte de substance, qui semble produite comme par un coup d'ongle (Velpeau). L'examen à l'éclairage oblique lèvera tous les doutes, et renseignera d'une façon précise sur le siège, la situation et l'étendue des ulcérations. Il est rare que la cornée explorée de cette façon ne présente pas une très faible teinte opaline dans le voisinage du point envahi, altération légère, facilement inaperçue, si l'on néglige ces moyens d'investigation.

Les *symptômes subjectifs* sont ceux des kératites en général : photophobie, larmoiement, douleurs névralgiques dans les branhes du trijumeau. Quant aux troubles fonctionnels, ils dépendent beaucoup du siège de la lésion. Si l'ulcération occupe les parties périphériques de la cornée, la vision reste normale ou à peu près ; lorsque au contraire elle se trouve en face de l'ouverture pupillaire, quelque minime, quelque superficielle que soit la perte de substance, la vision peut être altérée. Les contours des objets extérieurs perdent plus ou moins de leur netteté. Dans certains cas, le malade voit autour des flammes, des lignes, des figures lumineuses, plus ou moins nombreuses, concentriques, et reproduisant en général la forme de l'ulcération. Ce sont là des phénomènes dus à la réfraction irrégulière des rayons à travers la surface dépolie de la cornée.

Ces ulcères superficiels sont presque toujours d'origine traumatique ou reconnaissent une cause purement locale.

On les observe à la suite de piqûres, déchirures, égratignures de la cornée, etc., ou dans le cours des conjonctivites.

Les instillations d'atropine quand la réaction est vive, d'ésérine quand elle est peu accusée, suffisent en général pour amener leur guérison ; la perte de substance met quelquefois un temps fort long à se combler, il peut même arriver que la régénération ne soit jamais complète et qu'il reste une petite dépression, comme une facette, à la surface de la cornée.

Dans d'autres cas, malgré le traitement, l'ulcération augmente de profondeur et d'étendue et prend dès lors les caractères des ulcères profonds.

ULCÈRES PROFONDS.

Ces ulcères à marche envahissante, et qui attaquent à la fois la surface et la profondeur de la cornée, présentent pendant la durée de leur évolution trois stades distincts qu'il importe de savoir reconnaître.

Au *début*, la couche épithéliale est détruite la première, puis viennent les lames superficielles de la cornée (membrane de Bowman). Le processus ulcéreux, s'étendant aux parties profondes, entraîne la destruction de tous les éléments constituants du tissu cornéen, substance fibrillaire intercellulaire et corpuscules fixes. On observe également une accumulation assez considérable de cellules lymphatiques migratrices au niveau de l'ulcération et dans son voisinage.

Les progrès du processus se laissent facilement apprécier à cette période, car la perte de substance augmente tous les jours d'étendue sous les yeux de l'observateur.

Les phénomènes inflammatoires sont à leur apogée, sauf dans

les formes indolentes, où il n'y a aucune réaction; l'injection périkératique est des plus vives ; la photophobie, le larmoiement, les
douleurs ciliaires sont des plus intenses.

Tant que l'affection reste *progressive*, les bords de l'ulcère sont
déchiquetés, abrupts, taillés à pic. Le fond est rempli par un
détritus moléculaire, sorte de magma sale, grisâtre, formé par les
débris du tissu détruit. Une zone d'un gris blanchâtre, dont la
teinte s'atténue à mesure qu'elle s'éloigne de l'excavation, l'entoure de tous côtés. La coloration de cette aréole, variable d'un
jour à l'autre, fournit des renseignements précieux sur la marche
de la maladie.

L'ulcération augmente-t-elle d'étendue, les parties jusqu'alors

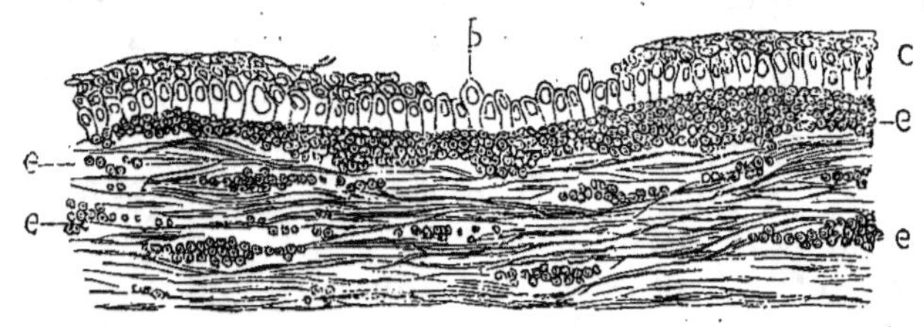

Fig. 40. Ulcère de la cornée. — *b* Epithélium détruit, *e* Infiltration
de cellules lymphatiques.

transparentes deviennent nuageuses; celles qui étaient grisâtres
prennent un ton plus foncé, blanchâtre, jaunâtre; toutes ces
teintes deviennent de plus en plus foncées à mesure que l'affection
progresse; leur maximum d'intensité se trouve toujours au pourtour du foyer morbide.

Dans la *période de réparation*, l'ulcération commence à se dé-
terger, les bords sont moins déchiquetés; l'épithélium, qui avait
disparu sur une grande étendue, se reproduit ; une couche régulière de cellules recouvre le fond de l'ulcère, qui commence à
miroiter; la cornée recouvre peu à peu sa transparence, d'abord
dans les points les plus éloignés du foyer morbide, puis peu à peu
jusqu'au voisinage. Le développement de vaisseaux, sur les bords
de l'ulcère, qui s'observe quelquefois, est un signe favorable de
régénération.

Enfin, la *cicatrisation* s'effectue, la perte de substance se
comble; au-dessous de l'épithélium qui tapisse tout d'abord le
fond de l'ulcère, de nouvelles couches se forment, s'organisent,

et comblent peu à peu l'excavation. Ses bords deviennent lisses, unis, se continuent sans interruption avec la surface de la cornée ; à la place de l'ulcération il n'existe qu'une simple dépression et une tache cicatricielle, susceptible de s'éclaicir plus ou moins par la suite.

Nous devons signaler une variété particulière d'ulcération marginale, en forme de croissant, qui, située près de la périphérie de la cornée s'avance en longeant les bords, y forme une rainure, profonde et compromet ainsi la nutrition des parties centrales.

Les abcès de la cornée transformés en ulcères offrent un aspect particulier : leur fond est occupé par un magma purulent, jaunâtre ; tout autour le tissu cornéen, infiltré de cellules lymphatiques, est plus trouble, plus jaune que dans l'ulcère simple. Quelquefois les processus ulcéreux et suppuratif marchent de pair et il est difficile d'établir la part qui revient à chacun d'eux.

Les ulcérations vastes et profondes s'accompagnent de la formation de pus dans la chambre antérieure (*hypopyon*) ; toutefois cette complication est beaucoup plus fréquente dans la forme serpigineuse.

A mesure que la régénération s'accomplit, les symptômes inflammatoires s'amendent, les douleurs se calment, l'injection périkératique diminue, puis disparaît, et la cornée reprend sa transparence normale jusqu'au pourtour de l'ulcération.

Les *symptômes subjectifs* consistent dans la photophobie, accompagnée de larmoiement et de blépharospasme. Les douleurs ciliaires sont plus ou moins vives. Du reste, l'intensité de ces symptômes est des plus variables, ils font presque complètement défaut dans la forme qu'on pourrait appeler indolente, et que quelques auteurs désignent sous le nom d'*asthénique*. Ailleurs, au contraire, existe un cortège inflammatoire complet : douleurs très vives à caractère névralgique, photophobie extrême, hypersécrétion abondante des larmes ; c'est la forme *sthénique*. Rappélons ici que les phénomènes de réaction, surtout la photophobie, sont d'autant plus intenses, que la lésion est plus superficielle. Dans l'un et l'autre cas la vision peut être momentanement abolie, si l'ulcération est centrale.

Étiologie. — La kératite ulcéreuse se montre fréquemment à la suite de traumatismes intéressant la surface de la cornée, érosions superficielles, piqûres, déchirures, plaies contuses. Ailleurs, l'ulcération succède à une vésicule, à une pustule qui s'étant rompue, laisse après elle une perte de substance.

Certaines affections intra-oculaires, l'irido-choroïdite, le glaucome aigu et subaigu, donnent naissance à des processus ulcéreux de la cornée. La lésion de la cornée n'est alors que l'expression d'un état grave de l'œil, qu'il faut savoir reconnaître et combattre. L'examen attentif de l'iris, l'exploration par le toucher de la région ciliaire, l'état de la tension du globe permettront de la rapporter à sa véritable cause.

La paralysie du trijumeau peut provoquer la destruction du tissu cornéen : cette variété de kératite, à la fois ulcéreuse et suppurative, désignée sous le nom de *neuro-paralytique*, sera l'objet d'un chapitre spécial.

En traitant du zona ophthalmique et de ses complications oculaires, nous avons parlé avec des détails suffisants des ulcères de la cornée qui accompagnent fréquemment cette affection. Il est inutile d'y revenir.

Parmi les maladies générales susceptibles d'engendrer le processus ulcéreux de la cornée, il faut citer la variole, où les ulcérations prennent un caractère de gravité exceptionnelle et, en dépit de toute intervention, aboutissent à des perforations étendues.

Enfin, rappelons ici les inflammations ulcéreuses survenant du côté de la cornée, dans le cours des conjonctivites graves, granuleuse, purulente ou diphtéritique.

Pronostic, complications. — Dans les cas les plus heureux, la cicatrisation est complète, et la perte de substance se trouve comblée en totalité par un tissu de nouvelle formation transparent. Mais le plus souvent des taches blanchâtres cicatricielles persistent au niveau de l'ulcère ; selon que ces opacités sont plus ou moins intenses, elle ont reçu les noms d'*albugo*, de *macule* ou de *leucome*.

Enfin le pronostic peut être singulièrement aggravé par quelques complications qu'il nous reste à signaler.

L'ulcère, creusant en profondeur, atteint quelquefois les couches les plus profondes de la cornée : entre le fond de l'excavation et la chambre antérieure il n'y a plus qu'une mince lamelle, incapable d'opposer une longue résistance à la pression intra-oculaire ; dès lors, une perforation est imminente. L'évacuation de l'humeur aqueuse qui la suit exerce, dans certains cas, une influence favorable sur la marche de la maladie ; le mouvement nutritif s'accélère et, grâce à la détente de la tension intra-oculaire, la régénération du tissu cornéen peut s'effectuer dans les points affaiblis.

Bien que l'ulcération ait atteint une certaine profondeur, la perforation tarde quelquefois à se faire, la membrane de Descemet refoulée en avant se présente alors sous la forme d'une petite vésicule transparente (*kératocèle*). Si la rupture a lieu à ce moment, les bords de l'ulcération se trouvent tapissés par les débris de la membrane vitreuse et ont peu de tendance à se rapprocher, il s'établit ainsi une *fistule cornéenne*. Dès lors, l'humeur aqueuse s'écoule au fur et à mesure qu'elle se reproduit, la chambre antérieure n'existe plus, et la diminution de la tension intra-oculaire s'accompagne d'une congestion intense des membranes profondes, congestion qui peut, à la longue, devenir fort compromettante pour l'intégrité de l'organe.

La perforation est-elle située en face de l'ouverture pupillaire, le cristallin, refoulé contre la face postérieure de la cornée par suite de l'écoulement de l'humeur aqueuse, se trouve en contact avec le point ulcéré; ce contact vient-il à se prolonger, des exsudats se forment sur la cristalloïde antérieure. Plus tard, l'ouverture se refermant, la chambre antérieure se remplit et le cristallin repoussé en arrière reprend sa position, mais les opacités capsulaires en occupent toujours le centre. Telle est l'origine des cataractes pyramidales centrales capsulaires, assez fréquentes chez les enfants. Un filament d'exsudat plastique, allant de la cristalloïde antérieure à la cornée, témoigne longtemps encore de l'existence d'une ancienne adhérence.

Dans les cas où la perforation est assez grande pour permettre à l'iris de s'engager entre les lèvres de la plaie et de faire hernie au dehors (*myocéphale*), la partie herniée s'enflamme, contracte des adhérences avec les parties voisines, elle ne peut plus être dégagée et devient le point de départ d'un staphylôme partiel de la cornée.

Il y a lieu de distinguer les adhérences périphériques des adhérences centrales, où le *sphincter* de l'iris se trouve engagé entre les lèvres de la plaie cornéenne. Cet accident a pour conséquence la déformation de la pupille et le tiraillement de l'iris dont les mouvements se trouvent entravés ; nous verrons plus loin en parlant des synéchies que cet accident peut produire ultérieurement des glaucomes secondaires fort graves.

Enfin, si, l'ulcération ayant détruit la cornée sur une large étendue, le prolapsus de l'iris est considérable, il se forme des *staphylômes*, complets, opaques, volumineux, entraînant la perte définitive de la vision. D'autres fois, la zonule de Zinn peut se rompre, le cristallin et une partie du corps vitré s'échappent au dehors, accidents qui déterminent l'atrophie du globe oculaire.

Traitement. — Le traitement local consistera dans les instillations répétées d'atropine ou d'ésérine suivant les cas. Bien que les indications de l'un ou l'autre de ces deux alcaloïdes n'aient pas été encore très nettement formulées, on peut dire d'une façon générale que l'atropine convient aux cas où l'ulcère s'accompagne de douleurs intenses, d'une injection périkératique intense, en un mot toutes les fois que la réaction est vive. L'ésérine au contraire doit être réservée aux formes indolentes, non douloureuses, nous devons dire néanmoins que lorsqu'une perforation est imminente ou vient de se produire c'est exclusivement à l'ésérine qu'il faudra avoir recours. Les collyres d'atropine et d'ésérine s'altèrent à la longue, des micro-organismes s'y développent et sont parfois le départ d'inflammations conjonctivales qu'on attribuait jadis à l'intolérance du sujet pour ces médicaments. Pour éviter ces accidents on fera bien d'ajouter aux solutions habituellement prescrites une quantité d'acide borique. On formulera de la façon suivante :

> Sulfate neutre d'atropine.....   0ᵍ,05
> Acide borique..............   1ᵍ,00
> Eau distillée...............   20ᵍ,00

3 ou 4 gouttes de ce collyre seront instillées toutes les trois ou quatre heures.

Si les douleurs sont vives, on pourra associer à ce moyen les frictions belladonées autour de l'orbite ou les injections sous-cutanées de morphine à la tempe, à la dose de 1 centigramme.

> Chlorhydrate de morphine....   0ᵍ,60
> Eau distillée...............   30ᵍ,00

10 gouttes de cette solution représentent exactement 1 centigramme de morphine.

L'ésérine sera employée dans les proportions suivantes :

> Sulfate neutre d'ésérine......   0ᵍ,05
> Acide borique...............   1ᵍ,00
> Eau distillée...............   15ᵍ,00

Quant aux collyres caustiques, métalliques ou autres, on doit les proscrire absolument, ils ne peuvent qu'exagérer l'inflammation et imprégner le tissu cornéen de dépots métalliques indélébiles.

Dans les cas d'ulcères atoniques, on se trouvera bien de stimuler

le mouvement nutritif par l'application des compresses chaudes :
de petits linges pliés en quatre, trempés dans une infusion chaude
de camomille, seront maintenus sur les paupières deux ou trois
fois par jour pendant vingt minutes. Quelques attouchements avec
la pointe d'un galvano-cautère rendront aussi parfois les plus
grands services.

L'ulcération a-t-elle atteint une certaine profondeur, l'on appliquera et l'on maintiendra un bandeau compressif de façon à
soutenir les points affaiblis contre les efforts de la pression intra-
oculaire. Si malgré ces moyens la perforation est imminente, une
ponction pratiquée à la partie la plus mince de l'ulcération préviendra les conséquences funestes résultant d'une perforation
spontanée. Après cette petite opération le bandeau compressif
sera maintenu rigoureusement jusqu'à ce que la cicatrisation soit
effectuée.

La parencentèse est encore indiquée, bien que la perforation
ne soit pas imminente, lorsqu'il existe des douleurs violentes,
résistant à tous les autres moyens d'action. C'est chose remarquable de voir avec quelle promptitude cette petite opération,
tout en calmant les douleurs, exerce une heureuse influence sur
la marche de la maladie.

En cas d'hypopyon, le pus contenu dans la chambre antérieure
sera évacué au moyen d'une *large* paracentèse, pratiquée avec
un couteau *lancéolaire*. Les masses purulentes ont quelquefois une
consistance telle qu'elles s'échappent difficilement au dehors ; on
aura soin alors d'entrebâiller avec un stylet mousse les lèvres de
la plaie, de façon à favoriser leur écoulement. Alors même, qu'il
en resterait une certaine quantité dans la chambre antérieure il
n'y aurait pas lieu de s'en préoccuper : la résorption s'effectue-
rait avec la plus grande facilité, une fois l'humeur aqueuse
écoulée.

Si cette petite opération ne parvient pas à arrêter les progrès
de la maladie, quelques chirurgiens recommandent l'*iridectomie*.
L'excision de l'iris en pareille circonstance aurait un double
but, antiphlogistique et optique ; nous croyons, quant à nous,
que l'iridectomie doit être réservée aux kératites ulcéreuses, d'o-
rigine *intra-oculaire*, symptomatiques d'une irido-choroïdite ou
d'un processus glaucomateux. Dans ces cas le résultat en est
merveilleux, tandis que dans les autres variétés de kératites,
l'opacité peut s'étendre sous l'influence du traumatisme, et d'ailleurs des exsudats inflammatoires oblitèrent souvent la nouvelle
pupille. Il est préférable de faire des parencentèses répétées au-

tant de fois qu'il est nécessaire, et d'attendre ensuite, pour l'établissement d'une pupille artificielle, que les symptômes inflammatoires aient complétement disparu.

En présence d'une perforation, qu'elle soit centrale ou périphérique on instillera un collyre à l'ésérine formulé de la façon suivante.

> Sulfate neutre d'ésérine...... 0ᵍ,10
> Eau distillée................. 20ᵍ,00

Cinq à six gouttes de ce collyre seront instillées toutes les deux ou trois heures, dans le but de faire contracter l'iris et de le dégager de la plaie cornéenne. Jadis, quand la perforation était centrale on préconisait l'atropine de préférence à l'ésérine mais nous ferons remarquer que l'ésérine en faisant contracter l'iris et l'attirant en arrière vers le plan du cristallin tend à l'éloigner de la plaie cornéenne, et sous l'influence de ce médicament les staphylômes secondaires sont beaucoup moins à craindre.

Dans le cas de fistule, si l'occlusion de l'œil au moyen du bandeau compressif, si les cautérisations directes pratiquées avec la pointe effilée d'un crayon de nitrate d'argent mitigé viennent à échouer, il est nécessaire de recourir à un traitement chirurgical. On dilacère avec les mors d'une pince à crochets extrêmement fins les parois de la fistule, en s'efforçant d'enlever les débris de la membrane vitreuse.

La régénération trop rapide du tissu détruit par l'ulcère s'accompagne parfois d'un développement considérable de vaisseaux, qu'il importe de maîtriser : d'abord parce que la régénération accomplie dans ces conditions est généralement suivie d'opacités persistantes, ensuite parce que la photophobie, les douleurs ciliaires, le spasme de l'orbiculaire acquièrent alors une intensité nouvelle. La pommade au précipité jaune (1 gramme pour 10 grammes de cold-cream) remplit parfaitement ce but. On en introduit chaque jour gros comme un grain de blé entre les paupières ; la vascularisation diminue, les douleurs cessent, la photophobie disparaît et le tissu de nouvelle formation semble reprendre plus de transparence.

Dans les cas rebelles et pour ceux où les récidives sont fréquentes. Critchett s'est bien trouvé de l'application d'un petit séton caché sous les cheveux à la région temporale.

La kératite ulcéreuse survenant généralement chez les individus débilités, et révélant un trouble profond dans la nutrition,

on aura tout avantage à soumettre ces malades à un bon régime
et à une médication tonique. L'huile de foie de morue, le sirop
d'iodure de fer, chez les enfants ; chez les adultes, les préparations de quinquina, seront ordonnés de préférence.

ULCÈRES SERPIGINEUX, KÉRATITE INFECTIEUSE.

La marche particulière du processus ulcéreux, s'attaquant à la
fois aux couches superficielles et profondes de la cornée, progres-
sant toujours dans une direction déterminée, l'existence presque
constante d'un hypopyon caractérisent cette variété de kératite
ulcéreuse.

C'est le plus ordinairement par les parties centrales, rarement
par la périphérie, que débute l'ulcère serpigineux. L'aspect de la
perte de substance est de bonne heure caractéristique : dans les
points où l'ulcération a atteint son maximum de profondeur et se
trouve en voie de progression, elle est taillée à pic, comme à
l'emporte-pièce, en forme d'arc de cercle, ou de plusieurs arcs
réunis entre eux ; à son pourtour le tissu cornéen, gonflé, infiltré,
présente une coloration gris sale, blanc jaunâtre, dont la teinte
devient de plus en plus foncée, au fur et à mesure que la maladie
fait des progrès. A l'ulcération se joint parfois une infiltration
purulente des parties environnantes, du pus séjourne au fond de
l'ulcère et s'infiltre entre les lamelles adjacentes de la cornée. En
même temps que les parties saines sont successivement envahies,
celles qui avaient été les premières atteintes se régénèrent en
partie, mais d'une façon défectueuse. C'est à ce mode particulier
d'évolution qu'est dû le nom d'*ulcère serpigineux*.

Les modifications de l'humeur aqueuse apparaissent dès le
début : presque immédiatement elle devient louche ; elle contient
d'abord des flocons muqueux, puis bientôt du véritable pus. Rien
de plus variable que cet hypopyon : tantôt il est limité et n'occupe
que la partie la plus déclive de la chambre antérieure : tantôt il la
remplit presque complétement. La consistance du pus offre aussi
de notables différences ; assez fluide dans certains cas pour se
déplacer dans les mouvements imprimés à l'œil ; il est, dans
d'autres cas, tellement épais et concret, qu'il peut à peine s'échapper de la chambre antérieure après la paracentèse.

Les *troubles fonctionnels* sont les mêmes que dans la forme
précédente ; la photophobie, le larmoiement ne sont pas très
accusés mais les malades se plaignent de douleurs oculaires et

frontales qui atteignent leur maximum d'intensité dès le début de l'affection, et provoquent une insomnie des plus pénibles.

Le *pronostic* était jadis fort grave, en raison de la marche rapide, progressive de la maladie et du peu d'efficacité des traitements usités alors. Les perforations succédant à l'ulcère occupaient toujours une vaste étendue, et nous avons vu les graves désordres dont l'œil était menacé en pareil cas. Les occasions étaient malheureusement fréquentes d'assister, en dépit de tous les efforts, soit à la destruction complète de la cornée, soit à l'atrophie de l'œil, à la suite de l'évacuation complète de son contenu, soit même à un véritable phlegmon. Aujourd'hui, au contraire, nous possédons des moyens de traitement qui donnent les plus brillants succès à la condition bien entendu qu'ils soient appliqués à temps.

Étiologie. — Avant d'aborder l'étude des causes de l'ulcère serpigineux, disons quelques mots des récentes expériences de Leber, Stromeyer et Eberth, qui jettent un jour tout nouveau sur la pathogénie de cette affection.

Stromeyer (1), continuant la série de recherches commencées par Leber sur le même sujet, a cherché à déterminer expérimentalement chez les animaux les conditions nécessaires à la production de la kératite ulcéreuse grave, kératite à hypopyon.

Dans ce but il pratiquait des plaies pénétrantes dans la cornée, et introduisait dans la blessure des substances de diverse nature : métaux, pus, débris de muscles sains ou en putréfaction, *leptotrix buccalis* et autres matières septiques. Il est arrivé à constater ainsi que les plaies simples ou compliquées de corps étrangers de nature inorganique ne s'accompagnent jamais de suppuration; tandis que celles où une substance organique putrescible a été introduite, sont suivies d'une destruction rapide du tissu cornéen, de la production de pus dans la chambre antérieure, d'iritis, et parfois même de phlegmon du globe oculaire.

La gravité et l'intensité de tous ces phénomènes pathologiques semblent étroitement liées à la virulence de la matière septique employée. On reproduit ainsi fidèlement le tableau clinique de la kératite ulcéreuse grave, à hypopyon, que l'on observe chez l'homme.

En examinant au microscope les portions de la cornée qui avoisinent la plaie, quelque temps après l'inoculation, on constate en effet qu'elles sont infiltrées de bacillus.

(1) *Archiv für Ophth.*, t. XIX, 1re partie, p. 1.

Ces expériences nous permettent de nous rendre compte de l'influence variable exercée par les traumatismes sur la cornée. Tel traumatisme insignifiant en apparence, qui n'aurait eu aucune conséquence fâcheuse dans les conditions normales, provoquera les plus graves désordres en frappant des yeux atteints de catarrhe du sac lacrymal. En pareil cas, la violence de l'inflammation doit être attribuée à une véritable infection du tissu cornéen par les substances septiques contenues dans le muco-pus provenant des voies lacrymales.

Les conjonctivites chroniques, catarrhales, granuleuses, accompagnées de sécrétion abondante, sont aussi des causes prédisposantes et aggravantes des traumatismes de la cornée. L'importance de ces faits n'échappera pas au chirurgien, et quand il aura à pratiquer une opération sur la cornée, soit pour l'iridectomie, soit pour extraire la cataracte, il aura soin de s'assurer au préalable de l'état des voies lacrymales, de la conjonctive : toute suppuration devra être complétement tarie avant qu'il se décide à porter l'instrument tranchant sur la cornée.

La nature des corps étrangers qui pénètrent dans la cornée a aussi une grande influence sur les conséquences du traumatisme ; les parcelles métalliques, inorganiques, provoquent, toutes choses égales d'ailleurs, une inflammation moins grave que les matières organiques susceptibles de s'altérer.

La kératite à hypopyon est commune chez les individus exposés par leur profession aux blessures de la cornée. On l'observe fréquemment à l'époque de la moisson (kératite des moissonneurs), à la suite de contusions produites par les glumelles des épis de blé qui viennent frapper la cornée. On attribuait jadis une grande influence à l'état général, et l'on croyait que cette variété d'ulcère cornéen ne survenait que chez les gens débilités ou surmenés par un travail excessif. Je crois avoir démontré (1) que cette opinion est erronée. Cette kératite que je propose d'appeler *infectieuse* pour bien rappeler son origine et sa nature est toujours le résultat d'une érosion du tissu cornéen suivie de contamination par un agent virulent.

Traitement. — Le traitement médical, consistant dans l'application des compresses chaudes, les instillations d'atropine, les sangsues à la tempe, doit être absolument abandonné. Il en est de même du traitement général, des toniques qui, d'après ce que

____

(1) *Annales d'oculistique*, mars-avril 1882.

nous savons de la nature de la maladie, ne peuvent être évidemment d'aucun secours.

La paracentèse, l'iridectomie préconisés jadis ont parfois donné quelques bons résultats, mais aujourd'hui ces divers moyens oivent céder le pas au procédé de Sæmisch, dont l'efficacité est incontestablement supérieure. Ce procédé consiste à fendre largement le foyer ulcéreux dans toute son étendue. Les paupières étant écartées avec les élévateurs ou le blépharostat, le globe oculaire maintenu en place par les pinces à fixation, le chirurgien fait une ponction avec le couteau de de Gæefe, à 1 millimètre environ du bord de l'ulcère, dans le *tissu sain;* il pénètre dans a chambre antérieure, glisse le couteau sous l'ulcère, dans une direction transversale; puis fait une contre-ponction à l'autre extrémité, pour ressortir, dans le tissu sain, à 1 millimètre environ de l'autre bord. La contre-ponction faite, il sectionne l'ulcère en imprimant au couteau un léger mouvement de va-et-vient.

L'humeur aqueuse s'écoule aussitôt au dehors; les masses purulentes fibrineuses s'engagent dans la plaie; si elles ne s'échappent pas librement par cette large ouverture, on les saisit avec les pinces et on les enlève. Après cette opération l'on applique le bandeau compressif, avec le pansement antiseptique (rondelle de lin boraté) qu'on laisse en place, sauf les cas où il existe une suppuration abondante du sac lacrymal; il est alors préférable de laisser l'œil sous une simple compresse, en ayant soin de le nettoyer souvent au moyen de pulvérisation d'acide borique (solution saturée). On combattra en outre la dacryocystite en passant les sondes de Bowman dans le canal nasal. Toutes les 3 ou 4 heures on instillera quelques gouttes d'un collyre à l'ésérine. Dès le jour suivant, les bons effets de cette opération sont manifestes; l'œil semble moins enflammé; les douleurs disparaissent comme par enchantement; les quelques *magma* purulents qui, n'ayant pu être évacués, séjournaient encore dans la chambre antérieure, se résorbent spontanément.

En général, le fond de l'ulcération s'est déjà cicatrisé; la chambre antérieure s'est reformée; il faut, dès lors, entr'ouvrir de nouveau les lèvres de la plaie soit avec la pointe mousse du couteau de Weber, soit avec l'extrémité arrondie d'un stylet, et faire écouler l'humeur aqueuse au dehors.

L'entre-bâillement des lèvres de la plaie est ainsi rétabli toutes les vingt-quatre heures, autant de fois qu'il est nécessaire, c'est-à-dire jusqu'à ce que la maladie entre franchement dans la période de résolution et de cicatrisation. Lorsque ce moment est arrivé, les opacités diffuses qui entouraient l'ulcération deviennent de moins en moins foncées et laissent entrevoir la transparence du tissu cornéen, le fond de l'ulcération se déterge, commence à miroiter; l'humeur aqueuse, ne renfermant plus de flocons purulents, recouvre sa limpidité.

Nous insistons sur la réouverture de la plaie faite régulièrement tous les jours. Ce nettoyage régulier de la chambre antérieure qui permet aux substances septiques diffusées dans la chambre antérieure d'être rejetées au dehors, contribue pour beaucoup au succès du procédé de Sæmisch. Dans ces derniers temps l'emploi des antiseptiques, lavages avec des solutions d'acide borique 5 0/0, phénique 2 0/0, attouchement de l'ulcère avec de l'eau chlorée (Horner) cautérisation par le galvano-cautère (Martin), ont été chaleureusement recommandés. A notre avis toutes ces méthodes thérapeutiques ont une valeur incontestable, mais le procédé de Sæmisch leur est supérieur.

Nous en dirons autant du traitement préconisé par Horne, qui consiste à toucher de temps en temps la cornée malade avec de l'eau chlorée. Cet ophthalmologiste distingué aurait ainsi obtenu les plus heureux résultats. Nous persistons à croire que la transfixion de l'ulcère est encore ce qu'il y a de mieux à faire.

KÉRATITE SUPPURATIVE, ABCÈS DE LA CORNÉE.

L'inflammation suppurative du tissu cornéen se présente sous la forme circonscrite ou sous la forme diffuse.

Dans le premier cas, un véritable abcès se forme en un point déterminé de la cornée; dans le second, une infiltration purulente se répand entre les lamelles, offrant une tendance manifeste à envahir toute l'étendue de cette membrane.

ABCÈS DE LA CORNEE.

Dans la région qui va devenir le siège d'un abcès, la cornée perd d'abord sa transparence. A ce niveau, la couche épithéliale s'altère, la surface perd son brillant et son poli habituels; elle devient terne, rugueuse. Bientôt apparaît un point blanchâtre entouré d'une auréole grisâtre; la teinte change peu à peu; la partie centrale devient jaunâtre, puis jaune clair, et enfin jaune-paille ; la présence du pus dans les lamelles de la cornée est dès lors manifeste.

La forme de ces abcès est variable : généralement arrondis, circulaires quand ils occupent le centre de la cornée, ils sont plus allongés, en forme d'arcs de cercle, quand ils siègent à la périphérie.

Ils occupent le plus souvent les couches superficielles, mais quelquefois ils débutent d'emblée par les lamelles profondes.

Leur contenu, composé de cellules lympathiques et des détritus de la substance intercellulaire désorganisée, n'a pas la fluidité du pus des autres régions ; c'est plutôt un magma purulent plus ou moins concret qui s'écoule difficilement au dehors, soit que le chirurgien ouvre l'abcès, soit qu'il se rompe spontanément.

Peu de jours, en effet, après la formation du pus, les lamelles superficielles de la cornée, détruites par le processus morbide, s'éliminent, l'abcès se vide au dehors et se trouve transformé en ulcère.

Seuls, les abcès qui occupent une situation très profonde peuvent quelquefois se vider dans la chambre antérieure. Enfin on a vu la perforation se faire des deux côtés à la fois, et un trajet fistuleux en être le résultat.

Lorsque la suppuration est abondante, et que les lamelles adjacentes de la cornée sont ramollies par le processus inflammatoire, elles se laissent facilement dissocier par le pus, qui sous l'influence de la pesanteur, descend peu à peu jusqu'au bord inférieur de la cornée ; arrivé là, il ne peut aller plus loin, et s'accumule sur les parties latérales. La collection formée en ces points affecte la forme d'un croissant ou de la *lunule de l'ongle*, d'où le nom d'*onyx* qui a été donné à ces abcès secondaires.

Les abcès de la cornée atteignent rarement une certaine dimension sans être accompagnés *d'hypopyon*. La quantité du pus renfermé dans la chambre antérieure est très variable : tantôt il forme une simple petite ligne jaunâtre, occupant la partie déclive de la chambre antérieure ; tantôt cette cavité se trouve complétement remplie. La consistance de ce pus diffère aussi suivant les cas : quelquefois assez fluide pour se déplacer avec les mouvements de tête du malade, il subit l'influence de la pesanteur, et son niveau reste horizontal ; ailleurs il est concret et comme coagulé, à tel point qu'une large paracentèse de la chambre antérieure ne peut suffire pour l'évacuer.

Bien des théories ont été mises en avant pour expliquer la

provenance de ce pus. Pour quelques-uns, il serait fourni par l'abcès cornéen ouvert directement dans la chambre antérieure; opinion insoutenable, au moins pour la grande majorité des cas, car l'éclairage oblique ne révèle aucun trajet fistuleux dans les couches profondes de la cornée, et, de plus, la quantité de pus constituant l'hypopyon est souvent plus considérable que celle de l'abcès lui-même. D'autres, invoquant les théories de Conheim sur la migration des leucocytes, veulent que ces éléments traversent directement les lames de la cornée, comme ils traversent les parois des vaisseaux.

Stromeyer (1), s'appuyant sur des expériences récentes, rejette ces diverses hypothèses. Après avoir provoqué chez les animaux des kératites suppuratives avec hypopyon, ce qui est facile en inoculant dans la cornée des matières septiques, il n'a pas trouvé au microscope les lamelles profondes infiltrées de cellules de pus, comme cela aurait nécessairement lieu si ces éléments traversaient réellement la cornée. Pour cet ophthalmologiste, les leucocytes proviendraient directement du plexus vasculaire qui entoure la chambre antérieure et peut-être aussi des vaisseaux de l'iris.

Tant que l'abcès n'a pas pris une teinte jaune paille et reste jaunâtre, le pus peut se résorber spontanément et graduellement. La résorption s'annonce par un changement de teinte : de jaunâtre l'infiltration devient grisâtre, puis le tissu cornéen reprend graduellement sa transparence; mais il est rare qu'il ne reste pas une opacité persistante.

La formation de l'abcès cornéen est accompagnée des symptômes habituels des kératites : photophobie, larmoiement, douleurs plus ou moins violentes, diminution ou abolition complète de la vision.

Selon l'intensité de ces symptômes inflammatoires, la plupart des auteurs distinguent une kératite suppurative *sthénique* ou *asthénique*.

La forme sthénique coïncide généralement avec une suppuration limitée, superficielle, avec la production d'un abcès. La forme asthénique se montre, au contraire, dans l'infiltration purulente diffuse. La réaction est de moins en moins vive, à mesure que l'affection fait des progrès et que la perte de substance est plus vaste; c'est quelquefois au moment où la cornée est détruite dans

----

(1) *Archiv für Ophth.*, t. XIX, 2ᵉ partie, p. 1.

sa presque totalité, que le malade ouvre librement les yeux et n'éprouve plus aucune douleur.

La *marche* de la kératite suppurative est toujours rapide : ou bien la guérison survient promptement, ou bien, par suite de la destruction totale de la cornée, les désordres deviennent irrémédiables. L'affection conserve pour ainsi dire un caractère aigu pendant toute sa durée,

Le *pronostic* est grave, car les lésions anatomiques qui aboutissent à la formation d'un abcès sont essentiellement différentes de celles que nous avons décrites en parlant de la kératite parenchymateuse. Ici l'infiltration abondante des cellules lymphatiques dans l'épaisseur de la cornée est suivie de la destruction des corpuscules fixes, la substance intercellulaire est attaquée et détruite par le processus dans les points envahis ; le parenchyme se trouve transformé en un détritus ramolli, jaunâtre, de telle sorte que, même dans les cas les plus favorables, il reste toujours des leucomes cicatriciels compromettants pour la vision.

Quelquefois, vers la fin de la maladie, tous les accidents inflammatoires reparaissent avec une intensité nouvelle ; c'est là l'indice certain d'une complication grave, le plus souvent d'une iritis ; la propagation de l'inflammation à la région ciliaire peut aussi survenir alors et entraîner la suppuration générale de l'organe.

Les abcès de la cornée se montrent à la suite des traumatismes, plaies, contusions, pénétrations de corps étrangers, surtout s'ils atteignent des individus atteints de rétrécissements du canal nasal, avec catarrhe du sac lacrymal, etc. ; ils succèdent quelquefois à des vésicules, à des pustules. Chez les enfants scrofuleux, ils peuvent survenir spontanément et d'emblée.

L'on insistera dans le *traitement* sur les instillations d'atropine qui seront répétées toutes les trois ou quatre heures.

Le collyre généralement employé est ainsi formulé :

$$\text{Sulfate neutre d'atropine.....} \quad 0^{g},05$$
$$\text{Eau distillée................} \quad 30^{g},00$$

Mais si à l'abcès succède une ulcération et qu'il y ait menace de perforation, on substituera à l'atropine un collyre à l'ésérine.

$$\text{Sulfate neutre d'ésérine.......} \quad 0^{g},05$$
$$\text{Eau distillée................} \quad 15^{g},00$$

On appliquera en outre en permanence le bandeau compressif

avec le pansement antiseptique, rondelles de lint boraté renouvelées deux fois par jour.

Dans les formes asthéniques, la plupart des auteurs préconisent
l'emploi des compresses chaudes, dans le but de stimuler le mouvement nutritif de la cornée. L'on fait usage d'une infusion
chaude de camomille, dans laquelle on trempe de petits linges
pliés en quatre, qu'on laisse vingt minutes environ sur les paupières, en ayant soin de les plonger de nouveau dans l'infusion
quand ils sont refroidis.

A l'intérieur, les toniques, 20 à 30 centigrammes de sulfate de
quinine fractionnés en plusieurs doses, le sirop d'iodure de fer,
l'iodure de potassium favorisent beaucoup la modification locale.

Si ces divers moyens peuvent quelquefois enrayer le processus,
ils sont tout à fait insuffisants dès que l'abcès est étendu et s'accompagne d'hypopyon. Il faut avoir recours dès lors à la paracentèse de la chambre antérieure (1), ou à la transfixion de l'abcès
par le procédé de Sæmisch.

INFILTRATION PURULENTE DIFFUSE.

Dès le début, l'épithélium disparaît, la cornée perd son aspect
brillant et poli pour prendre une teinte blanchâtre uniforme, qui
devient rapidement jaunâtre; l'infiltration s'étend avec rapidité,
envahissant en peu de jours toute l'étendue de cette membrane.
Les lamelles superficielles, séparées des profondes par la nappe
purulente, se détachent, s'éliminent, et il en résulte une perte de
substance considérable; les couches profondes, refoulées en avant,
se rompent sous la pression intra-oculaire, et il survient de vastes
perforations, quelquefois suivies d'évacuation du cristallin et
d'une grande partie du corps vitré, entraînant l'atrophie complète
du globe. Dans les cas les plus favorables, le globe est conservé,
mais il se forme un vaste staphylôme, et la vision est toujours bien
compromise.

Cette forme si grave de kératite est généralement accompagnée
de symptômes inflammatoires peu marqués; la cornée se détruit,
sans que le malade en ait pour ainsi dire conscience.

La forme diffuse apparaît comme complication des conjonctivites purulentes et diphtéritiques, de l'iritis, de l'irido-choroïdite

____

(1) Voir, pour les détails de cette petite opération, l'article intitulé *Paracentèse de la chambre antérieure.*

suppurative consécutive à l'opération de la cataracte. Certaines maladies graves, telles que le typhus, la variole, l'infection purulente, sont quelquefois suivies d'une fonte purulente de la cornée.

KÉRATITE NEURO-PARALYTIQUE.

Cette variété de kératite, qui affecte ordinairement la forme suppurative, reconnaît pour cause un trouble trophique de la nutrition de la cornée consécutif à une lésion de la cinquième paire.

Rappelons ici, en quelques mots, les expériences qui ont définitivement établi l'influence exercée par le trijumeau sur la nutrition de la cornée.

Ch. Bell avait découvert que le nerf trijumeau donne la sensibilité à la face et à l'œil, mais c'est Magendie qui établit le premier que le trijumeau est non seulement sensitif, mais qu'il exerce encore une influence très remarquable sur la nutrition de l'œil. Il imagina un procédé fort ingénieux qui permet de sectionner la cinquième paire dans l'intérieur du crâne, tout en conservant les animaux vivants. Deux jours après la section de ce nerf, les accidents consécutifs sont déjà très visibles. L'œil est rouge, la conjonctive injectée; sur la cornée devenue terne apparaît une tache blanchâtre, puis jaunâtre; une ulcération se forme et le tissu cornéen se détruit progressivement.

Snellen, ayant sectionné le trijumeau chez les lapins, réussit à prévenir les lésions consécutives de la cornée en prenant la précaution de garantir l'œil, soit par l'occlusion des paupières, soit en suturant au-devant de l'œil l'oreille de l'animal. Il conclut de ce fait important que la kératite survenue à la suite de la section nerveuse est d'origine traumatique : la cornée, devenue insensible, ne réagit plus par action reflexe sur le muscle orbiculaire, les corps étrangers, poussière, etc.; suspendus dans l'air, séjournent dès lors librement à sa surface, où ils finissent par déterminer une irritation violente.

Meissner, dans ses nombreuses expériences sur le même sujet, vit survenir une fois les lésions habituelles du côté de l'œil, bien que la sensibilité de la cornée et de la conjonctive fût *conservée*. L'autopsie de l'animal ayant servi à cette expérience montra que la moitié interne du tronc nerveux était seule sectionnée, tandis que la plupart des fibres de la moitié externe avaient été épargnées par l'instrument tranchant.

Aussi, pour Meissner, l'insensibilité de la cornée n'entraînerait pas fatalement son inflammation ; celle-ci résulterait plutôt de la destruction des fibres nerveuses les plus internes du trijumeau qui présideraient plus spécialement à la nutrition de l'œil.

Schiff, s'étant placé dans les mêmes conditions d'expériences, arriva aux mêmes résultats. Dans trois cas où les lésions habituelles de la cornée survinrent malgré la persistance de la sensibilité, l'ouverture du crâne montra une section incomplète du trijumeau portant seulement sur les fibres les plus internes.

Il semblerait donc résulter de tous ces faits, que les fibres les plus internes de la cinquième paire joueraient un rôle prépondérant dans la nutrition de la cornée. Sont-elles lésées dans les traumatismes, la cornée s'enflamme, sont-elles seules intéressées alors que les autres fibres sont intactes, la cornée s'enflamme encore, bien que sa sensibilité soit conservée. Enfin restent-elles intactes pendant que les fibres les plus externes sont détruites, la cornée, quoique insensible, se maintient dans un état normal.

Cl. Bernard n'accepte pas cette interprétation : recherchant à son tour le mécanisme intime de ces altérations, il les attribue à une tout autre cause que l'altération des fibres nerveuses consécutive à leur section. Voici ses expériences dont les résultats furent communiqués à la Société de biologie :

Le trijumeau possède, comme on sait, un ganglion volumineux, le ganglion de Gasser, qui joue le rôle de centre trophique de ce nerf; or, que la section soit pratiquée en arrière ou en avant de ce ganglion, on observe la même série de phénomènes : insensibilité et troubles de nutrition de l'œil. Pourtant, dans le premier cas, la dégénérescence du nerf ne devrait pas exister, car l'on sait, depuis les travaux de Waller, l'importance du ganglion trophique au point de vue de l'intégrité du nerf.

Cl. Bernard a coupé sur un chien et sur un lapin le trijumeau en arrière du ganglion de Gasser, les troubles de nutrition n'ont pas tardé à apparaître; ces animaux ont été sacrifiés au bout de huit jours, et l'examen histologique fait par Ranvier a montré que la petite racine motrice (dont le centre trophique est situé dans l'encéphale) était dégénérée, tandis que la grosse racine, dont le centre trophique avait été respecté, avait conservé ses fibres absolument intactes.

Pour Cl. Bernard, les troubles de nutrition consécutifs à la section de la cinquième paire ne seraient pas liés aux altérations du nerf lui-même, ce seraient des troubles circulatoires. La cinquième paire renfermerait un grand nombre de vaso-dilatateurs, dont la section amènerait la paralysie et l'action sans contre-poids des vaso-constricteurs. De là des obstacles à l'arrivée du sang, des stases, et tous les phénomènes consécutifs à une nutrition insuffisante. Des expériences récentes de Ranvier ont démontré également que l'insensibilité de la cornée, et la section de tous les filets nerveux qui s'y rendent, ne provoquent pas nécessairement sa destruction. Ranvier sectionne circulairement les troncs nerveux qui pénètrent dans la cornée, et qui sont tous compris dans les lamelles antérieures, formant environ le tiers de son épaisseur, la cornée devient absolument insensible, et conserve néanmoins sa vitalité. Pourtant le microscope permet de s'assurer qu'aucun des nerfs cornéens n'a échappé à la section.

De même, dans les expériences que j'ai faites avec Redard sur l'énervation du globe oculaire, nous avons sectionné tous les nerfs ciliaires, et le nerf optique et néanmoins la cornée ne présentait aucune altération.

Nous sommes donc forcés, ou bien d'accepter l'hypothèse de Claude Bernard, ou bien de croire que les troubles trophiques observés à la suite des sections intra-crâniennes de la cinquième paire tiennent, non pas à la paralysie, mais à l'irritation produite par des sections nerveuses incomplètes. Les faits de Meissner et de Schiff rapportés plus haut s'expliquent ainsi facilement, et plaident en faveur de cette hypothèse.

La clinique nous offre assez fréquemment des exemples de kératite neuro-paralytique rappelant tout à fait celle que l'on provoque artificiellement chez les animaux.

Cette kératite se distingue par le peu d'intensité des phénomènes inflammatoires. La cornée commence à se troubler d'abord dans la partie inférieure qui, n'étant pas recouverte par les paupières, se trouve plus exposée aux injures des agents extérieurs. En ces points elle subit un gonflement marqué, change de teinte, devient blanchâtre; puis bientôt jaunâtre, une infiltration purulente se produit, les lamelles superficielles se détachent, et l'abcès se transforme en ulcère à fond grisâtre purulent, qui gagne rapidement en étendue.

D'autres fois le processus prend d'emblée le caractère ulcéreux, et dans l'espace de quelques jours il peut survenir une ulcération à marche progressive amenant la destruction complète de la cornée.

Malgré d'aussi graves désordres, les douleurs sont nulles; la cornée se détruit, pour ainsi dire, à l'insu du malade, elle reste complètement insensible, et l'on peut la toucher impunément.

Les diverses branches du trijumeau étant d'habitude paralysées simultanément on constate de l'anesthésie cutanée dans toutes les régions où elles se rendent, peau du front, de la joue, etc. Pourtant chez l'homme, de même que chez les animaux, la kératite neuro-paralytique peut exister sans anesthésie de l'œil et des régions voisines.

La suppuration de la cornée signalée par de Gæefe dans l'encéphalite infantile semble n'être autre chose qu'une kératite neuro-paralytïque consécutive aux lésions cérébrales. Les altérations qui envahissent les cornées (les deux sont d'habitude simultanément atteintes) sont analogues à celles que nous venons de décrire. Quant à la conjonctive bulbaire, elle subit des modifications particulières qui consistent dans une sécheresse extrême, un véritable *xerosis aigu*. Elle a perdu son aspect lisse, brillant; elle est terne, sèche, recouverte de petites écailles épidermiques. Bientôt surviennent des altérations plus profondes, une infiltration purulente de l'iris, et la maladie se termine par la suppuration générale de l'œil.

Les enfants atteints de cette affection ont toujours succombé; dans deux cas où l'autopsie put être pratiquée, on trouva les lésions manifestes de l'encéphalite chronique avec induration par places de la substance blanche.

La kératite neuro-paralytique acquiert dans certains cas une valeur séméiologique importante, en permettant de localiser le siége de certaines lésions cérébrales et d'affirmer qu'elles intéressent le trijumeau. Cette paralysie est-elle associée à la paralysie faciale, à la paralysie des muscles de l'œil, on peut en conclure que la lésion intra-cranienne occupe les points de la base du crâne où se trouvent étalés ces divers troncs nerveux.

Le *pronostic* reste subordonné à l'état du trijumeau. S'agit-il d'une lésion passagère ou guérissable, comme dans la syphilis, à mesure que le nerf intéressé récupérera ses fonctions, les altérations s'amoindriront et pourront disparaître, en laissant toutefois un leucome cicatriciel plus ou moins étendu. La lésion persiste-t-elle au contraire, la cornée se détruit complètement, entraînant ainsi la perte irrémédiable de l'œil. Ceci nous montre que, dans le traitement de cette affection, il faudra avoir surtout en vue de modifier l'état cérébral; on appréciera la nature du processus intra-cranien qui intéresse le nerf et on agira en conséquence.

Toutefois on mettra à profit les remarques de Snellen sur les bons effets de la suture des paupières pour la préservation de la cornée, et on appliquera le bandeau compressif pendant toute la durée de la maladie, ne l'enlevant que toutes les quatre heures pour instiller quelques gouttes d'atropine.

Les courants continus seront encore ici de la plus grande utilité; le pôle positif devra être appliqué derrière l'aphopyse mastoïde ou sur le front, le négatif sur l'œil et sur les diverses branches du trijumeau. Les séances dureront cinq ou six minutes et seront répétées chaque jour. L'iodure de potassium à l'intérieur, à la dose de 1 à 2 et trois grammes par jour, les frictions mercurielles conviendront dans les cas assez fréquents où la maladie sera la conséquence d'accidents syphilitiques.

OPACITÉS DE LA CORNÉE, LEUCOMES.

Les taches cicatricielles de la cornée ont reçu un grand nombre de noms différents, bizarres, mais les mots d'*albugo, macule* et *leucome* suffisent pour exprimer leurs divers degrés d'opacité.

On appelle *albugo* les taches superficielles légères, parfois si peu apparentes que l'éclairage oblique seul nous révèle leur existence.

Dans les *macules*, l'opacité offre déjà une teinte grisâtre assez apparente; mais encore demi-transparente.

Enfin, les cicatrices blanches, brillantes, nacrées, complétement opaques, ont reçu le nom de *leucomes*.

On doit, tout d'abord, distinguer avec soin les opacités cicatricielles résultant d'un processus ulcéreux ou suppuratif éteint, de celles qui appartiennent à une kératite en voie d'évolution. L'épithélium complétement reproduit sur les cicatrices leur donne un aspect miroitant, brillant, lisse, tandis que dans la période d'état des kératites, la surface de la cornée, au niveau de l'opacité, est terne, dépolie, rugueuse, ce qui tient à l'altération constante de la couche d'épithélium. La délimitation de l'opacité est aussi plus précise dans les anciennes cicatrices; il n'y a pas, comme dans l'inflammation de la cornée, une transition insensible entre la teinte des parties saines et celle des parties malades.

Les *troubles fonctionnels* occasionnés par ces taches sont en rapport avec leur siège, leur étendue et leur plus ou moins grande transparence.

Donders (1) a bien mis en relief ce fait important, que, toutes

____

(1) *Archiv für Opthalmologie*, t. VII, Ire part., p. 179.

choses égales d'ailleurs, les leucomes complètement opaques, à
bords nettement limités, ne recouvrant qu'une partie de la pupille,
entraînent une diminution de la vision beaucoup moins considérable que les taches de même étendue, à demi-transparentes. Il
est facile d'expliquer cette particularité. Imaginons un point lumineux situé en un point quelconque de l'axe optique. Ce point
envoie vers la cornée un cône de rayons, qui, une fois réfractés,
iront se réunir en foyer sur la rétine; supposons qu'une tache
nettement circonscrite existe sur la cornée : si cette tache n'empiète pas sur l'ouverture pupillaire, elle ne donnera naissance à
aucun trouble fonctionnel; occupe-t-elle une étendue plus ou
moins grande de cette ouverture, les rayons qui frappent ces
points-là seront complétement arrêtés et ne pénétreront pas dans
l'œil; mais les autres suivant leur marche habituelle, iront se
réunir exactement sur la rétine. L'image du point lumineux ne
sera donc ni altérée, ni troublée, mais seulement un peu moins
intense, en raison de la moins grande quantité de rayons lumineux dont elle sera formée; en un mot, l'image sera affaiblie;
mais aussi nette. La tache est-elle au contraire demi-transparente
le faisceau lumineux qui arrive à sa surface, n'étant plus arrêté,
traverse la cornée; mais, réfracté d'une façon irrégulière, les
rayons, au lieu d'aller converger dans un point déterminé, se
diffusent dans l'œil, suivant des directions différentes, ils s'entre-
croisent avec ceux qui suivent leur direction normale, provoquant
ainsi une confusion inévitable de l'image.

Les opacités sont presque toujours accompagnées de changements de courbure de la cornée, soit dans la région même de la
tache, soit dans les parties adjacentes. Ces déformations résultent
soit du refoulement par la pression intra-oculaire des lamelles,
affaiblies par le processus inflammatoire, et, dans ce cas, la cornée est bombée en avant; soit de la rétraction cicatricielle consécutive à une perte de substance, et alors la cornée est aplatie.

Il est bon d'ajouter que ces déformations existent fréquemment
sans altérations appréciables de la transparence.

Quand ces anomalies de courbure occupent les parties centrales
de la cornée, elles entraînent des troubles considérables de la
vision; le raisonnement déjà fait pour les opacités demi-transparentes s'applique encore ici de tout point, le faisceau lumineux
qui traversera cette surface étant de même diffusé dans tous les
sens.

Si les changements de courbure sont considérables, il suffit pour
les apprécier de regarder les images des objets extérieurs, d'une

croisée par exemple, réfléchies sur la cornée : elles paraissent déformées et tiraillées.

Knapp et Mauthner ont montré tout le parti qu'on peut tirer dans les cas difficiles, de l'exploration de la cornée au moyen de l'ophthalmoscope. A l'image droite, en l'examinant avec un faible éclairage (miroir plan), la lumière réfléchie par le fond de l'œil éclaire toute la surface correspondant à la pupille d'une teinte rouge uniforme. S'il existe la moindre irrégularité à la surface de la cornée, le faisceau lumineux qui traverse les parties déformées n'est plus homogène, quelques-uns de ses rayons arrivent à l'observateur, les autres sont dispersés, de telle sorte qu'on apercevra sur la cornée des parties, tantôt sombres, tantôt éclairées, suivant l'inclinaison du miroir : en le déplaçant légèrement dans tous les sens, on verra la lumière onduler et chatoyer sur la surface de la cornée.

A l'image renversée, l'aspect de la papille est aussi caractéristique. Au moindre déplacement de la lentille, la papille et les vaisseaux semblent tiraillés, ce qui résulte de l'astigmatisme irrégulier.

Les changements de courbure peuvent donner naissance à des anomalies régulières de la réfraction. L'aplatissement entraîne l'hypermétropie ; l'allongement, la myopie ; quant aux modifications survenues dans des méridiens différents, elles produisent l'astigmatisme régulier ou irrégulier. Ce dernier ne peut être atténué qu'avec les lunettes sténopéiques.

TRAITEMENT.

Les taches légères superficielles, albugos, peuvent disparaître à la longue, au moyen des instillations de calomel, des pommades irritantes au précipité jaune, qui agissent en stimulant le mouvement nutritif de la cornée. L'usage de ces substances doit être continué fort longtemps. Les douches de vapeur chaude réussissent aussi très bien à faire disparaître les leucomes quand ils ne sont pas très anciens.

Vasseige construit de petits vaporisateurs d'un prix peu élevé qui rendent les plus grands services aux malades. Ils peuvent ainsi prendre journellement leur douche cornéenne chez eux, ce qui leur évite des déplacements coûteux et une grande perte de temps. Ce n'est encore qu'à la longue que ces douches agissent mais leur action est sûrement efficace.

Dans les macules superficielles, l'*ablation* des couches superficielles de la cornée a été pratiquée par Mackensie, Bowman, Malgaigne et d'autres encore. Malgré quelques succès autour desquels
on a fait peut-être plus de bruit que de raison, ce procédé n'est
guère applicable aux macules superficielles consécutives aux
kératites, son application étant suivie d'une réaction assez vive,
souvent sans bénéfices appréciables. Mais ses avantages sont

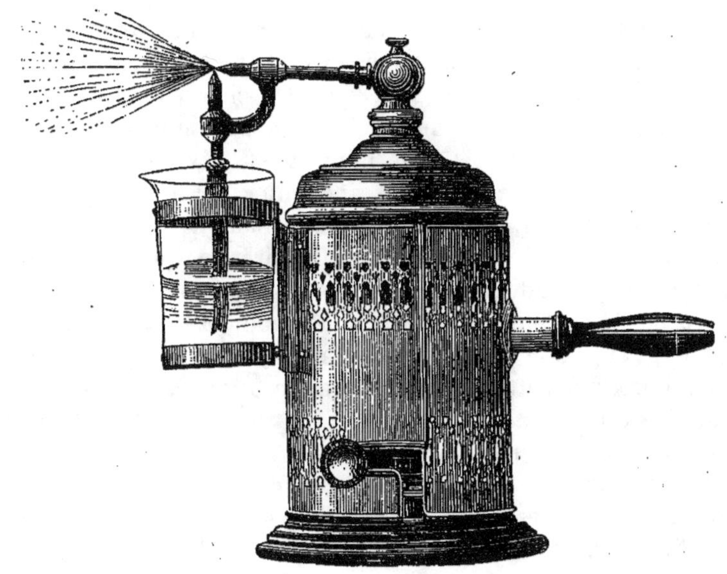

Fig. 41.

incontestables dans le cas d'incrustations calcaires, de dépôts
métalliques, où l'œil a besoin d'être placé dans des conditions
d'optique plus avantageuses et d'être débarrassé en même temps
d'une cause permanente d'irritation.

Dans ses expériences sur les brûlures de la cornée par la chaux
vive, Gouvea est parvenu à préserver les couches profondes en enlevant les couches superficielles imprégnées de parcelles de chaux.
Bowman eut l'occasion d'enlever, avec grand avantage pour la
vision, un dépôt de phosphate de chaux sous-jacent à l'épithélium.

Dans les leucomes plus étendus, occupant l'ouverture pupillaire, mais n'ayant pas envahi toute l'étendue de la cornée, on
peut améliorer la vision en établissant une pupille artificielle.

Quelques précautions sont à prendre pour le choix de l'emplacement de la nouvelle pupille. Celle-ci devra être située dans la région où la cornée a conservé sa courbure la plus régulière. Pour déterminer cet emplacement, on examinera avec soin à l'éclairage oblique et avec le miroir de l'ophthalmoscope, après avoir dilaté préalablement la pupille. Ce mode d'examen nous révèlera les moindres facettes, les moindres irrégularités de la surface cornéenne. Le manuel opératoire sera exposé en détail à l'article *Iridectomie*.

Le *tatouage* de la cornée était déjà connu des anciens, qui pratiquaient cette opération en produisant sur la cornée opacifiée de petites ulcérations au moyen d'un fer chaud et y déposant un mélange de noix de galle pulvérisée et d'une préparation de cuivre. Cette pratique, qui nous a été révélée par Anagnostakis (1) m'était absolument inconnue lorsque j'imaginai, en 1868, de faire disparaître les leucomes blanchâtres, tendineux, en les imprégnant d'encre de Chine. Les premiers essais eurent lieu à la clinique du docteur de Wecker, mon maître (2); depuis, ce procédé s'est rapidement étendu à l'étranger et la plupart de ceux qui l'ont appliqué n'ont eu qu'à s'en louer.

A l'origine, cette opération était pratiquée avec une simple aiguille creuse, dont l'extrémité était trempée dans l'encre de Chine et avec laquelle on faisait des piqûres très rapprochées et peu profondes. Depuis, Bader a modifié très heureusement le manuel opératoire.

L'instrument dont il se sert est composé de quatre aiguilles de moyenne grosseur, fixées à un petit manche d'ivoire et éloignées l'une de l'autre d'environ un demi-millimètre. Après avoir fait coucher le patient, on maintient ses paupières par un écarteur ou mieux avec les doigts d'un aide si le malade est docile; on étend sur le leucome, avec une petite spatule, une couche de matière colorante (généralement encre de Chine ou bleu de Prusse), délayée dans un godet en porcelaine jusqu'à consistance épaisse. Cela fait, tenant les aiguilles perpendiculairement, on pique vivement à petits coups répétés le leucome en pénétrant peu profondément; la matière colorante s'introduit immédiatement; puis, au moyen d'un pinceau, on nettoie la cornée pour se rendre compte des points qui ont échappé aux piqûres, et sur lesquels il

---

(1) Contribution à l'histoire de la chirurgie oculaire chez les anciens. *Annales l'oculistique*, t. LXVIII, p. 126.

(2) *Annales d'oculistique*, t. LXIX, p. 104.

faut en pratiquer de nouvelles. Une seconde couche d'encre de
Chine est étendue sur la cornée, et de nouvelles piqûres pratiquées, et ainsi de suite autant qu'il est nécessaire. Après la dernière application, il est bon de ne pas nettoyer immédiatement la
cornée pour permettre une pénétration plus complète de la matière colorante. On laisse encore l'écarteur en place pendant cinq
minutes. Les séances ne devront jamais être trop longues; si le
leucome est très étendu, on se contentera d'en tatouer une portion limitée, pour recommencer plus tard, quand toute trace d'inflammation aura disparu. L'opération est peu douloureuse et
n'exige pas l'emploi du chloroforme; on évitera de se servir de la
pince à fixation, car la matière colorante pourrait s'infiltrer dans
les petits trous faits par les mors de la pince et produire des
marques indélébiles. Quand le tatouage est appliqué à des leucomes non adhérents, sans enclavement de l'iris, quand les
séances ne sont pas trop longues et les piqûres trop profondes il
est généralement bien supporté et inoffensif. Mais il n'en est plus
de même dans les leucomes minces staphylomateux où les débris
de l'iris font partie de la cicatrice, dans ces cas là le moindre
traumatisme est parfois fort mal supporté et il vaut mieux s'abstenir.

Dans le leucome complet, la vision n'existe plus, l'établissement d'une pupille artificielle est irréalisable, et pourtant le malade possède encore une rétine sensible et un nerf optique capable de fonctionner. Ceci nous explique les tentatives nombreuses faites à différentes époques par les chirurgiens pour remédier à cette triste infirmité. Nous allons signaler les principales
en renvoyant pour plus de détails à l'excellente monographie de
Kahn (1).

Transplantation d'une cornée d'animal. — Münk et Kœnig-
shoffer en Allemagne, Feldmann, Desmarres et Plouviez en France,
cherchèrent à greffer la cornée d'un lapin sur l'œil d'un autre
lapin. La cornée nouvelle, tout en conservant ses rapports avec les
bords de l'ancienne, se rétracte, s'opacifie, entraînant les restes
de l'ancienne cornée qui s'allonge en gardant sa transparence.

Wurtzer (de Bonn), Plouviez et Power (de Londres) ont transplanté des cornées d'animaux, chien, lapin, sur l'œil humain. La
cornée transplantée contracta toujours des adhérences durables,
mais elle perdit sa transparence tantôt immédiatement, tantôt au
bout de quelques jours.

(1) *Annales d'oculistique*, t. LXX, p. 225.

Malgré ces insuccès, cette méthode mérite d'être poursuivie, mais en lui faisant subir quelques modifications de nature à augmenter ses chances de succès. Dans une communication à la Société médico-chirurgicale de Glasgow (1), Wolfe, annonçant le succès de la transplantation de la conjonctive du lapin pour combattre le symblépharon, faisait remarquer à ce propos, qu'au lieu de greffer la cornée seule dans le cas de leucome complet, il serait préférable de conserver tout autour quelques millimètres de conjonctive. On aurait plus de chances de voir la cornée, grâce à la conservation de ses rapports avec cette membrane qui lui fournit des vaisseaux, conserver sa vitalité et sa transparence.

Dans ces derniers temps Hippel a fait de nouvelles tentatives dont quelques-unes sont assez encourageantes, mais en somme aucun succès définitif n'a pu être encore enregistré. Ces nouvelles recherches ont toutefois mis en lumière un point important à savoir que pour que le lambeau cornéen transplanté se greffe dans des conditions avantageuses il faut qu'il soit dépourvu de la membrane de Descemet; cette lame vitreuse s'opposant à la réunion de sa face profonde.

Cornées artificielles. — Pellier de Quengsy proposa en 1789 à la Faculté de Montpellier d'adapter, à l'œil atteint de leucome, une cornée de verre ou d'écaille transparente, mais cette opération paraît être restée à l'état de projet.

En 1853, Nussbaum imagina d'enlever une portion convenable de leucome et d'engager à travers cette ouverture une cornée de verre en forme de double bouton. Cette nouvelle tentative n'eut pas de brillants résultats.

Au congrès de Paris le docteur Abbate (d'Alexandrie) exposa une série d'expériences instituées par lui dans le but de résoudre ce même problème de l'adaptation durable d'une cornée artificielle. Celle qu'il imagina dans ce but consistait en un disque de verre, de forme convexe, d'un diamètre de 9 millimètres, dont le bord était recouvert sur une largeur de 1 millimètre environ par une couronne de gutta-percha. Celle-ci dépassait ce bord d'une largeur à peu près égale pour se fixer par cette portion sur la sclérotique, après l'ablation de tout ou partie de l'ancienne cornée. Ici encore le résultat définitif semble avoir été peu satisfaisant (2).

____

(1) Kahn, *Du leucome complet et de son traitement*, Paris, 1874.

(2) *Compte rendu du congrès ophthalmologique de Paris*, p. 177, et *Bulletin de thérapeutique*, 1862, p. 474.

Dernièrement, après avoir trépané la cornée, pour un leucome complet, j'ai essayé d'appliquer un petit appareil composé d'un tube très mince et très léger en aluminium, fermé à l'une de ses extrémités par un verre pouvant s'enlever et se remplacer facilement. Malgré plusieurs tentatives, je n'ai pu arriver à le maintenir en place, la pression intra-oculaire l'expulsant aussitôt. Je n'ai pas insisté sur cet essai, qui n'a d'ailleurs produit aucune complication fâcheuse, et le cas s'est réduit à une trépanation ordinaire, avec le résultat commun, savoir : l'augmentation de la perception quantitative. Hippel est parvenu à maintenir enchatonnée pendant six mois dans un leucome complet une petite cornée artificielle dont le pourtour était muni d'une mince garniture d'or. Cet appareil finit par tomber accidentellement et ne pût être replacé.

En résumé, la méthode des cornées artificielles n'a guère donné jusqu'ici que des résultats infructueux, néanmoins, nous ne pouvons qu'approuver ces recherches, puisque les malades qui en sont l'objet ont tout à gagner et rien à perdre.

D'autres méthodes encore ont été imaginées dans le but de rendre un peu de vision aux malheureux atteints de leucome ; elles consistent dans l'établissement d'une fistule artificielle qu'on maintient ouverte pour frayer une voie nouvelle aux rayons lumineux, ou dans l'ablation d'une partie de la cornée, comprenant toute son épaisseur pour obtenir à la place une cicatrice moins opaque que la portion détruite. Ces nouveaux procédés seront exposés avec tous les détails nécessaires au chapitre de la trépanation de la cornée.

SYNÉCHIES ANTÉRIEURES.

On désigne sous ce nom les adhérences contractées par l'iris avec la face postérieure de la cornée. Cet état pathologique est toujours consécutif à des perforations de la cornée, car il faut nécessairement que l'humeur aqueuse s'écoule de la chambre antérieure pour que l'iris puisse se mettre en rapport avec la cornée et contracter des adhérences avec elle. Tantôt il y a simple juxtaposition de ces deux membranes, qui sont soudées l'une à l'autre par un mince exsudat intermédiaire, tantôt l'iris engagé dans la profondeur de la plaie cornéenne y reste *enclavé*.

Les accidents consécutifs occasionnés par la présence des sy-

néchies antérieures sont des plus variables : souvent l'œil qui en
est le siège les tolère impunément, mais d'autres fois elles occasionnent des douleurs périodiques, pouvant devenir très intenses,
parfois elles provoquent de la photophobie, du larmoiement et
autres symptômes manifestes d'irritation. Mais ce qu'il importe de
bien savoir c'est que très souvent elles sont le point de départ
d'une dégénérescence glaucomateuse. Comme cette élévation de la
tension intra-oculaire se produit habituellement d'une façon insidieuse et sans déterminer une réaction bien vive, il sera bon
d'examiner de temps à autre et de contrôler l'état de la vision de
tout œil atteint de synéchies antérieures.

Il semble en apparence que rien n'est plus facile que de débarrasser les malades de cette petite infirmité. En réalité, rien n'est
plus difficile. Après avoir pratiqué une ouverture dans la chambre
antérieure on croirait qu'il n'y a qu'à saisir l'iris avec des pinces
pour le dégager, erreur, l'iris dont le tissu est extrêmement extensible se laisse tirailler par la pince mais reste enclavé dans la
plaie. Ce qu'il y a de mieux à faire alors c'est de le sectionner avec
les ciseaux-pinces dont il sera parlé à l'article iridotomie.

STAPHYLOMES.

On donne le nom de *staphylôme* à une proéminence, une saillie
de la cornée en avant, au delà de sa courbure normale.

On en distingue deux variétés importantes : le staphylôme
opaque cicatriciel et le staphylôme *pellucide*.

STAPHYLOME OPAQUE.

Que le staphylôme soit *total* ou *partiel*, c'est-à-dire formé par
la cornée entière ou par une partie seulement, il est presque
toujours consécutif à une perforation plus ou moins étendue de
cette membrane ; au moment où la perforation s'établit l'humeur
aqueuse s'écoule au dehors, l'iris refoulé en avant par la pression
intra-oculaire s'engage entre les lèvres de la plaie, et contracte
des adhérences ; exposé au contact de l'air, il ne tarde pas à s'en
flammer, des exsudats se forment, se vascularisent, s'organisent
et comblent la perte de substance, en se transformant en tissu
cicatriciel. Mais la cornée, affaiblie en ces points, ne peut plus ré-

sister à la pression intra-oculaire normale, de là sa déformation,
et sa voussure en avant.

Warton Jones, Bowman, ont étudié au microscope la structure
du tissu cicatriciel qui forme le staphylôme : la surface antérieure
est recouverte par une couche épithéliale épaisse, qui a quelque
analogie avec l'épiderme, surtout dans les points où la cornée
n'étant pas recouverte par les paupières reste continuellement
exposée au contact de l'air. La cornée a subi un amincissement
d'autant plus prononcé, qu'on se rapproche de la partie culmi-
nante; à ce niveau le tissu propre de la cornée a entièrement
disparu, il est remplacé par un tissu cicatriciel composé de
fibrilles plus ou moins denses et parcouru par des vaisseaux volumineux, variqueux en certains points. Sur la face postérieure,
l'iris, aminci, distendu, réduit à des vestiges où il est quelquefois difficile de reconnaître ses éléments musculaires, fait partie
intégrante de la cicatrice.

La saillie du staphylôme n'est pas toujours en rapport avec
son étendue. Quelques-uns, bien qu'ayant une base relativement
étroite, sont très coniques et très proéminents; inversement,
d'autres, tout en étant plus étendus, sont plus aplatis. Il n'est pas
rare de voir le staphylôme total acquérir un tel volume, que l'occlusion des paupières n'ait plus lieu que d'une façon incomplète.

Le staphylôme partiel se développe plus fréquemment dans
la moitié inférieure de la cornée, tantôt il laisse l'ouverture
pupillaire tout à fait libre, tantôt il la masque plus ou moins
complètement. La partie devenue staphylomateuse peut présenter plusieurs ectasies secondaires (*racemosum*); sa coloration
est également variable : elle est en général d'un blanc grisâtre
tendineux, d'autres fois bleuâtre ou noirâtre; les parties avoisinantes sont souvent traversées par de nombreux vaisseaux
variqueux.

Les *troubles fonctionnels* résultant de la présence d'un staphylôme dépendent de sa situation, de son étendue et des changements de courbure que la cornée subit dans son voisinage. De là
des degrés très variables dans la diminution de la vision, réduite
à une simple perception quantitative de la lumière si l'ouverture
pupillaire est recouverte; à peine atteinte, au contraire, si le
staphylôme est circonscrit, périphérique, et la cornée peu déformée.

Un fait sur lequel on ne saurait trop insister, c'est que le staphylôme, une fois constitué, devient un danger menaçant pour

l'avenir, et cela par suite d'un processus spécial, dont nous allons indiquer la pathogénie.

L'iris, une fois engagé dans la cicatrice et soudé avec la cornée, subit nécessairement des tiraillements dépendant soit de l'obstacle apporté aux mouvements de son sphincter, soit de la rétraction de la cicatrice elle-même. Cette cause d'irritation continuelle des nerfs ciliaires provoque à la longue une augmentation de la sécrétion et de la tension intra-oculaire : la chambre antérieure devient plus profonde, le staphylôme augmente, et le tiraillement de l'iris est encore exagéré, d'où nouvelle irritation ; il s'établit là un cercle vicieux, dont le dernier terme est la désorganisation complète de l'œil. Lorsque le processus prend ainsi le caractère glaucomateux, de violentes douleurs ciliaires accompagnent la distension générale des enveloppes et le nerf optique est refoulé. Ainsi s'explique la disparition absolue de toute perception lumineuse, même quantitative, observée, quelquefois, à la suite d'un staphylôme.

Tous ces désordres ont été constatés, du reste, sur des yeux énucléés, soit à cause de leur développement considérable, soit par suite des troubles sympathiques qu'ils produisaient du côté opposé. On a trouvé le globe oculaire augmenté de volume dans tous ses diamètres, des ectasies partielles dans la région ciliaire ou même dans les parties postérieures du globe ; le corps vitré ramolli, quelquefois la rétine décollée ou atrophiée, et le nerf optique excavé.

Ces divers accidents dont se trouve constamment menacé un œil atteint de staphylôme rendent toujours le *pronostic* sérieux.

Nous avons insisté en temps et lieu sur les précautions à prendre pour éviter la formation d'un staphylôme : chaque fois qu'à la suite d'une perforation il existe un prolapsus de l'iris, nous avons recommandé, quand les instillations d'ésérine ne peuvent le réduire, d'en faire l'excision ou de le détruire avec le galvano-cautère et d'appliquer rigoureusement, pendant plusieurs jours, le bandeau compressif ; si, malgré ces divers moyens, la nouvelle cicatrice cède sous la pression intra-oculaire, il faudra recourir à un traitement plus énergique.

Le staphylôme est-il partiel et récent, on pourra essayer de pratiquer la *paracentèse* de la chambre antérieure ou mieux encore la ponction du staphylôme avec le galvano-cautère et de maintenir en même temps le bandeau compressif. La tension intra-oculaire étant ainsi affaiblie, la cicatrice acquiert, quelque-

fois, une solidité assez grande pour conserver définitivement une
courbure à peu près normale.

Si des paracentèses successives ou les ponctions avec le galvano-
cautère sont insuffisantes, on aura recours à *l'iridectomie*. Cette opération répond à plusieurs indications : elle diminue d'une façon plus
complète et plus permanente la tension intra-oculaire, fait cesser
le tiraillement de l'iris qui souvent est la cause d'un glaucome
secondaire, et permet d'obtenir une pupille artificielle située en
face les parties les plus transparentes de la cornée. Le choix de
l'emplacement de l'iridectomie n'est donc pas indifférent : l'exci-

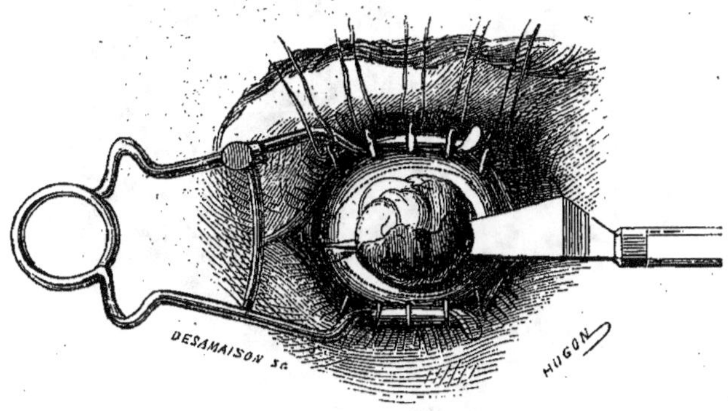

Fig. 42. Paracentèse de la chambre antérieure.

sion de l'iris sera pratiquée derrière la portion la plus transparente
la moins déformée. Dans ce cas encore, le bandeau compressif
sera appliqué pendant plusieurs jours.

Le staphylôme est-il plus étendu, ou les moyens indiqués ci-
dessus sont-ils insuffisants, il ne reste plus comme ressources
que l'*excision* ou la *trépanation* (voyez ce mot) du staphylôme
partiel, et l'*ablation* du segment antérieur de l'œil.

Tant que la cornée n'a pas été complétement détruite, qu'il
reste un certain degré de vision, ou que la création d'une pupille
artificielle permet d'espérer de la rétablir en partie, il faut s'efforcer de ne pas sacrifier l'organe; c'est dans ce but qu'on a recommandé l'excision du staphylôme. On saisit avec une pince à griffes
la partie la plus saillante et on l'excise avec des ciseaux courbes.
L'on a soin de ne pas aller trop profondément afin de ne pas léser
le cristallin. A la suite de cette excision l'humeur aqueuse s'écoule
en abondance à travers l'ouverture, le bandeau compressif est

appliqué pendant un certain temps, jusqu'à ce qu'une nouvelle
cicatrice, plus solide et plus rétractile, soit en état de résister à
la pression intra-oculaire. Au lieu de faire l'excision du staphylôme opération qui est bien souvent suivie de récidive, nous
croyons qu'il seraiit préférable d'en détruire les parties les plus
minces avec le galvano-cautère.

Dans les cas ou le staphlyôme s'étend à toute la cornée, où des
douleurs violentes dénotent la présence d'une irritation manifeste,
où par suite de la rupture de la zonule le cristallin sous-jacent au
staphylôme devient une cause d'aggravation, il faut absolument

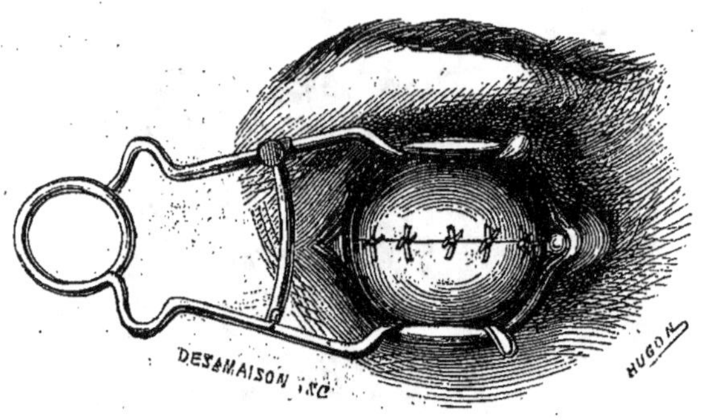

Fig. 43. Suture de la sclérotique,

sacrifier l'organe au point de vue fonctionnel et tâcher d'obtenir
un moignon volumineux sur lequel on puisse appliquer un œil
artificiel.

Le procédé de Critchett est celui qui conduit le plus sûrement
à ce résultat. Voici en quoi il consiste. On traverse la base du
staphylôme avec de longues aiguilles à suture, ayant une forte
courbure et munies d'un fil de soie. Ces aiguilles, au nombre de
quatre ou cinq, selon l'étendue de l'ectasie, pénètrent dans l'œil
de haut en bas et sont placées à égale distance les unes des autres.
Leurs deux extrémités sont engagées dans la sclérotique à 1 ou 2
millimètres des bords du staphylôme, en avant des insertions des
muscles droits. Cela fait, on soulève avec un fort ténaculum la
partie à enlever et l'on glisse au-dessous d'elle un large couteau
de Beer, avec lequel on pratique l'excision en ayant soin de se
tenir toujours en avant des aiguilles (fig. 43).

L'excision du staphylôme une fois terminée, on tire sur les
aiguilles de manière à ce qu'elles soient remplacées par les fils et

l'on noue ceux-ci pour rapprocher aussi complétement que possible les bords de la plaie scléroticale. Le bandeau compressif est
appliqué, et au bout de cinq à six jours, la réunion étant complète,
les fils de suture sont enlevés. La moignon ainsi obtenu est extrêmement mobile et très apte à supporter un œil artificiel. Il arrive
quelquefois que les deux angles de la plaie scléroticale sont un
peu trop saillants à cause de la rigidété de la sclérotique. Pour
remédier à ce petit inconvénient, et rendre le moignon plus uniforme, Knapp et de Wecker ont imaginé de suturer simplement
la conjonctive au-devant de la plaie qui succède à l'ablation du
staphylôme. Le procédé est le même que précédemment, sauf
que la conjonctive bulbaire est disséquée au préalable sur tout
le pourtour du staphylôme et mobilisée, les aiguilles la traversent
sans toucher à la selérotique; les fils une fois noués, la perte de
substance est comblée par la conjonctive qui a glissé de toutes
parts et s'est rapprochée.

STAPHYLOME PELLUCIDE.

Dans cette variété de staphylôme, désignée aussi sous les noms
de *cornée conique, kératocône*, la saillie de la cornée est conique
et transparente.

Au début, la modification de courbure n'est pas toujours facile
à apprécier, car elle ne s'accompagne d'aucun trouble de transparence; il faut alors examiner avec soin les images des objets
extérieurs, d'une croisée par exemple, formées par réflexion à la
surface de la cornée; elles paraissent plus petites, et leurs contours sont moins réguliers qu'à l'état normal.

Si l'on fait tomber sur le cône la lumière réfléchie par le miroir plan de l'ophthalmoscope, on voit, en modifiant l'incidence
de la lumière, les parties latérales du cône tantôt dans l'ombre,
tantôt éclairées par la lumière; de là un chatoiement particulier
qui révèle des changements de courbure qui échapperaient à
toute autre investigation.

L'examen du fond de l'œil à l'image renversée montre aussi la
papille déformée, tiraillée, avec des contours peu nets, résultat
du vice de réfraction de la cornée.

A une période plus avancée, la maladie devient plus facile à
reconnaître; vu de profil, l'œil semble terminé en avant par une
saillie conique, transparente, à sommet mousse, arrondi; la
chambre antérieure paraît considérablement agrandie. Il existe

d'ordinaire au sommet du cône une légère opacité nuageuse, tantôt apparente à l'œil nu, tantôt appréciable seulement à l'éclairage oblique. Vue de face la cornée présente un éclat particulier, elle est étincelante comme du cristal.

A mesure que la saillie en avant s'exagère, l'axe antéro-postérieur de l'œil s'allonge; de là une myopie qui finit par devenir excessive. La vue à distance avait commencé par devenir confuse; ce trouble s'étend bientôt à la vision de près : les malades sont obligés de rapprocher les objets, de mettre en quelque sorte le nez sur les livres afin de pouvoir les lire; pour arriver à mieux distinguer, ils prennent les positions les plus bizarres, penchant la tête d'un côté de l'autre, rapprochant les paupières, cherchant ainsi à diminuer, par tous les moyens possibles, la grandeur des cercles de diffusion. C'est qu'en effet, en pareil cas, la myopie excessive n'est pas la seule anomalie de la réfraction; les différences de courbures qui existent, non seulement dans les différents méridiens de la cornée, mais dans les divers secteurs d'un même méridien, déterminent des modifications correspondantes du pouvoir réfringent des différents points de la surface, et provoquent ainsi un astigmatisme (Voy. ce mot) irrégulier fort préjudiciable à la vision.

Le kératocône se développe presque toujours de quinze à vingt ans, quelquefois beaucoup plus tard, à cinquante ans, dans un cas exceptionnel cité par Bowman. Après une période de progression qui dure deux ou trois ans, il reste définitivement stationnaire.

Cette affection atteint de préférence des enfants chetifs; elle existe ordinairement sur les deux yeux; sa fréquence est beaucoup plus grande en Angleterre que partout ailleurs.

Malgré les nombreuses théories mises en avant pour expliquer sa production, la pathogénie du staphylôme pellucide reste encore fort obscure. De Græfe, ayant vu plusieurs fois l'ectasie de la cornée coïncider avec une excavation de la papille, la considérait, en pareil cas, comme de nature glaucomateuse. Cette opinion est inacceptable, car dans l'immense majorité des cas, la tension intra-oculaire paraît plutôt affaiblie qu'augmentée, et le champ visuel reste intact. Il est plus rationnel d'admettre un trouble nutritif aboutissant au ramollissement du tissu cornéen; dès lors il y a défaut d'harmonie entre la résistance de ce tissu et la pression intra-oculaire, et bien que celle-ci reste normale, la cornée cède et prend une forme allongée et conique.

Traitement. — Donders, préoccupé des troubles considérables de la réfraction qui résultent des changements de courbure de la cornée, eut l'ingénieuse idée de supprimer, pour ainsi dire, l'influence de ce milieu réfringent au moyen des lunettes sténopéiques. Il est évident, en effet, que si l'on place au-devant de l'œil atteint de kératocône un disque percé d'un petit trou ou d'une fente très fine, l'action de la surface transparente défectueuse est annulée, les cercles de diffusion disparaissent, et la vision s'améliore notablement. Armés de lunettes sténopéiques, ces malades voient d'une façon satisfaisante les objets rapprochés; mais il n'en est plus de même pour la vision éloignée. Le champ visuel à travers cette petite ouverture est tellement limité que, ne voyant plus les obstacles qui les entourent, l'orientation pour eux devient très difficile. L'emploi de ces lunettes est donc par cela même fort restreint. Elles peuvent être très utiles pour la lecture, l'écriture et autres travaux, mais elles ne sont pas d'une application générale.

J'ai eu l'occasion, dans un cas particulier, de prescrire des verres concaves très forts, n°s 15 et 16 Dioptries, dont le malade retira de grands avantages. Malheureusement, l'irrégularité de la surface cornéenne est quelquefois telle qu'elle ne permet plus de compter sur ces verres correcteurs.

Raehlmann (1) a fait construire des verres présentant la courbure d'une hyperbole inverse de celle de la cornée. Ces verres paraissent avoir procuré une amélioration notable de l'acuité visuelle.

Bowmann, frappé des avantages obtenus par l'emploi des fentes sténopéiques, eut l'idée de diminuer l'ouverture pupillaire elle-même et de la transformer en une fente étroite. Il imagina dans ce but l'*iridodésis*, opération ingénieuse et délicate que Follin appelait une bijouterie chirurgicale. L'iridodésis consiste à enclaver l'iris aux deux extrémités d'un même diamètre cornéen, et à obtenir ainsi une pupille étroite et allongée. Ce procédé, qui procure évidemment des avantages optiques considérables, fut tout d'abord accueilli avec faveur; mais, malgré les premiers succès obtenus, malgré les perfectionnements apportés au manuel opératoire par de Wecker, il fut bientôt abandonné par la majorité des praticiens. Les causes de ce discrédit sont des plus naturelles. L'exécution de cette opération est délicate; elle nécessite deux interventions successives à quelques jours d'intervalle; enfin, et par-dessus tout, l'enclavement d'un

____

(1) *Klinische Wochenschrift*, n° 34, 1880.

sphincter mobile comme celui de l'iris n'est pas sans danger pour l'œil.

De Græfe mettant à profit cette remarque que lorsqu'une ulcération profonde, une perte de substance, se produit dans la cornée, le tissu cicatriciel qui se forme en ce point, se comportant là comme partout ailleurs dans l'économie, se rétracte, modifie par suite la courbure de la cornée et l'aplatit; de Græfe, dis-je, eut l'ingénieuse idée d'utiliser cette propriété rétractile du tissu cicatriciel pour le traitement du kératocône. Voici son procédé : il excise, au niveau du sommet du cône saillant, un petit lambeau d'un millimètre de diamètre environ, comprenant les deux tiers de l'épaisseur de la cornée. Les jours suivants, il touche le fond de cet ulcère artificiel avec la pointe d'un crayon de nitrate d'argent, de façon à empêcher sa guérison trop rapide. Cette manœuvre est ainsi répétée pendant quinze jours ou trois semaines, puis il laisse la cicatrisation s'opérer d'elle-même. Au bout de quelques temps, la courbure de la cornée se modifie, cette membrane s'aplatit, et la vision ne tarde pas à s'améliorer.

Dans le but d'éviter les cautérisations journalières, toujours pénibles et douloureuses dans le procédé de de Græfe, Bowman imagina la trépanation de la cornée. Dans cette nouvelle opération, c'est une véritable rondelle comprenant presque toute l'épaisseur du tissu cornéen qu'on taille à l'emporte-pièce et qu'on achève d'enlever avec le bistouri. La cicatrisation est abandonnée à elle-même; au bout de quelques jours, le tissu cicatriciel qui succède à la perte de substance se rétracte et modifie favorablement la courbure de la cornée. Malheureusement le leucome central qui persiste est lui-même préjudiciable à la vision.

Pour parer à cet inconvénient, j'ai eu l'idée d'un procédé mixte qui consiste à modifier d'abord la courbure de la cornée en enlevant le sommet du cône avec le trépan, puis à obtenir une fente pupillaire en pratiquant l'*iridotomie*, c'est-à-dire en sectionnant simplement l'iris sans l'exciser. Ces deux parties de l'opération ne sont que deux temps distincts et doivent être pratiquées séance tenante.

A travers l'ouverture obtenue par l'ablation de la rondelle cornéenne, on introduit les ciseaux-pinces et on coupe l'iris en bas dans la direction du diamètre vertical de la cornée. Bien que j'aie obtenu un beau résultat par l'application de ce procédé, je ne saurais le recommander d'une façon générale en raison des dangers qu'offre l'iridotomie, le cristallin étant en place.

Coursserant (1) a proposé de perforer le sommet du staphylôme avec la pointe d'un galvano-cautère, ce moyen me paraît
simple et efficace mais je n'ai pas eu encore occasion de le mettre
en pratique.

LÉSIONS TRAUMATIQUES, BRULURES.

Les blessures de la cornée se rencontrent fréquemment dans
la pratique, sous forme de piqûres, coupures, déchirures, etc.

La distinction entre ces diverses variétés de plaies n'offre aucun
intérêt. Il est bien plus important, au point de vue clinique, de
distinguer les plaies qui ne comprennent qu'une partie de l'épaisseur de la cornée, de celles qui pénètrent dans la chambre antérieure.

Les premières offrent habituellement peu de gravité, à moins
qu'elles n'atteignent des malades affligés déjà d'un catarrhe du
sac lacrymal, auquel cas le moindre traumatisme peut donner
naissance à des accidents redoutables. Les plaies contuses, les
déchirures sont longues à guérir, peuvent s'accompagner d'hypopyon, mais il est rare qu'elles résistent à un traitement convenable.

Les instillations d'atropine, les pansements antiseptiques, le
repos de l'organe à l'abri du bandeau compressif suffisent le plus
souvent pour calmer la photophobie, quelquefois extrême, et les
douleurs violentes qui accompagnent ces lésions superficielles.

Les plaies qui, comprenant toute l'épaisseur de la cornée, pé-
nétrent dans la chambre antérieure, offrent plus de gravité et
peuvent donner lieu à des complications diverses. Si le corps
vulnérant vient à déchirer largement la cristalloïde, les masses
corticales du cristallin, imbibées par l'humeur aqueuse, se gonflent, la tension intra-oculaire augmente, et il en résulte une inflammation des plus vives, qui compromet singulièrement la
guérison de la plaie cornéenne. Dans tous les cas, que le cristallin soit lésé ou non, l'humeur aqueuse s'écoule à travers les
lèvres de la plaie, la chambre antérieure disparait et l'iris vient
se mettre en contact avec la blessure, dans laquelle il s'engage
parfois au point de faire hernie au dehors.

Si le cristallin n'a pas été atteint et si ces plaies pénétrantes ne

____

(1) *France médicale*, p. 258 et 266, 1880.

se compliquent pas de la présence de corps étrangers, elles offrent, en général, peu de gravité. Existe-t-il une hernie de l'iris, on essayera d'abord de la réduire en la refoulant avec un stylet mousse; les instillations d'ésérine favoriseront et maintiendront la réduction. Si celle-ci ne peut être effectuée, on saisira la portion de l'iris herniée avec de petites pinces à griffes, et on l'excisera d'un coup de ciseaux au ras de la cornée. Les instillations d'ésérine, le bandeau compressif; enfin quelques sangsues à la tempe, dans les cas où un épanchement de sang considérable existe dans la chambre antérieure, ou dans le corps vitré compléteront le traitement.

CORPS ÉTRANGERS.

Les corps étrangers qui pénètrent dans le tissu cornéen sont de diverse nature; ceux qu'on observe le plus fréquemment sont des paillettes de fer, d'acier, des éclats de pierre, de bois, de verre, plus rarement des fragments d'insectes, d'écorces, des grains de poudre.

Ces substances organiques ou inorganiques implantées dans la cornée, déterminent le plus souvent une irritation fort vive. L'œil s'injecte, devient larmoyant, sensible à la lumière; la douleur est très pénible si le corps étranger, faisant saillie à la surface, se trouve en contact avec les paupières, qui frottent dessus.

Il n'est pas toujours facile de découvrir le siège d'implantation, surtout s'il est situé en face de la pupille, aussi doit-on avoir la précaution d'examiner l'œil à l'éclairage oblique en s'aidant d'une loupe.

Les parcelles de métal ou de charbon se présentent, le plus communément, sous forme d'un petit point noirâtre, mais quand elles séjournent déjà depuis un certain temps elles sont entourées d'une aréole grisâtre ou jaunâtre, indice de l'inflammation suppurative qui précède leur élimination spontanée.

L'effet produit sur l'œil par la présence des corps étrangers varie selon leur nature; en général les substances métalliques inorganiques, sont beaucoup mieux tolérées, et entraînent des accidents moins graves que les matières organiques susceptibles de s'altérer.

L'extraction des corps étrangers sera faite aussitôt que possible. On place le malade dans l'angle d'une fenêtre, la tête appuyée contre le mur, afin qu'il ne puisse la rejeter en arrière.

Le chirurgien saisit alors de la main droite une aiguille à discision, tandis qu'il écarte les paupières avec le pouce et l'index de la main gauche, tout en pressant assez fortement sur le globe oculaire pour le maintenir immobile. Avec la pointe de l'instrument il cherche alors à déplacer et à soulever le corps étranger; cette manœuvre réussit vite, quand celui-ci n'est pas implanté trop profondément, mais quand il est enfoncé dans l'épaisseur de la cornée on éprouve parfois quelques difficultés, et il ne faut pas craindre en pareil cas d'agir avec une certaine vigueur. Les parcelles métalliques qui séjournent un certain temps dans le tissu cornéen s'oxydent; une fois enlevées, elles laissent à leur place une petite tache de rouille, qu'il est quelquefois assez difficile de nettoyer avec la pointe de l'aiguille. Les grains de poudre, les fragments de charbon, de pierre, etc., s'enlèvent de la même façon.

Dans les cas où le corps étranger est engagé à une profondeur telle qu'on puisse craindre de le faire tomber dans la chambre antérieure en cherchant à l'extraire, Desmarres a imaginé le procédé suivant, qui lui a réussi plusieurs fois : il enfonce, en traversant obliquement la cornée, une aiguille à paracentèse dans la chambre antérieure, de manière à arriver derrière le corps étranger, à le maintenir et même à le repousser d'arrière en avant pendant qu'avec l'autre main, armée d'un couteau de Beer bien tranchant et très effilé, il le dégage en pratiquant une incision convenable sur la cornée. Lorsqu'il s'agit d'une paillette de fer ou d'acier, ce qui est le cas le plus fréquent, on pourra se servir avec avantage pour l'amener au dehors d'une tige aimantée ou d'un électro-aimant. Quand les manœuvres sont aussi compliquées, ou que le malade est indocile, on le fait coucher; les paupières sont écartées avec les élévateurs, et l'œil maintenu immobile avec la pince à fixation. Chez les enfants il est nécessaire de recourir à l'emploi du chloroforme. L'extraction une fois terminée, on instille de l'atropine, et l'on applique le bandeau compressif.

BRULURES.

Les brûlures de la cornée sont produites par des acides minéraux, tels que l'acide sulfurique, azotique, etc.; par des bases caustiques, telles que la chaux, la potasse, etc., ou bien par des corps portés à une température élevée, comme des parcelles de métal incandescent, l'eau bouillante, un métal en fusion, la poudre enflammée.

Les accidents les plus fréquents sont ceux qui sont occasionnés par la chaux vive.

L'action de cette substance sur la cornée et la conjonctive est des plus pernicieuses, et les altérations qu'elle entraîne sont toujours plus graves qu'on eût été tenté de le croire au premier abord. Dès son contact avec la chaux, la cornée se recouvre d'un voile nuageux blanchâtre. Cette eschare est-elle superficielle, les couches profondes sont-elles encore transparentes, on peut conserver quelque espoir ; mais si l'opacité est diffuse, d'un blanc jaunâtre, si la cornée a perdu sa sensibilité, si elle paraît dure, sans élasticité au toucher, on peut être certain qu'elle se nécrosera dans toute son étendue. Au bout de trois à quatre jours, apparaîtront des points plus foncés, jaunâtres, de véritables abcès, puis le tissu cornéen s'éliminera peu à peu, et fera place à une énorme perforation.

Alors même que la lésion de la cornée serait peu étendue, si la conjonctive a été détruite sur une vaste surface, le pronostic reste très grave. Bientôt en effet cette muqueuse, complètement sphacélée, s'élimine par lambeaux, la sclérotique est mise à nu : puis, au bout d'un certain temps, des bourgeons charnus se développent en abondance, et comblent peu à peu la perte de substance; cicatrisation défectueuse, aboutissant constamment à un symblépharon complet. Quand la brûlure a été plus profonde, la sclérotique elle-même peut être intéressée. Il est assez difficile, les premiers jours, à cause du gonflement et de l'œdème, d'être fixé sur ce point. Plus tard, la portion de tissu fibreux détruite par le caustique apparaît sous forme d'une plaque jaune sale; mais ce n'est qu'au bout de douze à quinze jours que l'eschare s'élimine spontanément, en faisant place à une perforation plus ou moins étendue, rapidement suivie de la perte irrémédiable de l'organe.

Ces complications graves peuvent survenir quelle que soit la nature du caustique : aussi Desmarres insiste-t-il avec raison sur la réserve qu'on doit apporter en pareil cas dans le pronostic; il cite plusieurs observations de malades qui, pendant les quinze premiers jours, paraissaient hors de danger, lorsque tout à coup des perforations inattendues entraînèrent la fonte de l'œil.

Le *traitement* est malheureusement trop souvent impuissant. Si l'on a occcasion de voir le malade aussitôt après l'accident, on aura la précaution de nettoyer avec le plus grand soin à grande eau, les culs-de-sac de la conjonctive, et de les débarrasser des parcelles de chaux qui pourraient encore y séjourner. Les agents chimiques recommandés dans le but de neutraliser l'action caustique de la chaux sont rarement efficaces. Les acides dilués, comme l'acide acétique, n'ont pas donné grands résultats, et leur emploi ne peut être continué sans danger, vu l'irritation qu'ils provoquent. Gosselin a conseillé les *solutions sucrées*, sous forme de collyre, dans le but d'obtenir un saccharate de chaux soluble.

Dans ses nombreuses expériences sur les animaux, Gouvea a remarqué que si les couches superficielles de la cornée sont seules imprégnées par la chaux, et cela dans une étendue restreinte, l'ablation de ces lamelles avec l'instrument tranchant préserve les couches profondes qui conservent leur transparence. Cette pratique ne nous paraît pas applicable chez l'homme, ou tout au moins ne conviendrait que dans les cas exceptionnels où des incrustations persisteraient dans les couches les plus superficielles de la cornée. Quand les brûlures sont produitespar des acides, on pourra essayer de les neutra liser avec des solutions alcalines, telles que le carbonate de potasse, l'eau de Vichy, etc., employées en lotions.

Les jours qui suivront l'accident, alors que l'irritation est des plus vives, que la conjonctive est hypérémiée et œdématiée, il faut renoncer aux collyres irritants, et prescrire des lotions adoucissantes avec du lait; on aura soin également de rompre avec précaution les adhérences qui pourraient se former pendant la cicatrisation et qui aboutiraient à la production d'un symblépharon complet.

TUMEURS.

Les tumeurs qui envahissent la cornée ont rarement leur point de départ dans le tissu propre de cette membrane; elles ne l'atteignent que consécutivement, après avoir pris leur origine soit au niveau du limbe conjonctival, soit dans l'intérieur de la cavité oculaire. Ces tumeurs ne diffèrent donc pas de celles de la conjonctive qui ont été passées en revue dans les chapitres précédents, ni de celles qui se développent dans le globe oculaire, et qui seront décrites plus tard à propos des maladies de l'iris et de la choroïde.

Nous nous contenterons de rappeler que leur nature est très variable : les unes, comme les kystes dermoïdes, sont bénignes; les autres, comme les sarcomes, mélanomes, mélano-carcinomes, cancroïdes, sont malignes, sujettes à récidive, et nécessitent, sinon l'énucléation complète du globe oculaire, tout au moins l'ablation du segment antérieur.

PONCTION DE LA CORNÉE, PARACENTÈSE
DE LA CHAMBRE ANTÉRIEURE.

INDICATIONS.

Nous avons vu que la paracentèse de la chambre antérieure était formellement indiquée :

1° Dans les ulcérations, et dans les infiltrations purulentes, de la cornée qui compliquent les conjonctivites graves, granuleuses, purulentes ou diphthérétiques;

2° Lorsque les abcès de la cornée, en dépit de tout traitement médical, continuent de progresser et provoquent la formation du pus dans la chambre antérieure;

3° Dans les ulcères de la cornée ayant atteint une certaine profondeur, alors qu'à leur niveau la cornée, réduite à une mince lamelle, ne peut résister à la pression intra-oculaire.

L'indication devient plus difficile à saisir dans les lésions superficielles de la cornée, kératites ulcéreuses spontanées, ou symptomatiques, dans les ulcérations à fond transparent, en coup d'ongle, après les traumatismes, piqûres, déchirures, intéressant une étendue plus ou moins considérable, ou une épaisseur plus ou moins grande de cette membrane.

Dans ces divers cas, la paracentèse ne convient que lorsque le traitement médical habituel, c'est-à-dire les intillations d'atropine, les compresses chaudes, le bandeau compressif, restent sans effet; l'observation clinique a prouvé que lorsque la maladie suit ainsi une marche anormale, la ponction de la chambre antérieure est souvent d'un utile secours.

L'on peut dire d'une façon générale que la paracentèse exerce une influence heureuse sur la marche de la maladie, *toutes les fois que les troubles fonctionnels accusés par le malade ne sont pas en rapport avec les lésions apparentes et sont plus considérables.*

L'acuité visuelle dans les kératites superficielles qui réclament la paracentèse sera souvent bien inférieure à celle qu'on eût pu soupçonner d'après l'examen à l'éclairage oblique ou à l'ophthalmoscope.

Cette diminution de la vision est alors probablement liée aux troubles circulatoires de la rétine, et ces troubles eux-mêmes dépendent d'une augmentation de tension, qui est le résultat d'une hypersécrétion de l'humeur aqueuse. Dans ces cas-là, en effet, un examen attentif des parties antérieures de l'œil, à l'éclairage oblique, montre que, vue de profil, la chambre antérieure est *plus profonde* que dans les conditions normales, l'iris et le cristallin sont repoussés en arrière et plus éloignés que d'ordinaire de la face postérieure de la cornée.

A ces symptômes, troubles fonctionnels considérables disproportionnés aux lésions, profondeur anormale de la chambre antérieure, qui plaident déjà en faveur de la paracentèse, s'en joignent habituellement deux autres qui ont une certaine importance. Nous voulons parler de la *violence* et de la *persistance* des douleurs, qui résistent aux divers agents thérapeutiques, et de la *contraction pupillaire* qui ne cède pas à l'action des mydriatiques.

La douleur étant un phénomène presque constant dans les maladies aiguës de l'œil, si l'on se contentait de signaler ce symptôme sans en préciser le caractère, il n'aurait presque aucune valeur pour l'indication de la paracentèse.

Mais tous les observateurs attentifs ont déjà remarqué que l'emploi des narcotiques à l'intérieur, les injections sous-cutanées de morphine à la tempe, les déplétions sanguines, etc., tantôt sont efficaces, tantôt, au contraire, échouent complètement. Le médecin épuise sans succès l'arsenal de la thérapeutique et finit par se trouver désarmé; les souffrances persistent, tout au plus sont-elles légèrement amendées, par suite de la diminution de la sensibilité générale. Or, ce sont précisément ces cas rebelles, où la médication ordinaire est impuissante, qui cèdent très bien à la paracentèse de la chambre antérieure. Une seule évacuation de l'humeur aqueuse suffit souvent pour enlever à jamais une douleur devenue intolérable et ayant résisté jusqu'alors à tous nos moyens d'action. De Græfe avait déjà observé que, dans un certain nombre d'affections aiguës de la cornée, les instillations d'atropine n'agissent pas et n'ont aucune influence sur la maladie, parce qu'elles ne pénètrent pas dans la chambre antérieure.

D'autre part, les travaux de Gosselin nous ont appris que les

solutions d'atropine passent directement et pénètrent en nature
dans la chambre antérieure. Ce passage est, sans nul doute, la
conséquence de phénomènes endosmo-exosmotiques, où la pression oculaire joue un rôle important. Il est donc permis de supposer que, si les solutions d'atropine restent sans effet, c'est que
la pression augmentée dans la chambre antérieure, les empêche
de pénétrer. Dès lors le seul moyen d'utiliser l'action des mydriatiques, c'est d'abaisser la tension de l'œil en pratiquant la paracentèse.

MANUEL OPÉRATOIRE.

Cette petite opération, pratiquée d'habitude sur des yeux enflammés, est quelquefois si douloureuse qu'elle réclame alors
l'emploi du chloroforme.

Le malade est couché sur un lit étroit, assez élevé, disposé
dans une pièce bien éclairée, de telle sorte que le chirurgien et
les aides puissent circuler librement autour.

Les instruments employés pour cette opération sont : un écarteur des paupières ou blépharostat, une pince à fixation, une
petite spatule d'écaille et un petit couteau lancéolaire à arrêt
(fig. 44). L'aiguille à paracentèse ordinaire est un mauvais instrument : il est d'abord difficile d'avoir un bon tranchant avec
une lame aussi petite et aussi courte; en outre, pour peu que
la pénétration ait lieu obliquement dans le tissu cornéen, la lame,
très courte, reste engagée dans les lamelles, sans arriver jusqu'à
la chambre antérieure.

Le couteau employé sera droit ou coudé, selon les cas. Avec
un œil enfoncé profondément dans l'orbite, le couteau coudé est
plus facile à manier.

La tête est maintenue énergiquement entre les mains d'un aide,
de façon à empêcher les mouvements latéraux et en arrière. Le
chirurgien introduit d'abord entre les paupières l'écarteur représenté figure 40, et serre fortement la vis destinée à empêcher le
rapprochement de ses branches; puis, la main gauche armée de
la pince à fixation, il saisit largement entre les mors la conjonctive
et le tissu cellulaire sous-conjonctival dans le point diamétralement opposé à celui où la ponction doit être pratiquée, par
conséquent à l'extrémité du diamètre vertical, puisque la ponction
se pratique d'ordinaire en bas.

La pince à fixation, une fois en place, doit être maintenue de telle sorte qu'elle n'exerce ni pression ni tiraillement sur le globe oculaire.

La ponction doit être faite au niveau du limbe conjonctival.

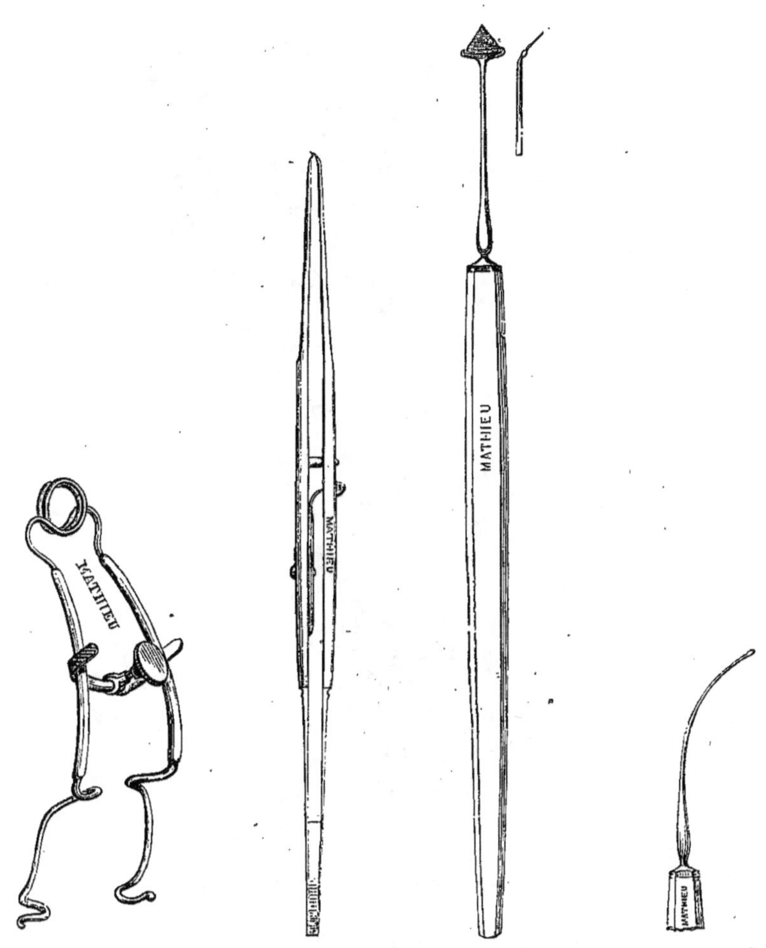

Fig. 44.

L'opérateur, saisissant de la main droite le couteau lancéolaire, soit droit, soit coudé, selon sa commodité, et la pointe de l'instrument étant dirigée vers le centre de l'œil, il la pousse lentement, mais avec une certaine force pour ainsi dire contenue, de manière à éviter toute surprise et une pénétration trop brusque.

Dès que la pointe apparaît dans la chambre antérieure au-devant de l'iris, ce qui se reconnaît à l'éclat brillant qu'elle prend aussitôt, le manche de l'instrument est porté en arrière de façon à ramener la lame sur un plan antérieur, et on pénètre encore plus

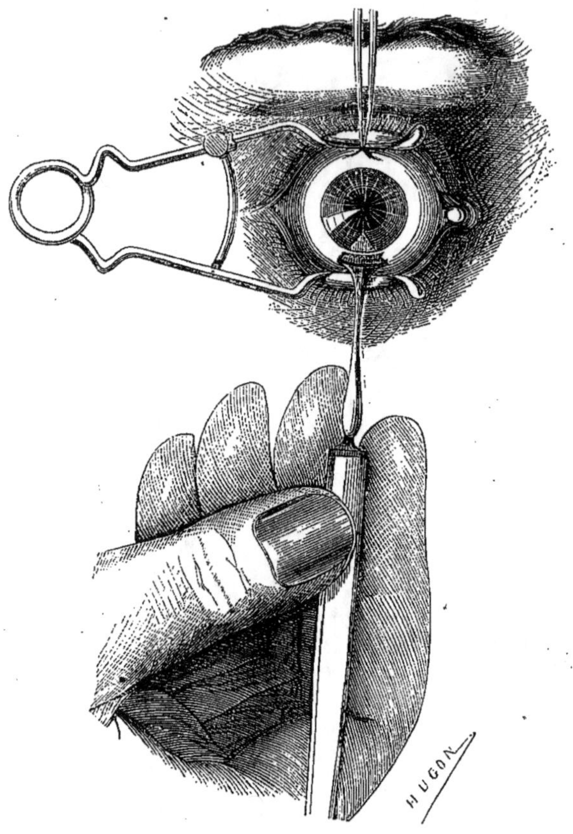

Fig. 45. Paracentèse de la chambre antérieure.

profondément dans la chambre antérieure, jusqu'à ce que la lèvre externe de la plaie ait environ 3 à 4 millimètres de largeur.

En retirant l'instrument il faut redoubler de précautions, le manche est porté aussi en arrière que possible pour éviter que sa pointe appliquée alors contre la face postérieure de la cornée ne puisse blesser le cristallin. A ce moment, en effet, l'humeur aqueuse commence à s'écouler, l'iris et le cristallin sont refoulés en avant et viendraient d'eux-mêmes au-devant de la lame si l'on négligeait de la rejeter en avant par ce mouvement de bascule.

A mesure que l'instrument se dégage de la plaie, l'humeur aqueuse s'écoule lentement et l'iris reste en place ; quelquefois pourtant surtout si l'ouverture est trop large, il s'engage entre les lèvres de la plaie ; on le refoule alors doucement avec la spatule d'écaille dans la chambre antérieure, et on exerce quelques frictions sur la cornée avec la spatule. L'excitation réflexe qui se fait sentir sur l'iris suffit pour le faire contracter et maintenir en place. Enfin, s'il est absolument impossible de le réduire, il faut se résigner à l'exciser. D'autres fois, le couteau étant retiré trop précipitamment ou l'incision ayant une direction trop oblique, les lèvres de la plaie restent accolées, et l'humeur aqueuse ne s'écoule pas au dehors ; il est dès lors nécessaire de les entrebâiller avec la spatule, et l'écoulement a lieu aussitôt.

L'évacuation complète de l'humeur aqueuse se reconnaît à l'effacement de la chambre antérieure, à la contraction de la pupille et à l'adossement de l'iris contre la face postérieure de la cornée.

Il est rare qu'en se conformant aux règles que nous venons de formuler, il survienne le moindre accident ; pourtant deux écueils sont à éviter : 1° on reste quelquefois engagé entre les lamelles de la cornée, au lieu de pénétrer avec l'instrument dans la chambre antérieure ; 2° on peut piquer l'iris et blesser le cristallin.

Pour éviter le premier accident, l'opérateur dirigera tout d'abord l'instrument plutôt vers le centre de l'œil : la pointe de la lame n'apparaît brillante et polie que lorsqu'elle a pénétré dans la chambre antérieure ; dès lors, tant qu'elle ne se montrera pas avec ce reflet brillant, ce sera une preuve qu'elle est encore entre les lames de la cornée ; on relèvera le manche en avant de manière à enfoncer la lame en arrière vers la chambre antérieure. Si la pointe était déjà trop profondément engagée, il serait préférable de la retirer tout à fait et de recommencer à côté.

L'iris et le cristallin peuvent être blessés ; cet accident est plus redoutable, mais aussi plus redouté et par cela même plus rare. Pour l'éviter, il faut reporter le manche du couteau en arrière dès que le brillant de la pointe apparaît dans la chambre antérieure, afin de se rapprocher de la cornée. Du reste, la piqûre de l'iris dans ses parties périphériques n'est pas fatalement suivie d'une blessure du cristallin, car, en ces points, le cristallin se trouve sur un plan postérieur.

TRÉPANATION DE LA CORNÉE.

La trépanation de la cornée consiste à enlever, au moyen d'un instrument spécial, que nous décrirons plus loin, une rondelle de la cornée comprenant toute son épaisseur. Cette opération a été exécutée soit dans le but de provoquer la formation lente d'un tissu cicatriciel qui réduise favorablement une courbure exagérée de la cornée, soit pour obtenir une cicatrice moins opaque que la portion détruite, ou même une fistule permanente.

Bowman appliqua le premier la trépanation au staphylôme pellucide; son but, en enlevant au moyen de son instrument une petite portion de la cornée déformée, était d'obtenir, par une cicatrice rétractile, une diminution de l'ectasie. Son trépan consiste simplement en un tube tranchant par l'une de ses extrémités, dans lequel se trouve un mandrin, qui permet de limiter la profondeur à laquelle doit s'engager la partie tranchante. L'opérateur trace l'incision circulaire sur la cornée, en appuyant l'instrument sur l'endroit où il est appelé à agir et en le faisant tourner entre le pouce et l'index. Le sillon une fois tracé à la profondeur voulue, la rondelle retenue encore à sa base est enlevée au moyen de pinces et de ciseaux. Le diamètre de la rondelle ainsi enlevée ne doit guère dépasser 2 à 3 millimètres.

La même opération est applicable au staphylôme *partiel opaque* alors que les paracentèses et l'iridectomie ont échoué. Le manuel opératoire est identique à celui qui vient d'être indiqué pour le staphylôme pellucide; les plus grandes précautions seront prises pour éviter de léser le cristallin qui est en place et transparent.

La grandeur de la rondelle à enlever en une seule séance ne dépassera pas 3 millimètres de diamètre. Une fois la cicatrisation effectuée à l'abri du bandeau compressif, il faut attendre quelque temps avant de pouvoir juger du résultat obtenu, car l'influence de la rétraction cicatricielle qui doit réduire le staphylôme ne se fait pas sentir immédiatement. Si le staphylôme cède encore à la pression intra-oculaire, une nouvelle rondelle sera enlevée, soit sur le même emplacement, soit à côté de la première. Dans les cas où le staphylôme est très volumineux, on l'attaquera successivement sur plusieurs points, en ayant soin d'espacer les opérations et de n'enlever chaque fois qu'une portion limitée du tissu cornéen. Aujourd'hui je préfère de beaucoup à cette manière de procéder les ponctions et cautérisations répétées du staphylôme avec le galvano-cautère.

De Wecker (1) modifia le trépan de Bowman et l'appliqua au *leucome complet* de la cornée. Son instrument se compose d'un tube métallique renfermant une petite tige rigide entourée par un ressort en spirale qui se détend par la pression d'un bouton placé sur l'un des côtés. La partie tranchante est une couronne se fixant au bout du tube et dont la saillie est limitée par un curseur qui l'emboîte, sorte de portion de cylindre mobile de dimensions variables qui se fixe sur un pas de vis. Le ressort, en

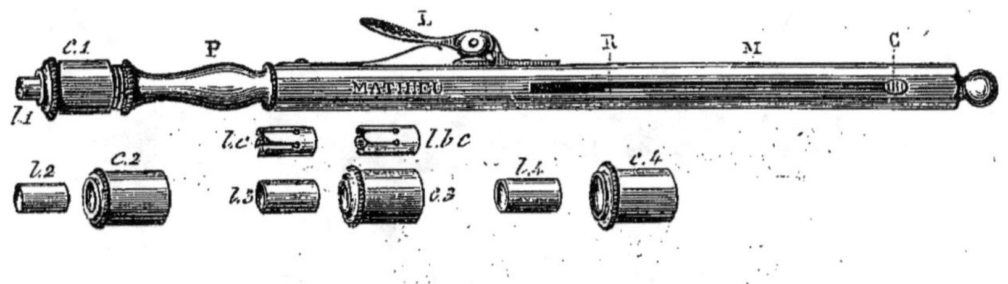

Fig. 46.

se détendant, communique à la couronne tranchante un mouvement de propulsion et de rotation à la fois, en sorte que le manuel opératoire se trouve réduit à la plus grande simplicité. Après avoir tendu le ressort et placé le curseur au point convenable, suivant l'épaisseur présumée de la cornée, on n'a plus qu'à appliquer l'instrument perpendiculairement sur le point qu'on veut perforer et à presser sur le bouton. Si la section n'est pas complète en une seule fois, on l'achève par une seconde application immédiate, ou bien la rondelle encore adhérente en quelques points est enlevée avec les pinces et les ciseaux. Dans les cas où le cristallin est encore en place, l'instrument sera retiré rapidement, de peur que l'écoulement de l'humeur aqueuse ne permette à la lentille de venir s'appliquer contre la lame coupante, ce qui exposerait à une cataracte traumatique. L'opération terminée, l'on applique sur l'œil, pendant quelques jours, le bandeau compressif jusqu'à ce que la cicatrice se soit formée. Le trépan de de Wecker est un peu coûteux, son maniement, vu la longueur de sa tige, exige l'emploi des deux mains, et par conséquent l'assistance d'un aide pour maintenir le globe oculaire en fixation. Pour parer à ces

(1) *Annales d'oculistique*, t. LXVIII, p. 137.

inconvénients, j'ai fait construire par Mathieu un instrument plus simple, analogue à celui de Bowman, et qui peut se manier très facilement ; sa lame très coupante est échancrée sur plusieurs points, ce qui facilite sa pénétration dans la cornée.

Dans la trépanation de la cornée appliquée au leucome complet, on peut se proposer un double but : ou bien établir une fistule permanente, qui serve en même temps d'ouverture pupillaire ; ou bien enlever une portion du tissu opaque dans l'espoir d'obtenir une cicatrice plus transparente. Le premier résultat nous paraît très difficile sinon impossible à atteindre. Gradenigo, de Venise, a obtenu, il est vrai, un bon résultat qui s'est maintenu

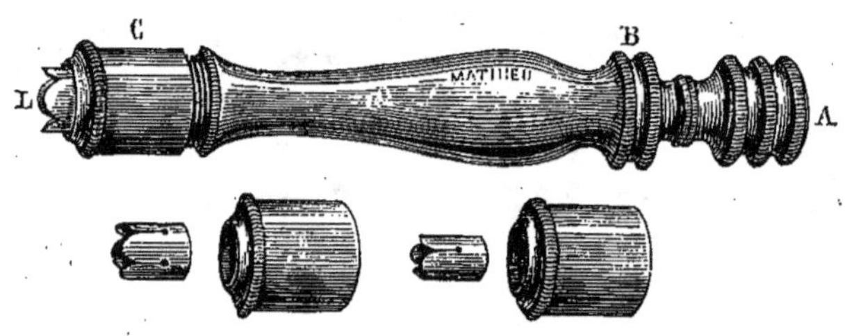

Fig. 47.

huit mois après l'opération, mais nous ne savons pas, depuis, ce qu'est devenu son malade.

De deux choses l'une : ou bien l'ouverture reste béante et devient à la longue un danger inévitable pour les membranes profondes, ou bien elle se referme et se trouve comblée, dès lors, par un nouveau tissu cicatriciel.

On ne peut, du reste, se flatter à l'avance d'obtenir ainsi une fistule cornéenne. Dans l'immense majorité des cas, la cicatrisation s'effectue avec rapidité, la perte de substance est vite réparée et bon gré mal gré l'ouverture s'oblitère. Tous nos efforts doivent tendre à substituer, au tissu opaque enlevé par le trépan, un tissu de nouvelle formation, un peu plus transparent. Dans un mémoire récent, présenté à la Société de biologie, le docteur Poncet a signalé les remarquables résultats obtenus chez les animaux, en appliquant cette méthode. Il a enlevé avec le trépan un disque de 7 millimètres de diamètre au centre de la cornée d'un chien. Le diamètre total était de 10 millimètres. Le lendemain, l'œil tout entier était couvert d'un exsudat pseudo-membraneux, qui fit croire d'abord à une ophthalmie grave. Mais bientôt cet exsudat fut remplacé par des bourgeons charnus, s'organisant de la circonférence au centre, tandis que l'humeur aqueuse, remplissant de nouveau la chambre antérieure, refoulait en arrière l'iris et le cristallin. Au bout de deux mois, toute la partie enlevée était remplacée par une cicatrice blanche et vasculaire. Mais, après quatre mois, celle-ci était devenue transparente et ne renfermait plus trace de vaisseaux. En outre, il n'y avait pas la moindre synéchie antérieure ou postérieure. La même opération, pratiquée deux mois plus tard sur l'autre œil, donnait absolument le même résultat. Aujourd'hui, sept mois après la première opération, il ne reste plus qu'un léger nuage sur les deux yeux et l'animal voit parfaitement.

Ces expériences, fort encourageantes, prouvent que des pertes de substance de la cornée saine peuvent être réparées par un tissu transparent; malheureusement elles sont loin d'être comparables avec ce qui se passe chez l'homme, après la trépanation d'un leucome; ici ce n'est plus sur une cornée saine, mais bien sur le tissu cicatriciel qui la remplace, qu'on opère. Aussi les résultats les plus favorables obtenus jusqu'à présent dans les leucomes complets, se bornent-ils à peu de chose, si on les compare à ceux des expériences précédentes; mais ils n'en ont pas moins un avantage incontestable dans les cas désespérés où on les applique. Nous trouvons dans la thèse d'Hudellet (1), trois observations où la trépanation a donné une augmentation de la vision bien limitée, il est vrai, mais très appréciable en somme, puisque les malades, qui avant l'opération n'avaient qu'une simple perception quantitative, pouvaient, après plusieurs trépanations successives, compter les doigts à quelques centimètres et apercevoir les gros objets.

Les résultats de la trépanation de la cornée dans le leucome complet méritent donc d'être pris en sérieuse considération. N'est-on pas du reste autorisé à tout tenter chez ces malades qui possèdent une rétine et un nerf optique sensibles, et dont la vision n'est abolie que par suite de la destruction de la cornée ? Quand on songe à l'importance qu'a pour eux la moindre amélioration visuelle, quand on compare ces résultats à ceux qu'ont donnés jusqu'ici les autres méthodes, on est obligé de leur reconnaître une supériorité réelle. Ajoutons enfin que l'application simple et facile de ce procédé le rend accessible à n'importe quel praticien,

---

(1) Hudellet, *De la trépanation de la cornée*. Thèse de Paris, 1873.

et n'exige pas, comme la plupart des opérations d'oculistique, une très grande habitude.

Dans la trépanation appliquée au leucome complet de la cornée, il est nécessaire de recourir plusieurs fois de suite à l'opération pour arriver à un résultat notable. Le plus souvent, la perception qualitative n'a été obtenue qu'après deux ou trois trépanations successives. Peut-être un plus grand nombre d'opérations aboutiraient-elles à une transparence plus marquée de la cicatrice et à une vision plus satisfaisante ? Mais on comprend qu'une fois arrivé à un résultat appréciable, le chirurgien hésite à le compromettre, quelque faible qu'il soit, par une nouvelle tentative dont il ne saurait assurer d'avance le succès.

L'innocuité de la trépanation est suffisamment démontrée par la tolérance de l'œil pour cette opération qui a été répétée jusqu'à cinq fois, sans provoquer de suites fàcheuses. Un de mes malades a présenté plusieurs particularités intéressantes. Ayant pratiqué sur un leucome complet une trépanation de *cinq millimètres* de diamètre, je vis se produire l'issue du cristallin, qui était opaque et ramolli, et quelques jours après, malgré l'usage du bandeau compressif, une hernie du corps vitré, dont l'accroissement inquiétant me décida à pratiquer une ponction de la partie herniée. Cette ponction donna issue à un liquide très fluide absolument semblable à l'humeur aqueuse et qui était évidemment renfermé dans une sorte de poche limitée en avant par la membrane cicatricielle. Une seconde ponction faite quelques jours après pour la même raison, donna identiquement le même résultat; après quoi, la compression étant maintenue, et l'affaiblissement du prolapsus persistant, la cicatrisation s'accomplit régulièrement sans autre complication. Le résultat définitif fut une augmentation très appréciable de la perception quantitative.

Nous ne connaissons que deux cas (1) défavorables sous le rapport des suites. Dans l'un, on a pu constater, quelque temps après la trépanation, une tendance à l'atrophie du globe oculaire. Dans l'autre, il se développa, à la suite d'une seule opération, des symptômes assez graves pour qu'on se décidât à l'extirpation de l'œil, dans le but de prévenir une ophthalmie sympathique.

(1) Gayat, *Memoire sur la trépanation dans le cas de leucome et d'atrophie de la cornée.*

MALADIES DE LA SCLÉROTIQUE

SCLÉRITIS, ÉPISCLÉRITIS.

On désigne sous ces noms l'inflammation de la sclérotique et du tissu cellulaire épiscléral, affections qui se montrent souvent simultanément et qu'il n'est pas toujours possible d'isoler l'une de l'autre.

Au début de la maladie, apparaît à la surface de la sclérotique une tache rouge foncé qui, devenant de plus en plus sombre, prend peu à peu une teinte *violette, lie de vin* tout à fait caractéristique.

Un examen attentif permet de constater que cette coloration anormale est due à l'injection des vaisseaux de la sclérotique et du tissu cellulaire sous-conjonctival.

Tantôt l'inflammation reste limitée à la sclérotique (*scléritis, sclérotite*), tantôt, ce qui est le cas le plus fréquent, elle se propage au tissu épiscléral (*épiscléritis*). On observe alors sous la conjonctive bulbaire un gonflement plus ou moins considérable, formant un bouton de 4 à 6 millimètres de diamètre, dont la base se confond insensiblement avec le tissu cellulaire ambiant.

A son sommet aplati, la coloration de ce bouton est jaunâtre, tandis que sur les bords il conserve une teinte violette. Le plus souvent il n'y en a qu'un seul, quelquefois pourtant il y en a plusieurs groupés les uns près des autres, mais n'occupant qu'une partie limitée de la sclérotique, toujours intacte dans le reste de son étendue.

A cette période l'on pourrait confondre le bouton de l'épiscléritis avec une pustule conjonctivale ayant acquis un développement considérable, mais on se rappellera que, s'il s'agit d'un gonflement du tissu épiscléral, la partie la plus saillante est recouverte par des vaisseaux, ce qui n'a pas lieu dans la phlyctène conjonctivale, dont le sommet est uniquement constitué par de l'épithélium soulevé. La consistance de ces deux produits morbides est également bien différente, l'un étant constitué par une masse solide, l'autre par une vésicule remplie de liquide ou d'une substance demi-molle. La coloration lie de vin de l'épiscléritis s'éloigne aussi notablement de la rougeur inflammatoire de la conjonctivite pustuleuse. Enfin, cette dernière affection évolue très rapidement, tandis que la marche de la première est relativement fort lente.

Quand le bouton épiscléral est situé très près de la cornée, il n'est pas rare de voir cette membrane s'opacifier dans le voisinage du point malade, par suite de la sclérose qui se produit dans les lamelles adjacentes. Mackensie a comparé avec raison cette teinte opaline à celle d'un arc sénile partiel qui s'avancerait vers le centre de la cornée.

Tantôt ces lésions se produisent sans provoquer la moindre irritation, et l'absence complète de réaction contraste alors singulièrement avec l'aspect rouge et enflammé de la sclérotique. Tantôt, au contraire, on observe, dès le début, des douleurs ciliaires intenses, de la photophobie, du larmoiement. C'est ce qui justifie la distinction d'une forme *aiguë* et d'une forme *chronique* admise par quelques auteurs.

Quant aux *troubles fonctionnels*, ils varient également selon que le processus reste limité à la sclérotique ou envahit la cornée, l'iris et la choroïde; dans le premier cas, la vision reste intacte, mais il en est tout autrement quand l'inflammation se propage au tractus uvéal : la cornée prend alors une teinte leucomateuse, la vision diminue considérablement et peut se réduire même à une simple perception quantitative de la lumière.

Cette maladie a généralement une marche très lente, elle peut se prolonger un an et au delà, puis disparaître sans laisser de traces. D'autres fois des taches grisâtres ou bleuâtres, ayant quelque analogie avec les taches pigmentaires congénitales de cette région, persistent indéfiniment dans les points où la sclérotique est restée longtemps enflammée.

La *sclérose* de la cornée est la complication la plus fréquente de l'épisclérilis; exceptionnellement des accidents plus sérieux peuvent survenir. Dans un cas rapporté par Bowman, il se produisit une ulcération dans la portion de sclérotique enflammée. Il est également fort rare d'observer la déformation des enveloppes de l'œil, à moins que le processus n'atteigne les parties profondes. L'iris et la choroïde sont-ils envahis, des synéchies se forment, la cornée s'opacifie dans une grande étendue, le corps vitré se trouble et la sclérotique ramollie devient staphylomateuse, mais la maladie s'est alors transformée, et l'on se trouve en présence d'une scléro-choroïdite antérieure.

La sclérotite est une maladie assez rare, on ne l'observe guère qu'à l'âge moyen de la vie, presque jamais chez les enfants ni chez les vieillards. Elle semble reconnaître surtout pour cause la diathèse rhumatismale; il est incontestable pourtant qu'elle peut être aussi d'origine syphilitique.

Le *traitement* local doit consister dans les instillations d'atropine et l'application de compresses chaudes ou de cataplasmes de fécule, maintenus deux fois par jour, pendant vingt minutes, sur l'œil malade. Les collyres irritants ou caustiques pourraient être fort nuisibles, ils sont formellement contre-indiqués dans tous les cas. Dans ces derniers temps, Pagenstecher a recommandé le *massage* de l'œil. Les paupières étant fermées, on presse doucement le globe oculaire avec les doigts en cherchant à refouler le sang que contiennent les vaisseaux épiscléraux du bord de la cornée vers la périphérie. Le malade devra garantir ses yeux au moyen de lunettes bleues bombées, et éviter toute fatigue, tout travail de près. Dans la forme aiguë on pourra appliquer quelques sangsues ou des ventouses Heurteloup à la tempe. Quant à la médication interne, elle variera selon les cas.

A-t-on affaire à un rhumatisant, l'on prescrira le salicylate de soude à la dose de 2, 3, jusqu'à 4 grammes par jour, c'est le médicament qui semble avoir le plus d'efficacité. La teinture de colchique à l'intérieur, à la dose de 10 à 20 gouttes, et la décoction de Zittmann, prise très chaude le matin au lit, de façon à provoquer une légère transpiration peuvent aussi être de quelque utilité. Soupçonne-t-on la syphilis, l'on ordonnera les préparations mercurielles, et de préférence les frictions, l'iodure de potassium, les toniques, etc.

Quand la maladie ne se modifie pas sous l'influence du traitement indiqué ci-dessus, il faut avoir recours à des moyens plus énergiques, à la *péritomie*. Après cette opération, qui consiste à enlever la conjonctive tout autour de la cornée, sur une largeur de 5 à 6 milimètres environ, la réparation du tissu conjonctival s'effectue avec une grande facilité, mais les vaisseaux péricornéens s'atrophient et l'on voit peu à peu, au bout d'un certain temps, la cornée reprendre sa transparence.

Si la sclérose de la cornée s'accompagne d'iritis, de synéchies et autres symptômes qui dénotent la propagation de la maladie au tractus uvéal, l'*iridectomie* deviendra nécessaire. Ce sera dès lors la seule opération capable d'enrayer la marche progressive de la maladie.

SCLÉRO-CHOROÏDITE ANTÉRIEURE.

Cette maladie diffère de la précédente par le siège du processus, qui n'intéresse plus seulement la sclérotique, mais la choroïde sous-jacente. Les symptômes indiquent que les lésions s'étendent plus profondément : l'injection de la sclérotique devient plus générale, on remarque à sa surface plusieurs foyers formant des bosselures situées à 2 ou 3 millimètres du bord de la cornée. Dans leur voisinage, cette membrane perd sa transparence, elle est envahie par des opacités diffuses qui s'avancent quelquefois jusqu'à son centre. L'iris perd peu à peu sa contractilité, son tissu se décolore, et son bord pupillaire se soude au cristallin.

L'inflammation longtemps prolongée de la sclérotique fait perdre à cette membrane fibreuse sa résistance normale ; au niveau des points atteints, elle cède à la pression intra-oculaire, et devient staphylomateuse. Tout le segment antérieur de l'œil peut ainsi subir une ectasie considérable sur laquelle on découvre, çà et là, quelques points noirâtres où le tissu fibreux plus aminci laisse entrevoir la choroïde par transparence. La cornée participe quelquefois à cette distension générale, elle devient opaque et paraît agrandie dans tous ses diamètres. Le corps vitré se trouble à la longue et se ramollit, la rétine se décolle et la désorganisation du globe oculaire est ainsi complète.

Ces désordres se produisent la plupart du temps sans douleur vive, sans réaction bien marquée, sauf lors des poussées inflammatoires aiguës qui, dans certains cas, s'annoncent par des douleurs ciliaires violentes et une sensation de tension fort pénible. Il est bon d'ajouter que, même en dehors de ces crises aiguës, le globe oculaire reste toujours sensible à la *pression* sur le pourtour de la cornée. Les troubles fonctionnels s'aggravent à mesure que la maladie fait des progrès, la vision, intacte au début, diminue insensiblement, mais d'une façon progressive, et à la longue les opacités de la cornée, les exsudats qui occupent l'ouverture pupillaire peuvent entraîner la cécité complète.

La scléro-choroïdite antérieure est donc une maladie grave. Il est rare que les plaques scléreuses grisâtres de la cornée disparaissent complètement sans laisser de trace, il est plus fréquent de les voir augmenter d'étendue malgré tout et finir par envahir la totalité de cette membrane. Les synéchies postérieures sont aussi une complication des plus sérieuses, elles exposent l'œil à tous les dangers de l'irido-choroïdite chronique. Les récidives sont fréquentes, et peuvent aboutir à la désorganisation complète du globe oculaire.

L'*étiologie* de cette affection est assez obscure. Elle a été assez souvent observée chez des femmes qui présentaient des troubles de la menstruation. Chez les rhumatisants, elle succède fréquemment à la sclérotite dont elle n'est pour ainsi dire que la continuation.

Traitement. — Au début de la maladie, on cherchera à combattre l'inflammation par des applications de sangsues à la tempe ou mieux de ventouses Heurteloup. On instillera, plusieurs fois par jour, quelques gouttes d'une solution d'atropine, et le malade tiendra constamment ses yeux à l'abri de la lumière sous des lunettes bleues bombées.

On a beaucoup vanté l'emploi des mercuriaux, qui ont été donnés sous toutes les formes : le calomel à l'intérieur, à la dose de 5 à 10 centigrammes deux fois par jour, les frictions d'onguent mercuriel sur le front, les tempes, ou sur d'autres régions du corps. Les sudorifiques, tels que la décoction de Zittmann, ou la tisane de bourrache, prise très chaude au lit le matin à jeun, l'iodure de potassium semblent aussi, dans certains cas, exercer une influence favorable sur la marche de la maladie. De même que dans la sclérotite, c'est encore le salicylate de soude, à la dose de 2 à 4 grammes par jour, qui semble donner les meilleurs résultats. Toutefois, en présence des progrès menaçants de la maladie, il faudra se hâter de recourir au traitement chirurgical, qui presque toujours est le seul qui nous permette d'enrayer une maladie aussi grave. L'iridectomie sera pratiquée tout d'abord, si malgré cette opération la cornée reste leucomateuse, on fera l'abrasion conjonctivale péri-cornéenne.

STAPHYLOMES DE LA SCLÉROTIQUE.

Nous ne nous occuperons, dans ce chapitre, que des staphylomes de la sclérotique qui, développés aux dépens des zones antérieures jusqu'aux régions équatoriales, peuvent être reconnus par l'examen direct à l'œil nu. Ceux qui, formés aux dépens des parties postérieures, et décrits d'abord par Scarpa, puis par Arlt, ont, pour principal résultat, un allongement de l'axe antéro-postérieur seront étudiés dans le second volume, à l'article Scléro-choroïdite postérieure.

Les staphylomes de la sclérotique se présentent tantôt sous forme d'une ectasie unique limitée, ou bien d'une saillie volumineuse entourée d'autres plus petites; d'autres fois les parties saillantes forment comme un bourrelet tout autour de la cornée (*Staphylome annulaire*). Au niveau du staphylome, la sclérotique distendue et *amincie* laisse apercevoir, par transparence, la coloration du tractus uvéal : de là sa teinte, grisâtre, bleuâtre ou noirâtre. En ces points, le tissu fibreux, tout en ayant perdu en partie sa résistance, a conservé un certain degré d'élasticité, de telle sorte qu'il se laisse facilement déprimer avec une sonde, pour reprendre sa forme aussitôt qu'on cesse la pression. Ce dernier caractère a quelque valeur, car il permet de distinguer la distension simple de la sclérotique, de celle qui serait provoquée par l'existence d'une tumeur intra-oculaire; dans ce dernier cas, la résistance étant plus grande, la sclérotique ne cède plus aussi facilement. Les staphylomes situés dans les régions équatoriales, et n'occupant qu'une étendue restreinte de la sclérotique, ne sont pas toujours faciles à découvrir; pour les apercevoir il faut que le malade force le regard dans différentes directions.

Les staphylomes de la sclérotique sont constamment accompagnés d'autres lésions du segment antérieur de l'œil : la cornée, participant à la distension générale, est plus ou moins opaque, elle est déformée et semble agrandie dans tous ses diamètres; à la longue, l'iris devient adhérent au cristallin et s'atrophie; la zonule de Zinn distendue outre mesure se rompt, le cristallin se luxe, et tombe dans la chambre antérieure, où il se résorbe quelquefois spontanément; d'autres fois, il reste en place, s'imprègne de substance calcaire, se cataracte, et n'étant plus soutenu, devient tremblotant. L'autopsie d'yeux atteints de staphylome de la sclérotique démontre que l'ectasie se produit en général à la jonction de l'iris et du corps ciliaire le plus souvent atrophié; quelquefois pourtant le renflement sclérotical situé un peu plus en arrière est formé aux dépens de la région ciliaire elle-même.

Au niveau du staphylome, la sclérotique, la choroïde et la rétine sont intimement soudées; exceptionnellement on a trouvé la sclérotique détachée des membranes sous-jacentes. La choroïde présente les signes manifestes de l'atrophie, la couche épithéliale est détruite, la chorio-capillaire réduite à l'état de vestige, le pigment du stroma en partie résorbé, en partie accumulé sur certains points. A la longue, les gros vaisseaux eux-mêmes s'oblitèrent et la choroïde n'est plus qu'une membrane extrêmement mince sans structure appréciable. Le corps vitré se trouble et se ramollit, et l'excavation considérable que l'on trouve quelquefois du côté du nerf optique prouve qu'un processus glaucomateux est venu achever la désorganisation du globe oculaire.

La choroïdite, la cyclite sont les causes les plus fréquentes de la sclérectasie ; il faut signaler également l'irido-choroïdite avec synéchie postérieure totale, l'irido-choroïdite traumatique et le glaucome arrivé à sa dernière période. D'autres fois, la maladie débute par la sclérotique, et c'est après une épiscléritis ou scléritis ayant duré fort longtemps, que cette membrane finit par se laisser distendre.

Le pronostic de cette affection est très grave : non seulement elle entraîne presque fatalement la perte de la vision, mais elle peut provoquer des accidents sympathiques du côté opposé.

Traitement. — Les instillations d'ésérine, l'application du bandeau compressif, les paracentèses répétées ne réussissent que bien rarement à enrayer la marche progressive du staphylome. L'iridectomie est plus efficace, à la condition pourtant de ne pas attendre, pour la pratiquer, une période trop avancée de la maladie. Cette opération exige dans son exécution certaines précautions. Il est clair, en effet, que les rapports anatomiques de la région ciliaire sont modifiés par suite de l'extension considérable qu'elle a subie ; la zonule de Zinn distendue outre mesure est prête à se rompre au moindre effort, le corps vitré, ramolli, a de la tendance à s'échapper facilement au dehors. Ce sont là des conditions fâcheuses dont il faudra tenir compte. Le malade sera chloroformisé jusqu'à résolution musculaire complète. La section sclérticale devra être faite lentement afin que l'humeur aqueuse s'écoule peu à peu, qu'il n'y ait pas une détente trop brusque de la pression intra-oculaire. Dans ces cas défavorables nous préférerions aujourd'hui pratiquer la *sclérotomie* que l'iridectomie. La sclérotomie a le grand avantage de ne présenter aucun danger, et de pouvoir être répétée plusieurs fois si c'est nécessaire. En outre, dans les cas où elle est impuissante à enrayer la marche progressive de la maladie, elle a rendu l'iridectomie plus facile en diminuant déjà la tension intra-oculaire.

Quand, l'œil étant complètement désorganisé, la perte de la vision est absolue, il ne faut plus songer qu'à remédier à la difformité choquante produite par le développement excessif du globe oculaire. Pour atteindre ce but, de Græfe a conseillé de traverser avec un fil l'œil malade, pour provoquer un commencement de choroïdite suppurative, puis d'enlever le fil aussitôt qu'il y a menace de phlegmon de l'œil; on obtient ainsi une atrophie modérée du globe qui se réduit à des dimensions plus petites. Ce moyen peut être dangereux, car il n'est pas toujours aisé d'enrayer une inflammation aussi violente et d'éviter le phlegmon; nous ne voyons pas l'avantage que pourrait avoir ce procédé sur celui de Critchett. En effet, l'ablation du segment antérieur de l'œil permet de conserver un moignon assez volumineux pour appliquer un œil artificiel sans exposer à des accidents aussi graves. Quand l'œil atteint de staphylome provoque des accidents sympathiques du côté opposé, le choix du procédé n'est plus douteux, l'indication est formelle, il faut pratiquer l'énucléation complète.

HYDROPHTHALMIE.

Quand le globe oculaire prend un volume considérable tout en conservant une forme régulière, il survient ce qu'on appelle une *hydrophthalmie*.

Cette affection ne s'observe guère que chez les enfants et, dans la grande majorité des cas, elle est congénitale.

Le premier signe qui indique l'apparition de l'hydrophthalmie, c'est le développement considérable de la cornée, celle-ci augmente d'étendue dans tous ses diamètres, au point d'atteindre, dans les cas extrêmes, des dimensions doubles de la normale. Cet agrandissement exagéré est accompagné d'un état nuageux, diffus qui, s'étendant à toute sa surface, altère sa transparence : exceptionnellement, pourtant, elle conserve fort longtemps une limpidité parfaite.

En même temps que ces changements se montrent du côté de la cornée, la chambre antérieure devient plus profonde. L'iris conserve sa coloration normale. La pupille moyennement dilatée réagit lentement à la lumière. Pendant quelque temps, les milieux se maintiennent transparents, et l'ophthalmoscope ne révèle aucune altération des membranes profondes.

A cette période, *les troubles fonctionnels* sont difficiles à apprécier en raison de l'âge des sujets qui sont presque toujours dans la première enfance.

Bientôt, des symptômes se montrent qui témoignent de la marche progressive de la maladie. L'angle rentrant, qui marque à l'état normal la ligne de séparation entre la sclérotique et la cornée, s'efface peu à peu. L'hémisphère antérieur de l'œil s'élargit en totalité. La sclérotique, continuant à se laisser distendre, s'amincit et laisse alors apercevoir par transparence la choroïde sous-jacente qui lui donne une teinte bleuâtre.

La maladie continuant son évolution, d'autres lésions encore plus sérieuses ne tardent pas à se montrer. La chambre antérieure devient démesurément grande. L'iris se décolore et prend une teinte gris sale, il devient tremblotant au moindre mouvement du globe oculaire ; la pupille dilatée et immobile ne réagit plus sous l'influence de la lumière. A cette période les milieux, quelquefois transparents, permettent encore l'exploration du fond de l'œil à l'ophthalmocope ; il est fréquent alors de trouver la papille refoulée et présentant les caractères typiques de l'excavation glaucomateuse. (Voir *Glaucome chronique*.) Le globe oculaire est plus dur au toucher ; sa tension ainsi appréciée paraît manifestement augmentée. Le champ visuel est aboli du côté nasal, c'est-à-dire dans la région correspondant à la partie externe de la rétine.

Nous insistons sur ces trois derniers signes, dont nous apprécierons l'importance en discutant la nature de la maladie.

La terminaison de l'hydrophthalmie, lorsqu'elle est abandonnée a elle-même, est ordinairement funeste. Au bout d'un espace de temps variable, mais qui atteint généralement plusieurs années, survient une désorganisation complète du globe oculaire ; l'augmentation de son volume est telle que les paupières sont insuffisantes pour le protéger. La distension continuant à faire des progrès, la cornée perd sa transparence, les rapports anatomiques des parties antérieures de l'œil se modifient, la zonule distendue outre mesure se rompt, le cristallin se cataracte et se luxe, le corps vitré se ramollit, des hémorrhagies spontanées se produisent dans l'intérieur de la cavité oculaire, la rétine se décolle et la vue est définitivement perdue.

La description qui précède s'applique à un type morbide dont la nature sera discutée tout à l'heure et qu'il importe de savoir différencier de deux autres affections ayant avec lui une certaine analogie, mais s'en écartant notablement sous le rapport de la nature, du pronostic et aussi du traitement. Nous voulons parler de la *cornée globuleuse* et de l'ectasie scléroticale consécutive à une *irido-choroïdite intra-utérine*.

Diagnostic. — La cornée globuleuse doit être distinguée avec soin de l'hydrophthalmie, car la première affection ne constitue qu'une simple difformité entraînant peu de conséquences fâcheuses, tandis que le pronostic de la seconde est essentiellement grave. Dans le kérato-globe, la cornée est notablement augmentée de volume, mais le globe oculaire lui-même conserve ses dimensions normales. De plus, il existe une ligne de démarcation nettement tranchée entre la sclérotique et la cornée plus bombée en avant, tandis que dans l'hydrophthalmie cet angle rentrant tend à s'effacer, et disparaît à mesure que l'affection progresse. La transparence du tissu cornéen est parfaite dans le kérato-globe, il n'y a plus ce léger nuage signalé dans l'hydrophthalmie, la chambre antérieure est plus profonde, mais son contenu est limpide, l'iris est normal, le nerf optique et les membranes profondes sont intacts : sauf la myopie résultant de l'allongement de l'axe antéro-postérieur et qu'il est facile de corriger par des verres appropriés, l'acuité visuelle est à peu près normale, la tension intra-oculaire ne s'élève pas au-dessus de la moyenne. Enfin le kérato-globe est une difformité congénitale qui reste indéfiniment stationnaire, contraste frappant avec l'hydrophthalmie, qui est toujours progressive. On évitera aussi de confondre l'hydrophthalmie avec les ectasies de la sclérotique résultant d'une irido-choroïdite intra-utérine. Dans ce dernier cas, l'atrophie et la décoloration de l'iris, la présence de synéchies postérieures, les opacités capsulaires, l'existence presque constante d'un décollement rétinien sont autant de symptômes qui révèlent l'existence antérieure du processus irido-choroïdien. La coufusion ne serait donc guère possible qu'avec l'hydrophthalmie arrivée à la dernière période de désorganisation, et, à ce moment-là, l'erreur serait peu préjudiciable.

Nature de la maladie. — Longtemps on s'est contenté de décrire les symptômes objectifs de l'hydrophthalmie, de signaler les désordres considérables qui aboutissent à la destruction du globe oculaire, sans chercher à expliquer le mécanisme de leur production, sans se faire une idée nette de la nature de cette redoutable affection. Nous allons nous efforcer de combler cette lacune, de démontrer que cette maladie doit être considérée comme ayant une origine glaucomateuse, qu'elle n'est autre chose en un mot qu'un véritable glaucome survenu à un âge où la sclérotique possède encore peu de résistance. Avant de lire ces lignes, le lecteur fera bien de consulter l'article GLAUCOME, il appréciera mieux les raisons que nous allons mettre en avant et qui plaident ne faveur de notre opinion.

Le symptôme commun, fondamental des affections glaucomateuses, quelle que soit leur forme, c'est l'augmentation de la tension
sion intra-oculaire; quant aux autres, ils diffèrent suivant que
cet excès de tension se produit brusquement ou d'une façon lente,
suivant le degré de résistance des enveloppes de l'œil, suivant
enfin les conditions anatomiques de l'organe qui subit cette pression. Chez l'adulte, chez le vieillard, la sclérotique ayant une
force suffisante pour résister à la tension intra-oculaire, la lame
criblée cède seule et l'excavation du nerf optique est le signe pathognomonique de la maladie. Mais que le même excès de tension surgisse dans un œil dont les membranes incomplètement
développées n'ont plus une rigidité suffisante, elles se laisseront
distendre dans tous les sens et les effets se traduiront par une
augmentation de volume de l'organe tout entier, par de l'hydrophthalmie. La pression se maintenant toujours au-dessus
des limites normales, à la distension des enveloppes succèdent des
troubles nutritifs secondaires, des altérations de la cornée, une
irritation de la région ciliaire, de l'iritis, des synéchies. Puis, à
une époque plus avancée encore de la maladie, lorsque les limites
de l'expansibilité du globe sont atteintes, la lame criblée plus faible
est seule refoulée à son tour et l'excavation glaucomateuse typique apparaît, absolument comme chez les personnes âgées. Enfin,
il n'est pas jusqu'au rétrécissement particulier du champ visuel
dans l'hydrophthalmie qui ne montre son analogie frappante avec
le glaucome.

L'hydrophthalmie, que ces diverses considérations nous auto-
risent à ranger dans la classe des affections glaucomateuses, ne
serait en réalité autre chose qu'un glaucome survenant dans la
première enfance à un âge où la sclérotique, n'étant pas encore
assez développée, cède au lieu de résister. Les auteurs classiques
prétendent que le glaucome ne s'observe jamais chez les enfants,
sans doute parce qu'à cet âge il prend nécessairement l'apparence de l'hydrophthalmie, forme spéciale qui, jusqu'ici, l'a rendu
méconnaissable. Inversement, l'hydrophthalmie ne s'observe que
chez les enfants, parce que chez l'adulte la pression intra-oculaire
désorganise complètement le globe oculaire sans parvenir à distendre la sclérotique.

La nature de la maladie étant ainsi établie, il n'y a plus à s'é-
tonner de la gravité du pronostic et de l'impuissance des divers
moyens préconisés jusqu'ici.

Traitement. — Nous n'énumérerons pas les diverses médications qui ont constamment échoué; nous signalerons seulement

les paracentèses répétées à des intervalles variables, l'application permanente du bandeau compressif, enfin l'association de ces deux moyens qui, employés à titre de palliatifs, ont paru enrayer pendant un certain temps la marche fatale de la maladie. Mais en agissant ainsi, on n'a pas obtenu, que nous sachions, un seul cas de guérison durable et définitive.

En présence de ces insuccès constants et tenant compte de la nature de la maladie, nous n'hésitons pas à préconiser le même traitement que pour le glaucome, c'est-à-dire la *sclérotomie* et *l'iridectomie*.

La sclérotomie sera pratiquée tout d'abord. Cette opération suffit parfois pour abaisser d'une façon permanente la tension intra-oculaire et empêcher ultérieurement le développement excessif de l'organe. Si une première sclérotomie est insuffisante, elle pourra être répétée. Mais si, malgré tout, la tension de l'œil se maintient au-dessus de la moyenne, il faudra recourir à l'iridectomie faite avec toutes les précautions que nous allons indiquer.

Ces précautions sont nécessaires, car les conditions anatomiques de l'œil sont notablement modifiées par la distension de ses diverses parties. L'enfant sera chloroformé jusqu'à résolution complète. La section scléroticale devra être étroite, on retirera le couteau très lentement de façon à obtenir un écoulement lent de l'humeur aqueuse et une détente progressive de la chambre antérieure; l'opérateur surveillera avec soin l'action de l'écarteur sur le globe oculaire, et le fera maintenir soulevé par un aide, afin d'éviter toute compression. La rupture de la zonule, la luxation du cristallin, l'issue du corps vitré, sont encore autant d'accidents à redouter ici. Quelquefois l'iris, ne se trouvant plus soutenu par le cristallin, se renverse en arrière sur lui-même; il est fort difficile de le saisir avec une pince et de l'exciser. Si l'on ne peut y réussir sur le moment, il faut suspendre toute manœuvre, sauf à recommencer plus tard en redoublant encore de prudence et de précautions.

TUMEURS DE LA SCLÉROTIQUE.

De toutes les membranes constituantes du globe oculaire, la sclérotique est la moins exposée au développement des néoplasmes. Les tumeurs qui prennent naissance aux dépens de cette membrane fibreuse débutent presque toujours dans le segment antérieur de l'œil, surtout au niveau du limbe conjonctival. Il s'agit ordinairement de mélanomes, de sarcomes, de carcinomes, ou bien de tumeurs bénignes, telles que les kystes dermoïdes que nous avons étudiés précédemment.

En vertu de sa structure fibreuse, de sa résistance, de sa rigidité, la sclérotique oppose un obstacle considérable à la propagation et au développement des tumeurs ayant pris naissance dans la cavité oculaire aux dépens de la rétine ou de la choroïde; d'autre part, elle protège ces membranes profondes contre l'envahissement des tumeurs dont le point d'implantation siège dans l'orbite.

Ce rôle protecteur de la sclérotique mérite d'être signalé : au point de vue pratique, il a son importance. Habituellement, en effet, les tumeurs de la choroïde, et surtout de la rétine, ne pouvant surmonter la résistance de l'enveloppe fibreuse de l'œil, suivent pour s'étendre au dehors une voie plus facile; elles envahissent la lame criblée et le nerf optique. Or, dès que ce tronc nerveux est atteint, la propagation dans l'intérieur du crâne est inévitable, et le pronostic acquiert par cela même une extrême gravité. Aussi, dans les cas où l'énucléation du globe oculaire pour une tumeur intra-oculaire est impérieusement indiquée, si le début éloigné de la maladie, si la dureté et le volume considérables du globe laissent supposer que le néoplasme s'est frayé un passage en arrière, il faudra, en pratiquant l'énucléation de l'œil, sectionner le nerf optique aussi loin que possible. L'opération terminée, on aura soin d'examiner le bout central du nerf resté dans l'orbite, pour le réséquer de nouveau dans l'étendue nécessaire s'il n'est pas sain.

LÉSIONS TRAUMATIQUES.

CONTUSIONS.

Jusqu'ici, dans les traités classiques, on s'est contenté de dire que des troubles fonctionnels considérables pouvant aller jusqu'à la cécité absolue suivent la contusion du globe oculaire et la commotion de la rétine qui en est la conséquence. Mais les théories émises pour expliquer cette perturbation de la vision sont insuffisantes et ne sont guère sorties du domaine des hypothèses.

Le docteur Berlin (1), ayant eu l'occasion d'observer dans un espace de temps relativement court, huit cas types de contusion du globe oculaire, entreprit à ce sujet des expériences sur les animaux, qui ont été résumées, dans un mémoire important dont voici les principaux passages.

Chez l'homme, quand le globe de l'œil a été contusionné, sans qu'il y ait eu déchirure ou déformation des membranes enveloppantes, on constate immédiatement après l'accident :

Une faible diminution de la vision centrale et excentrique; une injection épisclérale très vive et une résistance très grande du sphincter iridien à l'action de l'atropine.

Au bout d'une heure environ, la rétine prend en certains endroits une teinte nuageuse, d'un gris mat, qui permet encore de voir par places la lueur rougeâtre du fond de l'œil. Peu à peu cette infiltration devient plus uniforme, et finit par prendre le ton blanc éclatant qu'on observe dans l'embolie de l'artère centrale de la rétine. L'étendue de cette opacité peut atteindre dix à douze fois le diamètre de la papille; les vaisseaux rétiniens ayant conservé leur calibre passent devant elle. Enfin, on trouve parfois, dans le voisinage, de petits foyers hémorrhagiques.

En examinant avec soin, on peut s'assurer que ces opacités siègent dans les couches profondes de la rétine, sous-jacentes aux vaisseaux, et qu'il n'y a en ces points ni changement de niveau, ni décollement.

Dans quatre cas, ce trouble diffus occupait le pourtour de la papille et de la macula. Dans deux autres, c'étaient les portions périphériques qui étaient atteintes. Deux fois enfin, la rétine présentait simultanément cette teinte opaque en deux points différents, l'un dans la partie antérieure du globe oculaire, l'autre dans la partie postérieure.

Au bout de vingt-quatre à trente-six heures, la coloration change, l'étendue de la tache blanche diminue, elle devient de plus en plus transparente, laisse apercevoir le fond rouge de l'œil, et, au bout de deux jours environ, on n'en trouve plus trace. Les troubles fonctionnels ne sont pas en rapport avec les lésions observées à l'ophthalmoscope; ils sont à peu près les mêmes que les altérations intéressant la région de la macula ou les parties excentriques. Au bout de vingt-quatre heures, la vision s'est améliorée d'une façon notable, tandis que les opacités rétiniennes

____

(1) *Zur sogennanten commotio retinæ. — Klinische Monatsblätter für Augenheilkunde,* février et mars 1873.

sont alors à leur maximum ; par contre, le fond de l'œil est déjà revenu à l'état normal, qu'il reste encore une diminution sensible de la vision.

Les instillations d'atropine nécessaires pour l'exploration du fond de l'œil ont empêché de tenir compte de l'état de l'accommodation.

Chez les animaux, si l'on contusionne au moyen d'une tige élastique le globe oculaire, voici ce que l'on observe : l'exploration à l'ophthalmoscope, faite aussi rapidement que possible, montre les vaisseaux rétiniens complètement exsangues ou filiformes, au bout de quelques instants, ils se remplissent de nouveau, mais *sans subir de dilatation consécutive.*

Immédiatement après le choc, la pupille devient très étroite, elle réagit très lentement à l'action de la lumière, et ne se laisse dilater par l'atropine que d'une façon incomplète.

Lorsque la contusion porte directement sur la cornée et que le globe de l'œil est frappé d'avant en arrière, au bout de deux heures environ, des taches grisâtres apparaissent au-dessous du nerf optique ; d'abord isolées, elles deviennent peu à peu confluentes et forment une plaque ayant deux ou trois fois l'étendue de la papille.

La teinte grise devient de plus en plus blanchâtre pour atteindre une nuance d'un blanc éclatant. L'aspect du fond de l'œil est alors tout à fait comparable à celui qu'on observe après la section du nerf optique : d'après Berlin, cette altération doit être rattachée à une infiltration séreuse de la rétine.

Lorsque la contusion porte sur la sclérotique, l'on observe les mêmes lésions rétiniennes, mais en deux points différents : *au niveau de la partie directement intéressée, et dans celle qui lui est diamétralement opposée.*

En examinant au bout de vingt-quatre heures, c'est-à-dire quand les lésions visibles à l'ophthalmoscope ont atteint leur plus haut degré, l'œil de l'animal soumis à l'expérience et sacrifié, on constate les altérations suivantes :

Au niveau des plaques blanchâtres de la rétine, se sont formés de petits plis dont la largeur atteint tout au plus le double de l'épaisseur de la rétine, et dont la hauteur est à peu près égale à l'épaisseur de cette même membrane. *En ces points, la rétine est notablement tuméfiée;* dans un cas elle présentait une déchirure, diagnostiquée pendant la vie au moyen de l'ophthalmoscope.

Mais le point le plus important à noter, et qui permet le mieux d'interpréter l'image ophthalmoscopique, c'est la présence constante d'une hémorrhagie considérable entre la choroïde et la sclérotique. — Cette hémorrhagie siège à la fois dans la région directement intéressée et dans celle qui lui est directement opposée. Dans les cas où la contusion a porté sur la cornée, on trouve, outre l'hémorrhagie sous-choroïdienne au pôle postérieur de l'œil, une certaine quantité de sang répandu en avant, entre le muscle ciliaire et la sclérotique.

L'hémorrhagie sous-choroïdienne et les opacités de la rétine occupant le même emplacement, il est permis de supposer que les troubles survenus dans la transparence de cette membrane sont dûs à une infiltration séreuse dont les matériaux sont fournis par le sang épanché. Berlin n'hésite pas, en effet, à rattacher toutes ces lésions à *une rupture incomplète de la choroïde pouvant aller jusqu'à la rupture complète.*

Berlin attribue le trouble visuel consécutif à la contusion de l'œil à un astigmatisme irrégulier, passager, provoqué par *la présence d'hémorrhagies dans le voisinage immédiat du cristallin.* Ces hémorrhagies, constatées chez les animaux et qui se manifestent parfois chez l'homme sous forme d'hypohéma, agiraient sur le cristallin en détendant en certains points la zonule de Zinn.

La gravité du *pronostic* est en rapport avec la violence de la contusion, mais s'il n'y a eu ni déchirure de la choroïde, ni rupture de la sclérotique, la vision, momentanément compromise, ne tarde pas à se rétablir. Le repos absolu de l'organe, les déplétions sanguines à la tempe, tels sont les moyens qui hâteront la guérison. Assez souvent, pourtant, une dilatation anormale de la pupille résultant sans doute de l'ébranlement des nerfs ciliaires persiste et résiste aux instillations d'ésérine et aux courants continus.

BLESSURES.

Les blessures de la sclérotique sont *pénétrantes* ou *non pénétrantes,* les premières peuvent être accompagnées ou non de la présence de corps étrangers dans l'intérieur de l'œil, et il y a sous ce rapport des distinctions importantes à établir.

Les blessures qui n'intéressent qu'une faible épaisseur de la sclérotique sont bénignes et ne réclament que le repos de l'organe sous un pansement antiseptique maintenu par un bandeau compressif. Journellement, dans l'opération du strabisme, l'enveloppe fibreuse de l'œil est mise à nu sans qu'il en résulte le moindre accident.

Le danger des plaies pénétrantes dépend de leur étendue et surtout de la région intéressée. Les cas les plus graves sont ceux où le corps ciliaire est lésé. Les membranes profondes peuvent faire prolapsus entre les lèvres de la plaie.

Quelquefois le cristallin luxé s'engage dans la blessure qu'il maintient béante ou bien glisse sous la conjonctive où il se présente sous forme d'une petite tumeur demi-transparente. La perte complète de l'organe, souvent même l'apparition *d'accidents sympathiques du côté opposé*, toujours à redouter en pareille circonstance, peuvent être la conséquence de tels désordres.

Quand la plaie de la sclérotique, située plus en arrière, intéresse nécessairement la rétine, elle présente toujours, quelque limitée qu'elle soit, une certaine gravité, car on doit craindre, soit aussitôt après l'accident, soit seulement quelque temps après, la production d'un décollement partiel de la rétine au niveau de la blessure. Si le décollement est immédiat, il est dû au soulèvement de la rétine par le sang provenant des vaisseaux choroïdiens rompus. S'il survient ultérieurement, c'est à la période de la rétraction cicatricielle ; à ce moment la rétine, ne pouvant suivre le mouvement de retrait de la sclérotique, se détache spontanément.

Dans les blessures compliquées de *corps étrangers*, tantôt ce sont des paillettes de fer, des éclats de bois, des parcelles de verre qui s'implantent dans la sclérotique sans la traverser complétement ; tantôt ces corps étrangers, lancés avec plus de violence, pénètrent dans le globe oculaire. Selon que leur force de projection est plus ou moins considérable, ils tombent sous l'influence de leur propre poids dans la partie déclive, ou bien vont se fixer à la sclérotique au point diamétralement opposé à celui de la blessure ; enfin, quand la violence du coup est extrême, ils peuvent traverser de part en part le globe oculaire. La présence de corps étrangers dans l'intérieur de l'œil n'est pas seulement un grand danger immédiat, c'est encore une menace constante pour l'avenir. Aussitôt après l'accident, il peut survenir une choroïdite suppurative, ou bien la plaie se cicatrise ; mais, au bout d'un certain temps, dont la durée peut être fort variable, des poussées inflammatoires surviennent et des accidents sympathiques, éclatant du côté opposé, nécessitent la prompte énucléation de l'œil atteint. L'on a signalé pourtant quelques rares exemples de corps étrangers qui, restés implantés dans la sclérotique au point diamétralement opposé à la plaie d'entrée, s'y sont enkystés d'une façon définitive sans provoquer de réaction.

Quand le traumatisme n'a pas été très considérable, on peut être embarrassé pour savoir si la plaie est réellement pénétrante. Le degré de consistance du globe, l'état de la vision, nous fournissent à cet égard des renseignements utiles. Si l'œil est mou, diminué de volume, si la vision est abolie à un haut degré, il est plus que probable que la sclérotique est intéressée dans toute son épaisseur.

Une fois les premiers accidents inflammatoires disparus, il est important, au point de vue du pronostic et des complications ultérieures, de savoir si un corps étranger est resté dans l'œil. Pour arriver à établir ce point de diagnostic, deux moyens seront d'un utile secours : 1° l'examen ophthalmoscopique, qui, dès que le trouble des milieux transparents aura disparu, permettra de découvrir parfois avec netteté la place occupée par le corps étranger; 2° l'exploration du champ visuel, qui révèlera une lacune dans la portion correspondant à la région occupée par le corps étranger.

Les *ruptures* de la sclérotique sont produites par des corps contondants d'un certain volume, projetés avec force contre le globe oculaire; les désordres qui les accompagnent presque toujours, sont : la déchirure de la choroïde et de la rétine, la luxation du cristallin, l'issue considérable du corps vitré. Ces ruptures de la sclérotique, plus fréquentes que celles de la cornée, occupent presque toujours le segment antérieur, et leur direction est parallèle aux bords de la cornée; pourtant White Cooper a signalé un cas de rupture du segment postérieur.

Arlt explique de la façon suivante comment la compression violente exercée par un corps vulnérant mousse et arrondi amène la rupture du bulbe. Supposons que la contusion porte sur le centre de la cornée et soit très forte; le globe oculaire est refoulé d'abord sur le coussinet graisseux de l'orbite, puis les milieux de l'œil étant à peu près incompressibles, ses enveloppes se distendent, et comme le maximum de distension se produit dans la région équatoriale, c'est là que la rupture a lieu. On peut affirmer qu'en général la déchirure de la sclérotique se produit dans l'étendue du cercle perpendiculaire à la direction suivie par le corps contondant.

Le *traitement* diffère suivant les circonstances particulières de la blessure, mais il y aura toujours avantage, aussitôt après l'accident, à faire usage du bandeau compressif pour éviter l'issue du corps vitré. Si l'application de quelques sangsues est jugé néces-

saire, le bandeau sera mis de telle sorte que la région temporale
reste à découvert. A peine est-il besoin de dire que la blessure
aura été, au préalable, explorée avec précaution, et débarrassée
des corps étrangers qui pourraient y séjourner. Nous engageons
à ne suturer avec des fils de catgut très fins les lèvres de la plaie
scléroticale que dans les cas où celle-ci, par suite de sa largeur,
resterait entre-bâillée.

Si l'iris ou la choroïde font hernie au dehors, on peut tenter la
réduction du prolapsus s'il est peu considérable, mais en prenant
les plus grandes précautions et sans insister longtemps sur ces
manœuvres toujours dangereuses. En général, il est préférable de
saisir, avec les pinces à griffes, la partie herniée et de l'exciser
au ras de la plaie. Si le cristallin est engagé dans la blessure, on
l'extraira avec une curette. A l'exception de quelques cas spéciaux
où le corps étranger serait facilement accessible, il faudra s'abstenir d'aller à sa recherche, surtout si, étant profondément engagé dans la cavité oculaire, le trouble des milieux empêche de le
voir nettement. Ce sont là encore des manœuvres dangereuses,
qui ne pourraient qu'aggraver les accidents immédiats. Toutefois,
lorsque c'est une parcelle d'acier ou de fer qui a pénétré dans le
globe oculaire, on pourra essayer de l'extraire en s'aidant d'une
tige aimantée ou d'un électro-aimant.

A la suite de toute blessure intéressant la région ciliaire, accompagnée ou non de la présence de corps étranger, une surveillance attentive devra être exercée sur l'œil opposé pendant les premiers jours qui suivront l'accident et, à la moindre manifestation
sympathique, il ne faudra pas hésiter à énucléer l'œil primitivement lésé.

SCLÉROTOMIE.

L'application de l'*iridectomie* aux affections glaucomateuses a
prouvé que cette opération avait pour résultat de diminuer d'une
façon sensible la tension intra-oculaire. Parmi les nombreuses
hypothèses (voyez *Glaucome*) mises en avant pour expliquer cette
action remarquable de l'iridectomie, une des plus ingénieuses et
des plus rationnelles a été donnée par Quaglino et de Wecker.
D'après ces praticiens distingués, l'excision de l'iris aurait peu ou
point d'importance, et l'effet réel de l'opération serait dû à la
section de la sclérotique. Il s'établirait là une cicatrice plus

mince, cystoïde, une véritable cicatrice à filtration, qui faciliterait le mouvement exosmostique de l'humeur aqueuse.

Partant de ce principe, Quaglino a essayé de combattre le glaucome en pratiquant la *sclérotomie*, c'est-à-dire en faisant une simple incision dans la sclérotique ; les résultats ont été des plus satisfaisants. De son côté, de Wecker a obtenu des succès analogues, de sorte qu'aujourd'hui cette opération paraît définitivement acquise à la pratique.

En l'état actuel des choses, il serait téméraire de vouloir la substituer à l'iridectomie, qui a donné tant de succès, et dont l'influence curative sur le glaucome est solidement et définitivement établie ; mais, par contre, elle convient parfaitement dans les cas suivants :

1° Dans les glaucomes chroniques où, l'affection durant déjà depuis longtemps et où toute trace de perception lumineuse ayant disparu, des douleurs vives ou des poussées inflammatoires périodiques réclament néanmoins notre intervention ;

2° Lorsque l'iris, réduit à une mince bandelette de tissu atrophié, est très difficile à saisir et à exciser ;

3° Quand on redoute la rupture de la zonule et la luxation du cristallin pouvant résulter d'une large section.

Voici la manière d'opérer de Quaglino. Tout étant disposé comme pour l'iridectomie (voyez ce mot), il prend un couteau lancéolaire un peu plus large que celui qu'on emploie d'habitude et l'enfonce dans la sclérotique au niveau du limbe conjonctival. Dès que la lame a pénétré dans la chambre antérieure et se trouve engagée dans le tiers de son étendue environ, il renverse le manche en arrière afin de diriger la pointe en avant derrière la cornée, puis il retire l'instrument *très lentement* et en appuyant légèrement sur l'iris, de façon à le maintenir et à l'empêcher de s'engager dans la plaie. Grâce à ces précautions, l'humeur aqueuse ne s'écoule que peu à peu et l'on évite le refoulement de l'iris hors de la plaie. Si malgré des soins attentifs cet accident arrive, on essayera de réduire le prolapsus avec un stylet mousse ; cette tentative est-elle infructueuse, on l'excise et l'opération est ramenée à une iridectomie simple.

De Wecker procède autrement : au lieu de faire usage d'un large couteau lancéolaire, il se sert du petit couteau de Græfe ; la ponction et la contre-ponction sont faites comme pour l'iridectomie ordinaire, mais au lieu de sectionner entièrement la sclérotique, il laisse un petit pont au milieu de la plaie en retirant le couteau avec précaution ; ici encore si l'iris s'engageait dans la plaie et qu'on ne pût pas le réduire, on sectionnerait avec des ciseaux mousses le petit pont médian et on exciserait la partie herniée comme dans l'iridectomie ordinaire. Le bandeau compressif est appliqué pendant quelques jours. Les suites de cette opération sont en général inoffensives.

MALADIES DE L'IRIS ET DE LA CHOROÏDE

CIRCULATION DE L'IRIS ET DE LA CHOROIDE.

La circulation de la choroïde qui préside à la sécrétion des liquides intra-oculaires et les phénomènes endosmo-exosmostiques qui règlent la tension intra-oculaire, jouent un si grand rôle dans la pathologie de l'œil, que nous croyons utile de résumer ici, en quelques mots, les travaux les plus récents entrepris sur ces divers sujets.

ANATOMIE.

Relativement à l'apport du sang artériel le tractus uvéal est partagé en deux territoires parfaitement distincts : l'un comprenant la choroïde proprement dite, situé en arrière, reçoit le sang des artères *ciliaires courtes postérieures ;* l'autre, formé par l'iris et le corps ciliaire, est parcouru par les ramifications des artères *ciliaires longues postérieures* et des artères *ciliaires antérieures;* ces deux régions sont en partie reliées entre elles par un certain nombre de rameaux artériels *récurrents,* qui, émanés des parties antérieures, suivent un trajet rétrograde et s'anastomosent avec les vaisseaux postérieurs.

Les artères ciliaires courtes postérieures se composent à leur point de départ de deux troncs, situés l'un en dedans, l'autre en dehors du nerf optique. A un centimètre environ de la sclérotique, chacun d'eux se partage en quatre ou six branches, formant autour du nerf optique deux demi-couronnes artérielles qui embrassent ses parties latérales. Après avoir pénétré dans la sclérotique, et suivi un court trajet dans la *lamina fusca,* elles se subdivisent dichotomiquement et pénètrent, au nombre de vingt à vingt-cinq rameaux secondaires, dans le tissu propre de la choroïde, où elles s'épuisent rapidement dans les couches profondes; leurs plus fins ramuscules, en s'épanouissant, forment un réseau capillaire qui occupe la surface interne de la choroïde et qui a reçu le nom de membrane *chorio-capillaire*.

Sauf dans le voisinage du nerf optique, où les anastomoses sont fréquentes, il existe très peu de communications entre ces ramuscules artériels qui se résolvent immédiatement en capillaires; mais dans la partie antérieure de la choroïde, on trouve les rameaux *récurrents* au nombre de dix à douze qui, provenant du corps ciliaire, vont s'unir avec quelques radicules terminaux des artères ciliaires courtes.

Il n'existe donc pas une indépendance complète, absolue, entre ces deux territoires vasculaires, et, dans certaines circonstances, le sang artériel venant des artères ciliaires courtes pourrait arriver jusqu'à la région ciliaire et à l'iris, par l'intermédiaire des artères récurrentes; mais dans les conditions normales les choses ne se passent pas ainsi, le sang suit au contraire une marche rétrograde d'avant en arrière dans les artères récurrentes.

Quoi qu'on en aît dit, on ne trouve nulle part des artérioles qui, émanées des artères ciliaires courtes, communiquent directement avec des veinules; il existe toujours un réseau de capillaires intermédiaire à ces deux ordres de vaisseaux.

Les artères ciliaires longues postérieures, au nombre de deux, après avoir traversé la sclérotique, cheminent entre cette membrane et la choroïde; situées, l'une du côté nasal, l'autre du côté temporal, elles suivent la direction du méridien horizontal de l'œil, sans fournir aucun rameau jusqu'au muscle ciliaire; arrivées là, elles se subdivisent en deux branches qui s'écartent obliquement l'une de l'autre en pénétrant dans le tissu musculaire. Parvenues à l'extrémité antérieure du muscle, ces deux branches se coudent de nouveau pour prendre une direction tout à fait circulaire en se portant à la rencontre des branches du côté opposé. Complété par d'autres rameaux qui, émanés des artères ciliaires antérieures, ont traversé la sclérotique et le muscle sousjacent pour se joindre aux précédents, l'ensemble de ces anastomoses forme le *grand cercle artériel de l'iris*.

Ce grand cercle vasculaire fournit à l'iris et aux procès ciliaires; quant aux artérioles du muscle ciliaire et aux artères récurrentes, les unes proviennent de ce cercle artériel, les autres émanent directement des branches de bifurcation des artères ciliaires longues. Ces dernières, en pénétrant dans le muscle ciliaire et avant de former le grand cercle artériel, envoient donc un certain nombre de rameaux au muscle ciliaire et à la choroïde; les artères ciliaires antérieures donnent aussi quelques branches ayant une direction et une destination analogues, et ces divers rameaux, s'anastomosant entre eux, forment un second plexus circulaire incomplet, désigné sous le nom de *cercle artériel du muscle ciliaire*.

Du grand cercle artériel de l'iris partent les rameaux qui vont aux procès ciliaires et à l'iris; avant de se rendre à ces différents endroits, ces vaisseaux sont donc obligés de traverser le muscle ciliaire. Les artérioles des procès ciliaires donnent naissance à un grand nombre de fins ramuscules, presque aussi nombreux que les crêtes ciliaires, s'anastomosant fréquemment entre eux et se continuant directement avec les veinules qui, dans cette région, possèdent une structure analogue à celle des capillaires : le riche réseau vasculaire résultant de ces anastomoses nombreuses constitue la masse principale des procès ciliaires.

Les nombreuses artères de l'iris naissent également sur tout le pourtour du grand cercle artériel, elles se subdivisent en un grand nombre de fins ramuscules qui suivent une direction rayonnée et se dirigent vers la pupille. Les parois de ces artérioles sont épaisses relativement à leur calibre; le microscope y révèle un nombre considérable de fibres musculaires; quand la pupille est contractée elles sont presque rectilignes, mais quand la pupille se dilate, elles deviennent sinueuses. Arrivées dans le voisinage de la pupille, elles s'anastomosent en formant un cercle vasculaire désigné sous le nom de *petit cercle artériel de l'iris*. C'est précisément à ce niveau que, pendant la vie intra-utérine, la *membrane pupillaire* adhère à l'iris. De ce cercle partent de fins ramuscules terminaux, qui arrivent jusqu'au bord même de la pupille, où ils vont former le réseau capillaire du *sphincter de l'iris*.

Les *veines* de la choroïde s'anastomosent fréquemment entre elles, surtout dans les parties postérieures, où de nombreux rameaux de communication unissent les troncs principaux des *vasa vorticosa*; dans les parties antérieures ces anastomoses sont beaucoup moins importantes. Le réseau veineux, qui, au niveau de la portion lisse du corps ciliaire, met en rapport les veines de l'iris et du corps ciliaire avec celles de la choroïde, est presque un réseau capillaire; nul doute que si l'équilibre circulatoire venait à être rompu entre les parties antérieures et les parties postérieures, il serait difficilement rétabli par l'intermédiaire de ce réseau.

Les veinules de l'*iris* et des *procès ciliaires*, occupant les couches les plus internes de la région sous-jacente au muscle ciliaire, et échappant par suite aux contractions de ce muscle, se réunissent en convergeant pour former des troncs qui s'abouchent avec les vasa vorticosa. Quelques-unes pourtant se rendent en avant dans le *canal de Schlemm,* canal qui n'est autre chose, ainsi que l'a prouvé Leber, qu'un véritable plexus veineux situé dans l'épaisseur de la sclérotique au niveau de l'insertion ciliaire de l'iris.

Le rôle physiologique de ce plexus veineuxciliaire n'est pa s encore nettement établi; comme il ne reçoit directement aucune veine de l'iris, il est difficile de le considérer comme un réservoir destiné à recevoir le sang refoulé pendant les contractions de ce diaphragme musculaire. Les veinules émanées du muscle ciliaire se rendant à ce cercle vasculaire, il serait plus rationnel d'admettre qu'il reçoit le sang de ce muscle refoulé au moment de ses contractions. Les recherches de Schwalbe et de Leber démontrent, comme on le verra plus loin, que l'humeur aqueuse pénètre par voie endosmotique à travers ses parois, et c'est par là qu'elle s'échappe de l'œil.

Le tractus uvéal renferme des *réseaux capillaires* d'ordre varié, et dont le rôle physiologique semble également être différent. La membrane chorio-capillaire paraît destinée à la nutrition générale de l'organe, et à la conservation de la tension intra-oculaire. Elle recouvre la surface [interne de la choroïde dans toute son étendue, depuis l'entrée du nerf optique jusqu'à la limite festonnée du corps ciliaire, à l'*ora serrata,* où elle se termine, ainsi que la rétine, par un bord dentelé. Le réseau des procès ciliaires, très développé, étalé sur une grande surface, sécrète sans doute l'humeur aqueuse. Les capillaires qui se distribuent dans l'épaisseur même du muscle ciliaire, et qui ont une certaine analogie avec ceux du sphincter de la pupille, servent exclusivement à la nutrition de ce muscle. Enfin, du côté du nerf optique, au niveau de la papille, les capillaires de la choroïde s'unissent avec ceux du nerf optique, contribuant pour une certaine part à la nutrition de ce tronc nerveux.

PHYSIOLOGIE.

La richesse vasculaire extraordinaire de la choroïde indique que cette membrane doit servir à la nutrition générale de l'œil. Les faits pathologiques confirment du reste à chaque instant cette manière de voir. Que de fois un processus morbide établi primitivement dans la choroïde retentit d'une façon fâcheuse sur le corps vitré, le cristallin, et entraîne à la longue la désorganisation complète du globe oculaire! C'est à la choroïde qu'est dévolue également la sécrétion des liquides intra-oculaires, et c'est grâce à cette sécrétion continue que la tension de l'œil se maintient toujours à un degré élevé.

Les artères ciliaires postérieures, courtes et longues, qui pénètrent dans le globe oculaire, sont d'un petit calibre, et flexueuses, les veines au contraire sont courtes et larges; de telle sorte que l'arrivée du sang artériel se fait toujours avec quelques difficultés, tandis que la sortie du sang veineux s'effectue avec la plus grande facilité. Cette condition était indispensable, la pression intra-vasculaire dans l'artère ophthalmique devant égaler au moins la pression intra-oculaire, pour que le sang artériel pût pénétrer dans l'intérieur de l'œil, d'une façon continue et non par saccades.

En raison des variations fréquentes que subit la tension intra-oculaire et de la compression des veines qui s'ensuit, il fallait que le sang veineux pût s'écouler avec facilité. C'est ce qui arrive, en réalité, car, malgré le trajet oblique des vasa vorticosa à travers la sclérotique, les effets de la pression intra-oculaire ne se font pas sentir autant que l'eût fait supposer cette disposition anatomique. En comprimant chez un lapin albinos le globe oculaire et en examinant en même temps à l'ophthalmoscope les vasa vorticosa, l'on constate que la circulation a toujours lieu d'une façon continue, sans interruptions, sans pouls veineux. Il est probable que, malgré l'excès de tension, le calibre des veines reste à peu près le même, ce qui est sans doute dû à la distension de la sclérotique elle-même. Le long trajet oblique des veines à travers la sclérotique paraît nécessité par les mouvements que la choroïde subit pendant les efforts d'accommodation. Comme l'ont démontré Hensen et Volckers, lors de la contraction du muscle ciliaire la choroïde subit, dans sa partie moyenne, un mouvement de propulsion en avant, et il est évident que ce déplacement gênerait singulièrement la sortie du sang si les veines entraient perpendiculairement dans la sclérotique.

Waller a examiné au microscope sur des yeux luxés d'animaux albinos la circulation de la choroïde; dans les artères ciliaires longues et dans celles de l'iris, le courant sanguin est trop rapide pour être distingué nettement; mais si on comprime légèrement le globe oculaire il se ralentit assez pour qu'on puisse apercevoir sa direction.

Quand la pression devient plus forte, le sang suit dans les artères un mouvement rétrograde vers le cœur, les capillaires deviennent invisibles et les veines pâlissent. Chez les lapins albinos examinés à l'ophthalmoscope, on constate également, sous l'influence de la compression du globe oculaire, une diminution de calibre des vaisseaux choroïdiens, le pouls artériel se montre dans les artères postérieures, mais les vasa vorticosa ne subissent pas de modifications bien sensibles.

Il semble donc qu'un excès de tension, lorsqu'il est modéré, n'apporte pas un obstacle bien considérable à la sortie du sang veineux dans la choroïde. Du reste, l'écoulement du sang veineux semble devoir être favorisé par la situation respective des artères et des veines dans le segment postérieur de cette membrane. Dans cette région, en effet, ces deux ordres de vaisseaux ont des directions parallèles, se croisent sous des angles très aigus, et, grâce à leur rapprochement, exercent une influence mécanique les uns sur les autres. De telle sorte que le sang artériel venant à affluer, la dilatation des artères a pour résultat la compression des veines du voisinage et l'évacuation de leur contenu au dehors. Inversement, la dilatation des troncs veineux doit opposer un certain obstacle à la pénétration du sang artériel.

La circulation de la choroïde possède une assez grande indépendance relativement à la circulation générale; il n'en est pas de même pour l'iris. Chez les lapins albinos, la compression ou même la ligature des deux carotides fait pâlir l'iris et la conjonctive, mais jamais le fond de l'œil : celui-ci ne prend une teinte plus claire et ne devient exsangue que lorsque la circulation est complètement interrompue par la ligature de toutes les artères qui se rendent dans la partie supérieure du corps.

La ligature des veines jugulaires n'entraîne aucun changement dans l'iris et le fond de l'œil, mais seulement une hyperémie de la conjonctive; il faut comprimer les troncs veineux anonymes eux-mêmes pour produire une coloration plus foncée appréciable à l'ophthalmoscope. Chez les chiens de forte taille, où les pulsations des artères du grand cercle artériel de l'iris sont visibles sans grossissement, il est facile de constater que la ligature de la carotide les fait cesser, tandis que la ligature des veines jugulaires les rend plus fortes et plus apparentes.

Coccius affirme que, pendant les efforts d'accommodation dans la vision de près, les procès ciliaires se gonflent, se portent en avant et se rapprochent du bord équatorial du cristallin; de son côté, O. Becker soutient qu'ils diminuent de volume et s'écartent de la lentille. L'hypothèse de Coccius, qui attribue l'augmentation de volume des procès ciliaires à une hypérémie veineuse provoquée par la contraction du muscle ciliaire, ne semble pas admissible, car ce muscle est traversé par les artères seules et non par le réseau veineux de cette région. Son erreur tient sans doute à ce que, pour apprécier ce gonflement des procès ciliaires, il n'a tenu compte que de la distance qui sépare les crêtes ciliaires du bord équatorial du cristallin : or, il est certain que cette distance augmente d'étendue pendant la contraction du muscle ciliaire. A ce moment, en effet, le cristallin subit un mouvement de retrait sur lui-même, son axe antéro-postérieur s'agrandit et son bord équatorial devient plus épais en se rapprochant du centre; de là le retrait *apparent* des procès ciliaires.

L'anatomie et la physiologie ayant démontré aujourd'hui d'une manière irréfutable que les mouvements de l'iris sont placés sous la dépendance d'un muscle constricteur et d'un muscle dilatateur, la théorie des contractions de la pupille par les modifications de la circulation des vaisseaux de l'iris n'est plus soutenable; mais il n'en est pas moins vrai que les changements survenus dans la circulation de ces vaisseaux exercent une certaine influence sur les dimensions de la pupille. La contraction de la pupille qui se produit après la sortie de l'humeur aqueuse a lieu alors même que les nerfs ciliaires ont été sectionnés, elle est probablement due à l'hypérémie des vaisseaux de l'iris résultant de la diminution de tension intra-oculaire. Dans un grand nombre d'expériences faites sur le cadavre, Rouget a pu constater qu'une injection poussée dans l'artère ophthalmique provoque immédiatement une contraction de la pupille.

Les vaisseaux de la choroïde possèdent des *filets nerveux* provenant, les uns de la portion cervicale du *grand sympathique* et les autres du *trijumeau.*

C'est surtout sur les vaisseaux de l'iris que l'action de ces nerfs est aisée à étudier.

La portion cervicale du sympathique exerce son action non seulement sur le dilatateur de la pupille, mais aussi sur les vaisseaux de l'iris. De même que dans les autres régions, l'irritation de ce tronc nerveux provoque leur contraction, tandis que sa paralysie entraîne leur dilatation. L'influence de l'irritation du sympathique est surtout très nette et très facile à constater quand les vaisseaux de l'iris ont été préablement dilatés par l'évacuation de l'humeur aqueuse, ou par une instillation de digitaline. Après l'instillation de la calabarine, l'excitation du sympathique est impuissante à dilater la pupille resserrée, tandis qu'elle produit quand même la contraction des vaisseaux, preuve manifeste que ce nerf possède deux actions distinctes et indépendantes, l'une sur la pupille, l'autre sur le système vasculaire.

De même que les vaisseaux de l'iris, les artères ciliaires postérieures subissent l'influence du sympathique : elles se contractent ou se dilatent, suivant que ce nerf est excité ou paralysé.

Quant à l'action du trijumeau sur les vaisseaux de l'œil, elle est encore contestée, et nous aurons occasion de revenir sur ce sujet en nous occupant, à propos du glaucome, de la tension intra-oculaire.

ESPACES LYMPHATIQUES DE SCHWALBE.

Schwalbe (1) a démontré, au moyen d'injections habilement faites, qu'il existe dans l'œil plusieurs cavités désignées par lui sous le nom d'*espaces lymphatiques*, destinées à porter la lymphe de cet organe dans le courant lymphatique.

Il décrit trois voies différentes. La première, dite *antérieure*, qui forme un système indépendant des deux autres, reçoit la lymphe du corps ciliaire et de l'iris; la chambre antérieure en est le principal réservoir. L'entrée de la lymphe dans la chambre antérieure a lieu en deux endroits différents. Une partie vient du canal de Petit et de la chambre postérieure à travers des fentes étroites situées entre le bord pupillaire de l'iris et la face antérieure du cristallin. L'autre partie semble venir du corps ciliaire à travers les ouvertures formées par l'écartement des fibres du ligament pectiné.

Le canal de Petit, qui entoure le cristallin et qui est formé pour ainsi dire par un dédoublement de la membrane hyaloïdienne, communique par de petites ouvertures situées au niveau du bord équatorial du cristallin avec l'espace connu sous le nom de chambre postérieure; ce dernier espace communique à son tour à travers les petites rainures situées entre le bord pupillaire de l'iris et la face antérieure du cristallin, avec la chambre antérieure. Ainsi donc, un liquide contenu dans le canal de Petit peut, en suivant cette voie, arriver dans la chambre antérieure; mais la

(1) G. Schwalbe, *Untersuchungen über die Lymphbahnen des Auges und ihre Begrenzungen (Schultz Archiv, t. VI, p. 1).*

réciproque n'a pas lieu : si l'on pousse une injection dans la chambre antérieure, même sous une pression modérée, l'iris s'applique exactement sur la face antérieure du cristallin, et les petites rainures du bord pupillaire se ferment, et d'autant plus exactement que la pression devient plus forte.

La lymphe du corps ciliaire se rend dans la chambre antérieure à travers des ouvertures qui se trouvent dans le ligament pectiné. Par où s'écoule maintenant le contenu de la chambre antérieure? Au niveau de l'angle rentrant formé par l'iris et la cornée, la membrane de Descemet se transforme et donne naissance aux fibres du ligament pectiné; là se trouve un espace aréolaire, très développé chez les animaux, où il est connu sous le nom d'espace de Fontana, dont les cavités communiquent d'un côté avec le plexus veineux de cette région (canal de Schlemm), de l'autre avec la chambre antérieure, de telle sorte que, d'après Schwalbe, une injection poussée dans la chambre antérieure, même sous une pression modérée, et par conséquent sans *rupture vasculaire*, arriverait *directement* dans les veines ciliaires antérieures, après avoir traversé le canal de Schlemm.

Comme on le sait, le caractère propre des espaces et des cavités lymphatiques est d'être munis d'un revêtement spécial connu sous le nom d'endothélium. Or, dans la chambre antérieure, ce revêtement n'est autre chose que la couche de cellules tapissant la face postérieure de la membrane de Descemet et la face antérieure de l'iris. Au niveau de l'angle rentrant de la chambre antérieure, cet endothélium se continue directement avec celui qui tapisse les ouvertures formées par l'écartement des fibres du ligament pectiné, ouvertures qui correspondent les unes à l'entrée de la lymphe du corps ciliaire dans la chambre antérieure, les autres à l'espace aréolaire de Fontana et à la sortie de l'humeur aqueuse.

D'après l'auteur que nous citons, le canal de Schlemm, revêtu également de cet endothélium, devrait être considéré non plus comme un canal veineux, dont il n'a pas la structure, mais bien comme un espace lymphatique.

Les voies lymphatiques *postérieures* sont au nombre de deux : l'une renferme la lymphe provenant de la choroïde et de la sclérotique, l'autre la lymphe de la rétine et du nerf optique. Le premier système se comporte de la façon suivante. Entre la choroïde et la sclérotique, depuis le corps ciliaire jusqu'à l'insertion péri-optique de la choroïde, se trouve un espace connu sous le nom d'espace péri-choroïdien, que l'on considérait auparavant comme occupé simplement par le tissu cellulaire lâche et lamelleux de la *lamina fusca.*

Pour Schwalbe, c'est là un espace lymphatique, c'est-à-dire un système de cavités aréolaires tapissées par un endothélium et séparées par des lamelles membraneuses de tissu conjonctif. Les injections s'y répandent avec la plus grande facilité, les remplissent, traversent la sclérotique aux mêmes endroits que les *vasa vorticosa*, et gagnent ensuite un autre espace situé entre la sclérotique et la capsule de Ténon (*espace lymphatique de Ténon*). Ce dernier espace, interrompu seulement dans les points où les tendons des muscles de l'œil s'insèrent sur le globe oculaire, se prolonge en avant presque jusqu'au bord de la cornée; en arrière, il enveloppe la gaine externe du nerf optique (*espace sus-vaginal*) jusqu'au trou optique.

A ce niveau, il communique avec la cavité crânienne et l'injection, continuant à suivre la voie des lymphatiques, arrive dans les ganglions cervicaux.

Le second système, c'est-à-dire l'espace lymphatique du nerf optique dit *sous-vaginal*, est compris entre la gaîne externe fibreuse de ce nerf et sa gaîne interne; il se termine en avant en cul-de-sac au point de pénétration du nerf dans la sclérotique, au niveau de la lame criblée. En arrière, il communique avec la cavité arachnoïdienne, de telle sorte que les liquides contenus dans l'intérieur du crâne peuvent fuser dans cet espace, s'accumuler à l'extrémité oculaire du nerf et le comprimer.

Si ces intéressantes recherches de Schwalbe ont prouvé d'une manière incontestable qu'il existe dans l'intérieur de la cavité oculaire et à son pourtour des espaces perméables dont les parois sont recouvertes par un endothélium, et qui sont remplis peut-être par un liquide séreux, il n'en est pas moins vrai que cet anatomiste va peut-être trop loin en affirmant que ces espaces sont des cavités lymphatiques, car il n'est nullement démontré qu'elles soient remplies pendant la vie par de la lymphe véritable. N'est-il pas plus rationnel de comparer avec Leber l'espace choroïdien de Ténon, les espaces sus et sous-vaginaux des nerfs optiques, aux cavités séreuses des autres régions, aux cavités arachnoïdienne, pleurale, thoracique, abdominale, aux bourses séreuses normales ou accidentelles destinées à faciliter le glissement des organes qu'elles renferment ou qu'elles supportent, et dont la face interne est également recouverte d'endothélium ? Le rôle de ces espaces péri et intra-oculaires n'est-il pas analogue ? L'espace compris entre la sclérotique et la capsule de Ténon ne favorise-t-il pas les mouvements de l'œil autour de son centre de rotation? l'espace péri-choroïdien ne semble-t-il pas destiné à faciliter le déplacement de la choroïde pendant l'accommodation? enfin l'espace vaginal situé au pourtour du nerf optique ne permet-il pas à ce tronc nerveux d'éviter les tiraillements imprimés par les changements de position du globe oculaire? Si donc la signification physiologique donnée par Schwalbe à ces cavités est difficilement acceptable, leur importance anatomique n'en existe pas moins, et nous verrons, à propos des maladies du nerf optique en particulier, combien il importe de tenir compte de la communication qui existe entre l'espace sous-vaginal de ce nerf et la cavité crânienne.

SÉCRÉTION ET ÉCOULEMENT DE L'HUMEUR AQUEUSE .

Le docteur Leber s'est proposé (1) de trouver la voie par laquelle s'écoule l'humeur aqueuse, et de rechercher quel est le pouvoir de filtration de la cornée; il s'est efforcé, en même temps, de résoudre quelques autres questions étroitement liées à celles-là.

Ces travaux nous paraissent avoir une grande importance au point de vue pratique; nous allons en exposer le résumé.

On s'accorde généralement à considérer l'humeur aqueuse comme sécrétée par les procès ciliaires et la face postérieure de l'iris : la richesse vasculaire, la structure particulière des capillaires dans cette région semblent justifier cette manière de voir. Du reste, si la physiologie n'est point encore parvenue à démontrer ce fait d'une façon irrécusable, la pathologie nous fournit souvent la preuve qu'il en est réellement ainsi : ne voit-on pas, dans le cas d'occlusion complète de l'ouverture pupillaire par des synéchies postérieures, la chambre antérieure disparaître parfois totalement, et l'iris refoulé par les liquides accumulés à sa face postérieure atteindre la cornée ?

Deutschmann (2) a fait dans ces derniers temps quelques expériences sur les animaux qui semblent confirmer cette hypothèse. Il est parvenu à enlever chez des lapins les procès ciliaires presque tout entiers et, à la suite de cette mutilation, il a reconnu que

<hr>

(1) *Archiv für Ophthalmologie*, t. XIX, 2ᵉ partie, p. 87 ; et *Revue des sciences médicales*, t. III, 2ᵉ fascicule, p. 743.

(2) *Archiv für Ophthalm.*, t. XXVI, 3ᵉ part., p. 117.

l'humeur aqueuse ne se reproduisait pas et que la chambre anté-rieure restait définitivement aplatie.

La sécrétion doit être continue, car les membranes enveloppantes de l'œil étant à la fois élastiques et perméables, une partie de leur contenu liquide doit constamment s'échapper au dehors. Or, comme la pression intra-oculaire reste la même, on est forcé d'admettre qu'il se reproduit à chaque instant une quantité de liquide égale à celle qui sort.

Les anciens auteurs croyaient que l'humeur aqueuse passait directement à travers *les pores* de la cornée, mais nous venons de rapporter l'opinion de Schwalbe, qui admet une *communication directe* entre la chambre antérieure et le système vasculaire adjacent. En injectant dans la chambre antérieure de l'œil de l'homme et des animaux un liquide coloré par le *carmin*, cet anatomiste put constater que ce liquide pénétrait dans le réseau veineux épiscléral avoisinant la cornée, puis de là dans les veines ciliaires antérieures. Il conclut de cette expérience que la chambre antérieure communiquait d'abord avec l'espace aréolaire de Fontana chez les animaux, puis avec le plexus ciliaire veineux (canal de Schlemm chez l'homme), et finalement avec les troncs des veines ciliaires antérieures.

De plus, les communications existant entre la chambre anté-rieure, le canal de Schlemm et des veines ciliaires antérieures seraient *directes*, et il n'y aurait pas de valvules au niveau des orifices de jonction entre le système veineux et le système lymphatique, valvules qui seraient d'ailleurs superflues, la pression dans la chambre antérieure étant suffisante pour s'opposer au reflux du sang.

Leber, ayant repris les expériences de Schwalbe en variant le mode d'injection et la nature des liquides, a obtenu des résultats qui infirment les précédents.

Quand on injecte au moyen de l'appareil de Ludwig un liquide dans la chambre antérieure de l'œil, on constate : 1º que la colonne mercurielle du tube manométrique ne reste pas constante; elle diminue progressivement de hauteur, ce qui indique que le liquide introduit dans la chambre antérieure doit s'écouler quelque part au dehors; 2º la surface de la cornée, si elle est préservée de l'envahissement des liquides épanchés dans les parties adjacentes, reste sèche; par contre, la conjonctive et le tissu épiscléral péri-cornéen s'imbibent et se tuméfient.

Lorsque le liquide coloré est une *solution de carmin*, le réseau veineux épiscléral péricornéen se remplit, au bout d'un certain temps, de la solution colorée, et l'examen microscopique du vaisseau sectionné démontre que la substance colorante en occupe bien la lumière. C'est même en se fondant sur cette expérience que Schwalbe avait voulu prouver que les liquides contenus dans la chambre antérieure s'échappent au dehors par la voie indiquée ci-dessus. Mais Leber fait observer avec raison que la solution colorée de carmin, possédant un pouvoir de diffusion considérable, peut pénétrer dans l'intérieur des vaisseaux sans passer par des ouvertures directes, mais simplement par *dialyse* à travers leurs parois. Variant le mode d'expérience, il substitue à la solution de carmin une solution de bleu de Prusse, dont la matière colorante ne peut se frayer un passage à travers les parois des vaisseaux. En procédant de cette façon, le tissu épiscléral péricornéen s'imbibe au fur et à mesure que l'injection pénètre dans la chambre antérieure; mais c'est un liquide complètement décoloré qui s'infiltre, pas un atome de la matière colorante bleue ne pénètre dans les vaisseaux, elle s'accumule dans la chambre antérieure et dans l'espace aréolaire de Fontana.

Leber a conclu dès lors avec raison que Schwalbe s'était trop avancé en affirmant l'existence de communications directes entre la chambre antérieure et le système veineux, les liquides ne passant dans les vaisseaux que par dialyse. Pour donner encore plus de force à sa réfutation, il a eu l'idée fort ingénieuse d'injecter dans la chambre antérieure une solution mixte violette, formée par le mélange d'une solution carminée et d'une solution de bleu de Prusse; sous l'influence d'une pression prolongée, la solution carminée passe dans le réseau veineux, tandis que la matière colorante bleue reste toute entière dans la chambre antérieure.

Dans les expériences précédentes, quels que fussent le liquide employé et sa force de projection dans la chambre antérieure, il s'échappait toujours par les parties périphériques de la cornée, jamais à travers cette membrane. Sur des yeux frais, cette résistance de la cornée au passage des liquides de la chambre antérieure s'observe constamment; mais sur des yeux désorganisés, ou ayant subi un commencement d'altération cadavérique, une pression modérée fait sourdre des gouttelettes à la surface de cette membrane. C'est ce qui avait porté certains auteurs à croire à la filtration des liquides à travers la cornée, opinion complètement erronée, comme on vient de le voir.

La cornée étant composée de plusieurs parties distinctes, couche épithéliale superficielle, tissu propre, membrane de Descemet, couche épithéliale profonde, Leber a cherché à déterminer quel était dans cette texture complexe l'élément qui s'opposait à la filtration des liquides. Il est arrivé, en étudiant cette question, à des résultats fort intéressants.

La cornée, dépouillée de son épithélium superficiel, s'oppose complètement au passage des liquides intra-oculaires, absolument comme lorsque l'épithélium est intact; son tissu propre séparé de la membrane de Descemet possède un pouvoir absorbant considérable et s'imbibe avec la plus grande facilité; la membrane de Descemet, dépourvue de sa couche épithéliale, se laisse aussi aisément traverser; mais il n'en est plus de même quand elle est *recouverte de son épithélium;* elle oppose alors un obstacle infranchissable à l'infiltration. En détruisant sur un animal vivant cet épithélium sur certains points, au moyen d'un instrument piquant, introduit dans la chambre antérieure, on voit le tissu cornéen s'imbiber et s'opacifier précisément dans les points intéressés. Ces opacités disparaissent au fur et à mesure que l'épithélium se reproduit.

Leber s'empresse de faire remarquer que ce rôle des épithéliums de s'opposer au passage de certains liquides est peut-être général dans l'économie; la chute de l'épithélium des tubuli précède les troubles de la sécrétion urinaire, et l'exhalation aqueuse de la muqueuse intestinale dans le choléra ne survient que lorsque l'épithélium a disparu. Ce serait également la couche de cellules épithéliales sous-jacentes à la cristalloïde antérieure qui empêcherait l'imbibition du cristallin.

Plus récemment Knies, a eu l'heureuse idée d'injecter dans le corps vitré des solutions peu concentrées de ferro-cyanure de potassium. L'œil, ainsi préparé, est ensuite traité par un sel de sesqui-chlorure de fer soluble qui, se combinant à la première substance donne, dans tous les points où s'est répandu le liquide, une coloration bleue (bleu de Prusse) plus ou moins accusée, dénotant d'une façon aussi exacte que possible le passage graduel de la solution injectée à travers les différentes membranes de l'œil.

Cette ingénieuse méthode d'investigation, qu'on pourrait, à mon avis, appliquer d'une manière instructive et féconde à l'étude du fonctionnement des autres organes, tels que le foie, les reins, etc., a été reprise récemment par Ulrich, qui, tout en mettant à profit les mêmes réactifs que son prédécesseur, a su éviter quelques inconvénients encore inhérents à ce procédé d'expérimentation.

Au lieu de faire pénétrer directement le ferro-cyanure de potassium dans le corps vitré, et de provoquer ainsi dans le globe oculaire un traumatisme qui, bien que léger, peut cependant avoir quelque influence sur le cheminement physiologique des liquides nourriciers de cet organe, il injecta la solution dans le tissu cellulaire sous-cutané, prenant en outre la précaution de sacrifier les animaux expérimentés, à des *intervalles progressifs de trente minutes*, de façon à surprendre, pour ainsi dire, la nutrition de l'œil, à ses diverses phases d'évolution. Voici ce qu'il observa :

A l'œil nu, l'on put constater que la sclérotique présente un aspect légèrement bleuâtre, dont le maximum de coloration s'accuse surtout au voisinage du nerf optique, dans les points où les artères ciliaires postérieures pénètrent à travers l'enveloppe scléroticale. A l'émergence des vasa vorticosa, la teinte bleue se montrait également très franche, ainsi que dans le trajet suprachoroïdien des artères ciliaires longues.

Ainsi qu'on devait s'y attendre, le stroma choroïdien présente une injection plus vive encore que celle de la sclérotique. Cette coloration atteint son maximum d'intensité dans les points où les veines en tourbillons se réunissent pour former les gros troncs des vasa vorticosa.

Une série de coupes pratiquées au niveau de l'émergence scléroticale de ces derniers vaisseaux et des artères ciliaires longues montra, sur tout leur parcours oblique, un liséré bleuâtre, liséré qui se retrouvait du reste sur tout le trajet des gros vaisseaux choroïdiens. Du côté de la rétine, cette coloration semblait également se diffuser dans la couche externe, ce qui tendrait à faire considérer la choroïde comme présidant à la nutrition des cônes et des bâtonnets.

Sur des coupes où une certaine quantité de corps vitré était restée adhérente à la membrane limitante, il était facile de se convaincre que les couches superficielles de ce milieu transparent empruntent également leur nutrition aux vaisseaux rétiniens.

Mais le point où la coloration atteignait son maximum, c'était au niveau des régions équatoriales du cristallin.

Là le courant liquide filtre à travers la paroi postérieure du même canal de Petit, puis, rencontrant un nouveau filtre dans la paroi antérieure du même canal, il subit un temps d'arrêt tout à fait favorable à la nutrition de la zone équatoriale du cristallin.

Dans le cristallin, en effet, une coloration diffuse se répand de l'équateur vers le pôle, en s'atténuant progressivement dans les couches corticales antérieures. En arrière, au contraire, c'est à peine si l'on constate un liséré bleuâtre au niveau de la fossette hyaloïdienne. De cette diversité d'aspect il est permis de présumer que la nutrition des parties antérieures du cristallin se fait aux dépens des liquides qui baignent son équateur, tandis que celle des couches postérieures est sous la dépendance du corps vitré.

Le courant liquide pénètre ainsi jusque dans la chambre postérieure. Arrivé là, comment se comporte-t-il et de quelle manière pénètre-t-il dans la chambre antérieure ?

Jusqu'ici, on avait supposé que ces deux espaces étaient en libre communication au niveau du bord pupillaire. Contrairement à cette théorie, les expériences d'Ulrich sont venues démontrer, — et c'est là le point capital de ses recherches, — que le courant liquide, loin de suivre cette voie, filtre d'une chambre dans l'autre à travers l'iris lui-même. Sur des coupes méridiennes de l'œil, on remarque en effet une traînée bleuâtre qui, se détachant du canal de Petit et des procès ciliaires, traverse l'iris et se termine à sa face antérieure en se bifurquant.

Cette remarquable disposition prouve, que le courant liquide, loin de contourner le bord pupillaire, pénètre directement dans l'iris et le traverse, comme il traverse les deux autres filtres constitués par les parois du canal de Petit.

Comment un fait aussi important et en somme assez facile à constater a-t-il pu échapper jusqu'ici à l'attention des observateurs ? Probablement parce que les divers expérimentateurs qui ont abordé ce genre de recherches ont trop tardé à sacrifier les animaux auxquels ils injectaient des liquides colorants. En effet, si l'on attend plus d'une heure et demie, le ferro-cyanure de potassium imbibe uniformément tout le tissu de l'iris, masquant ainsi les *raies de filtration,* comme les appelle Ulrich.

Ces raies de filtration, très facilement appréciables, lorsque l'on a la précaution de les observer peu de temps après leur imprégnation, sont situées au voisinage de l'insertion ciliaire de l'iris. La disposition topographique de cette région rend d'ailleurs compte de cette particularité. Obligé de passer entre le bord équatorial du cristallin et les procès ciliaires, le courant liquide va droit devant lui et traverse directement l'iris au lieu de contourner l'ouverture pupillaire.

Pour bien comprendre ce rôle de filtre joué par l'iris, il est nécessaire de se rappeler que l'iris et le cristallin forment un diaphragme mobile, partageant l'œil en deux segments.

Lorsque, par suite de l'écoulement de l'humeur aqueuse à travers l'espace de Fontana et le canal de Schlemm, la tension intra-oculaire vient à diminuer dans la chambre antérieure, l'iris et le cristallin se trouvent projetés en avant, mais restent cependant appliqués l'un sur l'autre.

Pour que le passage du courant liquide pût se faire par l'ouverture pupillaire il faudrait, de toute nécessité, que le cristallin demeurât fixe et que le bord pupillaire cessât d'être adossé à la cristalloïde antérieure, ou bien, chose difficile à admettre, que la tension augmentât dans la chambre postérieure, sans que le corps vitré y prît part.

Or, l'observation clinique démontre que, en toutes circonstances, l'iris reste appliqué au cristallin, et dès lors la filtration des liquides doit nécessairement s'opérer à travers la membrane irienne.

Tant que le pouvoir de filtration de l'iris reste dans un rapport convenable avec la rapidité du courant liquide, l'iris et le cristallin demeurent en place.

Mais, dès qu'une perturbation se produit à l'intérieur de l'œil, et que le diaphragme irien devient, d'une façon absolue ou relative, insuffisant pour le passage trop rapide des liquides nourriciers, la tension s'élève en arrière de l'obstacle, c'est-à-dire dans le corps vitré, et l'iris et le cristallin toujours accolés se trouvent projetés en avant.

De l'ensemble des recherches entreprises au moyen d'injections colorées, il semblerait résulter également que contrairement aux expériences de Leber citées plus haut la pénétration des liquides aurait lieu, non seulement sur toute la surface endothéliale de la membrane de Descemet, mais encore dans les lames adjacentes du tissu cornéen lui-même.

C'est à Knies que revient le mérite d'avoir donné la preuve expérimentale de cette imbibition. En poussant directement une injection dans le corps vitré, il a vu le liquide colorant pénétrer dans la cornée et y former une traînée bleuâtre qui, prenant naissance au voisinage de l'espace de Fontana, se porte bientôt en arrière en décrivant une courbe contenue dans l'épaisseur de cette membrane. Cette ligne colorée à laquelle Knies a donné le nom de *raie de filtration cornéenne* est située exactement en face de la raie de filtration de l'iris, ce qui laisserait supposer que le courant liquide arrivant dans la chambre antérieure, après avoir traversé l'iris, s'engage immédiatement dans le tissu cornéen.

Outre cette voie de filtration principale, il en existe d'autres situées dans le voisinage du centre de la cornée.

Les raies de filtration de la cornée étant contenues dans ses couches les plus internes, qu'elles ne franchissent pas, il est probable qu'elles fournissent uniquement les matériaux de nutrition de ces couches mêmes. Quant aux couches externes et à l'épithélium superficiel, ils semblent tirer leurs éléments nutritifs du réseau vasculaire péri-kératique.

Ces recherches délicates d'anatomie et de physiologie ont une haute importance pour la clinique. Ne nous expliquent-elles pas, d'une façon satisfaisante, pourquoi certains processus qui frappent la cornée sont favorablement modifiés tantôt par l'iridectomie et la sclérotomie, tantôt par l'abrasion des vaisseaux péri-cornéens (péritomie), selon que le processus morbide intéresse les couches profondes ou superficielles de cette membrane?

Les expériences entreprises dans le but d'étudier l'action de l'atropine et de l'ésérine sur la tension intra-oculaire n'avaient donné jusqu'ici que des résultats contradictoires. On avait cherché, après instillation de ces diverses substances dans l'œil, à apprécier les variations de tension au moyen d'appareils tonométriques. Mais les différences à apprécier sont si petites et les meilleurs tonomètres encore si défectueux, que l'accord entre les expérimentateurs était loin d'être complet, et finalement la clinique n'avait encore retiré aucun profit de toutes ces recherches indécises. Ulrich a procédé autrement, et il est enfin parvenu à jeter un peu de lumière sur cette question si obscure et si controversée.

Après avoir instillé, dans les yeux des lapins en expérience, des solutions d'atropine et d'ésérine, jusqu'à ce que l'effet maximum de mydriase et de myosis soit obtenu, Ulrich injecte, comme précédemment, la solution de ferro-cyanure de potassium, puis sacrifie les animaux et traite l'œil énucléé par le sesqui-chlorure de fer.

En examinant comparativement les deux yeux soumis, l'un à l'action de l'atropine, l'autre à l'action de l'ésérine, on ne trouve tout d'abord aucune différence de coloration bien sensible dans la choroïde, la rétine, le cristallin et le corps vitré.

Mais il n'en est plus de même en ce qui concerne l'iris et la cornée. L'œil ésérinisé et l'œil atropinisé diffèrent notablement en ce sens que celui dont la pupille est contractée, présente un pouvoir de filtration beaucoup plus considérable que celui dont la pupille est rétrécie.

Dans l'œil ésérinisé, les raies de filtration paraissent élargies, et tout autour d'elles et des gros troncs vasculaires la teinte bleue est fortement accusée.

Dans l'iris atropinisé, au contraire, les raies de filtration sont beaucoup moins apparentes.

Cela indique incontestablement et d'une façon décisive que le passage du courant liquide intra-oculaire s'effectue plus librement les voies étant plus largement ouvertes dans l'œil où on a instillé de l'ésérine que dans celui où l'on a mis de l'atropine. D'une façon plus générale, lorsque, la pupille étant contactée, l'iris est étalé et aminci, ses voies de filtration sont plus perméables que lorsqu'il est contracté et revenu sur lui-même, la pupille étant dilatée.

Ainsi s'expliquerait l'action défavorable de l'atropine dans le glaucome, et les bons résultats que donne parfois l'ésérine dans la même affection.

IRITIS.

L'inflammation de l'iris peut se présenter sous plusieurs formes, simple, plastique, séreuse.

IRITIS SIMPLE.

Symptômes. — Dès le début de l'iritis, il est facile à un observateur attentif de constater des changements dans l'aspect extérieur de l'œil. Le bord de la cornée s'entoure d'une vive injection sous-conjonctivale, s'irradiant dans tous les sens. Cette injection, d'abord légère, augmente rapidement d'intensité.

La coloration du tissu irien s'altère ; le premier changement de teinte s'observe dans le petit cercle péri-pupillaire, d'où il ne tarde pas à s'étendre à toute la surface. Ce changement de coloration est dû à la vascularisation anormale, peut-être aussi à la transsudation des parties colorantes du sang. L'humeur aqueuse se trouble, elle devient floconneuse, se remplit de petits amas grisâtres qui tantôt restent libres, tantôt vont se déposer à la surface de la membrane de Descemet. D'autres fois, ce sont de véritables masses exsudatives qui envahissent et remplissent plus ou moins la chambre antérieure. Il n'est pas rare de voir les couches profondes de la cornée participer à ce processus morbide, et devenir opaques. Ces changements survenus dans la transparence des milieux enlèvent à l'œil son éclat particulier et lui donnent un aspect terne.

Si l'on examine la pupille à l'éclairage oblique, on constate la présence d'exsudats mélangés de masses pigmentaires, qui paraissent formées aux dépens de l'uvée. Des synéchies se forment très rapidement, et quand la maladie est livrée à elle-même, le cercle péripupillaire tout entier peut se souder à la cristalloïde antérieure. Si l'on instille de l'atropine avant que les adhérences soient complètes, l'ouverture pupillaire retenue en certains points, dilatée en d'autres, apparaît irrégulière et déformée.

Les *troubles fonctionnels* éprouvés par le malade sont généralement en rapport avec les lésions observées. Les mouvements de la pupille sont lents et paresseux, elle ne réagit plus aussi vivement sous l'influence de la lumière, et finit par rester immobi.e, maintenue dans sa position par les exsudats qui la fixent au cristallin. La vision s'affaiblit de plus en plus, au fur et à mesure que les milieux perdent leur transparence, et quand l'ouverture pupillaire est complétement envahie et recouverte par des exsudats, elle peut être abolie et réduite à une simple perception lumineuse quantitative.

Les douleurs, vives dès le début, peuvent devenir très violentes, et acquérir un degré d'intensité extrême. Elle siègent dans l'œil même, et s'irradient de là le long des branches du trijumeau, en affectant une forme névralgique; elles sont sujettes à des exacerbations qui leur donnent parfois un caractère intermittent. Enfin les malades éprouvent de la photophobie, et la sécrétion des larmes est toujours notablement augmentée.

Diagnostic. — Le diagnostic de l'iritis est généralement facile. Dans les cas très rares où l'injection péri-kératique a atteint un tel degré que toute la conjonctive bulbaire est rouge et congestionnée et qu'il existe du chémosis, on pourrait croire au premier abord à une conjonctivite. On évitera cette confusion, qui serait d'autant plus préjudiciable que le traitement des deux affections est tout à fait différent, en examinant avec soin la coloration de l'iris, altérée dans l'iritis, normale dans la conjonctivite simple. La sécrétion des larmes est augmentée dans les deux cas, mais la sécrétion catarrhale ne s'observe que dans la conjonctivite. Les douleurs n'ont plus le même caractère; elles sont plus vives, plus lancinantes dans l'iritis. Enfin, quand les jours suivants, les exsudats envahissent le champ pupillaire, qu'il se produit des synéchies, il est impossible de ne pas rectifier l'erreur, si elle a été commise au début.

Marche et pronostic. — Il y a peu d'affections, dans la pathologie oculaire, où le traitement ait une action aussi marquée sur la marche et la terminaison de la maladie. Sous l'influence d'une médication bien dirigée, l'on voit, au bout de quelques jours, l'injection sous-conjonctivale diminuer, la coloration de l'iris redevenir normale, l'humeur aqueuse et la cornée reprendre leur transparence. Cependant la pupille peut rester déformée, lorsque le traitement, commencé seulement après la production des synéchies, a été impuissant à les rompre.

Si les résultats sont aussi rapides et aussi satisfaisants quand l'affection est soumise à une thérapeutique rationnelle, il n'en est plus de même quand elle est abandonnée à elle-même ou traitée d'une façon intempestive. Dans ce cas, des synéchies se forment rapidement et soudent le pourtour de l'ouverture pupillaire à la surface antérieure du cristallin ; la communication est ainsi interrompue entre la chambre antérieure et la chambre postérieure ; les liquides s'accumulent derrière l'iris, qui, retenu à son centre, et poussé en avant à la périphérie, prend la forme d'un entonnoir. Cette complication fâcheuse exerce par la suite une influence des plus funestes sur la nutrition de l'œil, et devient le point de départ d'une irido-choroïdite, dont l'atrophie complète du globe de l'œil est souvent la triste terminaison. D'autres fois, les exsudats encombrent l'ouverture pupillaire et abolissent la vision, qui né peut être restituée au malade que par une opération (pupille artificielle). Dans les cas les plus graves, des fausses membranes s'organisent derrière la face postérieure de l'iris, et deviennent parfois tellement épaisses et résistantes, qu'elles sont plus tard un obstacle des plus sérieux à toute intervention chirurgicale.

Ces masses exsudatives se produisent surtout dans les formes d'iritis qui reconnaissent pour cause une influence sympathique exercée par l'autre œil primitivement lésé.

Traitement. — Une fois l'existence de l'iritis constatée, la première préoccupation du médecin sera de prévenir la formation des synéchies, et il atteindra ce but en prescrivant immédiatement des instillations d'atropine. Ces instillations doivent être renouvelées souvent, toutes les deux heures environ ; la solution habituellement employée est la suivante :

Sulfate neutre d'atropine..... 10 centigrammes.
Acide borique............... 1 gramme.
Eau distillée............... 30   —

2 à 3 gouttes chaque fois.

L'action de l'atropine réunit plusieurs avantages :

1° Elle dilate la pupille, empêche l'iris de se trouver en contact avec la cristalloïde antérieure, et prévient ainsi la formation de dépôts capsulaires;

2° Elle paralyse le sphincter de la pupille, dont les contractions, sous l'influence de la lumière, sont une cause d'irritation pour le tissu musculaire enflammé;

3° Enfin, en amenant une détente de la tension intra-oculaire, elle diminue la congestion des vaisseaux de l'iris et de la région ciliaire.

Le tissu de l'iris est-il gonflé, infiltré, offre-t-il une grande résistance à l'action de l'atropine, on insistera encore davantage sur les instillations, qui seront faites avec une solution plus forte :

Sulfate neutre d'atropine.....	10 centigrammes.
Acide borique..............	1 gramme.
Eau distillée................	10 —

En pareille circonstance, une véritable intoxication s'annonçant par de la sécheresse dans la gorge, de la dysphagie, des hallucinations, du délire, oblige parfois à suspendre l'emploi de l'atropine, et à recourir aux injections sous-cutanées de morphine, antidote de l'atropine. L'absorption se faisant surtout par la muqueuse du canal nasal et des fosses nasales, on évitera ces accidents en comprimant le sac lacrymal au moment des instillations, de façon à ce que le collyre ne pénètre pas dans les voies lacrymales.

Si, après le second ou le troisième jour de cette médication, l'effet voulu n'est pas atteint, et si la pupille reste contractée, on appliquera huit à dix sangsues à la tempe. Ce n'est parfois qu'après la détente de la tension intra-oculaire opérée par cette émission sanguine, que l'atropine pénètre dans la chambre antérieure, et exerce son influence salutaire. Les déplétions sanguines locales sont aussi indiquées quand l'injection périkératique est très vive, et s'accompagne de rougeur et de chémosis bulbaire. Les instillations d'atropine et les émissions sanguines suffisent d'habitude pour faire cesser les douleurs, qui s'affaiblissent et disparaissent au fur et à mesure que les symptômes aigus s'amendent; parfois, cependant, leur intensité est telle, qu'il faut avoir recours aux injections sous-cutanées de chlorhydrate de morphine (0g,01) à la tempe, ou à l'emploi du chloral administré le soir en potion, à la dose de 2 à 3 grammes. Dans certains cas, alors que tous ces moyens ont échoué, on obtient le meilleur effet des applications de compresses trempées dans de l'eau aussi chaude que le malade peut la supporter.

Quand les douleurs résistent encore et paraissent liées à une exagération momentanée de la tension intra-oculaire, il faut recourir à la sclérotomie ou tout au moins à la paracentèse de la chambre antérieure. Après cette opération l'œil sera placé dans un repos absolu, et à l'abri de la lumière sous un bandeau compressif.

Il peut arriver également que les instillations d'atropine, si utiles d'habitude, finissent par irriter la conjonctive, et soient mal supportées; la rougeur se généralise et s'étend au bord libre des paupières, l'œil devient plus larmoyant, et l'on constate une recrudescence dans les phénomènes inflammatoires. Il faut alors renoncer momentanément à ce médicament, et le remplacer par des frictions faites autour de l'orbite avec l'onguent belladonné :

Extrait de belladone....... 3 grammes.
Axonge.................. 30 —

Ces frictions sont aussi parfois très efficaces pour calmer les douleurs.

Dans l'iritis simple, on doit se borner à prescrire quelques dérivatifs sur le tube intestinal, à recommander une hygiène sévère, une alimentation régulière, une grande prudence contre les refroidissements. Si l'iritis simple prend la forme exsudative l'emploi des mercuriaux à l'intérieur, le calomel à doses fractionnées, les frictions mercurielles sur le front, sur les membres, et l'iodure de potassium sont indiqués. Si l'iritis paraît provoqué par un refroidissement, il est d'usage de stimuler les fonctions de la peau, en prescrivant la tisane de bourrache, la décoction de Zittmann ou le jaborandi. Ces boissons seront prises très chaudes, le matin au lit; le malade s'enveloppera de couvertures de façon à transpirer facilement. Ce mode de sudation est préférable à l'usage des bains de vapeur, qui provoquent des congestions vers la tête. Chez les goutteux, la teinture de colchique sera ordonnée, à la dose 8 à 10 gouttes au moment du principal repas; chez les rhumatisants, le salicylate de soude, à la dose de 3 à 4 grammes par jour.

IRITIS PLASTIQUE, PARENCHYMATEUSE.

Dans cette forme d'iritis, qui succède souvent à la forme simple, le tissu de l'iris est profondément altéré; il est gonflé, infiltré d'exsudations plastiques. De bonne heure des synéchies étendues soudent le bord pupillaire à la cristalloïde antérieure. Si l'on instille de l'atropine, la pupille prend une forme irrégulière, dentelée; ou bien, si la synéchie postérieure est totale, elle reste contractée. L'ouverture pupillaire elle-même peut être envahie et oblitérée par des exsudats, ce qui réduit la vision à une simple perception quantitative de la lumière.

A la surface terne grisâtre de l'iris on voit quelquefois de petits nodules jaunâtres comparables, comme aspect, aux gommes syphilitiques; çà et là des vaisseaux gonflés, tortueux, témoignent de l'embarras circulatoire profond de son parenchyme. L'humeur aqueuse est floconneuse; des parcelles de fibrine coagulée, des molécules graisseuses, des débris d'épithélium formant un magma grisâtre se déposent dans la chambre antérieure.

Dans l'iritis plastique, les instillations d'atropine seront employées dès le début et à haute dose; l'on fera usage d'une solution ainsi formulée :

<pre>
Sulfate neutre d'atropine.....   10 centigrammes.
Acide borique...............   1 gramme.
Eau distillée................   20   —
</pre>

3 à 4 gouttes de cette solution seront instillées toutes les trois à quatre heures dans l'œil malade. On réussira quelquefois de cette façon à prévenir la formation de nouvelles synéchies et à rompre les anciennes, ce qui doit être l'objectif principal de la thérapeutique, la persistance des synéchies, ainsi que nous le verrons plus tard, étant la cause la plus fréquente des récidives. Que la maladie soit ou non d'origine syphilitique, les mercuriaux devront être employés avec énergie, l'expérience clinique ayant surabondamment démontré l'influence puissante exercée par cette médication sur la résorption des exsudats; les frictions mercurielles faites sur le front, autour de l'orbite, et sur les membres, à la dose de 4 à 6 grammes d'onguent napolitain par jour, semblent être particulièrement efficaces. Quand le tissu de l'iris présente des nodosités, quelques auteurs recommandent d'en faire l'excision; à notre avis, cette pratique est beaucoup plus nuisible qu'utile, car l'irri-

tation produite par le traumatisme peut provoquer une recrudescence inflammatoire des plus violentes. Il vaut mieux réserver l'intervention chirurgicale pour le moment où la période aiguë sera terminée. Pourtant, s'il se formait du pus en abondance dans la chambre antérieure, il serait indiqué de l'évacuer par la paracentèse.

La syphilis et la diathèse rhumatismale sont les causes les plus fréquentes de l'iritis. Depuis longtemps les cliniciens cherchent des signes objectifs anatomiques permettant de différencier à un simple examen ces deux variétés principales d'iritis. Malheureusement ces tentatives sont restées jusqu'ici infructueuses et l'on peut affirmer que, dans l'immense majorité des cas, les caractères pathognomoniques attribués à l'iritis syphilitique sont illusoires. La forme particulière de l'injection péri-kératique, la teinte cuivrée du petit cercle de l'iris, symptômes considérés par plusieurs auteurs comme d'une grande importance, n'ont aucune valeur réelle.

Pour sortir d'embarras en présence d'une iritis d'origine douteuse, il faudra donc interroger les malades avec soin, recourir aux antécédents, aux commémoratifs, explorer la gorge, la bouche, les bras, la poitrine, rechercher, en un mot, s'il n'existe pas ailleurs d'autres marques d'accidents secondaires. Dans certains cas pourtant, l'iritis syphilitique présente des signes spéciaux qui révèlent sa nature. C'est ainsi que l'apparition dans le parenchyme de l'iris de petites tumeurs jaunâtres dont la structure au microscope (Colbert) a été reconnue analogue à celle des gommes des autres régions, peut être considérée comme un signe pathognomonique de spécificité; de même, si l'iritis marche de pair avec d'autres lésions, soit des membranes profondes (choroïdite disséminée, aréolaire), soit de la cornée (kératite interstitielle profonde diffuse), c'est une forte présomption en faveur de la syphilis.

L'iritis spécifique envahit fréquemment les deux yeux; pourtant il n'est pas rare de la voir se limiter d'emblée à un seul œil. Cette manifestation de la syphilis coïncide généralement avec l'apparition d'accidents secondaires, tels que la roséole, les plaques muqueuses, etc.; d'autres fois elle survient à une période plus tardive, intermédiaire aux accidents secondaires et tertiaires : elle est alors souvent accompagnée d'altérations graves des membranes profondes (chorio-rétinite).

Le *traitement* de l'iritis syphilitique est le même que celui des accidents secondaires en général; la plupart des praticiens donnent la préférence aux pilules de protoiodure de mercure de 5 centi-

grammes, une ou deux par jour suivant la tolérance des malades
ou la gravité des accidents. Les instillations d'atropine et la médication locale déjà indiquée pour l'iritis simple conviennent également ici, mais ces moyens restent évidemment subordonnés au
traitement général. Dans la forme tardive, où l'iritis syphilitique
coïncide avec d'autres lésions plus profondes, il faut recourir à
une médication plus énergique. On prescrira alors les frictions
mercurielles à haute dose, 6 à 8 grammes par jour, l'iodure de
potassium, un régime tonique, le vin de quinquina, le fer, etc.
Enfin, dans les cas graves rebelles, qui résistent aux préparations
mercurielles administrées intus et extra, on pratiquera des injections sous-cutanées de peptonate de mercure. Une injection sera
faite tous les jours dans le tissu cellulaire du dos ou des fesses; elle
devra contenir de 5 à 10 milligrammes de sublimé. Ce mode de
traitement m'a parfois donné de très beaux succès.

Le salicylate de soude à la dose de 3 à 4 grammes par jour est
le meilleur médicament à opposer à l'iritis rhumatismale. — Les
injections de pilocarpine, les bains de vapeur thermo-résineux ont
aussi parfois une efficacité réelle.

IRITIS SÉREUSE.

Cette variété d'iritis, désignée jadis sous le nom de *descemetite*,
d'*aquo-capsulite*, de *kératite ponctuée* était considérée par les anciens auteurs comme une inflammation de la membrane propre
tapissant la chambre antérieure; mais l'on sait aujourd'hui que,
sauf en avant, où se trouve la membrane vitreuse de Descemet,
cette cavité n'est revêtue que par un simple endothélium.

Deux signes principaux caractérisent cette forme d'iritis, et la
différencient des autres variétés. Ce sont, d'une part, l'absence
d'exsudats plastiques sur le pourtour pupillaire, et, d'autre part,
les modifications de l'humeur aqueuse. La pupille, au lieu d'être
contractée et adhérente à la cristalloïde antérieure, conserve ses
dimensions habituelles, et réagit encore, dans une certaine mesure, à l'action de la lumière.

En examinant avec soin la cornée à l'éclairage oblique et en
s'aidant d'une loupe, si cela est nécessaire, on découvre un fin
pointillé blanchâtre déposé à la surface de la membrane de Descemet (kératite ponctuée). Des petits amas, formés de débris
d'épithélium, de molécules graisseuses et de fibrine coagulée,
flottent quelquefois librement dans l'humeur aqueuse; les plus

gros, subissant l'influence de la pesanteur, s'accumulent à la partie inférieure de la chambre antérieure. Si le malade se couche tantôt d'un côté, tantôt de l'autre, ils se déplacent également pour occuper toujours les parties plus déclives.

L'iritis séreuse offrant une grande tendance à se propager vers les parties profondes et à prendre la forme d'irido-cyclite et d'irido-choroïdite séreuse, on surveillera avec soin la tension du globe et l'état du champ visuel pour se tenir prêt à intervenir, si la maladie prenait un caractère glaucomateux.

L'iritis séreuse reconnaît des causes très diverses. On l'a vue apparaître comme la première manifestation d'une ophthalmie sympathique; dans le cours d'une blennorrhagie (iritis métastatique); elle se montre d'autres fois manifestement liée aux diathèses rhumatismale, syphilitique, aux troubles de la menstruation chez les femmes. Enfin, dans certains cas, il est absolument impossible d'en découvrir le point de départ.

Assez souvent l'iritis séreux, après avoir débuté par un œil s'étend à l'autre. Chez un malade, dont Knies (1) eût l'occasion de faire l'autopsie, la propagation du processus paraissait s'être faite par l'intermédiaire du nerf optique et du chiasma.

Le *traitement* local, le même que dans les autres variétés d'iritis, consiste dans les instillations d'atropine, les compresses chaudes, les déplétions sanguines et les injections de morphine, pour calmer les douleurs si elles sont trop violentes.

La tension intra-oculaire vient-elle à s'élever notablement, il est urgent de pratiquer une sclérotomie. On répétera cette opération autant de fois qu'il sera nécessaire. Est-elle insuffisante pour arrêter la marche du processus, on aura recours à l'iridectomie.

Comme traitement général, la plupart des auteurs recommandent les sudorifiques, les douches très chaudes, les dérivatifs sur le tube intestinal, l'iodure de potassium. Si la maladie a une origine spécifique, on prescrira les mercuriaux.

L'iritis séreuse est-elle la première manifestation d'une ophthalmie sympathique, le globe oculaire devra être énuclée du côté opposé.

(1) Knies, *Archiv für Augenheilk.*, t IX, 1re part., p. 1.

IRITIS CHRONIQUE, IRIDO-CYCLITE, IRIDO-CHOROÏDITE.

L'inflammation de l'iris peut se propager d'avant en arrière à la région ciliaire et à l'iris, l'iritis se transforme alors en irido-choroïdite. D'autrefois, la maladie débute par les parties profondes de l'œil, par la choroïde, pour envahir secondairement l'iris.

Certaines diathèses, la goutte, le rhumatisme, la syphilis, peuvent également exercer d'emblée une influence funeste sur le tractus uvéal tout entier. C'est ce que le docteur Denis a su mettre en relief dans une thèse intéressante (1), qui renferme un certain nombre de faits bien observés.

Enfin, les traumatismes jouent souvent un grand rôle dans la production de l'irido-choroïdite.

IRITIS CHRONIQUE A RECHUTES.

Cette forme d'iritis, qui se transforme tôt ou tard en irido-choroïdite, est due le plus souvent à une adhérence totale du bord pupillaire, à la suite d'un traitement incomplet ou mal dirigé. L'ouverture pupillaire elle-même est libre ou reste recouverte d'exsudats. L'existence de cette synéchie empêche la pupille de réagir sous l'influence des mydriatiques. A l'éclairage oblique, on peut constater qu'une masse circulaire d'exsudats pigmentaires fait adhérer de toutes parts le tissu de l'iris à la capsule; après cette adhérence pupillaire, la vision reste rarement tout à fait intacte. Règle générale, on voit survenir peu à peu une voussure des parties périphériques de l'iris, tantôt par places, tantôt en totalité. Il se développe en même temps une amblyopie qui ne s'explique nullement par l'état de la pupille. Parfois on constate à l'ophtalmoscope de fines opacités dans le corps vitré. Tantôt le bulbe devient mou, tantôt au contraire la tension intra-oculaire s'élève au dessus de la moyenne. Les exsudats pigmentaires membraneux n'occupent que le voisinage du bord pupillaire, et la voussure est habituellement provoquée par une

____

(1) *Etude sur la nature et le traitement de certaines formes d'irido-choroï-dite,* Paris, 1874.

accumulation de sérosité derrière la portion périphérique de l'iris.

Quand on jette un coup d'œil sur l'ensemble des cas, on ne voit souvent aucune différence entre les iritis chroniques ayant pour origine un refroidissement, ou une influence diathésique quelconque, et celles qui éclatent sans cause appréciable; quand il se forme rapidement des exsudats et une synéchie postérieure totale, cela indique simplement que le traitement a été ou commencé trop tard ou insuffisant; ce n'est pas la marque d'une iritis de nature particulière. Il en est de même pour les tiraillements ou déformations de l'ouverture pupillaire, auxquels on attachait jadis une grande importance. Parfois l'adhérence totale du bord pupillaire ne produit aucune voussure; sans doute qu'alors la synéchie postérieure *n'est complète qu'en apparence*, et qu'il existe encore une communication, un pertuis, au niveau du bord pupillaire entre la chambre antérieure et la chambre postérieure ou de petites solutions de continuité dans le tissu iridien atrophié.

S'il n'est pas possible de refuser à certaines iritis chroniques une origine dyscrasique, en particulier aux iritis manifestement liées à la syphilis, et à la goutte, on doit néanmoins affirmer que le plus grand nombre des cas d'iritis chroniques ne proviennent pas d'une cause interne, et ne sont autre chose que les récidives d'une première atteinte. Les refroidissements, les congestions, ne sont plus alors que des causes accessoires, la cause véritable se trouve dans l'œil lui-même et relève de l'existence de synéchies postérieures.

De quelle façon agit cette influence nuisible des exsudats sur la production de nouvelles poussées? Est-ce par suite d'obstacles circulatoires dus à la rétraction du tissu cicatriciel, ou bien de difficultés de contraction qu'éprouve l'iris? Ce point-là n'est pas encore entièrement élucidé. S'il fallait en croire les recherches d'Ulrich, ce serait peut-être l'oblitération des raies de filtrations de l'iris qui amènerait un ralentissement dans le courant liquide intra-oculaire qui se dirige d'arrière en avant, et, par suite, une perturbation dans la nutrition de l'œil. Ce qui est certain, c'est que la persistance des synéchies postérieures constitue dans la plupart des cas une disposition à des rechutes. Une iritis guérie sans synéchie postérieure n'a généralement pas de tendance aux récidives; une iritis qui n'a été accompagnée que de quelques synéchies extensibles, ne donnera lieu que dans un petit nombre de cas à une rechute; tandis qu'une iritis avec des synéchies larges et multiples, qui résistent à l'emploi des mydriatiques, s'accompagnera fréquemment de poussées aiguës, et le plus souvent, s'il y a une synéchie postérieure totale, on verra survenir une occlusion complète de la pupille par les exsudats.

Quelquefois ces retours offensifs sont précédés d'une vive injection dans les portions de l'iris qui sont en rapport avec les synéchies les plus larges ; c'est en ces points-là qu'apparaît également tout d'abord la décoloration caractéristique de l'iris. Les névralgies ciliaires périodiques dont se plaignent quelques malades après une première atteinte d'iritis doivent être attribuées aussi à l'existence de synéchies postérieures, car elles disparaissent après les instillations d'atropine dès que l'action mydriatique a été assez puissante pour rompre ces adhérences.

La persistance des synéchies postérieures, en particulier des synéchies larges et inextensibles, est donc la cause la plus fréquente des récidives des iritis.

Enfin l'occlusion de la pupille devient quelquefois le point de départ de complications plus graves, et en particulier de choroïdites chroniques qui causent l'amblyopie progressive et finalement l'atrophie du bulbe.

Traitement. — Dans les cas d'iritis chronique avec synéchies postérieures, on avait bien déjà exécuté l'iridorrhexis et l'iridectomie quand elle était possible, mais uniquement pour créer un passage aux rayons lumineux. De Græfe chercha à prévenir par ces mêmes procédés opératoires le développement de l'irido-choroïdite chronique.

Encouragé par ses premiers succès, il employa plus tard ce traitement, même dans les cas où l'iritis avait été suivie d'atrophie du globe, par suite de choroïdite secondaire. Dans ces conditions, l'iris à sa périphérie était tellement pressé contre la cornée, que l'introduction du couteau offrit parfois quelques difficultés. La pupille, telle qu'elle était obtenue tout d'abord, n'était pas nette, mais presque complètement recouverte d'exsudats pigmentaires ; il arriva même que, plus tard, ses bords se rapprochèrent davantage pour former une simple fente, et, dans quelques cas, il y eut une occlusion complète. Néanmoins, il survint constamment une certaine amélioration dans l'état de l'iris, et la chambre antérieure se rétablit, bien que parfois d'une façon insignifiante. Cette opération pratiquée trois ou quatre fois chez quelques malades, amena un résultat considéré auparavant comme impossible à atteindre. Avec les progrès de l'amélioration et le rétablissement de la chambre antérieure, l'atrophie du bulbe elle-même, quoique déjà bien avancée, rétrocéda et le globe oculaire reprit une consistance plus ferme.

Toutefois ces succès sont exceptionnels, et les meilleurs résultats sont ceux qu'on obtient dans les cas où une synéchie postérieure totale existe sans voussure de l'iris.

Le bord pupillaire retenu par des exsudats en séparant la pupille artificielle de la pupille centrale, la persistance dans le champ de la nouvelle pupille d'exsudats pigmentaires sur la cristalloïde, ne sont pas des irrégularités dioptriques aussi fâcheuses qu'on pourrait le craindre.

D'habitude, après l'opération, les complications choroïdiennes rétrocèdent successivement, et le corps vitré reprend sa transparence, ce que démontrent l'examen ophthalmoscopique et l'augmentation de l'acuité visuelle. Il est pourtant une complication grave, qui doit être signalée, c'est la *formation d'une cataracte*. Lorsqu'un exsudat séreux siège derrière l'iris, il survient presque toujours des opacités dans le cristallin. Ces opacités cristalliniennes peuvent, après l'écoulement de l'exsudat séreux, rester stationnaires, mais elles peuvent aussi envahir la totalité du cristallin et faire disparaître ainsi la vision qui avait été obtenue. L'extraction du cristallin, qui doit être pratiquée alors, est d'une exécution difficile et d'un succès incertain; pourtant les résultats sont plus heureux qu'on ne pourrait le supposer au premier abord, ce qui tient sans doute aux changements favorables produits déjà par l'excision antérieure de l'iris. L'on verra aussi à propos de l'iridotomie que cette nouvelle opération permet de triompher de ces cas graves, rebelles, où l'extraction du cristallin est fréquemment suivie de la production de fausses membranes qui encombrent la pupille.

Les *indications* et le *pronostic* sont bien plus difficiles à établir quand il y a déjà un certain degré d'atrophie du bulbe. Nous ne pouvons alors, si l'ouverture pupillaire est fermée, apprécier les altérations des parties profondes, que par la recherche de la perception lumineuse. Est-elle abolie au point que les malades ne puissent distinguer la clarté d'une forte lampe qu'à une très petite distance? le pronostic est fort grave, et l'opération n'a aucune chance d'augmenter la vision. Si la perception a lieu à 2 ou 3 mètres d'une façon uniforme dans toutes les directions, le pronostic est plus favorable. Enfin, si la clarté de la lampe est perçue d'un bout de la chambre à l'autre et d'une façon symétrique dans toute l'étendue du champ visuel, on pourra compter sur un succès relatif. On doit tenir compte aussi du degré d'atrophie du globe. Les conditions sont d'autant plus mauvaises qu'il

est plus aplati dans la région des muscles droits, qu'il est plus
petit, plus mou et plus déformé.

IRIDO-CHOROIDITE CONSÉCUTIVE AU DÉCOLLEMENT RÉTINIEN.

Certaines altérations de la choroïde sont aussi le point de départ d'affections dans lesquelles l'iritis n'apparaît que consécutivement. Des décollements très prononcés de la rétine produits
par des transsudations séreuses ou hémorrhagiques de la choroïde
sont quelquefois suivis à la longue de synéchies postérieures. En
même temps, on voit apparaître d'habitude une cataracte calcaire, de sorte que l'occlusion pupillaire coïncide avec la présence
de dépôts crétacés dans le cristallin. Dans ces cas-là, le plus
souvent, après l'adhérence du bord pupillaire, surviennent la
la voussure de l'iris, l'atrophie du bulbe, de telle sorte que l'aspect clinique de la maladie se rapproche singulièrement de celui
que nous venons de décrire.

Il est important néanmoins de pouvoir différencier cette forme
d'irido-choroïdite des précédentes, car le pronostic est ici autrement grave, et le traitement chirurgical tout à fait impuissant.

Avant tout, on s'attachera aux commémoratifs. Dans les cas
dont nous parlons, la maladie commence avec la symptomatologie caractéristique du décollement de la rétine, le *champ visuel
est rétréci presque constamment en haut*; ce rétrécissement progresse, et finalement ne laisse qu'un peu de perception en bas et
en dehors. Dès le début aussi, le malade aura vu des mouches
volantes qui seront devenues chaque jour plus nombreuses;
puis *tout à coup* un nuage se sera formé, recouvrant la partie
supérieure des objets; ceux-ci paraîtront déformés, tiraillés.

Ce n'est que dans une période plus tardive que se montrent
les poussées inflammatoires, et, règle générale, elles sont peu
intenses, parce qu'elles s'accompagnent ordinairement d'atrophie
du corps vitré et de diminution de la tension intra-oculaire. Dans
l'irido-choroïdite consécutive à l'iritis, l'affection débute, au contraire, par des douleurs ciliaires très vives, récidivant d'une façon
périodique, par une injection périkératique intense; l'acuité
visuelle, encore assez bonne au début, diminue peu à peu d'une
façon uniforme et sans rétrécissement du champ visuel.

Malheureusement, ici comme partout, la valeur de ces renseignements est très différente suivant les circonstances et l'intelligence du malade; c'est ainsi que, si l'affection a débuté sur

un œil seulement, les troubles de la vision peuvent avoir passé
complétement inaperçus. Il est très utile d'avoir des signes *objectifs* qui puissent nous renseigner à une période plus éloignée.
Ceux-ci nous sont fournis par l'examen du tissu de l'iris, plus
altéré quand l'affection débute par l'iritis que lorsqu'elle est sous
la dépendance d'un décollement de la rétine, et aussi par l'exploration du cristallin, autant que les exsudats pupillaires le permettent. D'habitude, après un décollement de la rétine, l'apparition d'une cataracte précède l'irido-choroïdite, ou tout au moins
l'accompagne; tandis que, dans la première forme, ce n'est que
très tard, quand la voussure de l'iris est très prononcée, que l'on
voit apparaître des opacités dans le tissu cristallinien.

Avec un décollement de la rétine, toute opération est formellement contre-indiquée, car vint-on même à extraire le cristallin
avec succès, et l'ouverture papillaire fût-elle complètement libre,
la vision resterait abolie.

IRITIS CHRONIQUE, IRIDO-CHOROIDITE D'ORIGINE DIATHÉSIQUE

Sans vouloir contester l'importance des travaux de de Græfe
dont nous avons parlé précédemment, nous croyons que ce serait
aller trop loin que de refuser aux diathèses le rôle manifeste
qu'elles ont souvent dans la pathogénie de l'iritis chronique et de
l'irido-choroïdite. Les ophthalmologistes venus après lui, renché-
rissant sur les paroles et les idées du maître, ont méconnu plus
complétement encore l'influence de certains états morbides. En
présence d'une iritis chronique accompagnée de synéchie plus ou
moins complète, la règle établie dans ces derniers temps était de
pratiquer aussitôt l'iridectomie ou l'iridorrhexis sans s'inquiéter
autrement de la cause générale et du traitement médical qu'elle
pouvait réclamer. Une telle pratique n'a pas tardé à donner de
graves mécomptes et nous ne saurions trop recommander à ce
sujet la lecture du travail du docteur Denis (1).

On trouvera dans cette thèse nombre de faits, malheureusement bien démonstratifs, qui prouvent que chez certains malades
réunissant en apparence les conditions exigées pour l'opération,
les manœuvres chirurgicales, bien qu'exécutées par des praticiens
habiles, n'ont pu enrayer la marche fatale de la maladie, et l'ont
quelquefois même précipitée. Dans d'autres cas, au contraire, le

(1) Voyez p. 303.

traitement général a suffi à lui seul pour conjurer des accidents redoutables, et pour améliorer une situation considérée comme désespérée. Aussi croyons-nous, malgré l'autorité de de Græfe, que dans l'iritis chronique, l'intervention chirurgicale n'est pas toujours indiquée et que, tout au moins, un traitement général doit lui être associé.

Il est incontestable que les manifestations diathésiques sur l'œil sont chose assez commune.

Trousseau (1) signale la métastase goutteuse ou goutte larvée, comme il l'appelle.

Jaccoud (2) s'exprime ainsi : « Un grand nombre d'auteurs avaient déjà signalé l'existence des ophthalmies goutteuses, comme l'attestent les observations de Aétius, Starck, Barthez, Stoll, Rush, Sichel, Bourjot-Saint-Hilaire ; mais Garrod a établi, d'une manière certaine, la nature de ces ophthalmies, en démontrant l'existence d'un dépôt d'urates de soude à la surface de la sclérotique dans deux cas soumis à son observation. »

« Beer, Midlemore, Mackenzie ont fait aussi de louables efforts pour déterminer l'influence de la goutte sur l'œil et sur ses dépendances. Enfin, Lawrence et Wardrop ont rapporté des faits dans lesquels l'alternance de l'iritis avec des accès de goutte bien caractérisés ne pouvait être révoquée en doute. Laugier a communiqué à Charcot une observation dans laquelle ce phénomène était parfaitement caractérisé. Il est très remarquable, ajoute ce dernier, de voir l'iris affecté de cette manière dans la goutte, puisque nous savons que le rhumatisme, et surtout le rhumatisme subaigu, nerveux et blennorhagique, provoque les mêmes accidents. »

Quant à l'irido-choroïdite rhumatismale, bien qu'elle ne présente pas une forme anatomique spéciale et qu'il soit impossible, d'après l'examen seul de l'organe d'en affirmer la nature, personne ne songe à la nier.

Elle se montre surtout dans le rhumatisme articulaire et il existe dans quelques cas rares une espèce de métastase entre elle et les autres accidents. Une poussée aiguë du côté des articulations coïncidant avec la disparition des accidents oculaires, et réciproquement. Dolbeau (3) cite le cas d'un interne de l'Hôtel-Dieu, atteint d'irido-choroïdite rhumatismale grave et rebelle qui

(1) *Clinique médicale*, 3ᵉ édit., t. III, p. 339.
(2) *Dictionnaire de médecine et de chirurgie pratiques*, art. GOUTTE, p. 618.
(3) *Clinique chirurgicale*, p. 27.

guérit à la suite d'une poussée inflammatoire vers les articulations inférieures. Les faits de cette nature, aujourd'hui bien observés, sont du reste assez communs.

Nous passerons sous silence l'irido-choroïdite syphilitique, car il ne viendra jamais à l'idée d'un chirurgien de pratiquer une opération sur un œil dans ces conditions, avant d'avoir institué au préalable un traitement spécifique. Nous signalerons encore les insuccès de l'iridectomie dans les irido-choroïdites chez les lépreux. Les chirurgiens établis au Brésil, où cette affection est relativement commune, ont raconté les cruelles déceptions qu'ils ont éprouvées en voulant soumettre ces yeux à une opération.

Dans les observations d'irido-choroïdites diathésiques rapportées par Denis, un seul malade eut des accidents de bonne heure, vers l'âge de seize ans, les autres n'en eurent qu'après trente ans. Le rhumatisme et la goutte étant moins communs en général chez la femme que chez l'homme, il n'est pas étonnant que les manifestations oculaires soient plus communes chez ce dernier.

Dans tous les cas, l'affection atteignit les deux yeux successivement : après s'être localisée sur un œil et avoir affaibli peu à peu l'acuité visuelle de ce côté, elle envahit l'autre.

Nous n'avons guère parlé jusqu'ici que des diathèses rhumatismale et goutteuse : ce sont celles qu'on rencontre le plus fréquemment et dont les effets sont les mieux connus, mais que d'influences morbides nous échappent encore, et que de fois nous assistons à l'évolution d'une irido-choroïdite dont il est impossible de déterminer l'origine.

Traitement. — Le relevé des observations contenues dans la thèse de Denis prouve que l'excision ou l'arrachement de l'iris, chez certains diathésiques, ont été parfois nettement défavorables, et dans tous les cas n'ont pas empêché la cécité. Il est vrai de dire que, dans la plupart de ces observations, il n'est question d'aucun traitement médical. Or, quand l'existence d'une diathèse aura été reconnue, c'est contre elle que le traitement devra être dirigé. Nous n'avons pas l'intention d'énumérer ici tous les remèdes préconisés contre la goutte, le rhumatisme, etc., dont l'emploi peut varier avec l'âge, la constitution du sujet, ou la physionomie particulière de la maladie : nous nous contenterons de dire que la teinture de colchique, les sels alcalins et de lithine, un régime sévère semblent convenir plus particulièrement aux manifestations goutteuses; les douches très chaudes, les transpirations abondantes, les injections de pilocarpine et le salicylate de soude, aux accidents de nature rhumatismale. J'ai eu quelquefois l'occasion de constater l'influence incontestablement favorable d'un séton à la nuque. Si un traitement ainsi dirigé et auquel on joindra les instillations répétées d'atropine, l'application de compresses chaudes, amène un bon résultat, si les mouches volantes disparaissent, si le corps vitré s'éclaircit, il faut s'en tenir là et renoncer à toute tentative chirurgicale. Mais si, malgré ces moyens, la vision diminue; si les signes de l'amblyopie choroïdienne se manifestent, comme ces complications peuvent en somme être aggravées par la présence des synéchies, il faudra se décider à pratiquer l'iridectomie; mais, nous le répétons encore une fois, alors seulement que l'insuccès du traitement général aura prouvé qu'une cause mécanique venait ajouter ses effets pernicieux à ceux de la diathèse.

IRIDO-CHOROIDITE PURULENTE, PANOPHTHALMITIS.

L'irido-choroïdite purulente, s'annonce par des phénomènes inflammatoires qui prennent rapidement un caractère *suraigu*. Il se produit une injection sous-conjonctivale des plus intenses, accompagnée bientôt d'un chemosis parfois énorme au fond duquel on aperçoit le centre de la cornée. Celle-ci paraît terne et dépolie, elle a perdu sa sensibilité. Les paupières sont rouges, œdématiées, et si ce n'était l'absence de sécrétion, on pourrait croire à une ophthalmie purulente. La pupille est obstruée par des exsudats, la coloration de l'iris s'altère. Le globe oculaire devient dur au toucher, il semble augmenté de volume; de plus, il est projeté en avant par suite de la propagation du processus inflammatoire à la capsule de Tenon.

En même temps on voit du pus apparaître dans la chambre antérieure (hypopyon) et s'y accumuler en telle abondance, qu'il la remplit parfois entièrement.

Dès le moment où apparaissent les premiers symptômes, le malade accuse des douleurs violentes qui ne font que s'exaspérer par la suite et finissent par atteindre une intensité extrême. Ces douleurs, limitées d'abord au globe oculaire, s'étendent bientôt aux régions voisines; elles envahissent le front, les tempes et même la tête tout entière. La vision diminue rapidement et se trouve bientôt complètement abolie.

Enfin il survient des troubles généraux, le pouls s'accélère, la température s'élève, un mouvement fébrile se déclare avec tout son cortège de symptômes habituels.

Alors, si le chirurgien n'est pas intervenu de bonne heure pour livrer passage au pus, une perforation spontanée s'établit, soit dans la cornée, soit dans la sclérotique, au niveau de l'un des muscles droits. Le pus s'écoule à travers cette ouverture, le globe oculaire s'affaisse et les douleurs cessent en même temps que disparaissent les accidents inflammatoires.

Le *pronostic* de l'irido-choroïdite suppurative est extrêmement grave. L'œil atteint est fatalement perdu, au point de vue fonctionnel, et le plus souvent l'atrophie du globe est la conséquence de la perforation de ses enveloppes et de l'évacuation de son contenu.

En outre, des complications plus sérieuses encore surviennent quelquefois ; l'inflammation peut s'étendre, gagner le tissu cellulaire voisin et aboutir à un phlegmon de l'orbite avec toutes ses conséquences funestes.

Nous avons déjà signalé (p. 3) les signes auxquels on reconnaîtra cette redoutable complication. Le phlegmon de l'orbite est à peu près la seule maladie qu'il soit possible de confondre avec l'irido-choroïdite purulente ; on trouvera à la page indiquée ci-dessus l'exposé des caractères différentiels de ces deux affections.

Causes. — Les causes les plus fréquentes de la choroïdite suppurative sont les traumatismes soit accidentels, soit chirurgicaux. Parmi les premiers, nous citerons les plaies pénétrantes de la région ciliaire accompagnées de la présence de corps étrangers dans l'œil. Parmi les seconds, se place en première ligne l'opération de la cataracte par extraction, dans le cas surtout où elle a été pratiquée sur un œil atteint de conjonctivite catarrhale, granuleuse ou de suppuration du sac lacrymal, provoquée elle-même par un rétrécissement du canal nasal qu'on a négligé de combattre au préalable au moyen des sondes.

Un certain nombre d'affections graves de la cornée peuvent se terminer de la même façon. Tels sont les ulcères serpigineux intéressant toute l'étendue de cette membrane, les ulcérations, les infiltrations purulentes qui s'y produisent quelquefois dans le cours des conjonctivites graves, granuleuses, purulentes ou diphthéritiques.

Enfin, la suppuration générale du tractus uvéal peut également survenir dans certaines maladies générales adynamiques : la fièvre typhoïde, la fièvre puerpérale, l'infection purulente, la méningite cérébro-spinale. Elle n'est autre chose alors que l'*oph-*

thalmie métastique des anciens auteurs. Son apparition est due probablement à l'accumulation d'éléments parasitaires dans les *vasa vorticosa* et les veines de la choroïde.

En pareil cas, les allures de la maladie sont plus insidieuses, le patient n'accuse pas de douleurs, et la suppuration s'établit sans qu'aucune réaction violente le tire de la prostration où il est plongé.

Traitement. — Quelques auteurs recommandent au début les mercuriaux à haute dose; ils conseillent les frictions avec l'onguent napolitain, le calomel à l'intérieur. Mais cette médication est presque toujours impuissante à arrêter le développement d'une irido-choroïdite purulente confirmée.

Les narcotiques, les injections sous-cutanées de morphine seront utiles pour calmer les douleurs, souvent intolérables. Les sangsues à la tempe peuvent aussi procurer un soulagement notable, mais nous croyons qu'il vaut mieux appliquer continuel lement des cataplasmes et pratiquer aussitôt que possible le débridement de l'œil. De cette façon, sans affaiblir le malade, on s'opposera de la façon la plus efficace à la douleur et à la propagation des accidents inflammatoires.

Pour faire le débridement, on enfoncera profondément le bistouri dans le globe oculaire, qu'on fendra largement dans le sens horizontal, de manière que le pus s'écoule facilement au dehors.

Cette pratique est préférable à celle qui consiste à énucléer l'œil. En effet, cette opération est quelquefois d'une exécution difficile à ce moment, à cause des adhérences inflammatoires qui se sont établies entre la sclérotique et la capsule de Ténon. De plus, elle a le désavantage de ne pas laisser de moignon, circonstance très défavorable à la pose ultérieure d'un œil artificiel.

Cependant on est autorisé à y recourir si un corps étranger séjourne encore dans l'œil enflammé ou s'il y a menace d'ophthalmie sympathique du côté opposé.

IRIDO-CHOROIDITE TRAUMATIQUE.

Les blessures de la région ciliaire sont fréquemment suivies d'irido-choroïdite.

L'inflammation du tractus uvéal survient d'autant plus facilement que la plaie est plus étendue, qu'elle intéresse plus profondément le corps ciliaire, et qu'elle se complique de la présence d'un corps étranger dans le globe oculaire.

Les premiers jours qui suivent l'accident, la réaction est vive, le globe oculaire s'injecte, il y a de la photophobie, du larmoiement, le malade accuse des douleurs violentes. La vision est extrêmement confuse, indice des altérations profondes dont le corps vitré est le siège.

Peu à peu ces phénomènes inflammatoires s'apaisent et on voit survenir alors tous les symptômes de l'irido-choroïdite chronique : L'iris, aminci, décoloré, est retenu par des synéchies à la cristalloïde antérieure, le corps vitré, devenu trouble, empêche l'exploration des membranes profondes, et alors même que le cristallin a été épargné par l'instrument vulnérant, il ne tarde pas à devenir opaque et il se forme une cataracte adhérente.

Le plus souvent l'irido-choroïdite traumatique se termine par la désorganisation complète des membranes profondes, la rétine se décolle, toute trace de perception lumineuse disparaît et l'œil se ramollit et s'atrophie.

Si un corps étranger séjourne dans le globe oculaire, il peut survenir, de temps à autre, des poussées inflammatoires, alors l'œil rougit, devient douloureux, et des troubles sympathiques éclatent quelquefois du côté opposé. immédiatement après l'accident, on explorera avec précaution la blessure pour s'assurer qu'il n'existe pas de corps étranger ; si le cristallin luxé était engagé entre les lèvres de la plaie, il faudrait l'extraire.

On combattra la réaction inflammatoire en instillant de l'atropine plusieurs fois par jour, en appliquant quelques sangsues à la tempe, et en maintenant l'œil en repos sous un bandeau compressif.

Plus tard, quand l'inflammation sera apaisée, que toute trace d'injection aura disparu, on pourra, si la perception lumineuse est bonne, si l'exploration du champ visuel ne révèle aucune lacune, pratiquer l'iridectomie et extraire le cristallin ; les règles à suivre sont du reste les mêmes que celles qui ont été exposées précédemment.

Lorsqu'un corps étranger séjournant dans le globe oculaire provoque de temps à autre des poussées inflammatoires ou des troubles sympathiques du côté opposé, on est obligé le plus souvent, pour mettre un terme à ces accidents, de faire l'énucléation.

OPHTHALMIE SYMPATHIQUE.

On désigne sous le nom d'ophthalmie sympathique l'ensemble des troubles fonctionnels ou organiques qui peuvent être provoqués sur un œil par une lésion traumatique ou spontanée ayant primitivement intéressé l'autre. Avant d'aller plus loin, nous devons toutefois introduire une distinction capitale entre les divers états morbides englobés encore aujourd'hui sous cette désignation.

L'ophthalmie sympathique *vraie*, celle qui est réellement redoutable, a une pathogénie bien nette et prend naissance dans des conditions parfaitement déterminées. Un malade dont les yeux étaient sains et normaux jusqu'alors, est blessé dans la région ciliaire d'un côté; dans un laps de temps qui varie entre quelques jours et quelques semaines après l'accident, l'autre œil, intact jusqu'alors, devient sensible à la lumière, s'injecte, s'enflamme; les milieux se troublent, l'iris se décolore, et des exsudats apparaissent dans la chambre antérieure. Voilà la véritable ophthalmie sympathique, qui entraînera promptement une cécité irrémédiable, si l'on ne pratique pas aussitôt que possible l'ablation du premier œil lésé.

Mais à côté de cette forme *d'ophthalmie sympathique inflammatoire*, dont le pronostic est toujours des plus sérieux, il en est d'autres bénignes, qui consistent dans une simple *irritation sympathique* et qui doivent être distinguées avec soin de la précédente. C'est ainsi que, lorsqu'un œil, perdu depuis fort longtemps, par une cause quelconque, et n'ayant plus qu'une nutrition défectueuse, s'enflamme, devient douloureux, s'injecte, soit parce qu'il s'est produit une hémorrhagie intra-oculaire, soit parce que des filets ciliaires sont emprisonnés dans des masses exsudatives qui se rétractent, on voit d'ordinaire survenir un *retentissement* sympathique du côté opposé. L'autre œil devient larmoyant, sensible à la lumière, l'acte de l'accommodation s'effectue péniblement, l'acuité visuelle semble faiblir. Ce sont bien évidemment là des phénomènes d'irritation sympathique, mais ce n'est pas la véritable ophthalmie sympathique. Dans celle-ci, il y a toujours une inflammation manifeste, se traduisant par des *altérations de tissu*, exsudats, décoloration de l'iris, trouble des milieux, oblitération de la pupille, tandis que les phénomènes sympathiques bénins consistent uniquement en *troubles fonctionnels*, larmoiement, sensibilité, diminution de l'acuité visuelle, réduction de l'amplitude d'accommodation, etc.

IRIDO-CYCLITE SYMPATHIQUE.

L'irido-cyclite sympathique se manifeste le plus souvent par de graves symptômes inflammatoires; le larmoiement et la photophobie sont intenses, l'injection périkératique très marquée, la coloration de l'iris s'altère rapidement, des exsudats abondants se forment derrière l'iris et le font adhérer au cristallin. Il en résulte une synéchie postérieure totale et souvent l'oblitération de l'ouverture pupillaire. La chambre antérieure s'efface, l'iris et le cristallin semblent repoussés en avant. D'autres fois tous ces accidents surviennent sans la moindre douleur, d'une façon insidieuse, laissant pour ainsi dire le malade inconscient du danger qui le menace.

Alors même que l'ouverture pupillaire n'est pas recouverte par des exsudats, la vision diminue rapidement à cause des nombreux corps flottants qui troublent le corps vitré, les altérations de ce milieu et la douleur à la pression dans la région ciliaire, symptômes qui font rarement défaut, dénotent que le processus inflammatoire s'est étendu de l'iris à la région ciliaire.

Si la maladie est abandonnée à elle-même, les exsudats plastiques qui occupent la face postérieure de l'iris deviennent de plus en plus abondants et c'est là surtout ce qui caractérise l'iridochoroïdite sympathique et la rend si grave; le cristallin se cataracte, la tension intra-oculaire faiblit et le globe oculaire finit par se ramollir et s'atrophier.

Dans d'autres cas, infiniment plus rares, l'ophthalmie sympapathique présente au début les caractères de *l'iritis séreuse*; c'est tout d'abord un fin pointillé visible seulement à l'aide de l'éclairage oblique et de la loupe qui se dépose sur la membrane de Descemet. La pupille et la surface de la cristalloïde restent longtemps indemnes de tout exsudat. Mais peu à peu, à la longue, surtout si l'énucléation de l'œil primitivement affecté n'est pas pratiquée en temps opportun, des synéchies se forment, des masses plastiques remplissent la chambre postérieure, et finalement les désordres deviennent tout aussi graves que dans la forme précédente.

NÉVRITE, CHORIO-RÉTINITE SYMPATHIQUE.

L'ophthalmie sympathique se manifeste quelquefois par des lésions des parties profondes de l'œil sans que les parties antérieures soient intéressées, ou tout au moins celles-ci ne le sont que tardivement.

Ce sont alors soit des névrites, soit des chorio-rétinites à forme exsudative, dont l'apparition ne peut être révélée que par l'ophthalmoscope. En voici quelques exemples.

Un journalier, en déchargeant une charrette chargée de paille, reçoit, dans l'œil gauche, un coup violent qui, dit-il, lui crève l'œil. Immédiatement douleur extrêmement vive, vision presque abolie, inflammation des plus violentes. Quelques jours après, tout à coup, comme il sortait dans la rue après son déjeuner, un brouillard intense sembla flotter devant son œil droit. Ce brouillard augmenta peu à peu, et bientôt le malade ne put suffisamment distinguer pour se conduire. Il erra alors de clinique en clinique, mais malgré les soins qui lui furent prodigués, son état empira et quand je le vis six mois après, il était complètement aveugle. A gauche, l'on pouvait constater les traces d'une blessure ancienne de la région ciliaire, suivie d'irido-choroïdite traumatique et d'atrophie du globe. A droite, *les milieux de l'œil étaient transparents*. L'ophthalmoscope ne révélait rien de particulier dans la choroïde, mais *la papille* présentait tous les caractères de *l'atrophie consécutive à la névrite optique;* ses artères étaient minces, ses veines très dilatées et tortueuses ; elle avait la teinte gris-blanchâtre, caractéristique, et ses bords étaient diffus. Le malade ne présentait aucun trouble cérébral, aucun symptôme qui justifiât l'existence de cette forme spéciale d'atrophie. Il s'agissait donc d'une forme anormale d'ophthalmie sympathique qu'on aurait peut-être pu enrayer en énucléant l'œil gauche aussitôt après l'accident. Malheureusement le diagnostic ne fut pas fait dès le début, et la cécité était irrémédiable.

Voici un autre cas (1), dans lequel des symptômes de névro-rétinite se montrèrent en même temps qu'une irido-cyclite.

Un enfant de neuf ans est frappé à l'œil gauche, le 27 juillet 1865, par une écaille d'huître qui produit la blessure suivante :

---

(1) Sympathische Augenentzündung mit Neuroretinitis (Thomas Pooley, *Arch. für Augen und Ohrenheilkunde*, New York, 1871).

La partie inférieure et interne de la cornée présente une entaille qui se prolonge de 3 millimètres sur la sclérotique ; la blessure de la cornée est environ deux fois plus grande que celle de de la sclérotique. Le segment de l'iris correspondant à la plaie y est enclavé.

Le 25 août (près d'un mois après l'accident), des phénomènes d'irritation se montrèrent dans l'autre œil. L'œil droit (sain) est injecté, la pupille lente à se contracter ; il existe une synéchie du côté du nez. L'énucléation de l'œil blessé fut pratiquée.

La cessation des phénomènes sympathiques fut de courte durée et le 11 octobre se développèrent les symptômes d'une *neuro-rétinite.*

Le fond de l'œil, malgré les opacités, est *parfaitement visible,* les vaisseaux de la rétine sont élargis et sinueux, la papille est recouverte d'une exsudation qui efface ses contours.

Quelques jours plus tard, les milieux se troublèrent tellement, que l'observation ophtalmoscopique devint impossible ; le traitement employé ne put enrayer la marche progressive du processus morbide, des synéchies se formèrent entre l'iris et le cristallin, le corps vitré devint trouble, des masses exsudatives s'infiltrèrent dans l'ouverture pupillaire, et l'acuité visuelle fut réduite à $\frac{5}{200}$.

La chorïo-rétinite sympathique a été observée par de Græfe dans les circonstances suivantes (1).

Un homme âgé de trente-cinq ans, avait perdu l'œil gauche dans son enfance, cet œil, après un changement particulier de son aspect, était devenu douloureux. On constata la présence d'un cristallin crétacé dans la partie inférieure de la chambre antérieure entre l'iris et la cornée.

L'extraction fut pratiquée. La plaie guérit très bien, mais l'œil resta pendant quelques semaines rouge et très sensible au toucher.

Six semaines après l'opération, quand l'œil n'était qu'imparfaitement guéri et qu'il existait encore une grande sensibilité au toucher, l'œil droit, sain jusqu'alors, s'affaiblit tout d'un coup sans que le malade ressentit de douleur. La force visuelle tombait à un cinquième à peu près et l'on constatait une torpeur considérable de la rétine ainsi qu'un affaiblissement tel que le malade, même au grand jour, ne comptait plus les doigts dans cette direction.

A l'ophthalmoscope on apercevait une flexuosité considérable des

____

(1) Clinique ophthalmologique de de Græfe, édition française de Meyer, p. 223.

veines de la rétine avec augmentation de leur calibre, plus prononcée dans la moitié interne. La rétine présentait *un trouble*
diffus qui voilait la limite choroïdienne de la papille et dans quelques-unes de ses parties, le long des gros vaisseaux, elle avait un
aspect œdémateux et grisâtre.

Après que la force visuelle fut tombée à un huitième et fut
restée pendant quelques semaines à cet état, elle s'améliora. Les
émissions sanguines et le sublimé, puis plus tard l'iodure de potassium furent successivement employés.

AMBLYOPIE SYMPATHIQUE.

Il est des cas, où les accidents sympathiques ne se révèlent
que par des troubles fonctionnels sans lésions apparentes et sans
modifications du fond de l'œil appréciables à l'ophthalmoscope.
Ce sont ceux qui appartiennent à la forme bénigne, à *l'irritation*
sympathique. La *parésie de l'accommodation*, le *rétrécissement*
du champ visuel, la *photophobie*, le *blépharospasme* (Donders)
sont alors les principaux symptômes. On a observé des malades
chez lesquels la vision centrale ayant diminué rapidement sans
cause appréciable après la perte d'un œil fut restituée par l'énucléation de cet œil ; il n'y a donc pas lieu de mettre en doute
aujourd'hui *l'amblyopie sympathique*. L'observation suivante,
due à Cohn, est des plus instructives à cet égard ; elle prouve
d'abord qu'une lésion limitée aux membranes profondes peut
provoquer l'apparition d'une ophthalmie sympathique et, de
plus, que la diminution de l'acuité visuelle peut en être la seule
manifestation.

Un soldat fut frappé par une balle dans l'angle externe de l'orbite. Le projectile fut extrait une demi-heure après la blessure,
un fragment de la paroi orbitaire y resta implanté. Le malade
resta complètement aveugle de cet œil-là. Quant il vint consulter
pour la première fois, quatre semaines après, on n'apercevait qu'une
grande tache blanchâtre entourée de pigment, huit ou dix fois plus
grande que la papille ; il était difficile de savoir si cette lésion
intéressait la rétine ou la choroïde ; pourtant, en examinant avec
beaucoup d'attention, j'arrivai à la conviction qu'il s'agissait là
d'un énorme exsudat. On ne pouvait plus reconnaître la papille,
ni les vaisseaux, masqués par cette large tache blanche ; celle-ci
s'étendait en dehors, vers l'endroit correspondant au siège de la
contusion du bulbe. A cette époque, l'œil sain avait une acuité

de $\frac{5}{7}$,   malade lisait le numéro 7 de Jæger de 4 à 24 pieds de distance, et ne pouvait déchiffrer que le numéro 3. Je m'expliquais difficilement ce trouble fonctionnel, n'ayant jamais eu connaissance jusqu'alors qu'une lésion comme celle de l'œil perdu eût entraîné une ophthalmie sympathique. J'insiste expressément sur ce point, il n'y avait aucune trace *ni d'iritis, ni de cyclite*, par conséquent aucune des causes habituelles qui peuvent produire l'ophthalmie sympathique, mais seulement amaurose absolue, sans perception lumineuse, même avec la flamme de magnésium : pourtant l'acuité visuelle avait baissé dans l'autre œil. Je tins le malade en observation. Toutes les médications furent impuissantes, l'acuité baissait toujours. Au bout de cinq mois, elle était descendue à quatre septièmes, le punctum proximum avait reculé de 4 à 12 pouces, le malade ne pouvait fixer plus de quatre à cinq minutes, il éprouvait des phosphènes et voyait continuellement des flammes passer au-devant de ses yeux.

Je me décidai à pratiquer l'énucléation de l'œil perdu. Quatre semaines après cette opération, l'acuité visuelle remontait à 1, le numéro 1/2 de Snellen était lu couramment, la restitution de la vision était complète.

FORME TARDIVE DE L'OPHTHALMIE SYMPATHIQUE.

Dans la grande majorité des cas, l'ophthalmie sympathique se déclare quelques jours après la blessure du premier œil, à moins pourtant qu'il ne soit resté un corps étranger dans l'intérieur de la coque oculaire ; les accidents sympathiques peuvent alors éclater à l'improviste d'un moment à l'autre, et sont toujours à redouter.

Mais il est une forme particulière d'ophthalmie sympathique sur laquelle peu d'auteurs ont insisté. Elle apparaît d'ordinaire à une époque extrêmement éloignée de la perte du premier œil ; lorsque celui-ci, ayant été perdu à la suite d'irido-choroïdite, soit spontanée soit traumatique, est devenu le siège de dépôts calcaires ou osseux.

A la longue, ces incrustations, développées dans l'épaisseur de la choroïde et formées principalement aux dépens de la membrane chorio-capillaire, finissent par acquérir un certain volume, elles jouent alors le rôle de véritables corps étrangers, irritent les nerfs ciliaires et provoquent l'apparition d'accidents sympathiques.

J'ai eu personnellement l'occasion d'observer trois exemples d'ophthalmie sympathique survenue dans des circonstances semblables. Une fois, le premier œil, perdu depuis vingt-cinq ans, était toujours resté indolent : lorsqu'il devint sensible à la pression, une vive injection se montra en même sur le pourtour de la cornée; du côté opposé survinrent de la photophobie, du larmoiement, une réduction de l'amplitude d'accommodation et une diminution sensible de l'acuité visuelle. Le moignon de l'œil perdu fut énucléé et disséqué; il était rempli aux deux tiers par une coque calcaire. Les accidents sympathiques disparurent aussitôt. Les deux autres cas offrirent avec celui-ci l'analogie la plus complète. Le dernier pourtant présenta cette particularité importante : c'est que, mis en éveil par les faits précédents, je pus constater au toucher la dureté spéciale du moignon et annoncer à l'avance l'existence d'un dépôt calcaire dans son intérieur, diagnostic qui fut vérifié par l'examen de l'œil enlevé.

ÉTIOLOGIE, PRONOSTIC, TRAITEMENT.

Causes. — Les plaies pénétrantes de la région ciliaire sont les causes les plus fréquentes de l'ophthalmie sympathique ; surtout quand, à la suite de ces blessures, le cristallin luxé est chassé hors de l'œil ou se trouve engagé entre les lèvres de la plaie ; une quantité considérable de corps vitré s'échappe alors à travers l'ouverture de la sclérotique et des hémorrhagies abondantes se produisent dans l'intérieur du globe oculaire.

Les plaies de la cornée sont beaucoup moins dangereuses, à moins qu'elles ne soient accompagnées d'enclavement de l'iris ou de luxation du cristallin.

L'ophthalmie sympathique se déclare généralement peu de temps après la blessure. Cet intervalle varie entre trois à quatre jours et cinq à six semaines : pourtant, au delà de ce terme, il ne faut pas croire que tout danger soit écarté, surtout si des corps étrangers sont restés dans la coque oculaire. Ceux-ci sont fréquemment le point de départ d'ophthalmies sympathiques, qui apparaissent alors à une époque tout à fait indéterminée. Aussi un œil dans ces conditions est-il une menace constante pour l'avenir, et doit-il être toujours surveillé avec soin. Le cristallin, devenu calcaire, peut également jouer le rôle d'un corps étranger et occasionner des accidents analogues.

L'ophthalmie sympathique est quelquefois provoquée par des

lésions *spontanées* de l'autre œil. C'est ainsi que l'irido-choroïdite chronique, les staphylômes de la région ciliaire, la dégénérescence glaucomateuse peuvent être suivis de troubles sympathiques du côté opposé; les cysticerques, les tumeurs intra-oculaires agissant à la façon de corps étrangers peuvent entraîner les mêmes accidents. Rappelons enfin la forme particulière que nous avons décrite sous le nom d'*ophthalmie sympathique tardive*, et qui est due à la production de masses osseuses ou calcaires formées aux dépens de la choroïde.

Si l'inflammation, très violente, a été suivie d'une *suppuration générale* de l'organe, comme dans le phlegmon de l'œil, l'irido-cyclite sympathique n'est pas à craindre; sans doute, parce que les nerfs ciliaires qui jouent un rôle prépondérant dans la patho-génie de cette affection ont été détruits.

Comme on le voit, les causes de l'ophthalmie sympathique sont nombreuses et quelquefois difficiles à découvrir. Aussi peut-on avancer d'une façon générale que, lorsqu'un *œil étant perdu par une cause quelconque, il survient sur l'autre des accidents dont il est difficile d'expliquer l'apparition, il faut toujours songer à la possibilité d'une influence sympathique.*

On croyait jadis que la transmission de l'ophthalmie sympa-thique se faisait par l'intermédiaire du nerf optique. Mais de nos jours l'anatomie pathologique et les faits cliniques semblent démontrer au contraire que l'influence pernicieuse est exercée par les nerfs ciliaires. En effet, on a vu d'une part des accidents sympa-thiques être provoqués par des yeux dont les nerfs optiques étaient complètement atrophiés; et d'autre part, sur des moignons énu-cléés à la suite d'ophthalmie sympathique, Iwanoff a trouvé presque toujours le corps ciliaire détaché de la sclérotique et les nerfs ciliaires eux-mêmes directement englobés dans la cicatrice scléro-ticale. Goldzieher a signalé la présence d'amas cellulaires enve-loppant les gaines des nerfs ciliaires et pouvant les comprimer. Enfin, souvent l'irido-cyclite sympathique débute par la région de l'iris *correspondant d'une façon symétrique* à la blessure de l'autre œil. Pourtant, dans ces derniers temps, Knies, dans un cas de double irido-choroïdite séreuse, ayant pu suivre la marche du processus d'un œil à l'autre à travers le chiasma a conclu que la transmission devait s'établir par l'intermédiaire des nerfs optiques. Dans un travail fort original et de date récente Leber (1) accepte cette opinion et d'après lui les accidents sympathiques

(1) *Archiv für Ophth.*, t. XXVII, 1re part., p. 325

seraient dus à la présence d'un micro-organisme qui, introduit dans la blessure, pillulerait de proche en proche jusqu'à l'autre œil.

Pronostic. — L'ophthalmie sympathique était considérée jadis comme extrêmement grave. Mackenzie, dans sa longue carrière de praticien, n'en vit guérir qu'un seul cas. Le traitement médical, quel qu'il fût, était impuissant à prévenir la cécité. Aujourd'hui, depuis que l'on pratique l'énucléation de l'œil primitivement affecté, on obtient de nombreux succès, et cette découverte est assurément une des plus belles de la chirurgie. Néanmoins il faut être prévenu que ce moyen n'est pas infaillible ; son efficacité est réellement très grande au début de la maladie, mais elle n'est pas absolument certaine. De Græfe et d'autres après lui ont rapporté des cas où l'énucléation pratiquée aussitôt après l'apparition des premiers accidents sympathiques ne parvint pas à les enrayer. Ceci justifie la discussion importante qui eut lieu au congrès ophthalmologique de Londres au sujet des précautions à prendre pour prévenir l'ophthalmie sympathique : plusieurs orateurs sontinrent qu'il y avait avantage à faire l'énucléation immédiate de tout œil complètement perdu à la suite d'une blessure. Malheureusement cette mesure prophylactique est peu susceptible d'application pratique, vu la difficulté d'apprécier immédiatement l'étendue des désordres, et le risque qu'on court de sacrifier un œil qui ne serait pas définitivement perdu ; aussi croyons-nous qu'il faut se contenter de prévenir le malade du danger qui le menace, l'engager à surveiller avec le plus grand soin l'état de l'œil sain et à se soumettre à l'énucléation à la moindre apparence d'accidents sympathiques.

Traitement. — Les instillations d'atropine, les antiphlogistiques, sangsues, cataplasmes, le mercure à haute dose soit sous forme de calomel à l'intérieur, soit en frictions poussées jusqu'à la salivation, tels étaient les moyens employés jadis pour combattre l'ophthalmie sympathique ; les insuccès de cette médication étaient constants, au point que cette affection passait pour incurable, lorsque Wardrop eut l'heureuse idée d'appliquer à l'homme un procédé chirurgical qui réussissait parfaitement chez les animaux.

Les vétérinaires avaient remarqué qu'il existe chez le cheval une affection des yeux qui, d'abord unilatérale, se propage fatalement de l'autre côté, à moins que l'œil primitivement atteint ne suppure rapidement ; en pareil cas, ils avaient l'habitude de hâter la destruction de l'organe malade, en y mettant de la chaux, ou en y enfonçant un clou. Wardrop modifia cette pratique barbare; il excisait l'œil et vidait son contenu. « On pourrait, dit-il, obtenir aussi quelque avantage en appliquant avec discernement à l'homme, dans certaines affections oculaires où le mal, attaquant d'abord l'un des yeux, passe ensuite à l'autre pour y déterminer la cécité complète, l'opération qui réussit si bien chez les animaux. »

Barton (de Manchester) essaya cette pratique chez l'homme; il enlevait la cornée, ouvrait l'œil largement et appliquait des cataplasmes pour favoriser la suppuration.

Plus tard, Prichard fit l'énucléation complète du globe oculaire. Depuis cette époque, les succès de cette opération n'ont fait que se confirmer.

Les instruments nécessaires pour l'exécuter sont les élévateurs, ou un blépharostat, si on ne peut pas disposer d'un aide pour écarter les paupières; une pince à griffes, un crochet à strabisme, deux paires de ciseaux courbes, les uns (les mêmes que pour le strabisme) pour détacher les muscles, les autres, un peu plus forts et un peu plus longs, pour sectionner le nerf optique.

Le malade ayant été endormi par le chloroforme, les écarteurs ou le blépharostat étant mis en place, le chirurgien saisit avec la pince à griffes la conjonctive bulbaire au niveau du bord interne de la cornée et la dissèque largement de la sclérotique; puis il glisse le crochet à strabisme sous le tendon du muscle droit interne, qu'il sectionne au ras du globe oculaire. Cela fait, il continue la dissection de la conjonctive bulbaire sur tout le pourtour de la cornée, et il sectionne tour à tour de la même façon le droit supérieur, le droit inférieur et le droit externe. Dès lors, le globe oculaire, séparé de la capsule de Ténon, n'est plus retenu que par les obliques et le nerf optique. L'opérateur introduit avec force le doigt indicateur de la main gauche au niveau de l'angle externe, entre l'orbite et le globe oculaire, luxe celui-ci en avant et, enfonçant alors le doigt plus profondément, il arrive à sentir très bien le tronc du nerf optique. Avec les forts ciseaux, qui sont guidés par le doigt maintenu dans la plaie, il pénètre jusqu'au tronc nerveux, qu'il tranche d'un seul coup. Le globe oculaire, devenu mobile, est attiré en avant, et quelques coups de ciseaux suffisent pour détacher les tendons des muscles obliques et les adhérences qui le retiennent encore à la capsule de Ténon.

Tillaux a imaginé une modification qui rend l'opération plus facile. Il commence par disséquer la conjonctive sur le bord externe de la cornée, puis coupe le tendon du muscle droit ex-

terne, afin de se frayer rapidement un passage vers le nerf
optique : celui-ci est tranché d'un coup de ciseaux, ce qui permet
d'attirer le globe oculaire en avant et de sectionner alors très
aisément les trois autres muscles droits et les obliques.

Si l'on a, dans cette opération, la précaution de ménager autant
que possible les culs-de-sac de la conjonctive en disséquant avec
soin cette muqueuse tout autour de la cornée et de détacher les
tendons au ras de la sclérotique, sans toucher au corps même
des muscles, il sera possible d'adapter plus tard un œil artificiel
qui sera facilement maintenu et qui jouira d'un certain degré de
mobilité.

En 1866, de Græfe et Meyer avaient songé à substituer la section *intra-oculaire* des nerfs ciliaires à l'énucléation; mais on
pouvait reprocher à leur procédé : 1° de ne sectionner que quelques filets ciliaires et de laisser intact le nerf optique, qui, pour
quelques-uns, peut servir de conducteur à l'influence sympathique; 2° d'occasionner un délabrement considérable aux enveloppes de l'œil, pouvant être suivi de l'atrophie du globe.

A la même époque, en 1866, Rondeau, dans sa thèse sur
l'ophthalmie sympathique, émet le premier l'idée de la section
simultanée des nerfs ciliaires et du nerf optique. Voici comment
il s'explique à ce sujet : « Dans l'ophthalmie sympathique, l'indication principale est d'agir le plus promptement possible, afin
de ne pas laisser survenir les altérations de sécrétion et de structure, consécutives aux troubles réflexes de la circulation. La section des nerfs sensitifs de l'œil, au début de l'inflammation du
globe lésé, arrêterait toute action réflexe dans l'organe opposé.
Rien n'est plus facile que cette opération, que j'ai pratiquée bien
des fois à l'amphithéâtre, et qui consiste, après avoir fait une
petite ouverture à la partie supérieure et interne de la conjonctive, à introduire un petit ténotome courbe en le maintenant
appuyé sur le globe oculaire. On sectionne du même coup les
nerfs ciliaires, le nerf optique et l'artère centrale. Cette opération
est excessivement simple et effraye moins le malade que l'énucléation totale du globe oculaire, de telle sorte qu'il a moins de
répugnance à s'y soumettre plus tôt. »

En 1876, Boucheron reprend la même idée, et communique à
la Sociéte de biologie le résultat de ses expériences sur les animaux, qui tendent à démontrer que la section des nerfs ciliaires
et du nerf optique peut être effectuée, sans qu'il en résulte la
destruction de l'œil. Il paraîtrait même, d'après une *communication orale* qui se trouve consignée dans la thèse de Redard,

mon chef de clinique (1), qu'à cette époque, Boucheron aurait pratiqué sur le vivant cette opération ; mais le résultat ne fut pas favorable, et Boucheron abandonna sans doute ces tentatives, car il ne publia jamais d'observation se rapportant à ce sujet.

En 1877, le docteur Dianoux (de Nantes) pratiquait avec succès la section des nerfs optiques et ciliaires, opération à laquelle il donnait le nom d'*énervation* du globe oculaire. Enfin, en 1878, Schœler communiquait à la Société médicale de Berlin les bons résultats obtenus par plusieurs opérations du même genre.

De mon côté, j'ai eu l'occasion de mettre plusieurs fois ce procédé à exécution pour les cas les plus divers, et c'est en possession d'un nombre suffisant d'observations, après avoir suivi pendant longtemps mes opérés, que je puis formuler une appréciation sur les indications de cette nouvelle méthode opératoire et sur les résultats définitifs qu'elle peut nous fournir.

Le manuel opératoire est des plus simples. Voici comment je l'exécute : le tendon du droit externe est sectionné, comme dans l'opération du strabisme, puis je dénude en haut et en bas la sclérotique, tout en respectant les muscles droits supérieur et inférieur. J'arrive ainsi à me frayer un passage jusqu'au nerf optique, que je coupe d'un coup de ciseaux courbes, comme si je voulais pratiquer l'énucléation. Dès lors, le globe oculaire, jouissant d'une certaine mobilité, est luxé hors de la cavité orbitaire ; puis, lui faisant subir une rotation en dedans, j'amène son pôle postérieur dans le champ opératoire. J'ai alors sous les yeux le nerf optique sectionné ; avec des ciseaux mousses, j'achève de dénuder la sclérotique dans son voisinage, en ayant soin qu'aucun des nerfs et vaisseaux ciliaires postérieurs n'échappe à l'instrument. Cela fait, l'œil est refoulé de nouveau dans l'orbite et remis dans sa position naturelle. Un fil de suture passé à travers la conjonctive bulbaire et le muscle droit externe ramène celui-ci à son insertion normale. Un bandeau compressif maintient le tout en place.

J'insiste, et d'une façon toute particulière, sur la dénudation du pôle postérieur de l'œil, qui doit être aussi complète que possible ; c'est, en effet, ce qui caractérise ce dernier procédé et le différencie des premières tentatives, où la section des nerfs optique et ciliaires était faite un peu à tâtons, les ciseaux étant simplement glissés en arrière de l'œil. En voyant le globe oculaire ainsi luxé hors de l'orbite et privé de presque tous ses élé-

_____
(1) *De la section des nerfs optique et ciliaires* (Thèse de Paris, 1879).

ments vasculaires et nerveux, on serait tenté de croire qu'il ne pourra résister à un pareil délabrement. Il n'en est rien, et je n'ai encore jamais observé de gangrène sur un point quelconque des enveloppes; les vaisseaux qui pénètrent dans son segment antérieur suffisent pour empêcher sa désorganisation.

La névrotomie optico-ciliaire convient surtout dans les cas de moignons douloureux, dans l'irritation sympathique, ou bien lorsque le malade refuse absolument de se laisser enlever l'œil. Mais dans l'ophthalmie sympathique vraie, il est toujours préférable de pratiquer l'énucléation.

Cette opération ne suffit même pas toujours pour enrayer la marche de l'irido-cyclite sympathique; il faut alors avoir recours aux frictions mercurielles portées à très haute dose jusqu'à salivation. Quelquefois, malgré une médication aussi énergique, des masses exsudatives abondantes s'accumulent entre l'iris et le cristallin, et la vision se perd rapidement. En pareil cas, la situation est des plus graves, les règles à suivre des plus difficiles à établir; l'intervention chirurgicale permet seule de garder quelque espoir, mais le choix opportun pour opérer l'œil atteint sympathiquement, est une des indications les plus délicates de la chirurgie oculaire. Si l'on pratique l'iridectomie trop tôt, de nouvelles masses exsudatives encore plus abondantes que les premières obstruent presque aussitôt la nouvelle pupille; par contre, l'affection est-elle abandonnée à elle-même, l'irido-cyclite progresse, le corps vitré se trouble, se ramollit et l'œil finit par s'atrophier.

D'une façon générale, la conduite à tenir peut être ainsi formulée.

Quand l'irido-cyclite sympathique se présente sous *la forme maligne* avec formation de fausses membranes épaisses, il vaut mieux attendre pour opérer que les accidents inflammatoires aigus aient cessé, que la sensibilité de la région ciliaire au toucher ait sinon disparu, du moins notablement diminué, qu'il n'y ait plus de variation brusque dans le degré de consistance du globe oculaire.

Tant que la perception lumineuse quantitative est bonne, alors même que la perception qualitative s'éteint, et tant que l'œil reste dans le même état, on gagne à retarder l'opération aussi longtemps que possible. Mais dès que la perception quantitative commence à faiblir, il faut opérer.

Quand le moment est venu d'agir, comment faut-il procéder?

Il est rare qu'en pareil cas le cristallin n'ait pas subi des modifications profondes dans sa nutrition et ne soit frappé de cataracte. On pratiquera d'abord une iridectomie préalable. L'iris une fois excisé, ce qui est parfois difficile en raison des masses exsudatives fort abondantes, occupant sa face postérieure, on se trouvera en présence ou bien d'une pupille relativement nette, ou bien de fausses membranes organisées recouvrant la cristalloïde antérieure, ou bien enfin d'un cristallin cataracté.

Dans le premier cas, il sera inutile d'aller plus loin ; le résultat voulu est atteint. Dans les deux autres, l'opération sera insuffisante pour frayer un passage aux rayons lumineux et il faudra de toute nécessité enlever ultérieurement le cristallin. Cette extraction se présente alors dans des conditions particulièrement difficiles et la conduite à suivre serain diquée au chapitre de l'*Iridotomie*.

CYCLITE.

Il est rare que l'iris et la choroïde restent longtemps enflammés sans que la région ciliaire, intermédiaire pour ainsi dire, à ces deux parties du tractus uvéal, soit atteinte par les processus ; réciproquement toute inflammation primitivement développée dans cette zone ne tarde pas à se propager aux parties adjacentes et à provoquer une irido-choroïdite. Ainsi s'explique la rareté relative de la cyclite en tant que maladie distincte. La plupart des auteurs assignent, néanmoins à la *cyclite proprement dite* les symptômes suivants :

1° Une injection périkératique intense, avec dilatation des vaisseaux épiscléraux occupant la région ciliaire ;

2° L'apparition d'épanchements de sang ou de pus dans la chambre antérieure, épanchements qui se résorbent parfois spontanément pour se reproduire ensuite avec la plus grande facilité ;

3° La sensibilité très vive de la région ciliaire s'exagérant à la moindre pression ;

4° Une diminution considérable de la vision, accompagnée d'un rétrécissement plus ou moins marqué du champ visuel.

L'ophthalmoscope fournit peu de renseignements, vu l'impossibilité d'explorer le corps ciliaire alors même que la pupille est dilatée par l'atropine.

On peut néanmoins constater la présence de nombreux corps flottants dans les parties antérieures du corps vitré ; ce qui rend compte du trouble fonctionnel toujours considérable éprouvé par les malades. Au bout de peu de temps l'inflammation se propage

aux parties voisines, la maladie se transforme et prend les allures
et la marche de l'irido-choroïdite.

La cyclite reconnaît les mêmes causes, revêt les mêmes formes
que la choroïdite et l'irido-choroïdite; elle réclame aussi le
même traitement.

CHOROIDITES.

Nous ne nous occuperons ici que des inflammations de la choroïde dont le diagnostic peut être établi par les signes objectifs et
les troubles fonctionnels aidés de l'examen ophthalmoscopique;
ce sont les choroïdites *séreuse, exsudative* (1). Quant aux autres
variétés, dont les lésions ne peuvent être reconnues qu'au moyen
de l'ophthalmoscope seul, telles que les choroïdites *disséminée,
atrophique, aréolaire*, etc., elles trouveront naturellement leur
place dans le second volume, avec les maladies du fond de l'œil.

CHOROIDITE SÉREUSE.

Les signes objectifs de la choroïdite séreuse sont généralement
peu accusés; ils se réduisent à une faible injection périkératique
n'allant jamais jusqu'au chémosis, à un fin pointillé sur la membrane de Descemet, à un léger trouble de l'humeur aqueuse, vestiges de l'iritis séreuse qui précède et accompagne souvent la
choroïdite.

L'exploration à l'ophtalmoscope montre la papille trouble et
rougeâtre. On reconnaît que cet aspect est dû à l'altération des
milieux transparents, et non à une diffusion rétinienne, par l'inspection des régions équatoriales de l'œil. En effet, lorsqu'il
existe un trouble du corps vitré et de l'humeur aqueuse, comme
dans le cas qui nous occupe, ces milieux paraissent aussi confus
que le fond de l'œil lui-même. Au contraire, si la lésion est localisée au nerf optique, le corps vitré est transparent, rien n'empêche de voir les parties périphériques de la rétine aussi nettement
qu'à l'état normal. Pour se renseigner exactement sur le siège, le
nombre et la forme des corps flottants du corps vitré, on fera
usage, comme pour l'examen à l'image droite, d'un miroir plan
ne réfléchissant que peu de lumière, et on invitera le malade à re-

____

(1) La description de la choroïdite purulente qui se confond avec celle de l'irido-
choroïdite de même nature a été donnée p. 311.

garder alternativement en haut et en bas. On verra ainsi les opacités se détacher nettement en noir sur le fond rouge de l'œil et se déplacer à chaque mouvement dans le champ pupillaire.

De temps à autre, il survient des poussées aiguës qui peuvent modifier le caractère de la maladie. L'injection périkératique devient plus vive, il y a de la photobobie, du larmoiement, l'épithélium de la cornée s'altère, cette membrane prend un aspect dépoli, une teinte louche, le globe oculaire est dur au toucher, de vives douleurs se déclarent. En un mot, on voit apparaître tous les symptômes d'une attaque glaucomateuse subaiguë.

En même temps il survient une diminution de la vision en rapport avec le trouble des milieux transparents et l'augmentation de la tension intra-oculaire. Le champ visuel se rétrécit du côté nasal comme dans le glaucôme et la vision se réduit à une simple perception lumineuse quantitative.

Cette similitude de symptômes entre les poussées aiguës de la choroïdite séreuse et le glaucôme a fait que certains auteurs ont confondu ces deux états morbides dans une même description. Nous ne saurions trop nous élever contre cette erreur regrettable à tous les les points de vue. On verra à l'article *Glaucôme* combien ces deux affections diffèrent en réalité l'une de l'autre. Pour le moment, contentons-nous de faire remarquer que la nature des deux maladies est loin d'être la même.

Dans le glaucôme, il s'agit d'une névrose des nerfs sécréteurs, produisant d'abord l'hypersécrétion des liquides intra-oculaires; les troubles nutritifs ne sont que consécutifs à l'excès de tension ainsi produit. Dans la choroïdite séreuse, au contraire, les lésions inflammatoires se montrent dès le début, l'hypersécrétion des milieux de l'œil et les altérations qu'elle entraîne ne sont pour ainsi dire qu'un épiphénomène, une véritable complication qui n'est pas constante.

Le *traitement* est aussi très différent dans les deux cas ; tandis que l'iridectomie seule peut enrayer la marche du glaucôme, la choroïdite séreuse guérit souvent par le traitement général, et il n'est pas rare de voir une simple paracentèse suffire à ramener d'une façon définitive la tension intra-oculaire à ses limites normales. L'iridectomie n'est indiquée que dans les cas où l'excès de tension dure assez pour faire craindre une désorganisation du nerf optique.

Étiologie. — Très rare chez les enfants et chez les vieillards, la choroïdite séreuse paraît le plus souvent liée à certaines diathèses : telles que la goutte, le rhumatisme, la syphilis. Elle coïncide quelquefois avec les troubles de la menstruation, au moment de la ménopause par exemple. Elle peut être la première manifestation d'accidents sympathiques.

En somme, elle reconnaît à peu près les mêmes causes que l'iritis séreuse. Il n'est pas rare de la voir survenir quand cette dernière affection a déja provoqué la formation d'un léger pointillé sur la membrane de Descemet et un certain trouble de l'humeur aqueuse.

Traitement. — La plupart des praticiens vantent, en première ligne, les bons effets des sudations. Ils prescrivent soit les bains de vapeur sèche en ayant soin que la tête soit tenue hors de l'étuve, soit les boissons chaudes, telles que la tisane de bourrache ou de salsepareille prise le matin au lit, le malade étant enveloppé de couvertures. On pourrait remplacer aujourd'hui avec avantage ces infusions, dont la puissance diaphorétique est douteuse, par le jaborandi, donc l'action est incontestable. On donnerait de 2 à 4 grammes de feuilles en infusion ou bien une cuillerée à bouche de sirop dans un verre d'eau ordinaire; les injections sous-cutanées de pilocarpine à la dose de 1 à 2 centigrammes produisent le même effet. Les mercuriaux, l'iodure de potassium sont aussi recommandés, dans le cas surtout où la maladie est d'origine spécifique.

S'il survient des accidents glaucomateux, on peut tenter de les calmer par des applications de sangsues à la tempe, si l'état général du sujet autorise les déplétions sanguines, ou bien essayer les injections sous-cutanées de morphine et le sulfate de quinine à la dose de 75 centigrammes à 1 gramme. Ces moyens restent-ils impuissants, il faut faire la paracentèse de l'œil ou mieux la sclérotomie. Cette opération réussit souvent à calmer les douleurs jusqu'alors très violentes et à amener une détente de l'œil dont l'influence est des plus favorables sur la marche de la maladie.

Enfin, s'il n'y a pas d'amélioration notable après une ou plusieurs paracentèses, si l'affection traine en longueur et que les effets de la tension intra-oculaire deviennent trop redoutables, il ne faut pas hésiter à recourir à l'iridectomie.

CHOROIDITE PLASTIQUE EXSUDATIVE.

Il existe deux variétés de choroïdite plastique. Dans l'une, le troma de la choroïde est profondément désorganisé (*choroïdite parenchymateuse*), les exsudats extrêmement abondants envahissent le corps vitré et la chambre antérieure, produisant les plus graves désordres et amenant presque toujours en définitive l'atrophie du globe oculaire. Dans l'autre, les accidents sont beaucoup plus localisés, les exsudats se limitent à certaines régions, où leur présence ne peut être reconnue qu'au moyen de l'ophthalmoscope. La première variété sera seule décrite ici ; on trouvera l'autre dans le deuxième volume, consacré aux maladies du fond de l'œil.

La choroïdite exsudative présente ordinairement les symptômes d'une inflammation vive. L'injection périkératique intense peut s'accompagner d'un chémosis bulbaire plus ou moins prononcé, quelquefois même la capsule de Ténon participe à l'inflammation et il y a une légère protrusion du globe oculaire en avant. La cornée et l'humeur aqueuse perdent leur transparence. On voit apparaître dans la chambre antérieure, soit du sang, soit des masses exsudatives. Celles-ci n'envahisent parfois que le corps vitré, mais elles sont en général si abondantes, qu'elles proéminent jusqu'à la face postérieure du cristallin. Il devient alors facile de les apercevoir, soit par l'examen direct, soit par l'éclairage oblique. L'iris est toujours aussi plus ou moins altéré, il perd son aspect brillant et poli, il se décolore et cesse de réagir sous l'influence de la lumière.

D'autres fois, les symptômes inflammatoires font complètement défaut, la vue se perd et la pupille prend un reflet grisâtre particuliersans qu'on remarque la moindre réaction. Ces faits-là s'observent principalement chez les jeunes enfants.

L'examen ophthalmoscopique n'est ici que d'une médiocre utilité ; d'ailleurs, dès les premiers jours, les opacités membraneuses qui remplissent le corps vitré rendent à peu près impossible l'inspection du fond de l'œil.

Les *troubles fonctionnels* graves qui éclatent dès le début de la maladie, pour aboutir souvent à la cécité complète, s'expliquent par le trouble des milieux et les lésions profondes : il est probable que les douleurs violentes éprouvées quelquefois par les malades sontdues à la compression des nerfs ciliaires par les exsudats choroïdiens.

La maladie qui nous occupe suit une marche fatalement progressive et se termine presque toujours par la désorganisation complète du globe oculaire. La rétine, détachée de la choroïde par les masses plastiques qui l'attirent en avant, flotte dans le corps vitré, et toute perception lumineuse, même quantitative, finit par disparaître. Puis, sans doute à la suite de l'oblitération des vaisseaux de la choroïde, il survient une atrophie générale de l'œil, reconnaissable à l'aplatissement du globe au niveau de l'insertion des muscles droits et à sa résistance de moins en moins grande à la pression du doigt. Le cristallin, jusqu'alors intact s'incruste de dépots calcaires crayeux tout à fait caractéristiques.

Quelquefois, cependant, cette lentille reste transparente, et alors on peut apercevoir, à l'éclairage oblique ou même simplement à l'œil nu, les masses exsudatives répandues dans le corps vitré. Elles présentent une teinte jaunâtre qui peut faire croire à l'existence d'une tumeur de mauvaise nature, et chez les enfants en particulier en imposer pour un gliôme de la rétine. En pareil cas le diagnostic différentiel de cette dernière affection avec la choroïdite plastique est extrêmement important; il est fondé sur les caractères suivants :

1° Les commémoratifs. La choroïdite est le plus souvent consécutive à dés accidents méningitiques ou cérébraux; les tumeurs de la rétine, au contraire, se développent spontanément;

2° Suivant Knapp, la coloration du gliôme paraît, surtout à la lumière solaire, *plus jaunâtre*, *plus brillante* que celle des exsudats choroïdiens;

3ᵉ Quand il s'agit d'une tumeur, la tension intra-oculaire est *augmentée;* elle est *diminuée* à la suite de la choroïdite;

4° Enfin quelquefois des vaisseaux rampant soit sur la rétine décollée, soit sur la tumeur elle-même, sont aussi un élément important de diagnostic, ils ne se développent que bien rarement à la surface de simples exsudats.

Étiologie. — On rencontre la choroïdite plastique surtout chez les jeunes enfants, comme complication des maladies à forme typhoïde retentissant sur les méninges ou le cerveau. Chez l'adulte, elle apparaît à la suite de maladies graves présentant le même caractère. Enfin elle peut se développer spontanément sans qu'il soit possible de lui assigner aucune cause précise.

La coïncidence de la choroïdite exsudative avec certains accidents méningitiques est longtemps restée un fait énigmatique : aujourd'hui grâce à une connaissance plus précise des liens anatomiques qui relient le globe oculaire à la cavité crânienne, nous en possédons une explication satisfaisante. Nous avons vu que l'*espace vaginal* qui se trouve entre les deux gaines du nerf optique communique avec la cavité sous-arachnoïde. De même, par l'intermédiaire de l'espace de Ténon, l'espace sous-choroïdien entre en communication avec l'espace sus-vaginal et par suite avec l'intérieur du crâne. Il est dès lors facile de comprendre qu'il y a là une voie ouverte par laquelle peuvent facilement se propager les processus morbides. Dans certaines maladies de l'encéphale, le liquide céphalo-rachidien peut, en cheminant à travers ces différents espaces, arriver jusqu'à l'œil, et y produire des phénomènes de compression avec tous les troubles nutritifs qu'ils entraînent.

Le *traitement* de la choroïdite exsudative est généralement peu efficace. Au début on peut essayer de combattre les phénomènes inflammatoires par les déplétions sanguines locales et les frictions mercurielles, mais dans l'immense majorité des cas ces moyens restent impuissants à prévenir la désorganisation des membranes profondes et la perte de l'œil.

LÉSIONS TRAUMATIQUES.

Les blessures faites à l'iris par des instruments piquants ou tranchants n'ont pas de conséquence fâcheuse, tant que ce diaphragme membraneux est seul atteint et que le cristallin est respecté. Les nombreuses opérations pratiquées journellement sur l'iris nous montrent combien sa tolérance est grande à l'égard de ces divers traumatismes.

L'iris peut être arraché à son insertion ciliaire, il en résulte une *irido-dialyse*. On aperçoit alors à l'œil nu, et mieux encore à l'éclairage oblique, une seconde pupille plus ou moins étendue, occupant un des points de la grande circonférence de l'iris. La formation de cette seconde pupille provoque parfois de la *diplopie monoculaire*.

On a vu quelquefois à la suite d'une plaie pénétrante, l'iris, arraché dans sa totalité, être expulsé hors de l'œil ; le même accident peut arriver pendant l'iridectomie, alors qu'on est obligé de tirer sur l'iris adhérent à la cristalloïde et atrophié. L'iridodialyse complète n'a pas par elle-même une bien grande gravité, mais il en résulte une difformité très apparente et un éblouissement continuel souvent très pénible pour le malade.

White Cooper a réuni quelques cas de déchirure des sphincters de l'iris qui étaient accompagnés d'une dilatation considérable de la pupille ; toutefois de Wecker a observé un malade présentant une rupture du petit cercle de l'iris sans dilatation consécutive.

Ces divers traumatismes s'accompagnent habituellement d'un

épanchement de sang plus ou moins considérable dans la chambre antérieure, épanchement qui n'a aucune conséquence fâcheuse et qui se résorbe spontanément sans laisser de trace.

Les corps étrangers qui, après avoir traversé la cornée, s'implantent dans le tissu de l'iris, sont généralement fort mal supportés ; ils donnent naissance à une irritation chronique qui finit par se propager à la région ciliaire et amène à la longue les plus graves désordres. En pareil cas, il est urgent de pratiquer une incision convenable à la cornée et d'extraire le corps étranger en enlevant, s'il est nécessaire, la portion de l'iris sur laquelle il est implanté.

De Ammon (1) a signalé le premier le renversement en arrière d'une portion de l'iris, dont le bord pupillaire, rejeté vers la région ciliaire, reste maintenu dans cette position. Au premier abord, l'aspect de l'œil est tel dans ce genre de traumatisme, qu'on pourrait croire à une véritable excision de l'iris. Mais l'impossibilité d'apercevoir à l'ophtalmoscope la crête des procès ciliaires (chose possible au contraire quand l'iris a été excisé au ras de son insertion ciliaire) permettra d'éviter cette méprise.

TUMEURS DE L'IRIS.

Nous avons déjà signalé, en parlant de l'iritis syphilitique, la présence de *gommes* dans la trame de l'iris.

A côté de ces tumeurs, on doit placer les *condylomes*, sorte de végétations, tantôt pédiculées, tantôt mamelonnées, qui, d'après certains auteurs, reconnaîtraient aussi une origine syphilitique.

Gradenigo (de Venise) (2) a signalé l'existence de *tubercules* dans le parenchyme de l'iris. Un homme de vingt et un ans présentait sur l'œil droit une vive injection périkératique avec œdème de la conjonctive; dans les couches les plus profondes de la cornée on apercevait de petites nodosités grisâtres du volume d'une tête d'épingle faisant saillie dans la chambre antérieure; six ou sept petits nodules analogues étaient dispersés à la surface de l'iris, la pupille était rétrécie, il y avait des synéchies postérieures; des hémorrhagies spontanées avaient lieu fréquemment sur cet œil. Quelque temps après, de petites productions analogues se mon-

(1) *Archiv für Ophthalmologie*, t. I, 2e part., p. 117.
(2) *Annales d'oculistique*, t. LXIV, p. 175.

trèrent sur l'autre œil sans provoquer d'accidents inflammatoires.

Ce malade succomba à une tuberculose miliaire généralisée et l'examen histologique de l'œil montra qu'il s'agissait réellement de tubercules miliaires développés à la surface de l'iris. Les recueils d'ophthalmologie publiés dans ces derniers temps renferment nombre d'observations semblables et récemment encore Parinaud présentait à la Société de chirurgie un jeune homme atteint de cette affection.

Mooren a rapporté un cas fort remarquable de *télangiectasie de l'iris*. La petite tumeur vasculaire, après être restée stationnaire pendant deux ou trois ans, finit par prendre un tel volume, qu'elle entraîna la perte de l'œil, et occasionna du côté opposé des phénomènes sympathiques. On fut obligé de faire l'énucléation.

Le *mélano-sarcôme* envahit parfois l'iris, mais c'est le plus souvent après avoir débuté dans la choroïde ou dans les procès ciliaires; il est très rare que le point de départ soit dans l'iris même. La marche progressive et rapidement funeste de la tumeur ne permet aucun doute sur sa nature, et nécessite constamment l'énuclation de l'œil affecté.

Les *kystes* de l'iris sont relativement rares. Cependant Rothmund a pu récemment en réunir trente-sept cas, sur lesquels vingt-huit étaient consécutifs à des lésions traumatiques de l'œil.

Ces kystes renferment tantôt un liquide transparent, tantôt une masse solide au milieu de laquelle on peut rencontrer quelques petits poils ou des cils. Plusieurs hypothèses ont été mises en avant pour expliquer la formation de ce produit pathologique; de Wecker, se fondant sur ce que le tissu de l'iris ne renferme aucun élément anatomique, cul-de-sac glandulaire, conduit excréteur, etc., capable de donner naissance à un kyste, invoque une cause purement mécanique. Il admet qu'à la suite du traumatisme il se produit un plissement, un froncement de tel ou tel point de l'iris circonscrivant une petite cavité qui, distendue par l'humeur aqueuse continuellement sécrétée, donnerait naissance au kyste.

Les kystes solides reconnaissent une autre origine, que les derniers travaux de Reverdin sur la prolifération des greffes épidermiques expliquent d'une façon satisfaisante. Au moment où la cornée est blessée, une partie de l'épithélium fraîchement détaché pénètre dans la chambre antérieure, et se fixe sur l'iris, où il continue à proliférer; parfois des cils de la paupière entraînés s'implantent dans le tissu de l'iris, en conservant encore une partie de leur vitalité.

De Græfe a rencontré une fois un véritable petit *kyste dermoïde* qui renfermait un nombre considérable de poils courts et forts.

Quand le kyste a pris de telles proportions, qu'il atteint la face postérieure de la cornée, cette membrane s'enflamme et s'ulcère ; parfois même des phénomènes sympathiques éclatent, et il devient urgent de recourir à une opération chirurgicale, pour mettre fin à tous ces désordres. La simple ponction du kyste avec évacuation de son contenu étant généralement suivie de récidive, une incision sera faite à la cornée comme pour l'iridectomie ; puis saisissant la paroi du kyste avec une pince, on l'excisera dans la plus grande étendue possible.

Monoyer (1) a décrit une tumeur *perlée* de l'iris, d'un blanc brillant à reflet nacré, qui présentait le volume d'un gros grain de blé. Son extirpation présenta de sérieuses difficultés ; après une incision linéaire de la cornée, l'opérateur essaya de la saisir avec des pinces à iridectomie courbes, mais les mors de l'instrument la déchirèrent et on ne put ramener au dehors que quelques fragments sous forme de masses grenues très friables. Pourtant une dernière tentative faite avec des pinces à iridectomie fut suivie de succès, on put amener au dehors la tumeur qui fut détachée par un coup de ciseaux des parties saines de l'iris. L'examen histologique fait avec le plus grand soin, montra que cette tumeur était composée de lamelles disposées en couches concentriques. Ces lamelles étaient elles-mêmes constituées par des cellules épithéliales entièrement semblables aux cellules cornées de l'épiderme.

Masse (2) par des recherches fort intéressantes a montré que ces diverses productions morbides, kystes liquides ou solides, tumeurs perlées qu'on observe à la surface de l'iris, peuvent être obtenues expérimentalement, chez les animaux en introduisant dans la chambre antérieure de petits lambeaux de peau, de conjonctive, de cornée, ou des follicules pileux. Il en conclut que chez l'homme pareille chose doit se produire après les plaies de la cornée qui laissent pénétrer dans l'œil des lambeaux d'épiderme ou des bulbes ciliaires qui vont se greffer sur l'iris.

____

(1) *Gazette médicale de Strasbourg*, 1ᵉʳ juin 1872.

(2) *De la formation par greffe des kystes et des tumeurs perlées de l'iris,* Bordeaux, 1881.

SARCOMES DE LA CHOROIDE.

Deux espèces de tumeurs, le *sarcome* et le *carcinome*, peuvent se développer dans la choroïde. Chacune d'elles comprend un certain nombre de variétés, sans grande importance au point de vue clinique, puisque le diagnostic n'en peut être établi que par le microscope ; aussi nous bornerons-nous à les mentionner en passant.

Ce sont par ordre de fréquence : le mélano-sarcome, — le fibro-sarcome, — le sarcome ossifiant, — les sarcomes mixtes, sarcome carcinomateux, myxo-sarcome, glio-sarcome, — le sarcome télangiectasique ou caverneux, caractérisé par la grande quantité de vaisseaux qu'il renferme, — le myo-sarcome, qui contient des fibres musculaires et dont il n'existe qu'un seul cas rapporté par de Wecker et Iwanoff.

Au point de vue clinique, ces diverses productions morbides sont à peu près semblables. Toutefois le carcinome offre une marche plus rapide. Dans les unes comme dans les autres, les symptômes sont ceux de toutes les tumeurs intra-oculaires ; il n'y a donc pas lieu d'en faire autant de descriptions spéciales.

Le développement et l'évolution des tumeurs de la choroïde peuvent se diviser en *quatre périodes*.

Dans la première, la maladie progresse silencieusement et ne se manifeste à l'extérieur par aucun signe apparent.

La deuxième est marquée par l'apparition d'accidents glaucomateux.

La destruction des enveloppes du globe oculaire et l'envahissement des parties voisines a lieu dans la troisième.

Pendant la quatrième, enfin, l'affection se diffuse et se généralise sur les organes éloignés.

PREMIÈRE PÉRIODE.

Le début est presque toujours insidieux. Quelquefois il est marqué par des douleurs, ou par l'apparition sans cause connue de sensations lumineuses subjectives : éclairs, étincelles, phosphènes, etc. Mais le plus souvent le malade ne se doute de rien et c'est par hasard, en fermant un œil, qu'il s'aperçoit pour la première fois que la vision de l'autre a diminué.

Cette amblyopie s'accompagne ordinairement *d'une lacune ou d'un rétrécissement du champ visuel* correspondant au point d'implantation de la tumeur. C'est là un des signes les plus importants et les plus caractéristiques de cette période. Plus tard, l'étendue du scotome ne fait qu'augmenter; il est dû alors au décollement de la rétine, presque toujours repoussée en avant par le développement du néoplasme qui occupe la choroïde.

Pendant longtemps, l'aspect extérieur de l'œil n'offre rien de particulier; mais, lorsque la tumeur, ayant acquis un certain volume, vient proéminer derrière le cristallin, dans le champ pupillaire, on peut quelquefois l'apercevoir à l'éclairage oblique ou bien en se servant de l'ophthalmoscope.

Cet instrument ne rend pourtant pas pendant cette période antant de services qu'on pourrait le croire tout d'abord, à cause de la ressemblance complète qui existe quelquefois, ainsi que l'a établi de Græfe, entre le décollement de la rétine symptomatique des tumeurs de la choroïde et le décollement simple.

Cependant les caractères suivants permettront dans certains cas de reconnaître qu'il s'agit d'un décollement de la première variété :

1° Le siège anormal de la partie décollée, en haut, en dehors ou en dedans, tandis que le décollement simple se trouve presque toujours en bas ;

2° Sa couleur plus foncée différente de la teinte bleuâtre, demi-transparente, du décollement ordinaire.

3° La mobilité moins grande de la rétine, qui ne se déplace pas et ne flotte pas, pour ainsi dire, au moindre mouvement de l'œil.

4° La tension intra-oculaire, généralement augmentée lorsque la rétine est soulevée par une tumeur, est plutôt diminuée, au contraire, dans le décollement simple, et on n'observe jamais avec celui-ci les douleurs ciliaires qui existent quelquefois dans les affections organiques de la choroïde.

Il est enfin un signe ophthalmoscopique d'une grande valeur diagnostique, c'est *l'apparition d'un réseau vasculaire de nouvelle formation* appartenant à la tumeur et indépendant de celui de la rétine. Il existe alors deux couches de vaisseaux : l'une, formée par les artères et les veines normales de la rétine, se reconnaît aisément ; l'autre, située plus profondément et formée de fins ramuscules, est plus difficile à voir. On en fera l'examen avec soin, à plusieurs reprises différentes, et si l'on constate la présence de rameaux nouveaux développés depuis les premières explorations, plus de doute qu'on n'ait affaire à un tissu de formation récente.

Cetle production de vaisseaux est pathognomonique ; elle n'appartient ni au cysticerque, ni à la choroïdite parenchymateuse, ni au décollement de la rétine, seules affections qui puissent être confondues avec les tumeurs de la choroïde.

O. Becker (1) a rapporté plusieurs cas de sarcomes reconnus pendant la première période de leur développement grâce à l'apparition de ces vaisseaux. Voici une de ces intéressantes observations :

Une femme de quarante ans, jusque-là bien portante, se plaignait de troubles de la vue. Les milieux de l'œil étaient transparents, à gauche on apercevait dans la région de la macula une tache blanche circulaire, sans contours nets, ayant quatre fois environ le diamètre de la papille, et tellement proéminente, qu'on voyait distinctement son sommet avec un verre convexe numéro 10, alors que le fond de l'œil emmétrope était facilement exploré sans verre correcteur. Mais, ce qu'il y avait de plus remarquable, c'était la présence d'un réseau vasculaire bien développé, à cette place où d'ordinaire il n'existe aucun vaisseau.

O. Becker crut d'abord qu'il s'agissait d'un cysticerque sous-rétinien, mais, au bout de plusieurs semaines, comme il n'avait pu constater dans la rétine ni les contours ni les mouvements d'une vésicule, tandis que, par contre, la tumeur semblait augmenter, il abandonna son diagnostic sans pouvoir toutefois en formuler un autre.

Pendant quelque temps la cornée et le cristallin restèrent transparents, mais peu à peu le corps vitré se troubla et il survint une exophthalmie considérable avec tous les signes d'une tumeur de l'orbite.

L'énucléation de tout le contenu de cette cavité ayant été pratiquée, on constata qu'un mélano-sarcome en avait envahi une partie et pénétrait dans l'intérieur de l'œil, précisément au niveau de la macula, dans la région correspondant aux lésions observés à l'ophthalmoscope.

Dans une discussion récente à la Société de chirurgie, Maurice Perrin et Panas ont rapporté des faits analogues, en insistant sur la valeur de ce symptôme qui permet de faire le diagnostic, des sarcomes choroïdiens dès les premiers temps de leur développement.

Brière, dans son excellente monographie sur le même sujet (2), décrit encore un autre signe ophthalmoscopique d'une grande

______

(1) *Archiv für Ohren und Augenheilkunde*, 2 vol. 2° partie, p. 216.
(2) *Étude clinique et anatomique sur le sarcome de la choroïde.* Paris, 1874.

valeur suivant lui. C'est la présence de *petites taches blanches et noires* siégant à la surface de la saillie que l'on suppose être la tumeur. Ces macules seraient dues soit à des exsudats, soit à des reliquats de petits foyers hémorrhagiques.

Quand on a pu, grâce aux symptômes que nous venons d'énumérer, établir à cette période le diagnostic d'une tumeur intra-oculaire, il ne s'agit plus que d'en déterminer la nature. Or il n'y a en somme que deux grandes catégories d'affections de ce genre : le gliôme de la rétine et le sarcome de la choroïde, et il existe entre elles un signe différentiel d'une grande valeur, qui permet presque toujours de trancher la question : c'est l'âge du malade. Le gliôme n'a jamais été observé après quinze ans, tandis que le sarcome est inconnu avant cet âge.

En ce qui concerne la variété de sarcome à laquelle on a affaire, on devra toujours se tenir sur la réserve, sauf les cas spéciaux où une coloration noire particulière indique nettement qu'il s'agit d'un mélano-sarcome, et ceux où une marche rapide fait présumer l'existence d'un sarcome carcinomateux.

DEUXIÈME PÉRIODE.

La deuxième période des sarcomes de la choroïde est caractérisée par l'apparition des symptômes glaucomateux. L'œil prend un aspect terne et glauque; la conjonctive bulbaire est injectée, les veines ciliaires antérieures sont dilatées et variqueuses; la cornée est légèrement trouble, elle a perdu sa sensibilité quelquefois d'une façon complète, et la desquamation de sa couche épithéliale lui donne l'apparence d'un verre dépoli.

Peu à peu la chambre antérieure se rétrécit, son contenu se trouble et les tiraillements exercés par la tumeur sur la région ciliaire finissent par amener des ruptures vasculaires et de petits épanchements sanguins. L'iris, atrophié, décoloré, est rédu't à une mince bandelette entourant la pupille largement dilatée. Quelquefois il se détache à son insertion ciliaire et il survient une *irido-dialyse spontanée.* Dans certains cas, les synéchies formées pendant la première période subsistent dans quelques points, et l'ouverture pupillaire se trouve alors tiraillée et déformée. Quelquefois aussi on observe sur la cristalloïde antérieure de petites masses exsudatives, vestiges de l'inflammation chronique de l'iris qui a précédé son atrophie.

L'examen ophthalmoscopique n'est plus guère praticable à ce

moment, le trouble du corps vitré est le plus souvent devenu assez intense pour empêcher l'exploration des membranes profondes, et d'ailleurs la rétine est généralement décollée dans sa totalité.

Les *symptômes fonctionnels* ou *subjectifs* ont aussi beaucoup de rapports avec ceux du glaucome. A la perte le plus souvent complète de la vision se joignent la photophobie, le larmoiement et les douleurs ciliaires, qui manquaient pendant la première période. Celles-ci sont vives, continues, et ont un caractère de violence et de ténacité qu'elles ne possèdent pas dans le glaucome vrai.

L'état de la tension du globe à ce moment mérite de fixer particulièrement l'attention. Elle est généralement portée au plus haut degré et correspond au T+3 de Bowmann; pourtant dans quelques-unes de ses observations Brière a constaté qu'elle était normale, ou même affaiblie. Il trouve une explication plausible de ces différences dans les conditions suivantes :

« L'œil à la période glaucomateuse, est dur tant que la sclérotique résiste encore à l'excès de pression produit par la tumeur, et tant que celle-ci n'a pas encore franchi l'enveloppe oculaire.

» La tension de l'œil est normale quand l'équilibre s'établit entre la distension de la sclérotique et l'accroissement de la tumeur, la membrane fibreuse cédant à la tumeur autant de place qu'exige sa croissance.

» L'œil est trouvé ramolli à une époque avancée du status glaucomateux, lorsque la pression intra-oculaire l'a emporté sur la résistance de la sclérotique. Les fibres de cette membrane s'étant dissociées en un ou plusieurs points, il est naturel que la tumeur, trouvant devant elle, pour s'accroître, les parties molles de l'orbite, ne produise pas du côté du globe une sensation de grande résistance. »

« Donc, de l'état de la tension intra-oculaire on pourra faire au point de vue du pronostic les déductions suivantes :

» T+1 à T+3 : les enveloppes de l'œil sont intactes. T normale : les enveloppes de l'œil sont près de se rompre ou déjà rompues. T—1 à T—3 : les enveloppes de l'œil ne sont plus intactes; la tumeur a gagné la loge de la capsule de Ténon ou l'orbite. On pourra se tromper quelquefois dans cette appréciation, et, après avoir constaté T=1, T+1 ou T+2, trouver que la tumeur a déjà franchi le globe; mais, en règle générale, l'état de la tension indique l'état des enveloppes de l'œil. »

Ce signe peut donc fournir des indications importantes pour le pronostic et le traitement.

Quand l'examen du fond de l'œil est impraticable, ce qui est loin d'être rare, le diagnostic du sarcome de la choroïde devient difficile. Le caractère particulier d'intensité et de persistance des douleurs ciliaires peut seul alors le distinguer d'une attaque de glaucome aigu simple.

La choroïdite exsudative a pu quelquefois aussi être confondue à son début avec le sarcome de la choroïde; elle s'en distingue bientôt par la diminution de consistance du globe oculaire et sa marche rapide vers l'atrophie.

TROISIÈME PÉRIODE.

La rupture des enveloppes de l'œil par la tumeur amène, au bout d'un certain temps, la cessation des accidents glaucomateux e un amendement général de tous les symptômes. C'est le commen cement de la troisième période.

Tantôt la cornée se ramollit, devient trouble, grisâtre, et se nécrose dans une de ses parties, l'humeur aqueuse s'écoule au dehors et les douleurs se calment pour quelques jours, puis le cristallin et l'iris sont expulsés à leur tour, et un bourgeon charnu jaune-rougeâtre, d'un aspect fongueux caractéristique, vient occuper la perforation. Celle-ci peut se faire, soit au centre de la cornée, soit dans plusieurs points de son étendue à la fois, soit enfin sur sa limite, au niveau du canal de Schlemm.

A ce moment le diagnostic est des plus faciles. Les antécédents suffisent à distinguer le sarcome de la cornée staphylomateuse; quant aux tumeurs extra-oculaires ayant envahi l'œil secondairement, les renseignements fournis par le sujet suffiront généralement pour reconnaître leur siège primitif ; en outre ce n'est qu'à la dernière période qu'elles s'accompagnent de lésions du fond de l'œil.

Quand la rupture intéresse la sclérotique elle a lieu dans les points affaiblis par le passage des vaisseaux, c'est-à-dire à l'insertion des muscles droits, à l'équateur de l'œil, ou autour du nerf optique. La tumeur vient-elle à se frayer une issue en arrière vers les parties molles de l'orbite, il survient une exophthalmie souvent considérable; se fait-elle jour vers l'hémisphère antérieur, on la voit bientôt soulever de plus en plus la conjonctive et refouler l'œil de côté sous les paupières. Celles-ci deviennent rouges, se tuméfient, et on aperçoit alors entre elles une masse bosselée, irrégulière, bleuâtre, rougeâtre ou noirâtre, suivant la nature de la tumeur.

Dans tous les cas, la dégénérescence gagne rapidement les parties molles environnantes, et bientôt tout le contenu de l'orbite se trouve envahi et désorganisé.

QUATRIÈME PÉRIODE.

La généralisation du sarcome de la choroïde peut se produire dès le moment où apparaissent les accidents glaucomateux, le plus souvent elle n'arrive qu'à une période plus tardive. Le foie est presque toujours le premier organe atteint, puis des noyaux métastatiques se forment dans les autres viscères, et le malade meurt avec tous les symptômes de la cachexie cancéreuse.

Une atrophie apparente du globe suit quelquefois sa perforation en arrière, on la distingue de l'atrophie vraie par l'aplatissement de l'œil d'avant en arrière, par sa propulsion dans le même sens et par l'exploration de l'orbite, où l'on sent la tumeur.

La *marche* des sarcomes de la choroïde est très variable. Sur un relevé de cinquante observations diverses, Brière a trouvé que la durée oscillait entre deux et trois ans, depuis le moment du début jusqu'à celui de l'opération. Certaines variétés à éléments jeunes ont ici, comme partout ailleurs, une évolution plus prompte que les autres. Nous avons déjà signalé la marche remarquablement rapide du carcinome.

Le *pronostic* de l'affection qui nous occupe est entièrement subordonné au traitement d'une part et de l'autre à la nature de la tumeur.

L'*étiologie* sera passée sous silence, car nous n'avons rien de particulier à dire des causes occasionnelles, qui sont ici les mêmes que dans les tumeurs analogues des autres régions. Quant aux causes prédisposantes, les observateurs ont noté l'âge adulte et le sexe masculin. Dans un certain nombre de cas, le début de l'affection a suivi de près un traumatisme accidentel.

Le traitement consiste, aussitôt que la maladie est reconnue, à pratiquer immédiatement l'énucléation de l'œil atteint; c'est le seul moyen de sauver le malade.

Si l'on se décide à opérer, on sectionnera le nerf optique le plus loin possible, et on en vérifiera la coupe avec soin, de façon à pouvoir réséquer de suite une nouvelle portion, si on trouve des altérations dans le bout central.

La tumeur a-t-elle perforé les enveloppes de l'œil et envahi l'orbite? il faut encore intervenir, aussi longtemps qu'il n'y a pas de symptômes de propagation à l'encéphale ou de généralisation dans les organes éloignés. On enlévera alors le contenu de l'orbite tout entier, y compris le périoste, et on pourra même employer les caustiques, s'il existe sur les os quelques points suspects.

Les suites immédiates de l'opération sont presque toujours très simples; mais, même, lorsque l'énucléation a été faite pendant la première ou la deuxième période, il faut attendre avant de croire à une guérison définitive. La récidive sur place ou la généralisation sont déjà possibles à ce moment. Elles deviennent beaucoup plus probables, quand l'extirpation n'a été faite qu'à la troisième période, surtout s'il s'agit d'un individu jeune et d'une tumeur riche en pigment.

PRODUCTIONS VERRUQUEUSES, CALCAIRES, OSSEUSES
DE LA CHOROIDE.

H. Muller et Donders ont décrit l'épaississement verruqueux de la lame élastique de la choroïde. Cette lésion, qui peut être considérée comme une altération sénile, car elle ne s'observe que sur des personnes ayant dépassé la soixantaine, consiste dans la production de petites saillies verruqueuses transparentes, dispersées à la surface de la membrane vitreuse de la choroïde. Celle-ci, tout en conservant sa transparence, s'épaissit, perd sa souplesse et se déchire facilement.

Ces excroissances semblent développées aux dépens de la lame élastique, dont elles partagent toutes les propriétés; elles sont très dures et résistent à l'action de tous les réactifs.

Quelques auteurs ont prétendu qu'elles avaient une certaine influence sur le développement de la cataracte sénile; mais c'est encore là une simple hypothèse qui ne s'appuie sur aucune donnée précise d'anatomie pathologique.

Leur situation périphérique fait qu'elles échappent pendant la vie à l'examen ophthalmoscopique, et le plus souvent leur présence n'a été reconnue que sur le cadavre.

Des productions *calcaires* ou *osseuses* se développent fréquemment dans les yeux perdus à la suite d'irido-choroïdites traumatiques ou spontanées. Gemuseus, qui a eu l'occasion d'observer un nombre assez considérable d'yeux énucléés dans ces conditions, a constaté que ces altérations se formaient dans la couche profonde de la choroïde aux dépens de la membrane choriocapillaire.

Quand ces masses ont acquis un certain volume, elles jouent le rôle de corps étrangers et donnent naissance à des poussées inflammatoires, quelquefois même à des accidents sympathiques qui nécessitent l'énucléation de l'œil qui en est le siège.

ANOMALIES CONGÉNITALES.

ABSENCE DE L'IRIS, IRIDÉRÉMIE.

L'absence congénitale de l'iris, ou *iridérémie*, est souvent héréditaire. Parfois l'iris, sans manquer complètement, se trouve réduit à une mince bandelette occupant la périphérie de la chambre antérieure. D'ordinaire il existe en même temps d'autres anomalies congénitales, telles que du nystagmus, un développement incomplet de la cornée, une luxation du cristallin. L'accommodation est généralement défectueuse, ce qui tient, non à l'absence de l'iris, mais à un arrêt de développement portant sur la région ciliaire.

L'iridérémie peut être *accidentelle*; dans ce dernier cas, elle est consécutive à un traumatisme et s'accompagne généralement d'une luxation du cristallin. L'œil présente un aspect particulier; l'ouverture pupillaire occupe toute la surface de la cornée, qui, vue de face, paraît d'un noir foncé. Le fond de l'œil, éclairé avec le miroir de l'ophthalmoscope, offre un reflet rougeâtre très étendu et très facile à percevoir. Les malades accusent une sensibilité à la lumière qui va jusqu'à la photophobie.

De Græfe a prouvé qu'en pareil cas, si le cristallin est encore en place, il n'y a pas de troubles dans l'accommodation; si, par contre, il a été luxé en même temps, l'accommodation est abolie, le malade se trouve dans les mêmes conditions qu'un opéré de cataracte. Le seul moyen d'atténuer l'éblouissement consiste dans l'emploi de verres bleus foncés ou des lunettes sténopéiques de Donders, disques opaques percés d'un trou au centre qui remplacent en quelque sorte le diaphragme iridien absent. S'il y a en même temps absence du cristallin, on prescrira des verres convexes comme dans l'aphakie.

COLOBOMA, POLYCORIE, CORECTOPIE,

A côté de l'iridérémie, on doit placer le *coloboma*, anomalie beaucoup plus fréquente et qui n'est autre chose qu'un arrêt de développement partiel de l'iris. Le coloboma se présente sous la forme d'une fente plus ou moins large, de forme triangulaire, dont la base correspond à l'ouverture pupillaire et le sommet à la région ciliaire ; il siége habituellement à la partie inféro-interne de la pupille et plus fréquemment à gauche qu'à droite. La perte de substance n'est pas toujours complète, à l'éclairage oblique on peut constater parfois la présence d'une membrane rudimentaire fortement pigmentée qui échapperait facilement à un examen superficiel.

Au coloboma de l'iris se trouve souvent associé un coloboma du cristallin, du corps ciliaire et de la choroïde, ou d'autres anomalies congénitales, comme la microphthalmie, le nystagmus, etc.

Pendant la vie intra-utérine, l'iris se montre sous la forme d'un cercle complet et non séparé par une fente, comme cela a lieu pour la choroïde ; de plus, il n'apparaît que lorsque la choroïde est développée et que la fente choroïdienne est fermée. La lacune qui existe dans le coloboma ne doit donc pas être attribuée, comme le bec de lièvre, le coloboma des paupières, à un défaut de rapprochement des parties, mais bien à une véritable absence du tissu de l'iris au point correspondant à l'occlusion incomplète de la fente choroïdienne.

Le coloboma seul, sans autre anomalie congénitale, ne donne lieu à aucun trouble fonctionnel.

Polycorie. — On observe parfois dans le tissu de l'iris de véritables lacunes produisant ainsi plusieurs pupilles. Cette anomalie, connue sous le nom de *polycorie*, peut être congénitale ou acquise ; dans le premier cas elle est due à des arrêts de développement limités à de petites portions de tissu ; dans le second, elle est consécutive soit aux traumatismes, soit aux opérations chirurgicales, soit enfin à un processus pathologique atrophique. On a vu quelquefois le bord ciliaire se détacher de la périphérie et former là une nouvelle pupille (*irido-dialyse spontanée*); on a même cité quelques cas tout à fait remarquables où, ce phénomène venant à se produire alors que l'ouverture pupillaire était oblitérée et maintenue en place par des synéchies, les malades ont recouvré spontanément une partie de leur vision. La présence de plusieurs pupilles ne s'accompagne d'aucune pertubation visuelle tant que l'accommodation se fait d'une façon régulière ; mais, s'il existe un trouble dans cette fonction ou un vice de la réfraction, l'on voit apparaître de la *polyopie monoculaire;* les objets peuvent être vus autant de fois qu'il y a d'ouvertures pupillaires.

Corectopie. — A l'état normal, l'ouverture pupillaire n'occupe pas exactement le centre de l'iris, elle est située un peu en haut et en dedans. Cette particularité devient parfois tellement accusée qu'elle constitue une véritable anomalie, à laquelle on a donné le nom de *corectopie.* Elle se rapporte alors à une irrégularité survenue dans le développement de l'iris, la partie inféro-externe s'étant accrue aux dépens de la partie supéro-interne. Cette anomalie n'a aucune influence fâcheuse sur la vision.

<h3 style="text-align:center">IRIDODONÉSIS, IRIS TREMULANS.</h3>

Helmholtz a démontré qu'à l'état normal l'iris est en contact par son bord pupillaire avec la face antérieure du cristallin. Ainsi soutenu, l'iris reste immobile, et n'est soumis qu'à des mouvements de dilatation et de contraction. Mais, si le cristallin vient à manquer ou si, diminuant de volume, il subit un retrait sur lui-même, l'iris perd son support, devient mobile et tremblote aux moindres mouvements de l'œil. Ce phénomène s'observe d'habitude dans les cas d'absence, de luxation du cristallin, dans certaines formes de cataracte où. le contenu de la cristalloïde étant résorbé, celle-ci est réduite à ses deux feuillets capsulaires (cataracte siliqueuse); le tremblotement de l'iris peut encore survenir, bien que le cristallin soit maintenu en place, et on l'attribue alors généralement à une liquéfaction du corps vitré. Pourtant il importe de savoir que l'ophthalmoscope révèle souvent un ramollissement de ce milieu rendu manifeste par la grande mobilité des corps flottants qui y sont contenus sans qu'on observe d'iridodonésis. Ce symptôme existant simultanément avec une cataracte doit mettre l'opérateur sur ses gardes, le diriger dans son intervention, le guider dans le choix de son procédé, et lui faire redouter pendant l'opération l'issue du corps vitré ramolli. Dans les ectasies des parties antérieures du globe, sclérectasie, cornée globuleuse, les rapports anatomiques venant à changer, l'iris est porté en avant et devient aussi tremblotant.

PERSISTANCE DE LA MEMBRANE PUPILLAIRE.

Pendant les premiers mois de la vie intra-utérine, l'ouverture pupillaire, très large, n'est pas libre; elle est recouverte par une membrane mince, vasculaire.

Cette membrane disparaît généralement vers le septième mois de la vie intra-utérine. Parfois ses débris persistent souvent après la naissance et se présentent sous forme de petits filaments traversant la pupille, ou allant s'insérer sur la cristalloïde antérieure. On évitera de les confondre avec les exsudats résultant d'une iritis ancienne, en tenant compte de leur mode d'insertion qui se trouve à la périphérie du petit cercle de l'iris, tandis que les dépôts capsulaires ou les synéchies partent directement du pourtour pupillaire, pour s'étendre sur la cristalloïde antérieure.

Il est possible que ces vestiges de la membrane pupillaire se rencontrent assez fréquemment chez les jeunes sujets et qu'ils disparaissent et se résorbent spontanément par la suite.

DE L'IRIDECTOMIE.

Comme son nom l'indique, l'iridectomie est une opération qui consiste dans l'excision d'une partie plus ou moins étendue de l'iris.

Wenzel le premier, en 1780, eut l'idée de faire l'excision d'une partie de l'iris dans le but de frayer un passage aux rayons lumineux. Beer, en 1796, perfectionna le procédé de Wenzel et exécuta lui-même un grand nombre d'iridectomies.

En 1855, de Græfe conseilla l'excision de l'iris pour enrayer ou faire disparaître certains états inflammatoires de la cornée, de l'iris ou du corps ciliaire. En 1857, il constata que cette opération diminuait la tension intra-oculaire, et il l'appliqua au traitement des affections glaucomateuses : découverte précieuse qui doit être considérée comme une des plus belles conquêtes de la chirurgie.

Ce qui précède nous montre que l'iridectomie répond à plusieurs indications différentes :

1° Iridectomie *optique*, devant créer un passage aux rayons lumineux (*pupille artificielle*);

2° Iridectomie *antiphlogistique,* destinée à combattre certains états inflammatoires de l'œil;

3° Iridectomie dans le *glaucome* pratiquée dans le but de diminuer la tension intra-oculaire.

IRIDECTOMIE OPTIQUE.

Les lésions de la cornée qui nécessitent le plus fréquemment la création d'une pupille artificielle sont les *leucomes* cicatriciels situés au-devant de l'ouverture pupillaire. Ils apportent un obstacle mécanique au passage des rayons lumineux et la vision ne peut être améliorée ou rétablie que par l'excision d'une portion de l'iris située en face des parties de la cornée restées transparentes.

Quand il s'agit de leucomes complètement opaques placés en face de la pupille, l'indication de l'opération est précise et ne peut embarasser; mais il n'en est plus ainsi quand le trouble de la vision est provoqué par une macule légère ou un albugo; en pareil cas, la vision est plutôt confuse qu'abolie, il n'est pas toujours certain qu'elle sera améliorée par la création d'une pupille artificielle. Le contraire peut même avoir lieu, et il est des circonstances où l'établissement d'une nouvelle pupille ou l'agrandissement de l'ancienne augmente le trouble visuel.

Pour juger à l'avance de l'utilité de l'intervention dans ces cas douteux, on dilatera la pupille avec une faible solution d'atropine; si la vision des objets éloignés, au lieu d'être améliorée, est plus troublée, l'inopportunité de l'opération sera évidente. La contre-épreuve avec les lunettes sténopéiques donnera également d'utiles indications : si le malade distingue mieux lorsqu'on diminue artificiellement sa pupille, il n'y aura évidemment pas lieu de l'agrandir à moins que, ne possédant qu'un œil, il ne préfère obtenir un agrandissement du champ de la vision au détriment de sa netteté.

Le choix de l'emplacement de la section est des plus importants mais nous avons insisté assez longuement sur ce sujet (p. 226) pour n'avoir plus à y revenir.

En général, la pupille créée dans un but optique devra être étroite, car, étant placée sur un œil dont la cornée présente d'ordinaire une courbure défectueuse, l'influence du vice de réfraction se fera d'autant moins sentir que l'ouverture sera plus petite. Il ne faut pourtant pas dépasser certaines limites; sans cela le champ visuel deviendrait extrêmement restreint, condition défavorable pour l'orientation. Les dimensions devront atteindre en moyenne 3 à 4 millimètres de diamètre.

Quand l'ancienne pupille est encore en partie perméable aux rayons lumineux, l'excision doit comprendre toute la largeur de l'iris jusqu'au sphincter, sinon la nouvelle pupille serait séparée de l'ancienne par un pont membraneux et il pourrait en résulter de la *diplopie monoculaire*. Avec des leucomes très étendus on ne peut obtenir une pupille artificielle réellement utile que s'il existe au moins 2 à 3 millimètres de cornée transparente, l'incision devra être alors aussi périphérique que possible et porter dans la sclérotique juste au niveau de l'insertion de l'iris. Malheureusement trop souvent, dans ces circonstances, le peu de cornée transparente qui subsistait avant l'opération, s'opacifie, complication fâcheuse qui compromet souvent le succès de l'opération la mieux conçue et la plus habilement exécutée.

Dans les leucomes où l'iris adhère dans sa totalité à la cornée, l'iridectomie devient impraticable. Mais, pour peu que la chambre antérieure soit conservée dans une certaine étendue, il faut tenter l'opération, qu'on pourra souvent mener à bonne fin, grâce à l'emploi du couteau de de Græfe.

L'*occlusion pupillaire* par des exsudats réclame l'iridectomie, non-seulement au point de vue optique, mais aussi en raison des accidents ultérieurs dont cet état pathologique peut devenir la cause. Dans ces circonstances, l'iris étant ordinairement soudé au cristallin ou maintenu par les exsudats, l'excision n'en est pas toujours correcte, et se réduit souvent à un simple déchirement (*iridorrhexis, corémorphosis*).

Avec une pupille complétement oblitérée par l'iris distendu et formant une véritable cloison membraneuse, qui sépare l'œil en deux segments, alors qu'on ignore si le cristallin est normal, absent, ou bien cataracté, Arlt procède de la façon suivante : il introduit un petit couteau lancéolaire dans la chambre antérieure ; puis, ayant pénétré à une certaine profondeur, il enfonce la pointe du couteau dans le tissu de l'iris, perpendiculairement aux fibres radiées ; l'élasticité de ces dernières produit l'entre-bâillement des lèvres de la plaie, et grâce à la nouvelle pupille ainsi établie il peut se renseigner sur les parties sous-jacentes. Cette manœuvre nous semble dangereuse, car si le cristallin est en place, la capsule court le risque d'être blessée par la pointe de l'instrument ; or, de deux choses l'une, ou bien on soupçonne la présence du cristallin, ou bien on a la certitude qu'il a été enlevé. Dans le premier cas, s'il est douteux que le cristallin soit absent, il faut opérer en suivant les mêmes règles techniques et en prenant les mêmes précautions que d'habitude; dans le second, il est bien préférable de faire *l'iridotomie* (Voy. ce mot).

L'obstacle au passage des rayons lumineux peut provenir d'altérations du *cristallin*. Dans la cataracte *zonulaire congénitale,* qui présente ce caractère particulier de rester indéfiniment stationnaire, il est bien préférable de pratiquer une iridectomie qui permet aux rayons lumineux de passer à travers la région équatoriale du cristallin restée transparente que de faire disparaître la lentille par discision ou par extraction. On a ainsi l'avantage de conserver l'organe essentiel d'une fonction importante, l'accommodation, tout en restituant une vision relativement bonne, les recherches de Volkmann et de Knapp ayant prouvé que là réfraction effectuée à travers les parties équatoriales de la lentille donne sur la rétine des images nettes.

Les cataractes *pyramidales*, la persistance de la *membrane pupillaire* réclament également la création d'une pupille artificielle, Chez les personnes âgées atteintes d'opacités centrales du cristallin, à marche extrêmement lente, il peut y avoir avantage à exciser une portion de l'iris, d'autant plus que ce n'est alors qu'une opération préalable, un des temps de l'extraction qui devra être pratiquée plus tard, si la cataracte devient complète.

IRIDECTOMIE ANTIPHLOGISTIQUE.

De Græfe a proposé l'iridectomie dans les *infiltrations purulentes,* les *abcès étendus*, les *ulcères* de la cornée, qui offrent une grande tendance à détruire rapidement le tissu cornéen, et se laissent peu modifier par le traitement médical. Dans son esprit, l'iridectomie devait avoir un double but : 1° l'arrêt du processus destructif et par suite la conservation d'une certaine portion du tissu cornéen; 2° la création d'une pupille artificielle placée en face de la portion de cornée préservée. Malheureusement, ce procédé n'a pas répondu aux espérances conçues par son auteur : outre que l'effet antiphlogistique n'est pas toujours obtenu, il arrive souvent que la nouvelle pupille se recouvre d'esxudats provenant de l'inflammation de l'iris, complication qui manque rarement en pareil cas. Aujourd'hui, les paracentèses répétées ou mieux encore le procédé de Sœmisch sont préférables pour combattre les inflammations graves de la cornée, et on attend, pour pratiquer une pupille

artificielle, que la période aiguë soit passée. Toutefois, l'iridectomie reste d'une efficacité souveraine dans les ulcérations de la
cornée dépendant d'une irido-choroïdite subaiguë ou d'un état
glaucomateux. L'opération modifie alors heureusement l'affection intra-oculaire elle-même et la lésion cornéenne qui en est
la conséquence.

Les bons effets de l'iridectomie ont déjà été signalés dans la *sclérose* de la cornée, les *staphylômes*, la *scléro-choroïdite antérieure*
l'*iritis chronique*, l'*irido-choroïdite séreuse*, etc. Afin de ne pas
répéter ce que nous avons déjà dit, nous renvoyons à ces divers
chapitres.

IRIDECTOMIE DANS LE GLAUCOME.

L'iridectomie destinée à ramener la tension intra-oculaire
exagérée à des limites normales exige quelques précautions spéciales dans son exécution. L'excision doit comprendre une assez
grande étendue de l'iris et s'étendre à toute la largeur de ce diaphragme depuis l'ouverture pupillaire jusqu'à la région ciliaire.
Ne présentant en pareil cas aucun avantage optique, la nouvelle
pupille sera autant que possible placée en haut, de façon à être
cachée sous la paupière supérieure. La chambre antérieure étant
souvent diminuée de profondeur par suite de l'excès de tension,
la plus grande attention est nécessaire au moment de l'introduction du couteau afin de ne pas blesser le cristallin. La section
sera faite lentement, pour éviter une détente trop brusque et la
rupture de la zonule qui pourrait en résulter.

Les indications de l'opération, le moment opportun pour la
pratiquer, et les résultats qu'elle donne, sont autant de questions
qui seront traitées in extenso à l'article *Glaucome*.

MANUEL OPÉRATOIRE DE L'IRIDECTOMIE.

Les instruments nécessaires pour cette opération sont des écarteurs des paupières ou un blépharostat; un couteau lancéolaire
coudé, ou mieux le petit couteau de Græfe qui sert dans l'opération de la cataracte; des pinces à griffes droites et courbes, une
paire de ciseaux-pinces (fig. 48), une petite spatule en écaille.

Jadis on faisait la section de la sclérotique avec un couteau lancéolaire droit ou courbe ; de Græfe commença le premier à se servir du petit couteau droit à lame étroite qu'il avait imaginé pour l'opérationde la cataracte, ne conservant encore le couteau lancéolaire que pour le glaucome. Plus tard, de Wecker (1) employa le couteau lancéolaire dans tous les cas possibles. Ce fut un progrès réel, car grâce à cet instrument, l'opération est rendue beaucoup plus facile et l'on peut triompher de difficultés qui eussent été insurmontables avec le couteau lancéolaire.

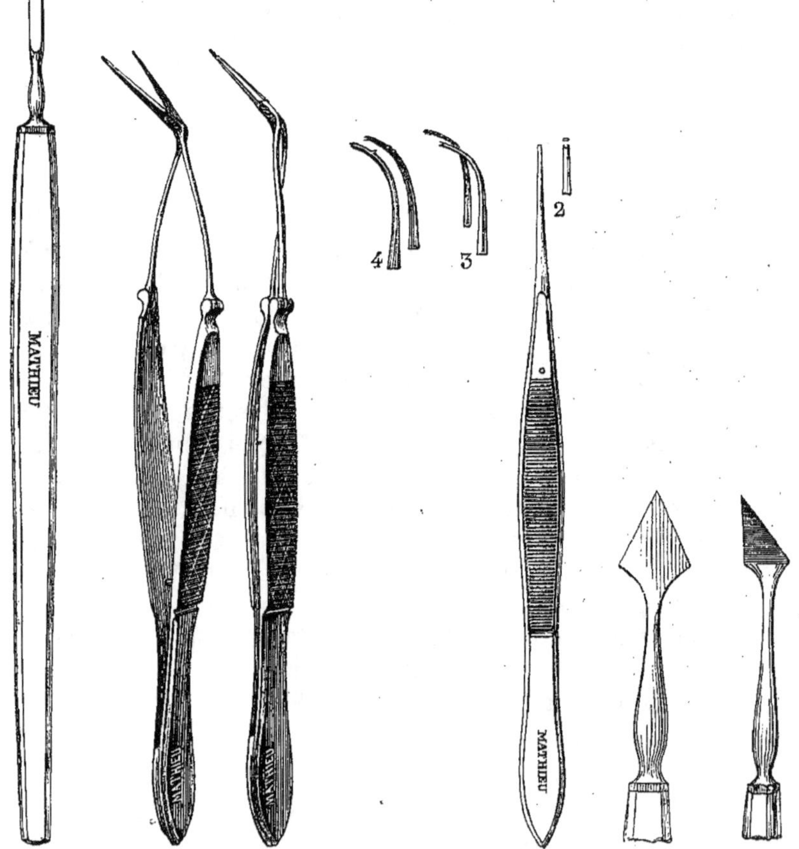

Fig. 48.

L'opération comprend deux temps principaux : 1° La section du limbe scléro-cornéen ; 2° l'excision de l'iris.

(1) *De l'Iridectomie*, Thèse de Pomier, Paris, 1870.

Le malade est couché sur un lit assez élevé pour que l'opérateur n'ait pas besoin de trop se baisser, et assez étroit pour que,
les aides puissent facilement circuler autour. Quelque habileté
qu'on ait de la main gauche, la section scléro-cornéenne exigeant
une grande précision, il est préférable de la faire avec la main
droite. Aussi faudra-t-il se placer derrière la tête du malade pour
opérer l'œil droit, devant le malade au contraire et à sa gauche,
pour opérer l'œil gauche. Quand on veut établir simplement une
pupille artificielle sur un œil qui n'est pas enflammé, l'opération
étant peu douloureuse, il n'est pas utile d'endormir le malade;
mais, s'il s'agit d'un glaucome aigu, si le sujet est jeune ou trop
indocile, on aura recours au chloroforme.

Bien qu'à la suite de l'opération de l'iridectomie on observe rarement de la suppuration des lèvres de la plaie, nous conseillons
néanmoins de prendre des précautions antiseptiques rigoureuses.
Toute la surface conjonctivale, surtout au niveau des culs-de-sac
et du sac lacrymal sera nettoyée avec une éponge imbibée d'une
solution saturée d'acide borique. Les instruments seront maintenus plongés dans un bain d'acide borique, les éponges auront
été désinfectées, et l'atmosphère de la salle d'opération purifiée
par des vapeurs phéniquées.

Il faut d'abord placer le blépharostat; pour cela on invite le
malade à regarder fortement en bas tandis qu'avec le pouce et
l'index de la main gauche on soutient la paupière supérieure sous
laquelle on glisse une des branches de l'instrument, en évitant de
toucher la cornée ; le malade regardant ensuite en haut, on abaisse
la paupière inférieure et la seconde branche est placée dans le cul-
de-sac inférieur. On serre alors la vis de pression de façon à ce que
l'écartement se maintienne malgré les contractions du muscle
orbiculaire. Le blépharostat ne doit pas exercer une pression trop
forte sur le globe oculaire ; si cela arrivait dans le cours de l'opération, un aide serait prêt à le soulever, sans quoi il pourrait
survenir de fâcheux accidents, tels que la rupture de la zonule,
la luxation du cristallin, l'issue du corps vitré.

Les paupières une fois maintenues écartées, il s'agit de fixer le
globe oculaire ; pour cela, on prend de la main gauche la pince à
dents de râteau et à arrêt de Waldau (préférable à la simple
pince à dents de souris, car elle mord sur une grande surface),
et on saisit largement avec elle la conjontive et le tissu cellulaire
sous-conjonctival, dans le point diamétralement opposé à celui
où doit porter l'incision. Grâce à l'arrêt, la pince reste fermée
d'elle-même, il suffit de la soutenir sans se préoccuper de la

serrer. Le chirurgien, tenant alors de la main droite le petit
couteau droit, ponctionne le limbe sclérotical à son union avec le
bord de la cornée, pénètre dans la chambre antérieure, la traverse
en maintenant le couteau horizontal, fait une contre-ponction du
côté opposé, de façon à ressortir symétriquement au bord cornéen, puis, imprimant au couteau un mouvement de va-et-vient,
il fait la section en se maintenant toujours dans le limbe scléro-

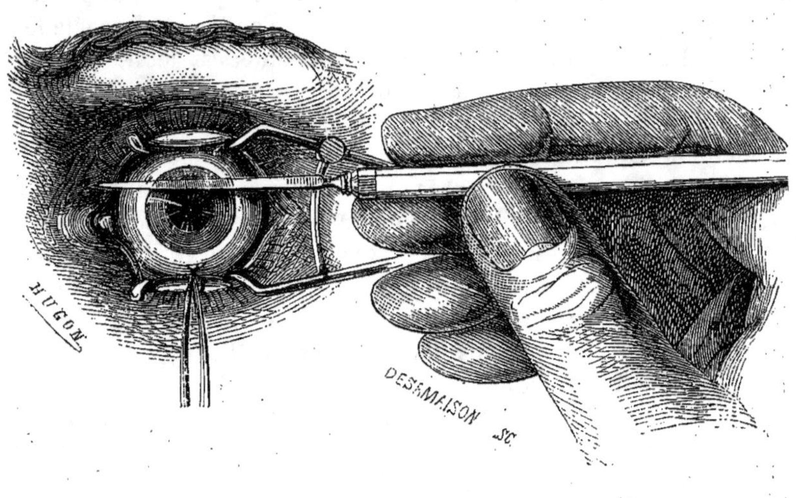

Fig. 49.

cornéen. Cette incision doit avoir environ 6 à 7 millimètres d'é-
tendue (fig. 49).

En la terminant, le tranchant de l'instrument doit être dirigé
un peu en avant, sans quoi la section pourrait remonter trop
haut dans la sclérotique. Arrivé sous la conjonctive bulbaire, ce
mouvement de bascule du couteau sera encore plus accentué, et
on évitera ainsi de tailler un trop grand lambeau conjonctival.

Excision de l'iris. — L'incision terminée, on confie la pince à
fixation à un aide, qui doit veiller à ce que le globe oculaire reste
en place, qui doit le ramener en bas s'il fuit sous la paupière
supérieure, mais cela sans violence, par des tractions modérées,
et surtout sans exercer des pressions trop fortes. La chambre
antérieure étant largement ouverte, l'humeur aqueuse s'écoule au
dehors, et d'ordinaire l'iris fait spontanément hernie entre les

lèvres de la plaie ; on le saisit avec les petites pinces à griffes, puis on l'attire doucement hors de la plaie et on l'excise avec les ciseaux-pinces. Bowman a conseillé de ne pas faire l'excision de l'iris d'un seul coup de ciseaux, mais bien en trois temps distincts. D'un premier coup de ciseaux, il coupe l'iris à l'un des angles de la plaie ; puis il l'arrache de son insertion ciliaire, et d'un second coup de ciseaux il le détache au niveau de l'autre angle de la plaie ; de cette façon la section est beaucoup plus nette et n'est pas suivie d'enclavement (fig. 50).

L'excision faite, on s'assure que les bords de section de l'iris, qui a été forcément tiraillé, ne restent pas engagés dans les angles de la plaie si cela a lieu on les refoule doucement dans la chambre antérieure au moyen de la petite spatule. Il faut qu'une fois l'opération terminée, les extrémités du sphincter irien coupé soient libres et dans leur position naturelle. L'ancienne pupille et la nouvelle forment alors une ouverture comparable à un trou de serrure.

Accidents ou complications de l'opération. — Dans le premier temps, l'introduction du couteau dans la chambre antérieure exige une grande attention, car si la pénétration est trop brusque, si le couteau échappe pour ainsi dire, le cristallin peut être lésé, accident toujours très grave puisqu'il a pour conséquence une cataracte traumatique.

Afin d'être plus maître de l'instrument, l'opérateur le tiendra comme le représente la figure 49, les doigts très rapprochés de la base de la lame, et il le poussera avec une force contenue ; d'autres fois il arrive que la lame reste engagée dans l'épaisseur de la cornée, il faut alors la dégager pour faire une nouvelle ponction à côté. Si par une raison quelconque (par suite du retrait du couteau par exemple) la chambre antérieure s'efface après l'écoulement de l'humeur aqueuse, il est préférable d'appliquer le bandeau compressif et de remettre l'opération à un autre jour, car le cristallin et l'iris, se trouvant refoulés en avant, seraient nécessairement blessés si l'on voulait quand même continuer les manœuvres.

De même, si par mégarde le tranchant de l'instrument se trouvait dirigé en sens opposé à celui de la section, il faudrait le retirer et attendre pour recommencer que la chambre antérieure se soit reformée.

Au moment de la contre-ponction, l'humeur aqueuse s'échappant au dehors se répand sous la conjonctive, et une ampoule volumineuse se forme parfois en ce point. Il ne faut nullement s'en

inquiéter et continuer de pousser le couteau plus avant dans le
sens transversal ; l'ampoule s'affaisse dès que la conjonctive est
transpercée. Quelquefois, l'humeur aqueuse s'écoulant trop rapidement, l'iris vient se placer au devant du tranchant de l'instrument, qui l'entame nécessairement dans ses mouvements de va-

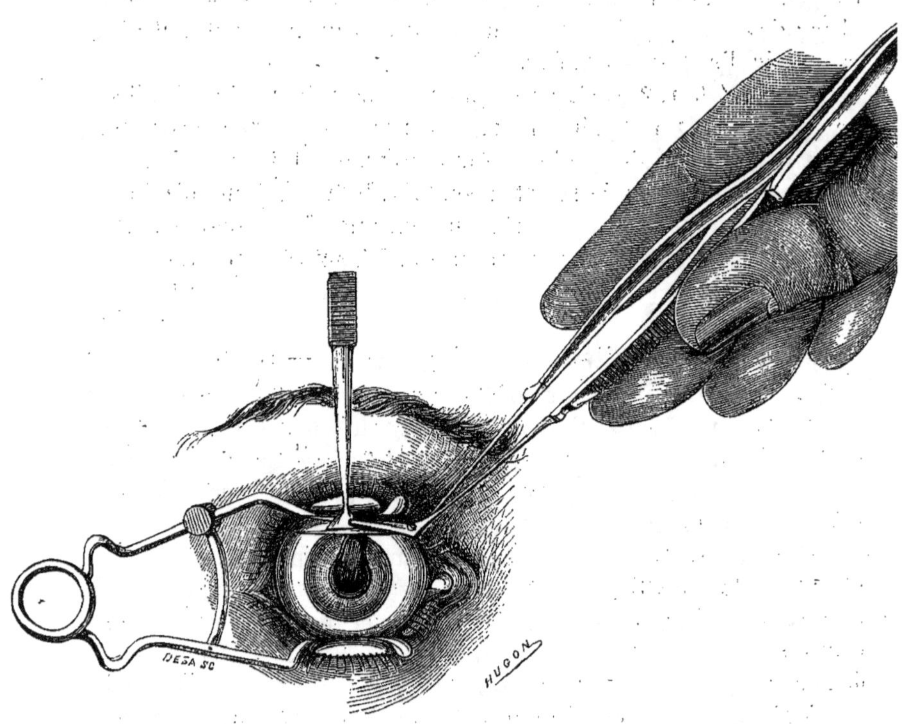

Fig. 50.

et-vient. Cet accident peut être évité facilement si la section est
faite assez rapidement et si le tranchant de l'instrument est tenu
un peu en avant; du reste, dans le cas où l'iris aurait été ainsi
excisé en partie par le couteau, il n'y aurait qu'à régulariser la section avec la pince et les ciseaux.

En somme, ces accidents ont peu d'importance ; ce qu'il faut
craindre par-dessus tout, c'est de faire une incision scléroticale
trop périphérique, qui, en tombant au delà de l'insertion de
l'iris, romprait la zonule, donnerait issue au corps vitré et produirait une luxation du cristallin. Comme la section porte sur le

plexus veineux de Schlemm, il peut arriver qu'une certaine quantité de sang se répande dans la chambre antérieure et vienne gêner l'opération ; dans ce cas-là, on attend quelques instants, puis on fait écouler le sang en entre-bâillant légèrement avec le stylet mousse les lèvres de la plaie et en pressant légèrement sur la cornée.

Au moment de l'excision, l'iris ne se présente pas toujours dans la plaie, soit qu'il se trouve, comme cela arrive quelquefois, maintenu par des adhérences à la cristalloïde antérieure, soit que son sphincter reste contracté. Au lieu de se servir des pinces droites, on fait alors usage de pinces courbes à griffes, qui sont introduites avec beaucoup de précaution dans la chambre antérieure et avec lesquelles on saisit l'iris tout en ayant toujours bien soin de ne pas aller trop profondément et de ne pas blesser la cristalloïde antérieure. Éprouve-t-on une certaine résistance pour amener l'iris hors de la plaie, il faut procéder avec beaucoup de prudence et de douceur, car en tirant violemment on risque de le détacher à son insertion ciliaire et de provoquer une *iridodialyse*.

Dans les cas difficiles qui exigent une grande précision et une grande sûreté dans la préhension de l'iris, nous engageons l'opérateur à se servir de la main droite pour saisir l'iris avec les pinces, tandis que la section pourra être faite aisément avec les ciseaux-pinces tenus de la main gauche. Enfin, si l'iris est complètement soudé à la cristalloïde ou maintenu en place par des adhérences, on ne peut plus le détacher, il faut se contenter de le déchirer avec les pinces (*iridorrexhis*).

La plaie est-elle étroite, éprouve-t-on quelques difficultés à écarter suffisamment les mors des pinces pour saisir l'iris, on fera usage des pinces imaginées par Liebreich. Ces pinces fort ingénieuse se composent de deux branches armées de griffes dont l'écartement s'effectue par un mouvement de rotation autour d'une tige, de telle sorte que, même introduits à travers une petite ouverture, les mors peuvent s'écarter largement.

Les *soins consécutifs* sont des plus simples. Une fois l'opération terminée, on nettoie la plaie en enlevant au moyen de pinces fines les petits caillots sanguins qui pourraient séjourner à sa surface ou entre ses lèvres ; on a bien soin d'examiner l'état des sphincters et de voir s'ils sont en place, et si la pupille présente bien la forme d'un trou de serrure ; dans le cas où l'un des bords de section de l'iris serait engagé dans l'un des angles de la plaie, il faut d'abord essayer de le réduire avec le stylet mousse ; mais si le prolapsus est trop considérable et ne se laisse pas refouler, il faut le saisir avec les pinces et l'exciser. On applique ensuite une rondelle de lint boraté recouverte d'un tampon d'ouate désinfectée que l'on maintient en place par une bande de flanelle de 2 mètres environ. Au bout de vingt-quatre heures, le pansement est enlevé, on lave l'œil très légèrement avec une éponge fine trempée dans une solution saturée d'acide borique et on l'essuie avec un petit linge sec. Les paupières s'entr'ouvrent ; si la chambre antérieure est déjà reformée, et s'il existe un peu d'inflammation de la cornée, on instille quelques gouttes d'atropine. Mais quand il n'y a pas de réaction, et dans le cas de glaucome, il faut s'abstenir de toute médication.

Iridectomie pratiquée avec le couteau lancéolaire. — Dans l'immense majorité des cas, on substitue aujourd'hui le couteau de de Græfe au couteau lancéolaire ; mais il peut arriver pourtant qu'on soit obligé de se servir de ce dernier instrument, quand on a, par exemple, à pratiquer une pupille artificielle directement en dedans de la cornée sur un œil profondément enfoncé dans l'orbite.

Voici comment on procède :

Le globe de l'œil étant immobilisé, le chirurgien prend de la main droite le couteau lancéolaire droit ou coudé, selon sa commodité, et selon le point où il veut établir la nouvelle pupille (si l'opération est faite en dedans, le couteau coudé, est toujours préférable au couteau droit ; il en est de même quand le globe oculaire est enfoncé dans l'orbite) ; puis, appuyant la pointe du couteau dans la sclérotique, à un demi-millimètre environ du bord cornéen, et la dirigeant vers le centre du globe, il presse lentement et progressivement jusqu'à ce qu'elle ait pénétré dans la chambre antérieure.

A ce moment il imprime un léger mouvement de bascule au manche de l'instrument, de façon à rendre la lame parallèle à la face antérieure de l'iris, et, en ayant la précaution de toujours se tenir au-devant de ce diaphragme, il pénètre de plus en plus profondément jusqu'à ce que la section extérieure de la cornée ait une étendue d'environ 7 à 8 millimètres. La cornée ayant une épaisseur assez considérable, et la forme du couteau étant triangulaire, il est évident que la section de la cornée dans la chambre antérieure sera toujours moins large que celle de la surface ; aussi, pour les égaliser, il faudra avoir la précaution de retirer le couteau en coupant sur l'un des angles de la plaie, de façon à l'élargir de dedans en dehors.

Au moment où le chirurgien retire le couteau, l'humeur aqueuse

s'écoule, la chambre antérieure disparaît et le cristallin repoussé
en avant vient se jeter pour ainsi dire au-devant de la pointe de
l'instrument : il est nécessaire alors de redoubler de précaution,
de faire basculer en arrière le manche du couteau de telle façon
que la lame soit le plus près possible de la face postérieure de la
cornée.

IRIDORRHEXIS.

Lorsqu'à la suite d'inflammation aiguë ou chronique, le bord
pupillaire se trouve adhérent au cristallin, on est obligé, pour exciser l'iris, de le saisir fortement avec les pinces pour l'attirer au
dehors et l'arracher, le bord pupillaire maintenu par les synéchies restant adhérant au cristallin. Cette opération, dont on est
redevable à Desmarres père, est connue sous le nom d'*iridorrhexis*. Le manuel opératoire est absolument le même que pour
l'iridectomie, la seule différence consiste dans la plus grande difficulté qu'on éprouve à attirer l'iris au dehors. Nous avons vu, en
parlant de l'irido-choroïdite chronique, que de Græfe a préconisé
cette opération dans tous les cas de synéchie postérieure totale;
elle rétablit alors une libre communication entre la chambre antérieure et les parties postérieures de l'œil.

CORÉLYSIS.

Dans le but de rompre les synéchies postérieures incomplètes,
isolées, occasionnant parfois des douleurs assez vives et des
symptômes d'irritation, Streatfield pratique dans la cornée, au
moyen du couteau lancéolaire, une incision de 4 millimètres, vis-
à-vis du point où existe la synéchie, puis glisse à travers cette
ouverture un crochet mousse qu'il introduit avec précaution
sous la portion de l'iris restée libre; lui faisant parcourir ensuite
le pourtour pupillaire, il arrive à rompre ainsi les adhérences.
Quand l'instrument passe partout librement, il le retire avec
précaution, instille quelques gouttes d'atropine et applique le
bandeau compressif. Cette manœuvre, plus facile à décrire qu'à
exécuter, n'est pas toujours exempte de danger; c'est ainsi qu'on
arrive souvent à rompre, il est vrai, la synéchie, mais à provoquer

par contre un enclavement de l'iris dans la plaie de la cornée nécessitée par l'opération.

Passavant a imaginé un autre procédé. Il fait une incision périphérique dans la cornée, dans le point correspondant au siège de la synéchie ; cette ouverture doit être assez large (4 millimètres environ) pour permettre l'introduction des pinces courbes à iridectomie, avec lesquelles on saisit l'iris ; puis, le tirant vers soi doucement, on cherche à rompre la synéchie. Cette petite opération, très simple aussi en apparence, est, en réalité, très difficile à exécuter. On ne saurait croire combien ces adhérences sont difficiles à rompre, car le tissu de l'iris, étant très extensible, se laisse entraîner dans la plaie, bien que le point adhérent reste toujours en place, et le seul résultat obtenu souvent à la suite de cette manœuvre est un enclavement dans la plaie nouvelle. Aussi conseillons-nous, dans les cas analogues, de faire simplement une iridectomie, qui fait disparaître sûrement les douleurs éprouvées par le malade et n'entraîne aucune complication.

IRIDODÉSIS.

Cette opération, pratiquée par Critchett et Bowman pour améliorer la vision dans les cas de kératocone et dans certains leucomes partiels de la cornée, consistait dans l'enclavement artificiel d'une portion de l'iris dans une plaie cornéenne ; on arrivait ainsi à diminuer la largeur de l'ouverture pupillaire ou à la déplacer et à la transporter en face des parties de la cornée restées les plus transparentes.

Le manuel opératoire est à peu près le même que dans l'iridectomie, sauf que la section doit être plus étroite et qu'au lieu d'exciser le prolapsus, on le lie avec un fil pour l'empêcher de rentrer dans chambre antérieure, et le maintenir engagé dans la plaie. La ligature du prolapsus était une opération délicate et inutile, ainsi que l'a prouvé de Wecker ; le bandeau compressif suffit pour l'empêcher de rentrer. Malgré cette simplification, ce procédé est abandonné aujourd'hui, depuis qu'on a reconnu que les yeux sur lesquels on pratique des enclavements sont exposés à devenir plus tard le siège d'irido-choroïdite. On possède du reste, actuellement, avec la trépanation de la cornée, et le galvano-cautère, des moyens plus efficaces pour améliorer la vision dans le kératocone.

IRIDOTOMIE.

Il arrive assez fréquemment, quel que soit le procédé employé pour l'extraction de la cataracte, que des débris capsulaires ou des masses corticales restent encore au-devant de la pupille, produisant ainsi des cataractes dites secondaires. Cette fâcheuse complication, rare il est vrai dans les cas simples, favorables et confiés à des mains habiles, survient, par contre, presque constamment dans les cataractes compliquées, consécutives à des lésions du fond de l'œil. L'oblitération secondaire de la pupille peut se faire alors de deux façons différentes ; tantôt c'est un accident imprévu, tel que le prolapsus du corps vitré, qui, au moment de l'extraction, s'oppose aux manœuvres nécessaires à l'évacuation complète du cristallin et de ses débris ; tantôt c'est l'irritation inflammatoire, conséquence nécessaire du traumatisme, qui favorise la production d'exsudats, encombrant de nouveau le champ pupillaire. Ce n'est donc qu'avec une certaine crainte, et forcés par la nécessité, que les chirurgiens se décidaient à opérer les cataractes qu'on rencontre dans l'irido-choroïdite chronique, avec ou sans synéchies, le glaucome chronique, la myopie progressive avec scléro-choroïdite postérieure et ramollissement du corps vitré.

Autrefois, quand une opération pratiquée dans d'aussi mauvaises conditions sur des sujets atteints de lésions profondes n'avait pas été suivie d'un résultat satisfaisant, il n'était guère possible d'obtenir mieux par la suite. La seule ressource désormais était l'iridectomie ou plutôt l'excision d'une partie du diaphragme membraneux constitué par l'iris plus ou moins altéré et les adhérences, exsudats ou débris capsulaires. Cette opération, si simple, si parfaite dans les cas ordinaires, présentait ici des difficultés réelles et des inconvénients sérieux.

Comment, en effet, saisir avec des pinces cette membrane uniformément tendue sans exercer des tiraillements, sans produire des déchirures vers ses points d'insertion, c'est-à-dire vers la région ciliaire ? Comment l'attirer au dehors et n'en exciser qu'une partie déterminée tout en évitant l'irido-dialyse ? Les manœuvres étaient-elles faites avec plus de ménagements, on s'exposait à ne dilacérer avec les pinces que les couches superficielles et à laisser derrière elles les masses exsudatives profondes. L'iridectomie dans ces conditions était donc une opération incertaine, sans règles précises, pleine de dangers et de complications imprévues. L'iridotomie permet, comme nous allons le voir, de triompher de ces cas si défavorables ; elle réussit là où l'iridectomie eût échoué, et marque ainsi un véritable progrès, un pas de plus fait en avant dans la chirurgie oculaire.

Nous ne dirons que quelques mots d'historique pour arriver rapidement au moment où cette opération est entrée réellement dans la pratique (1). Vers 1728, Thomas Woolhouse, oculiste du roi d'Angleterre Jacques II, proposa d'inciser l'iris dans le but de faire une pupille artificielle, mais cette idée ne paraît avoir été mise à exécution que plus tard, par Cheselden. Janin recommanda aussi ce nouveau procédé, et prétendit en avoir obtenu de bons résultats. Mais, sur ces entrefaites, Wenzel ayant découvert l'iridectomie, les brillants succès de cette nouvelle opération eurent bientôt fait oublier l'ancienne.

Il faut arriver jusqu'à de Græfe pour entendre parler de nouveau d'iridotomie ; ce chirurgien éminent, avec sa sagacité habituelle, en comprit nettement les indications. Voici comment il s'exprime sur ce sujet : « Dans les cas d'absence du cristallin par suite de l'opération de la cataracte et d'exsudation rétro-iridienne très développée avec désorganisation du tissu de l'iris, aplatissement de la cornée et les autres conséquences d'une irido-cyclite destructive, j'ai substitué à l'opération de l'iridectomie, que l'on pratique jusqu'à présent ordinairement sans succès, la simple iridotomie. Le procédé consiste à plonger un couteau à double tranchant se rapprochant dans sa forme d'un couteau lancéolaire très pointu à travers la cornée et les tissus de nouvelle formation jusque dans le corps vitré, et à l'en retirer immédiatement, en élargissant la brèche faite dans ces membranes plastiques sans agrandir la plaie de la cornée. »

De Græfe avait donc parfaitement reconnu les indications de l'iridectomie, mais l'outillage dont il disposait était défectueux ; car en pratiquant une section au moyen d'un couteau dans l'iris et les fausses membranes on exerçait nécessairement des tractions sur les insertions ciliaires de l'iris, ce qu'il faut précisément éviter à tout prix.

Bowman eut aussi récemment l'occasion d'employer l'iridotomie dans un cas particulier. C'était pour un malade atteint de kératocone, et chez lequel il s'agissait de faire une pupille artificielle

____

(1) Consultez, pour plus de détails, la thèse de Fontaine, *De l'iridotomie.* Paris, 1873.

aussi étroite que possible. Une incision ayant été faite dans la cornée au moyen d'un couteau lancéolaire à 2 millimètres environ du bord sclérotical, Bowman introduisit à travers cette ouverture un petit couteau boutonné très étroit, qu'il glissa à plat sous l'iris jusqu'à son insertion ciliaire. Cela fait, dirigeant le tranchant de l'instrument en avant, il sectionna l'iris en l'appuyant contre la face postérieure de la cornée. La pupille ainsi obtenue fut presque linéaire. Les inconvénients de ce procédé sont évidents; d'abord, la manœuvre du glissement du couteau sous l'iris est fort délicate, puis l'application du tranchant de l'instrument contre la face postérieure de la cornée n'est pas sans danger pour cette membrane.

De Wecker, dirigeant à son tour ses investigations de ce côté, a modifié de la façon la plus heureuse l'instrument destiné à couper l'iris, et a rendu ainsi l'opération réellement pratique.

Au lieu de se servir d'un couteau comme de Græfe et Bowman, de Wecker a eu l'idée d'employer des pinces-ciseaux, à pointes mousses, représentées dans la figure 5, ouvertes et fermées. L'articulation de ces pinces-ciseaux est telle, que, bien qu'introduites dans l'œil par une étroite ouverture, l'écartement des branches coupantes peut être assez considérable. Avec cet instrument, et c'est là le point capital, on peut sectionner nettement l'iris et les exsudats pupillaires sans exercer le moindre tiraillement sur la région ciliaire. Le manuel opératoire de l'iridotomie est différent, suivant que le cristallin a déjà été extrait ou qu'il est encore en place. Nous nous occuperons d'abord des cas de la première catégorie, qui sont les plus fréquents, et pour lesquels l'application de ce nouveau procédé donne les meilleurs résultats. L'écarteur des paupières étant en place et la pince à fixer, tenue de la main gauche, comme pour les opérations habituelles, le chirurgien saisit de la main droite le couteau lancéolaire à arrêt (1) représenté figure 5 et, l'enfonçant dans la cornée à 2 millimètres environ du bord sclérotical, il traverse hardiment du même coup la chambre antérieure et la cloison membraneuse qui la sépare du corps vitré. Cela fait, le couteau lancéolaire est retiré assez rapidement, de façon à éviter l'écoulement complet

---

(1) Ce couteau lancéolaire diffère un peu de celui qu'on emploie d'ordinaire; sa lame est plus longue et peut conséquemment pénétrer plus profondément dans l'œil; sa largeur, au niveau de l'arrêt, est de 4 millimètres, de telle sorte que, lorsqu'il est enfoncé complètement, la plaie de la cornée a précisément cette étendue.

de l'humeur aqueuse, ce qui gênerait pour les mouvements ultérieurs.

Les ciseaux sont alors introduits fermés dans la chambre anté-

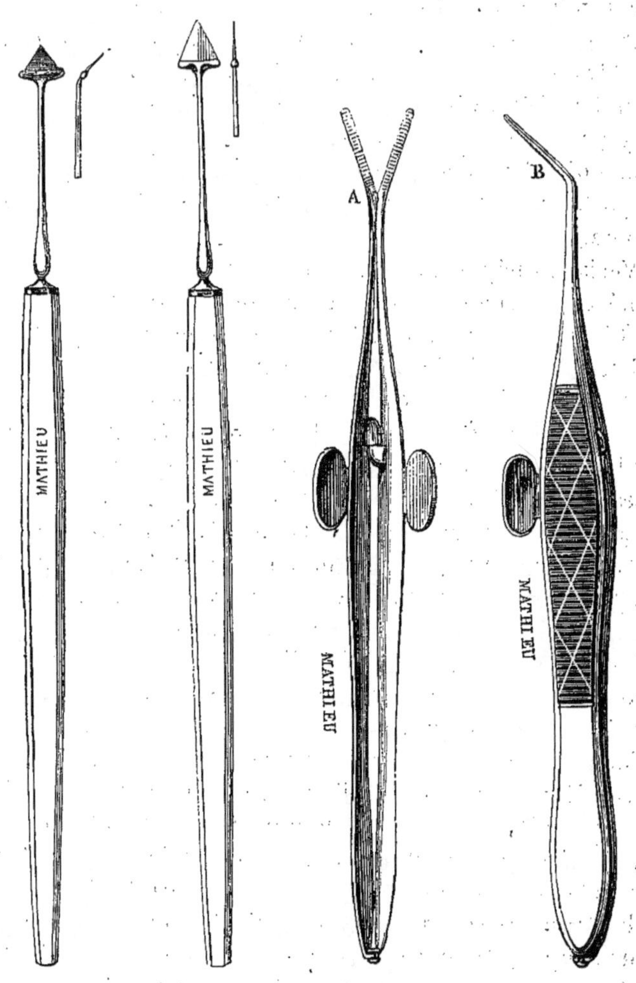

Fig. 45.

rieure, et dès que leur extrémité y a pénétré, l'opérateur laisse entr'ouvrir légèrement les branches coupantes en s'efforçant de faire pénétrer l'une d'elles derrière le diaphragme, profitant pour cela de l'ouverture déjà pratiquée avec la pointe du couteau lancéolaire, et maintenant l'autre au-devant. Quand elles sont ainsi placées, il les enfonce de plus en plus, en les écartant davantage, jusqu'à ce qu'elles embrassent toute l'étendue de la membrane à sectionner, qui est alors fendue d'un seul coup.

Aussitôt, par suite de la rétraction des parties voisines, l'ouverture s'agrandit formant une pupille très noire. Les ciseaux sont retirés et le bandeau compressif est immédiatement appliqué.

Les suites de cette opération sont tout à fait inoffensives ; grâce à l'étroitesse de la plaie cornéenne, à peine s'échappe-t-il une goutelette de corps vitré. Quant à la nouvelle pupille, elle n'offre aucune tendance à s'oblitérer de nouveau, car elle est maintenue béante par la rétraction même des tissus, et comme la région ciliaire n'a été nullement tiraillée, il ne se forme pas d'exsudats inflammatoires.

Au lieu de se servir des pinces-ciseaux à pointes mousses, il est préférable de se servir de pinces-ciseaux dont une des branches est aiguë. Avec cet instrument, il est inutile de perforer au préalable l'iris doublé de ses fausses membranes avec le couteau lancéolaire. Il suffit de faire pénétrer celui-ci dans la cornée, jusqu'à l'arrêt, aussitôt qu'il est retiré, les ciseaux-pinces fermés sont introduits dans la chambre antérieure et dès que leur extrémité y a pénétré, on entr'ouvre légèrement la branche coupante et celle dont l'extrémité est pointue est glissée derrière le diaphragme irien. Quand elles sont ainsi placées, on les enfonce de plus en plus en les écartant davantage, jusqu'à ce qu'elles embrassent toute l'étendue de la membrane à sectionner qui est alors fendue d'un seul coup donné avec netteté et une certaine vigueur.

A quelle époque devra-t-on faire l'iridotomie sur un œil déjà opéré de la cataracte? Il est difficile de répondre d'une manière précise à cette question, mais il sera toujours opportun d'attendre que tous les symptômes d'irritation, tels que photophobie, larmoiement, injection périkératique, aient complètement disparu. L'œil ne supporte pas impunément les traumatismes répétés coup sur coup, tandis qu'il les tolère assez bien quand ils sont suffisamment espacés.

Quand le globe oculaire ne sera plus sensible, même au toucher de la région ciliaire, quand l'ancienne pupille se rétrécissant chaque jour davantage, *sera attirée par suite de la rétraction des fausses membranes qui l'oblitèrent vers la cicatrice cornéenne*, le moment d'agir sera venu. Cette attraction vers la cicatrice est quelquefois telle que la pupille finit par se réduire à un petit point grisâtre insignifiant et ce qui reste de l'iris est comme étalé et fortement tendu : c'est là une condition éminemment favorable pour l'iridotomie, car alors un coup de ciseaux-pinces donné perpendiculairement au sens de traction, comprenant l'iris et les fausses membranes qui le doublent, donnera lieu a une ouverture pupillaire très nette, très noire, dont les bords tirés en sens inverse vers la périphérie auront plus de tendance à se disjoindre qu'à se rapprocher. En outre, comme cette section n'aura déterminé aucun tiraillement vers la région ciliaire elle n'entraînera le plus souvent aucune réaction et il est remarquable de voir des yeux qui, à un moment donné, ont été le siège de phénomènes inflammatoires très intenses, supporter si facilement un nouveau traumatisme. On dirait même que la crise inflammatoire qu'ils ont traversée les a modifiés de telle sorte qu'ils supportent mieux désormais l'action chirurgicale.

Quand on pratique l'iridotomie pour des *cataractes secondaires*, quelques précautions sont à prendre; c'est ainsi que les masses tassées, enchevêtrées, qui encombrent la pupille et adhèrent à la face postérieure de l'iris, peuvent avoir une certaine épaisseur et offrir une résistance assez forte. Il faut alors avoir bien soin de plonger hardiment la lame aiguë des ciseaux-pinces dans le corps vitré, bien en arrière de ces masses et d'un vigoureux coup de ciseaux les sectionner dans toute leur épaisseur. Si par mégarde la section n'était pas complète, si une pupille nette, absolument noire, n'apparaissait pas au moment même où le coup de ciseaux est donné, il faudrait immédiatement engager de nouveau la pointe de la branche aiguë, derrière les débris qui ont échappé à l'instrument et achever de les sectionner.

La condition *sine quà non* pour que l'iridotomie donne de bons résultats, c'est que l'iris soit tendu, attiré dans une certaine direction ; alors, en sectionnant ses fibres dans un sens *perpendiculaire* à celui de la traction, la fente se transforme immédiatement en une ouverture béante dont les bords ne peuvent que s'écarter l'un de l'autre. Mais il n'en est plus de même quand l'iris et les fausses membranes qui le doublent ne sont tendus dans aucune direction, alors la section par les ciseaux-pinces reste à l'état de fente étroite qui a de la tendance à se fermer rapidement. Pour triompher de ces cas rebelles et qui semblent au-dessus des ressources de l'art, de Wecker a combiné l'iridotomie à l'iridectomie. Voici la description de son ingénieux procédé auquel il a donné le nom d'irido-ectomie.

« Quand l'œil ne présente plus la moindre irritabilité au toucher, après m'être assuré qu'il existe une bonne perception lumineuse avec champ visuel intact, je fais pénétrer le couteau à arrêt

à travers l'ancienne cicatrice, ou si la pupille n'a pas été attirée
trop en haut, à 1 millimètre plus bas que l'ancienne section. Je
ne me borne pas ici à pratiquer avec le couteau à arrêt une bou-
tonnière étroite, mais en sectionnant la cornée et laissant par
une douce pression écouler le peu d'humeur aqueuse que peut
renfermer la chambre antérieure, j'engage toute la largeur de
l'instrument sous l'iris et les masses cataractées sous-jacentes.
En coupant à la fois la cornée, l'iris et aussi la cataracte secondaire, je donne au couteau une direction sensiblement parallèle
au diaphragme iridien, afin de ne pas pénétrer trop profondément dans le corps vitré, et de donner à l'ouverture iridienne un
emplacement quelque peu distant de la lèvre interne de la plaie
cornéenne, ce qui facilite singulièrement l'introduction des pinces-
ciseaux. Je fais alors glisser les branches des pinces-ciseaux
mousses dans la plaie, de manière à pouvoir donner deux coups
de ciseaux qui convergent vers le bord inférieur de la cornée, en
partant des angles de la section cornéenne. Par ces deux sections
embrassant un V, on complète un triangle dont la base est représentée par la section transversale produite, au moyen du couteau
à arrêt dans le diaphragme iridien. Ce triangle, qui se trouve ainsi
complètement isolé, et auquel adhère une portion d'égale grandeur de cataracte secondaire, est alors amené au dehors, avec des
pinces à pupille ordinaires. On obtient de cette façon une pupille
absolument noire, sans avoir fait subir à l'iris des tiraillements
fâcheux, et sans une perte sensible du corps vitré, si l'aide a eu
soin de garantir l'œil de toute pression que pourraient exercer
sur lui les paupières, en maintenant celles-ci soulevées à l'aide de
l'écarteur qui n'est pas vissé, de manière à être au besoin enlevé à
chaque moment de l'opération. »

L'iridotomie trouve encore quelques applications, moins importantes à la vérité, lorsqu'il s'agit, le cristallin étant en place, de
faire une ouverture pupillaire aussi étroite que possible. Cette indication existe toutes les fois que la cornée est déformée; car plus
la pupille sera étroite, et moins l'influence fâcheuse exercée par
les irrégularités de sa surface se fera sentir. L'iridotomie pourra
donc être substituée avantageusement à l'iridectomie dans les cas
de staphylôme pellucide ou opaque, et dans les cataractes congénitales zonulaires, où, les opacités restant limitées au centre du
cristallin, l'établissement d'une pupille artificielle est préférable
à l'extraction de la lentille.

Lorsque le cristallin est en place, au lieu de se servir du couteau lancéolaire à longue lame, on fait usage de celui qui est re-

présenté figure 51 ; sa lame, beaucoup plus courte, bien qu'ayant la même largeur (4 millimètres à sa base), est aussi munie d'un arrêt.

Ce couteau est enfoncé avec précaution dans la cornée à 2 millimètres environ de son bord sclérotical, puis introduit obliquement dans la chambre antérieure, la pointe étant surveillée avec soin, car il importe avant tout de ne pas léser le cristallin. Dès qu'il a pénétré jusqu'à l'arrêt, on le retire avec précaution en lui imprimant un mouvement de bascule, de façon que la lame se trouve immédiatement derrière la cornée ; sans cela, l'humeur aqueuse venant à s'écouler, le cristallin refoulé en avant se jetterait pour ainsi dire au-devant du couteau. Celui-ci retiré, on introduit les ciseaux dans la chambre antérieure comme nous l'avons indiqué plus haut, et l'on glisse avec précaution l'une des branches entre l'iris et le cristallin, tandis que l'autre est maintenue dans la chambre antérieure entre l'iris et la cornée ; la section est faite d'un seul coup. Puis on applique le bandeau compressif.

Il est bon d'être prévenu, qu'immédiatement après l'écoulement de l'humeur aqueuse, la pupille restant contractée et les bords de la plaie de l'iris étant en contact, la nouvelle pupille est tout à fait linéaire ; elle ne prend la forme d'un V qu'au fur et à mesure que la chambre antérieure se remplit et que les lèvres s'écartent au niveau du sphincter.

MALADIES DU CRISTALLIN

HISTOLOGIE NORMALE ET PATHOLOGIQUE
DE L'APPAREIL CRISTALLINIEN.

ZONULE.

La zonule de Zinn joue le rôle de ligament suspenseur du cristallin. A son origine, un peu en arrière de l'ora serrata, elle présente une structure fibrillaire et semble se perdre insensiblement à la surface du corps vitré. Elle n'est donc pas, comme on le croyait jadis, le prolongement et la terminaison de la membrane hyaloïdienne se portant vers la cristalloïde, après avoir enveloppé le corps vitré. D'après Iwanoff, du reste, cette prétendue membrane hyaloïdienne n'existerait pas, le corps vitré serait en contact immédiat avec la limitante interne, formée elle-même par l'épanouissement terminal des fibres de Müller.

Au niveau de l'ora serrata, la zonule est recouverte et comme doublée par la limitante ; la réunion de ces deux feuillets est tellement intime qu'ils paraissent ne former qu'une seule membrane, disposition anatomique qui a longtemps prêté à la confusion. Elle suit les sinuosités du corps ciliaire, et, reprenant sa structure fibrillaire, elle se termine sur le bord équatorial du cristallin, en se soudant à la cristalloïde par l'intermédiaire d'une substance vitreuse parfaitement translucide.

On admet généralement qu'en atteignant le bord équatorial du cristallin, la zonule se divise en deux feuillets, dont l'un s'insère sur la cristalloïde antérieure, l'autre sur la postérieure, de façon à comprendre le *canal de Petit* dans leur dédoublement. D'après les recherches d'Iwanoff, qui semblent devoir modifier encore l'idée qu'on se faisait de cette disposition anatomique

presque toutes les fibrilles de la zonule iraient s'insérer directement en avant sur la cristalloïde, et formeraient par leur réunion
la paroi antérieure du canal de Petit. Quant à la paroi postérieure
de ce canal, elle serait constituée, non plus par la membrane hyaloïdienne, qui pour cet auteur n'existe pas, mais par le corps vitré
lui-même, dont les couches superficielless antérieures ont plus de
consistance que les parties profondes. Pendant la vie, l'espace perméable ainsi circonscrit serait du reste extrêmement restreint,
son existence serait plutôt virtuelle que réelle.

Cette disposition de la zonule relativement aux parties voisines
offre un certain intérêt pratique. La connexion intime qui existe
entre cette membrane et le corps vitré, dont elle paraît dériver au
point de vue embryogénique, nous fait comprendre comment les
altérations organiques et les processus pathologiques les intéressent souvent au même degré. Elle explique notamment la facilité
avec laquelle la zonule se dissocie et se rompt quand le corps
vitré est lui-même ramolli.

Lorsque dans une opération quelconque l'humeur aqueuse s'é-
coule au dehors par l'incision faite aux enveloppes de l'œil, le
cristallin, subissant un mouvement de propulsion en avant auquel
participe évidemment la zonule, vient se mettre en contact avec
la face postérieure de la cornée; quand la chambre antérieure se
rétablit, il reprend sa position habituelle, ainsi que la zonule. La
possibilité de ces déplacements prouve qu'à l'état normal cette
membrane possède une certaine élasticité. Les altérations séniles
qu'elle subit à la longue la rendent peu à peu plus épaisse et plus
rigide : elle devient dure, cassante au point de se rompre au
moindre choc, et c'est là une des causes des *luxations spontanées*
du cristallin.

Dans quelques cas, cette luxation se fait par un autre mécanisme; la cristalloïde dégénérée subit un mouvement de retrait sur elle-même et se sépare de la zonule au niveau de ses
insertions; c'est ce qu'on observe quelquefois dans la cataracte
sénile ayant dépassé le degré de maturité complète.

CRISTALLOÏDE.

L'enveloppe du cristallin est formée par une membrane hyaline,
translucide, sans structure appréciable au microscope; on la désigne sous le nom de *cristalloïde* ou de *capsule* du cristallin. Elle
jouit des mêmes propriétés que toutes les membranes vitreuses :

c'est-à-dire qu'elle résiste parfaitement à l'action des réactifs
chimiques et des processus pathologiques. Les seules altérations
qu'elle subisse consiste dans son épaississement ou son amincissement, mais dans tous les cas elle conserve sa transparence
parfaite.

Malgaigne a montré le premier, que, dans les cataractes dites
capsulaires, les opacités n'intéressent jamais la capsule elle-même,
comme on le croyait jadis, mais seulement la couche épithéliale
sous-jacente. Nous reviendrons plus tard sur ce point.

L'épaisseur de la cristalloïde varie suivant les régions et l'âge
du sujet. Son maximum se trouve au pôle antérieur ; elle atteint à
ce niveau environ $0^{mm},012$ chez le nouveau-né et $0^{mm},016$ chez
l'adulte. Son minimum est au pôle postérieur, où elle varie de
$0^{mm},007$ à $0^{mm},008$.

Au niveau de l'insertion de la zonule sur la région équatoriale
du cristallin, les fibres de cette membrane se soudent intimement
avec la cristalloïde, à laquelle elles semblent unies par l'intermédiaire d'une substance vitreuse, amorphe, très résistante. La souplesse, l'élasticité parfaite de la cristalloïde se prêtent à tous les
changements de forme que subit le cristallin dans l'accommodation. C'est également grâce à ces propriétés que les lèvres de la
plaie s'écartent largement lorsqu'on déchire cette enveloppe avec
le kystitome, et laissent ainsi échapper son contenu cristallinien.

La capsule, par suite d'altérations séniles augmente d'épaisseur.
Elle peut alors présenter une assez grande résistance à l'action du
kystitome ; en même temps, elle devient friable, cassante, prend
un aspect strié, et, se rétractant sur elle-même, se détache
quelquefois spontanément de la zonule (luxation spontanée du
cristallin).

Dans quelques cas enfin, on la trouve extrêmement mince ; c'est
ce qui a lieu parfois dans la cataracte calcaire. Quoi qu'il en soit,
la cristalloïde conserve constamment sa transparence et les opacités qu'on y observe sont toujours exclusivement formées aux
dépens des cellules épithéliales sous-jacentes.

Celles-ci forment, à l'état normal, une seule couche uniforme
interposée entre la capsule et les fibres les plus superficielles du
cristallin. Vers les régions équatoriales, ces cellules augmentent
de hauteur, s'allongent de plus en plus, et un examen attentif démontre jusqu'à l'évidence, que, *par leur transformation graduelle
elles donnent naissance dans cette région aux fibres propres du
cristallin*.

Les travaux de Leber ont mis en lumière l'importance du rôle physiologique de ces cellules. De même que la couche épithéliale qui tapisse la membrane de Descemet s'oppose à l'imbibition de la cornée par l'humeur aqueuse; de même celle qui double la cristalloïde empêche l'humeur aqueuse de pénétrer *en nature* dans le tissu cristallinien et règle le jeu des échanges endosmo-exosmotiques entre ce tissu et ce liquide; c'est de l'intégrité de cet épithélium que dépendent par conséquent la nutrition du cristallin et le maintien de sa transparence. Rien d'étonnant dès lors si les lésions soit spontanées, soit traumatiques qui intéressent la cristalloïde et son épithélium aboutissent à un trouble nutritif, se manifestant par l'apparition d'opacités et la formation d'une cataracte.

La cataracte dite capsulaire est due à une prolifération de ces mêmes cellules épithéliales qui perdent leur transparence en se multipliant. A la suite de ce processus, celles qui tapissent immédiatement la cristalloïde présentent une forme étoilée et de nombreux prolongements hyalins par lesquels elles adhèrent à cette membrane ; les autres, fusiformes, sont disposées en plusieurs couches ; les plus internes d'entre elles, refoulées en dedans, pénètrent pour ainsi dire entre les fibres du cristallin. L'accumulation de ces éléments fusiformes constitue un véritable tissu ayant quelque analogie avec le tissu cellulaire.

Dans certains cas, en particulier dans les cataractes secondaires et dans les cataractes traumatiques, on trouve au niveau des plus internes de ces couches, des cellules ayant des dimensions énormes, véritables *cellules gigantesques,* semblables à des vésicules.

Quelles que soient les transformations qu'elles subissent, les cellules de la cristalloïde ne fournissent jamais d'éléments purulents. Quand on trouve des leucocytes dans l'intérieur de la capsule, on peut donc être certain que celle-ci n'est pas intacte dans toute son étendue.

CRISTALLIN.

Le tissu propre du cristallin, débarrassé de sa capsule et de sa couche épithéliale, paraît exclusivement composé de deux espèces de fibres : les unes, superficielles, sont les *fibres à noyaux;* les autres, qui constituent presque toute la masse, sont les *fibres dentelées.*

Les premières forment, tant à la face antérieure qu'à la face postérieure du cristallin, une couche périphérique de 0,3 de millimètre environ. Ces fibres affectent la forme d'un prisme aplati à six côtés dont la longueur est indéterminée. Elles sont juxtaposées par leur face la plus large, qui est parallèle à la surface de la lentille, et l'angle saillant de chacun de leur bords pénètre dans l'angle rentrant formé par deux autres fibres voisines. Leur largeur est de 0,007 à 0,009 de millimètre, leur épaisseur moindre. Leurs faces et leurs bords sont lisses, sans saillies ni dentelures. Elles sont pâles, transparentes, et renferment un noyau ; en se rapprochant des régions équatoriales du cristallin, ces fibres changent de longueur et de direction : elles deviennent de plus en plus courtes et décrivent des courbes à concavité antérieure ; en ces points on constate d'une façon manifeste, comme nous l'avons déjà dit, qu'elles dérivent, par une série de transformations successives, des cellules épithéliales de la cristalloïde ; le noyau qu'elles renferment n'est autre chose que le noyau de la cellule qui leur a donné naissance.

Au niveau de l'équateur, on a signalé l'existence de cellules particulières qui joueraient un rôle prépondérant dans la génération des fibres cristalliniennes et qu'on désigne sous le nom de *cellules formatrices.* Mais pour quelques auteurs ces cellules ne présenteraient aucun caractère spécial et ne seraient que le premier degré de transformation des cellules épithéliales de la cristalloïde.

Les fibres dentelées forment la plus grande partie du cristallin ; elles sont un peu moins larges que les précédentes et ne renferment pas de noyaux ; mais ce qu'elles présentent de plus remarquable, ce sont de *fines dentelures régulières* sur leurs bords. Ces dentelures leur permettent de s'engrener réciproquement, de telle sorte que, peu adhérentes par leurs surfaces, elles le sont beaucoup plus par leurs parties latérales ; c'est ce qui explique pourquoi, sous l'influence de certains agents chimiques, le cristallin se décompose facilement en lamelles sans que les fibres elles-mêmes se dissocient.

Les fibres du cristallin ont assez de longueur pour parcourir une grande étendue de sa surface ; elles se rendent d'un hémisphère à l'autre en passant par l'équateur ; unies les unes aux autres, elles sont disposées en couches, et ces couches elles-mêmes juxtaposées forment des secteurs qui se rencontrent suivant certaines lignes apparentes à la surface et dans la profondeur du cristallin.

Si l'on examine par transparence le cristallin d'un enfant, on voit sur la face antérieure une *figure étoilée* formée par trois rayons qui, partant du centre ou pôle, se rendent vers la périphérie ; l'un de ces rayons est dirigée directement en haut, les deux autres obliquement, l'un en bas et en dedans, l'autre en bas et en dehors. Sur la face postérieure on constate une disposition analogue, avec cette différence toutefois que la direction de ces rayons n'est pas la même ; celui qui est vertical est tourné en bas, et des deux autres, l'un se rend en haut et en dehors, l'autre en haut et en dedans. Cette figure est donc la même que celle de la face antérieure, sauf une rotation autour du pôle d'un angle de 120 degrés. Sur la face postérieure, il n'est pas rare de voir quatre rayons au lieu de trois ; du reste, leur nombre n'est pas constant, il augmente avec l'âge ; quelquefois ils se subdivisent et donnent naissance à des branches secondaires.

Soumis à l'action de certaines substances chimiques, le cristallin subit une véritable déhiscence et se sépare en un certain nombre de secteurs, suivant les rayons étoilés des deux faces. Or, comme ces rayons ne se correspondent pas, il en résulte que les surfaces de séparation des différents secteurs ne sont pas des plans, mais bien des surfaces courbes (surfaces gauches). Au niveau de ces surfaces de séparation, les fibres des divers secteurs se trouvent en contact par leurs extrémités terminales. D'après quelques histologistes, ce contact serait intime, immédiat ; pour d'autres, les secteurs seraient séparés par de véritables fentes remplies de liquides, disposition anatomique peut-être en rapport avec les changements de courbure que subit le cristallin pendant l'accommodation.

Le premier phénomène qui survient quand une cataracte entre en voie de formation, c'est la séparation, la dislocation des lamelles du cristallin en certains points. Les *fissures* ainsi produites soit entre les lames, soit entre les différents secteurs, sont remplies d'abord par les liquides libres contenus normalement, bien qu'en très faible quantité, dans l'intérieur du sac capsulaire ; puis plus tard, par ceux qui viennent du dehors par voie endosmotique. Leur accumulation dans ces espaces, et probablement aussi le changement d'indice de réfraction qu'ils ont subi par suite d'altérations chimiques, donne naissance à l'apparition des premières opacités.

Celles-ci affectent une forme rayonnante, étoilée, en rapport avec la disposition anatomique des fibres cristalliniennes. Elles se montrent d'abord dans les régions équatoriales, ou la dissociation des lamelles est plus accusée qu'aux pôles. Bientôt au voisinage de ces stries, de ces fentes, apparaissent des parties plus sombres. En les examinant au microscope on est quelquefois tout étonné d'y trouver les fibres cristalliniennes encore parfaitement transparentes. L'apparition de ces opacités est probablement due alors au changement d'indice de réfraction, qui varie presque avec chaque fibre, de sorte que la juxtaposition de ces fibres toutes transparentes, mais toutes aussi inégalement réfringentes, donne lieu à la perte de transparence de l'ensemble. On peut comparer ce phénomène d'optique à celui qui fait paraître blanche la mousse d'une eau parfaitement limpide.

La première altération pathologique de la fibre cristallinienne consiste dans un *état finement granuleux* de son contenu. Peu à peu ces granulations moléculaires augmentent de nombre et de volume, se réunissent entre elles et finissent par prendre l'apparence de petites gouttelettes graisseuses réfléchissant fortement la lumière. A ce moment les fibres ont un aspect particulier, elles paraissent *striées* perpendiculairement à leur longueur. Bien que cette striation se rencontre quelquefois dans des cristallins normaux, elle a néanmoins une grande valeur anatomo-pathologique car elle existe constamment dans la cataracte. Avec un fort grossissement, il devient visible qu'elle porte sur l'enveloppe de la fibre, qui est comme dentelée, et non sur son contenu, qui reste homogène. Bientôt surviennent des altérations plus profondes, la fibre change de forme; d'aplatie, elle devient cylindrique; elle se renfle en certains points et s'amincit dans d'autres. Cet aspect strié et cette déformation semblent dus à des phénomènes d'imbibition.

Plus tard la paroi propre de la fibre, altérée à son tour, se rompt, son contenu s'échappe au dehors sous forme de gouttelettes qui se répandent dans les milieux liquides environnants. On a donné à la substance ainsi formée le nom de *myéline;* son aspect, sa consistance et sa forme sont des plus variables.

A mesure que les lésions font des progrès, le contenu du cristallin se transforme de plus en plus complètement et arrive bientôt à ne plus former qu'un amas de matières grasses, de myéline et de débris de fibres cristalliniennes. A la longue, cette masse, imbibée par les liquides voisins, se ramollit et devient peu à peu complètement fluide. Çà et là, au milieu de ces débris désorganisés, on trouve des cristaux de cholestérine qui, devenus assez gros pour être visibles à l'œil nu, apparaissent comme des paillettes étincelantes. Quelquefois il se dépose aussi de fins corpuscules calcaires dont l'accumulation forme des masses qui remplissent le sac capsulaire.

Bien que les éléments du cristallin ne puissent subir en somme qu'un petit nombre de métamorphoses régressives, il en résulte néanmoins, suivant la prédominance de telle ou telle altération et suivant le lieu qu'elles occupent, un assez grand nombre de variétés de cataracte.

ÉTIOLOGIE DE LA CATARACTE.

On désigne sous le nom de *cataracte* l'opacification plus ou moins complète du cristallin. Les différentes variétés de cataracte peuvent être divisées au point de vue de leur origine en quatre grandes catégories :

1° Les cataractes simples ou primitives, qui dépendent uniquement d'altérations survenues dans la constitution des fibres cristalliniennes ;

2° Les cataractes compliquées ou secondaires, c'est-à-dire consécutives à d'autres lésions intra-oculaires ;

3° Les cataractes qui dépendent d'un état morbide de l'organisme tout entier ;

4° Les cataractes traumatiques.

I. La sclérose sénile du cristallin peut être prise comme type de la *cataracte simple primitive*. Pour en comprendre l'origine, il est nécessaire de suivre l'évolution des fibres cristalliniennes aux différentes époques de la vie.

Chez l'enfant, le cristallin, presque sphérique, complètement translucide, parfaitement souple, possède exactement la même densité au centre que dans les parties périphériques. Tant que son développement n'est pas complet, c'est-à-dire jusqu'à vingt-cinq ans, de nouvelles fibres prennent naissance dans les régions équatoriales et s'interposent en avant et en arrière des anciennes, en leur formant une série d'enveloppes concentriques. Les couches primitives sont ainsi peu à peu repoussées vers le centre ; elles se tassent, deviennent plus minces, plus denses, plus solides, et leur réunion finit par former le noyau. Avec les années, cette condensation des fibres centrales s'accentue encore ; en même temps il s'y joint des altérations particulières de structure. Elles perdent une certaine quantité de leur eau de constitution, deviennent plus dures, plus sèches, leur transparence parfaite s'altère et fait place à une teinte d'un jaune ambré plus ou moins foncé, de sorte que le noyau est de plus en plus ferme, volumineux et opaque

Cette évolution est comparable à celle des cellules de l'épiderme qui se dessèchent, s'aplatissent et deviennent cornées à mesure qu'elles sont repoussées vers la surface cutanée par l'épithélium encore plein de vitalité et de sucs du corps muqueux de Malpighi. Mais, tandis que les vieilles cellules épidermiques s'exfolient à mesure que d'autres les remplacent; dans le cristallin, les fibres anciennes sont progressivement tassées les unes contre les autres au centre de la lentille.

Quelles sont, au point de vue fonctionnel, les conséquences de ces phénomènes? En premier lieu, le cristallin perd sa souplesse parfaite, il obéit moins facilement à l'action du muscle ciliaire, d'où *réduction de l'amplitude d'accommodation*, c'est-à-dire *presbytie*. Cette réduction ne se manifeste d'une façon sensible que plus ou moins tard, mais elle existe en réalité de bonne heure. Une observation attentive prouve, en effet, que déjà vers l'âge de douze ans l'accommodation est moins puissante que dans les premières années de la vie.

En même temps que son élasticité disparaît, le cristallin change de forme; de sphérique il devient lenticulaire. De la diminution de sa courbure résultent une diminution correspondante de sa puissance dioptrique et l'apparition de l'hypermétropie.

Enfin, plus tard encore, à ces diverses modifications s'ajoutent la perte de transparence et la sclérose des fibres centrales, altérations qui sont le point de départ de la *cataracte sénile.*

Cependant, si la sclérose qu'on peut qualifier de *physiologique* était ici la seule cause en jeu, on comprendrait mal comment un grand nombre de vieillards sont épargnés par cette affection. Il serait difficile aussi d'expliquer pourquoi, suivant la remarque de de Græfe, l'un des deux yeux est toujours atteint avant l'autre, circonstance importante pour le pronostic, puisque l'opération a toujours plus de chances de succès sur celui qui a été le dernier atteint. Enfin, contrairement à ce qui a lieu, la cataracte sénile ne devrait jamais se rencontrer à un âge relativement peu avancé.

L'on est donc obligé d'admettre, pour expliquer la formation de cette variété de cataracte, l'intervention d'autres causes, soit locales, soit générales, propres à hâter et à modifier la marche de la sclérose physiologique.

Iwanoff assigne ce rôle de cause déterminante à la *dégénérescence cystoïde* de la rétine, affection, suivant lui, extrêmement fréquente chez les personnes âgées. D'autres auteurs ont admis en pareil cas, mais sans fournir la preuve de leurs assertions, la dégénérescence athéromateuse des vaisseaux de la rétine, et peut-être même de la choroïde.

II. Les *cataractes compliquées, d'origine intra-oculaire*, se rencontrent fréquemment. Elles sont consécutives à des troubles de nutrition, qui peuvent se produire de plusieurs façons différentes. L'on sait que le cristallin, ne renfermant ni nerfs ni vaisseaux, se nourrit d'une façon toute spéciale, grâce aux phénomènes endosmo-exosmotiques qui ont lieu autour de lui. C'est en avant, entre ses couches antérieures et l'humeur aqueuse, que ces échanges moléculaires se font avec le plus d'activité. Pour qu'ils s'accomplissent régulièrement, deux conditions sont nécessaires : l'intégrité de la cristalloïde antérieure et de l'épithélium qui recouvre sa face profonde, et la composition normale de l'humeur aqueuse.

L'importance du rôle de la cristalloïde et surtout de l'épithélium qui la tapisse est démontrée par les cataractes traumatiques, où le cristallin s'altère et perd sa transparence aussitôt que ces parties sont lésées par un corps vulnérant.

On comprend aisément que les dépôts sur la cristalloïde antérieure, ou les synéchies qu'on observe dans diverses variétés d'irido-choroïdite chronique, produisent des désordres nutritifs analogues. Quant à l'humeur aqueuse, ses altérations retentissent également sur le cristallin, qu'elle imbibe et qu'elle est chargée de nourrir. C'est ainsi que les affections de la région ciliaire, d'où dépend la sécrétion de ce liquide, provoquent souvent le développement d'une cataracte. Par la même raison, la rupture spontanée ou traumatique de la zonule entraînera les mêmes conséquences, et le cristallin une fois luxé se trouvera dans des conditions de nutrition qui devront nécessairement lui faire perdre sa limpidité.

En arrière, le cristallin se trouve en rapport avec le corps vitré ; mais il n'y a pas sous la cristalloïde postérieure de couche épithéliale semblable à celle qui existe en avant ; il est certain d'ailleurs que le mouvement nutritif est beaucoup moins actif que de ce côté. Cependant là aussi il se fait des échanges moléculaires qui établissent une certaine solidarité entre le corps vitré et le cristallin, témoin les altérations de transparence qui surviennent dans les couches corticales postérieures de cet organe à la suite du décollement de la rétine, de la myopie progressive avec ramollissement du corps vitré et de la rétinite pigmentaire.

Les opacités survenues dans ces conditions restent très longtemps limitées aux couches postérieures, alors que les parties antérieures gardent encore toute leur transparence. Nous verrons du reste, à propos du diagnostic, que les diverses variétés de cataracte d'origine intra-oculaire offrent quelques caractères propres de nature à révéler leur pathogénie.

III. Les *cataractes qui dépendent d'un état général* sont, comme les précédentes, le résultat de troubles nutritifs qui, au lieu d'avoir une origine locale, sont la conséquence d'un vice de l'organisme tout entier.

Nous avons vu que le cristallin se nourrit par l'intermédiaire de l'humeur aqueuse. Si des causes générales viennent modifier la composition physique et chimique de ce liquide, on comprend facilement qu'il surviendra des altérations dans la texture des fibres cristalliniennes. Il est hors de doute, en effet, que l'humeur aqueuse, et par son intermédiaire le cristallin, s'assimilent en partie les diverses substances introduites dans la circulation; seulement, comme ce dernier organe ne possède pas de vaisseaux, ces matériaux y pénètrent et en sont éliminés plus tard que dans les autres parties de l'économie.

D'intéressantes expériences pratiquées sur l'homme et sur les animaux ont mis ces faits en lumière.

Du carbonate de lithine injecté dans les veines d'un chien se retrouve toujours au bout d'une heure dans l'humeur aqueuse et le cristallin. Bowman a démontré qu'il en est à peu près de même chez l'homme, en mettant à profit des malades qu'il devait opérer de cataracte. Il faisait prendre une certaine quantité de cette substance qu'il retrouvait ensuite dans le cristallin extrait deux heures et demie ou trois heures après. Au bout de quatre jours on en trouve encore de très petites quantités, mais après six ou sept jours il n'y en a plus trace.

Il est donc certain que les substances en circulation dans le sang et dans les humeurs doivent de la même façon parvenir jusqu'au cristallin pour y provoquer des troubles nutritifs et des opacités.

Ig. Mayer a publié des observations qui prouvent que l'ergotisme peut également prédisposer au développement de la cataracte. Les altérations de transparence du cristallin marchent de pair avec les autres symptômes produits par cette sorte d'intoxication. Elles surviennent chez les malades qui ont déjà eu des crampes, de la contracture avec anesthésie, ou des gangrènes des extrémités.

De même, si la densité du sérum sanguin est augmentée par le fait d'une maladie générale, la densité de l'humeur aqueuse s'élèvera parallèlement. Suivant les lois physiques de l'osmose, ce liquide cédera moins aux milieux voisins et par contre leur empruntera davantage. Dans le cristallin, le mouvement exosmotique l'emportera donc sur le mouvement endosmotique, d'où déperdition d'une certaine quantité de son eau de constitution et perte de sa transparence. C'est exactement ce qui a lieu chez les diabétiques, dont les humeurs sont rendues plus denses par la présence du sucre.

Les ingénieuses expériences de Kunde (1) ont du reste établi ces faits d'une façon péremptoire.

En injectant des solutions salines, de chlorure de sodium par exemple, dans les veines des grenouilles, de manière à élever la densité du sérum sanguin, cet observateur a fait apparaître des opacités dans leur cristallin. On obtient le même résultat en plaçant ces animaux dans une étuve de manière à leur faire perdre par évaporation une grande quantité d'eau. Le cristallin, devenu opaque dans ces conditions, reprend sa transparence dès que la grenouille est de nouveau plongée dans l'eau.

Chez l'homme, nous retrouvons les grandes déperditions d'eau, comme cause de cataracte, dans le diabète insipide. C'est incontestablement aussi par le surcroît d'évaporation cutanée auquel ils sont soumis, qu'il faut expliquer la fréquence de cette affection chez les verriers, chez les individus qui travaillent le fer incandescent, et généralement chez tous les ouvriers que leur profession expose à l'action de foyers ardents.

La fréquence plus grande de la cataracte à la campagne qu'à la ville est peut-être due également aux sueurs abondantes que provoquent les rudes travaux des champs.

Sur un certain nombre de malades atteints de polyurie phosphatique, Teissier (2) affirme avoir observé la cataracte sur les deux yeux dans la proportion de 3 sur 20. En outre, il ressort des observations prises dans le service de Gayet, à Lyon, que chez un certain nombre de malades ayant eu une fonte purulente des cornées après l'opération de la cataracte, on a trouvé une augmentation notable des phosphates dans les urines.

Deutschmann a rencontré assez souvent la cataracte chez des albuminuriques.

IV. Les *cataractes traumatiques* sont le plus souvent consécutives à une lésion de la cristalloïde; en raison de leur importance, elles seront l'objet d'un chapitre spécial.

(1) *Zeitschrift für wissenschaftliche Zoologie*, VIII, 1857.
(2) Teissier, *Du diabète phosphatique*. Thèse de Paris, 1876.

SYMPTOMES ET DIAGNOSTIC DE LA CATARACTE.

Les anciens médecins ne connaissaient presque aucun signe capable de leur faire reconnaître la cataracte au début. Il leur était à peu près impossible de distinguer à cette période une opacité légère du cristallin, d'une atrophie commençante du nerf optique, d'un glaucome, et en général de toute autre affection profonde de l'œil; aussi, attachaient-ils une grande importance à certains signes extérieurs de ces maladies, qui ont bien perdu de leur valeur, aujourd'hui que nous possédons des méthodes de diagnostic infiniment plus précises. Ainsi, à une époque encore peu éloignée, on accordait beaucoup d'attention à la *démarche* du malade, qui dans l'amaurose tiendrait la tête haute pour utiliser le plus de lumière possible, tandis qu'il courberait le front en avant, pour chercher l'ombre, dans la cataracte.

Quand les opacités étaient devenues apparentes, on considérait comme un signe important l'apparition d'un liseré noirâtre sur le bord de l'ouverture papillaire. On prenait ce liséré pour l'ombre portée de l'iris sur le cristallin cataracté, ignorant que le contact entre ces deux organes est immédiat sur tout le pourtour de la pupille, ainsi que l'a démontré depuis Helmholtz. Ce qui passait autrefois pour une ombre portée n'est autre chose que le *liseré pigmentaire* de l'iris, qui ressort nettement sur le fond mat et blanchâtre du cristallin opacifié, au lieu de se perdre sur la couleur noire normale de l'ouverture pupillaire.

Plus tard, Sanson appliqua au diagnostic de la cataracte la découverte, faite par Cramer, des images lumineuses formées sur les faces antérieure et postérieure du cristallin. Nous verrons que ce moyen, déjà beaucoup plus précis que les précédents, est encore utilisé aujourd'hui; il permet notamment de distinguer les opacités qui siègent dans le cristallin de celles qui occupent le corps vitré.

Actuellement, tous ces signes doivent céder le pas à ceux que nous fournissent l'*examen ophthalmoscopique* et l'*éclairage oblique.* Grâce à ces nouvelles méthodes d'exploration, le diagnostic de la cataracte a acquis, on peut le dire, un degré de précision presque parfait.

I

Examen du cristallin à l'éclairage oblique. — Si l'on examine
à l'éclairage oblique la face antérieure du cristallin d'un enfant, la
pupille apparaît extrêmement noire, et c'est à peine si l'on aperçoit dans toute son étendue un très léger chatoiement. Mais déjà,
vers l'âge de vingt ans, on commence à distinguer un reflet étoilé
rappelant par sa forme la disposition rayonnante de la face antérieure du cristallin. A mesure que le sujet avance en âge, ces reflets deviennent plus marqués, et ils prennent en même temps une
teinte grisâtre plus ou moins foncée. Chez les vieillards ils sont
quelquefois tellement apparents, qu'il n'est plus besoin de l'éclairage oblique pour les découvrir. On les distingue aisément à l'œil
nu et ils en imposent même parfois à un observateur inexpéri-
menté pour un commencement de cataracte. Ces reflets peuvent
exister, alors même que le cristallin a encore toute sa transparence.
Ils sont dus, dans ce cas, à un simple changement survenu dans
l'indice de réfraction des diverses couches formées par les fibres
cristalliniennes. A mesure que l'on avance en âge, ces couches devenant de plus en plus denses et par suite de plus en plus réfringentes vers le centre de la lentille, la lumière qui les traverse subit
une réflexion partielle graduellement croissante en passant de
l'une à l'autre, d'où la formation de ce reflet; sa présence n'a
donc que peu de valeur et appelle toujours un examen plus appro-
fondi.

Chez les vieillards, le noyau sclérosé, vu à l'éclairage oblique,
présente souvent une teinte jaunâtre qui pourrait faire croire à
un commencement de cataracte, alors que le cristallin est encore
parfaitement transparent, ainsi que l'ophthalmoscope permet de
le reconnaître.

Ces causes d'erreur mises à part, il est certain que l'éclairage
oblique permet en général de distinguer avec netteté les opacités
véritables et d'en bien reconnaître la forme, le siège et l'étendue.

Examen à l'ophthalmoscope. — En regardant le fond de l'œil
avec le miroir de l'ophthalmoscope seul, on voit une lueur rougeâtre occupant toute l'ouverture pupillaire due à la lumière
réfléchie par les membranes profondes à travers les milieux
transparents. S'il n'existe aucun obstacle au passage des rayons
lumineux, le disque rougeâtre est d'une homogénéité parfaite et
l'on n'y aperçoit aucune tache sombre. Mais, s'il se trouve une

opacité quelconque dans les milieux de l'œil, elle apparaît sous
forme d'un point noir d'autant plus foncé qu'elle arrête plus
complètement les rayons lumineux. Aussi, pour arriver à percevoir les fines opacités, faut-il se servir d'un miroir faiblement
éclairant, tel que le miroir plan. Avec un miroir concave, la
lumière réfléchie par le fond de l'œil, en quantité trop considérable, pourrait traverser des taches légères, qui dès lors passeraient inaperçues.

L'ophthalmoscope nous révèle donc d'une *manière certaine*
les troubles des milieux transparents. Mais il reste à déterminer
si ces opacités siègent dans la cornée, le cristallin ou le corps
vitré. Si elles sont dans la cornée, l'examen à l'éclairage oblique
nous le fera aisément reconnaître; si elles occupent le corps
vitré, il arrivera bien rarement qu'elles soient fixes, et leurs
mouvements, au moindre déplacement de l'œil malade, permettront de leur assigner leur véritable situation.

Dans les conditions normales, en plaçant une lampe à 1 mètre
environ d'un œil sain, et en projetant l'image de la flamme sur
le cristallin au moyen d'une lentille convexe de 15 dioptries, on
aperçoit distinctement trois images. La première, droite, très
brillante, est formée par la surface convexe de la cornée; la
seconde, plus petite, renversée, moins brillante que la précédente
et située plus en arrière, est réfléchie par la cristalloïde postérieure; enfin la troisième, placée beaucoup plus en arrière à droite,
plus grande que les deux autres et plus pâle, est donnée par
la cristalloïde antérieure. En imprimant de légers mouvements
à la lentille, on voit les deux images droites se déplacer
dans le même sens, tandis que l'image renversée se meut en
sens inverse. Ces images sont très nettes et très faciles à voir
sur le fond noir de l'ouverture pupillaire. Si elles manquent
alors que la pupille conserve son apparence normale, c'est une
preuve que le cristallin n'est plus en place, et c'est le meilleur
signe que nous ayons pour diagnostiquer sa présence ou son
absence.

S'il existe des opacités dans les masses corticales antérieures
sous-jacentes à la cristalloïde les deux images cristalliniennes font
défaut et sont remplacées par une teinte blanchâtre ou grisâtre
produite par la réflexion de la lumière sur les parties opaques.
Siègent-elles uniquement dans les couches corticales postérieures,
l'image renversée disparaît pour faire place à un reflet diffus
formé également par les rayons réfléchis en tous sens; quant à
l'image de la cristalloïde antérieure, elle persiste, mais elle est

difficile à apercevoir, parce qu'elle tranche moins nettement sur la pupille devenue grisâtre.

Quelquefois enfin, les parties opaques étant limitées au pôle postérieur du cristallin, il est facile de constater leur situation précise en faisant mouvoir le globe oculaire de divers côtés ; car se trouvant alors *au delà du centre de rotation* de l'œil, situé, comme on le sait, un peu en avant du pôle postérieur du cristallin, on les voit se déplacer en sens inverse des mouvements exécutés par le malade ; elles descendent quand il regarde en haut et s'élèvent quand il regarde en bas.

II

Troubles fonctionnels. — La cataracte provoque des troubles fonctionnels extrêmement variables, en rapport avec le *siège*, la *nature* et la *disposition* des opacités qui ont envahi le cristallin. Tant que celles-ci n'occupent que les régions équatoriales au delà des limites de la pupille, elles ne donnent lieu à aucun trouble visuel et si on découvre leur présence, c'est quelquefois par hasard, en examinant l'œil pour tout autre motif. Mais dès qu'elles empiètent sur le champ pupillaire, la vision est atteinte. Si elles marchent de la périphérie vers le centre, le malade voit mieux quand la pupille est petite, contractée, que lorsqu'elle est largement dilatée ; au contraire, si elles débutent par le pôle du cristallin, ce qui est le cas le plus commun, la dilatation de la pupille améliore la vision et les malades distinguent mieux les objets à contre-jour et au crépuscule, ou encore quand on instille dans leur œil quelques gouttes d'une solution d'atropine.

Quant à la diminution de l'acuité visuelle provoquée par la présence des parties opaques, nous ne pouvons que répéter ici ce que nous avons déjà dit à propos des leucômes de la cornée. Les mêmes explications s'appliquent en tous points et font aisément comprendre pourquoi telle opacité très apparente, mais nettement circonscrite, provoque un trouble de la vision moins considérable qu'une altération de transparence légère, mais diffuse.

Au début, les malades se plaignent quelquefois de *mouches volantes*. Souvent la *réfraction se modifie* : la presbytie augmente de plus en plus, à cause de la densité croissante des fibres cristalliniennes sclérosées : d'autres fois il survient de la myopie. Scarpa expliquait ce dernier phénomène par une exagération de la courbure du cristallin. Pour Arlt, il ne se produirait que lorsque les opacités sont placées de manière à arrêter les rayons lumineux qui tombent sur le centre de la lentille et à ne laisser passer que ceux qui arrivent à la périphérie. Dans ce cas, la réfraction ne se faisant que par les parties équatoriales, l'image diffuse irait se former en avant de l'écran rétinien.

On peut observer de la *polyopie monoculaire*, de l'*astigmatisme irrégulier* par le fait des changements survenus dans les divers secteurs du cristallin, et leur dislocation.

III

L'existence de la cataracte une fois reconnue, il importe de savoir à quelle variété on a affaire et de déterminer si elle est simple, ou compliquée de lésions du fond de l'œil.

Le changement de coloration de l'iris, l'immobilité, la déformation de la pupille, les synéchies postérieures sont autant d'indices qui devront faire craindre des complications intra-oculaires. Pour s'assurer de l'existence ou de l'absence de lésions des membranes profondes d'où dépend, sinon le succès de l'opération, du moins le degré de vision qu'elle pourra rendre au malade, on tiendra compte des commémoratifs; on s'informera s'il n'y a pas eu autrefois des douleurs, des mouches volantes; on explorera le degré de tension de l'œil; enfin, on déterminera avec le plus grand soin : 1° *l'état de la perception lumineuse;* — 2° *l'étendue du champ visuel;* — 3° *la faculté de projection de la rétine.*

Dans une cataracte complète, si les membranes profondes sont dans un état d'intégrité parfaite, le malade, placé à contre-jour, doit pouvoir distinguer les mouvements de la main promenée devant lui et la suivre du regard. Dans une chambre obscure, il doit lui être possible d'apercevoir la flamme d'une bougie à une certaine distance, variable suivant la nature des opacités cristalliniennes. La cataracte sénile, avec un noyau très volumineux, homogène, condensé, et une couche corticale très mince, permet de voir la flamme de très loin, à 6 ou 8 mètres de distance. Les cataractes demi-molles, au contraire, où les masses sont pâteuses, font déjà disparaître toute perception à 4 ou 5 mètres sans qu'on puisse conclure à une altération quelconque de la rétine. Enfin, les cataractes tout à fait molles, dans lesquelles le cristallin est comme émulsionné, les *cataractes lactées* des jeunes sujets sont celles où la perception est la plus faible : la flamme cesse d'être entrevue à la distance de 2 à 3 mètres. Quant aux cataractes calcaires, elles ne se laissent traverser par aucun rayon lumineux, ceux-ci n'arrivent à la rétine qu'en pénétrant dans la sclérotique, de plus les opacités de cette nature indiquent en général des altérations graves du fond de l'œil.

L'état de la réfraction a une certaine importance dans la recherche qui nous occupe. En plaçant des verres concaves au-devant d'un œil myope et des verres convexes au-devant d'un œil hypermétrope atteints de cataracte, on réunit plus exactement les rayons lumineux sur la rétine et par là on augmente la perception du sujet.

Après ce premier examen, il faut explorer le *champ visuel* et voir s'il n'y existe pas de *lacunes*. Pour cela on invite le malade à regarder droit devant lui dans la direction de sa main placée en face de son œil et celui-ci étant ainsi maintenu fixe on promène une bougie dans toute l'étendue du champ visuel; quelle que soit la direction donnée à la flamme, il faudra qu'il puisse indiquer toujours saposition. On recherchera surtout si la perception lumineuse est conservée dans la partie supérieure du champ visuel, car les décollements de la rétine siègent presque toujours en bas. Pour obtenir des résultats encore plus précis, on peut se servir du miroir de l'ophthalmoscope. Avec cet instrument il est facile de projeter brusquement un faisceau lumineux sur une portion quelconque de la rétine sans passer par des positions intermédiaires, tandis que peu à peu d'un point à un autre, le malade peut suivre la flamme de la bougie et avoir conscience de son déplacement.

La recherche des *phosphènes* a aussi un certain intérêt au point de vue de l'état des membranes profondes.

En pressant avec l'extrémité d'une tige sur divers points du globe oculaire, on doit, si la rétine est saine, provoquer l'apparition de phosphènes dans les points correspondants. Mais ce signe, ayant beaucoup moins de valeur que les précédents, vu les réponses souvent peu précises des malades, est rarement mis à profit. Il devient du reste inutile quand on a eu recours aux modes d'examen que nous avons indiqués.

Il est également fort utile au *point de vue opératoire* de connaître le degré de consistance, de *maturité* de la cataracte. Dans ce but, on dilatera la pupille par l'atropine et grâce à l'éclairage oblique on reconnaîtra si la cataracte est *complète* ou *incomplète*, si le noyau est volumineux, s'il existe des opacités sous-jacentes à la capsule.

La *consistance* de la cataracte est généralement en rapport avec sa coloration *jaune ambrée*, elle est d'autant plus ferme que cette teinte est plus foncée. Celle-ci occupe-t-elle presque toute l'étendue du cristallin sans qu'il y ait de parties blanchâtres, on peut être certain qu'il s'agit d'une sclérose à peu près complète et que la cataracte étant volumineuse et résistante, il faudra, pour l'extraire, pratiquer une large section scléroticale.

L'examen de l'iris fournit aussi des renseignements sur le *volume de la cataracte*. Est-elle peu volumineuse, ce diaphragme n'est plus en contact avec elle et le bord pupillaire en est séparé par un cercle noir plus ou moins large ; est-elle volumineuse au contraire, l'iris se trouve refoulé en avant. Avant de procéder à l'opération de la cataracte, on examinera encore avec soin les voies lacrymales, la conjonctive et la cornée ; nous renvoyons le lecteur aux chapitres traitant de ces affections.

CATARACTE SÉNILE.

Le nom même de cette variété de cataracte, la plus commune de toutes, indique qu'elle est propre aux individus âgés ; on ne l'observe jamais, en effet, que chez les personnes ayant dépassé la cinquantaine.

Elle est caractérisée par ce fait que l'opacification des couches périphériques du cristallin survient alors seulement que le noyau a déjà subi une *sclérose complète.* Il en résulte que celui-ci reste toujours en dehors des atteintes du processus, lors même que toutes les masses corticales antérieures et postérieures sont déjà le siège des lésions les plus avancées. Aussi, après l'extraction trouve-t-on constamment un noyau dur sclérosé, d'une couleur jaune ambrée, quelquefois rougeâtre, mais ayant conservé sa transparence à la lumière transmise, et n'ayant en aucune façon subi les altérations caractéristiques de la cataracte.

Généralement les opacités apparaissent d'abord dans les régions équatoriales ; elles offrent l'apparence de stries triangulaires de couleur grisâtre dont la base est tournée vers la périphérie du cristallin et le sommet vers la pupille. Ces stries occupent d'habitude tout le pourtour de la lentille, elles semblent siéger dans les couches corticales les plus voisines du noyau.

O. Becker, pour expliquer ce siège et ce mode de développement particulier de la cataracte sénile, a émis l'opinion suivante. Les parties centrales du cristallin, en se sclérosant, se condenseraient, diminueraient de volume, de sorte qu'il se ferait une *véritable disjonction entre le noyau rétracté et les couches corticales adjacentes.* L'intervalle ainsi formé serait comblé par le liquide physiologique contenu dans le cristallin et par celui qui remplit le canal de Petit; puis, les fibres adjacentes, par suite de leur imbibition, deviendraient opaques.

Comme on le voit, cette hypothèse fait aisément comprendre pourquoi les altérations débutent toujours par les couches les plus voisines du noyau sclérosé, qui subissent les premières, les troubles nutritifs résultant de cette dissociation.

Quant à l'apparition précoce des opacités dans les régions équatoriales et non dans les parties centrales, elle trouve son explication dans l'adhérence des masses corticales avec la capsule et la zonule. Celle-ci jouissant elle-même d'une certaine fixité, il en résulte que les couches avoisinantes suivent plus difficilement le mouvement de retrait du noyau que celles qui occupent les pôles de la lentille. Leur dissociation et par suite leur opacification doit donc être aussi plus rapide et plus complète.

Deutschmann (1) a fait de son côté des recherches intéressantes concernant la pathogénie de la cataracte. Il a reconnu que l'eau de constitution du cristallin normal diminue réellement avec l'âge et dans des proportions d'autant plus fortes que l'âge est plus avancé, ainsi à soixante-deux ans le cristallin renferme 5 p. 100 moins d'eau qu'à quarante ans.

Deutschmann n'admet pas les idées de Becker sur le développement de la cataracte, pour lui voici comment il faudrait comprendre le début du processus. Le noyau en se sclérosant se débarrasserait des liquides qu'il contient et ces liquides viendraient imbiber les masses corticales voisines. Or celles-ci n'ayant pas partout la même affinité pour l'eau se laisseraient imbiber et désorganiser en certains points d'où l'apparition des premières opacités par places. Puis, une fois cette désorganisation commencée, les échanges avec les milieux ambiants se feraient avec une activité plus grande qu'à l'état normal. L'eau de l'humeur aqueuse pénétrerait en plus grande quantité dans la substance corticale, 'imbiberait, et en échange cette dernière perdrait une partie de son albumine qu'on retrouve effectivement dans la chambre antérieure.

Au début, les stries légères qui apparaissent sur le pourtour du cristallin (*cataracte commençante*) sont assez difficiles à découvrir. Elles peuvent passer inaperçues si l'on ne prend quelques précau-

____
(1) *Archiv für Ophth.*, t. XXV, 2ᵉ part., p. 213.

tions et ce n'est souvent qu'en dilatant largement la pupille par des instillations d'atropine, qu'on peut constater leur présence. Quand elles sont *très fines, très tenues, linéaires* et qu'elles n'avancent que très peu vers le centre de la lentille, on pourrait les confondre avec d'autres opacités qui, présentant à peu près le même aspect et occupant assez souvent une situation analogue, restent généralement *stationnaires* et n'ont dans tous les cas qu'une *marche extrêmement lente.* Aussi, quand les troubles de transparence sont encore assez peu accusés pour que cette méprise soit possible, quand la diminution de la vision est insignifiante, il est préférable de se tenir sur la réserve et de ne pas prévenir le malade qu'il est atteint d'un commencement de cataracte. On attendra, pour porter ce diagnostic d'une façon certaine l'apparition de symptômes qui ne laissent plus aucun doute sur la marche progressive des opacités.

Bientôt, en effet, si les couches corticales doivent être entièrement envahies, les stries linéaires changent de forme ; elles s'élargissent surtout à leur base vers l'équateur du cristallin, tandis que leur extrémité dirigée vers le centre de la pupille se bifurque. Les unes, plus longues, arrivent peu à peu dans le champ pupillaire, tandis que les autres restent encore cachées derrière l'iris. À cette période, il est possible d'explorer les couches corticales postérieures et d'y constater une disposition analogue, avec cette différence pourtant que les stries les plus étendues de ce côté, semblent correspondre à celles qui le sont le moins sur la face antérieure. Cette alternance paraît être en rapport avec la disposition étoilée en sens inverse des fibres cristalliniennes dans ces deux régions.

Peu à peu les stries opaques s'élargissant encore, finissent par se toucher à leur base et par former un cercle complet sur tout le pourtour du cristallin, alors que leurs extrémités effilées sont encore distinctes et éloignées les unes des autres au centre de la pupille.

À l'œil nu, les stries les plus larges, de forme triangulaire, présentent une teinte gris bleuâtre ou blanchâtre. Leur *aspect brillant*, un *chatoiement particulier*, leur *grande largeur*, indiquent une *marche rapide* et empêchent de les confondre avec les fines opacités que nous avons déjà signalées et qui restent stationnaires. D'une façon générale, du reste, on peut dire que l'évolution d'une cataracte sera d'autant plus prompte que ces stries seront plus larges et auront un reflet bleuâtre plus marqué. Si elles sont étroites, ternes, d'un gris jaunâtre foncé, on pourra être assuré qu'il s'écoulera un temps fort long avant que la cataracte soit complète.

Examinées avec le miroir ophthalmoscopique, ces opacités intercepteut complètement la lumière transmise, et apparaissent comme des points ou des taches sombres qui se détachent avec netteté sur le fond rouge de l'œil.

L'emploi de l'éclairage oblique joint à cette première exploration nous renseignera sur le degré d'évolution et de maturité de la cataracte. Quand les stries se seront élargies au point de se réunir par leurs bords, elles ne laisseront plus pénétrer les rayons lumineux, et il sera impossible d'apercevoir la lueur rougeâtre du fond de l'œil. Pour être certain que la totalité des masses corticales est envahie, et se rendre compte de l'état des couches sous-jacentes à la cristalloïde antérieure, il faudra explorer avec soin la surface du cristallin à l'éclairage latéral. Quand le bord pigmenté de l'iris tranchera nettement sur le fond mat et grisâtre de la cataracte et semblera en contact immédiat avec elle, on pourra être certain que les masses corticales seront complètement opacifiées. Dans le cas contraire, on apercevra une couche transparente au-dessous de la capsule, entre l'iris et les masses centrales cataractées.

Bien qu'à ce moment il soit absolument impossible de voir ce qui se passe dans les couches corticales postérieures, on sait que l'évolution du processus y est analogue et que les lésions marchent de pair des deux côtés, de sorte que la cataracte est certainement *complète* quand les masses antérieures sont tout à fait opaques.

Arrivé à cet état, le cristallin est généralement augmenté de volume, l'iris est refoulé un peu en avant et la chambre antérieure est diminuée en profondeur. Si l'extraction n'est pas pratiquée à ce moment, on voit survenir bientôt des *phénomènes régressifs* importants à connaître. L'enveloppe des fibres cristalliniennes se rompt, leur contenu subit la dégénérescence graisseuse, il se fait des dépôts de matières grasses et de cholestérine. Cette désorganisation s'accompagne d'un ramollissement de plus en plus marqué des couches corticales, qui finissent par devenir fluides et forment une véritable émulsion. Le noyau n'étant plus dès lors maintenu en place, cède à l'action de la pesanteur et tombe à la partie déclive de la chambre antérieure où on le reconnaît à sa couleur jaunâtre qui fait tache sur le fond gris blanchâtre uniforme de la cataracte (*cataracte de Morgagni*).

Parmi les métamorphoses qui surviennent encore lorsqu'une cataracte sénile complètement mûre reste en place, l'on doit signaler l'apparition d'*opacités capsulaires* venant se surajouter à la cataracte déjà formée. Il se fait dans ce cas une prolifération des cellules épithéliales sous-jacentes à la cristalloïde caractérisée extérieurement par l'apparition de taches blanchâtres occupant d'ordinaire le centre du cristallin. Ces opacités nouvelles se présentent sous forme de *plaques* à contours irréguliers et anguleux et n'offrent jamais l'apparence de stries ou de rayons étoilés. Leur diamètre dépasse rarement celui de la pupille moyennement dilatée; leur teinte blanche très apparente, leur forme spéciale, leur situation tout à fait superficielle, les fait aisément distinguer des masses corticales opaques qu'elles recouvrent.

La prolifération des cellules épithéliales de la cristalloïde s'accompagne à la longue de rétraction, rétraction qui se fait sentir sur la capsule elle-même. Celle-ci subit alors à son tour un mouvement de retrait plus ou moins accentué, et il se forme de véritables plis à sa surface.

A ce moment, la capsule peut quelquefois se détacher spontanément à son insertion avec la zonule et il en résulte une *luxation spontanée* du cristallin cataracté. Au point de vue opératoire, il est important de connaître ces altérations de la cristalloïde ainsi que d'autres analogues qui, portant sur la zonule, rendent ses fibres rigides et cassantes.

Aussi, quand on opère un malade atteint de cataracte sénile ayant dépassé depuis longtemps le degré de maturité complète, il faut craindre, au moment où la section cornéenne terminée le cristallin est refoulé en avant, la rupture de la zonule et l'issue du corps vitré. On prendra donc ses précautions en conséquence.

La cataracte sénile qui survient fréquemment chez les *myopes* d'un fort degré, présente quelques particularités qu'il est bon de connaître. Les stries partant de l'équateur du cristallin sont *très fines*, très distinctes les unes des autres, indice certain, comme nous l'avons déjà dit, d'une évolution extrêmement lente. En même temps qu'elles apparaissent dans les régions équatoriales, la couche corticale péri-nucléaire devient opaque au centre même de la lentille, en face l'ouverture pupillaire; par suite, la vision baisse très rapidement et se trouve notablement améliorée par la dilatation de la pupille. L'examen ophtalmoscopique révèle l'existence d'une zone encore transparente entre les stries périphériques et la partie centrale opaque du cristallin. Il est quelquefois remarquable de voir combien cette dernière opacité si apparente à l'œil nu et à l'éclairage oblique, se laisse facilement traverser par la lumière transmise; aussi l'examen du fond de l'œil qu'on aurait cru impraticable au premier abord, est-il encore possible.

Cette variété de cataracte se développe très lentement. Il faut, en général, plusieurs années pour qu'elle envahisse la totalité des couches corticales.

L'*étiologie* de la cataracte sénile est encore très obscure. D'après quelques statistiques, elle se présenterait plus souvent sur les yeux dont l'iris est bleu, que sur ceux où il a une autre couleur. Elle serait aussi plus fréquente chez l'homme que chez la femme, enfin elle est incontestablement plus répandue dans certaines contrées que dans d'autres. L'*influence héréditaire* est également hors de doute; cette affection survient souvent de génération en génération, en vertu d'une prédisposition spéciale transmise de père en fils, et il n'est pas rare de la voir atteindre à la fois plusieurs membres de la même famille.

Bien qu'on puisse la considérer en grande partie comme le résultat d'une sclérose du noyau du cristallin et qu'il soit naturel de la rapprocher à ce titre d'autres altérations séniles analogues, telles que la dégénérescence athéromateuse des artères, le changement de coloration des cheveux, la sécheresse et les rides de la peau, il n'en est pas moins vrai que cette sorte de cataracte doit reconnaître d'autres causes déterminantes, puisque tous les vieillards n'en sont pas atteints et que chez ceux mêmes qu'elle frappe, elle est toujours plus avancée sur l'un des deux yeux.

Les causes qui viennent se surajouter à l'altération sénile physiologique sont-elles locales ou générales? C'est ce qu'on ignore encore. Les diverses hypothèses avancées à ce sujet ne sont pas appuyées sur des preuves assez solides pour que nous puissions les rapporter ici.

CATARACTE NOIRE PIGMENTAIRE.

La *cataracte noire,* ainsi nommée par quelques auteurs à cause de sa coloration foncée, se détache moins nettement que les autres variétés sur le champ pupillaire. Cette particularité aurait même empêché quelquefois d'en connaître l'existence; mais une pareille erreur, possible tout au plus si l'on se contentait d'un examen superficiel, sera toujours évitée quand on se servira de l'éclairage oblique et de l'examen ophthalmoscopique.

Dans cette forme la dégénérescence scléreuse envahit non seulement la partie centrale du cristallin, mais encore les couches corticales adjacentes, de sorte que le noyau devient très volumineux et peut même arriver à comprendre la totalité de la lentille. Les couches successivement atteintes par ce processus perdent graduellement leur transparence, elles prennent en même temps une teinte d'un *rouge brun foncé* tout à fait caractéristique.

De Græfe ayant rencontré deux fois cette variété de cataracte sur des yeux qui avaient subi des traumatismes, expliqua la coloration spéciale du cristallin dans ces cas par la présence de la matière colorante du sang extravasé qui aurait pénétré à travers la cristalloïde. Cette hypothèse est difficilement admissible; dans tous les cas, elle n'a pas encore été confirmée par l'anatomie pathologique.

CATARACTES MOLLES, CATARACTES RÉGRESSIVES.

La condition essentielle du développement de la cataracte molle étant *l'absence de noyau* cristallinien, il n'est pas étonnant que cette affection n'apparaisse que chez les jeunes sujets.

Les opacités débutent tantôt par les parties périphériques, tantôt par le centre de la lentille; quelquefois elles se montrent d'une façon diffuse dans toute son étendue. A cette époque elles ont assez souvent la forme de larges stries triangulaires, demi-transparentes, à sommet dirigé vers la pupille; leur coloration est d'un blanc bleuâtre légèrement chatoyant. En général, plus cette teinte est claire et plus est faible la consistance de la cataracte.

Le cristallin est presque toujours augmenté de volume; il refoule l'iris en avant, diminuant ainsi la profondeur de la chambre antérieure.

La marche de la cataracte molle est le plus souvent très rapide. Cette affection est fréquemment limitée à un seul œil.

En dehors des grandes causes prédisposantes que nous avons signalées déjà à propos de l'étiologie générale de la cataracte, la variété qui nous occupe relève de causes déterminantes particulières sur lesquelles il importe d'insister. Fréquemment elle est consécutive à des lésions diverses du fond de l'œil et en particulier au décollement de la rétine. En pareil cas, sa localisation d'un seul côté, l'absence totale de perception lumineuse ou tout au moins l'existence d'une lacune manifeste à la partie supérieure du champ visuel révèlent la présence d'une altération profonde qui a précédé celle du cristallin.

Cette variété de cataracte comprend elle-même plusieurs espèces :

1° La cataracte *diabétique*, liée à la présence du sucre dans les urines;

2° Les cataractes *liquides, siliqueuses, burséolées* qui en dérivent par une série de métamorphoses régressives;

3° Les cataractes *d'origine choroïdienne* consécutives à des lésions des membranes profondes.

CATARACTE DIABÉTIQUE.

La cataracte des diabétiques, bien décrite par Lécorché (1), est une cataracte molle. Ici encore les opacités cristalliniennes se développent rapidement et se montrent simultanément sur les deux yeux. Nous avons suffisamment insisté en temps et lieu sur la pathogénie de cette variété de cataracte (2). Nous savons qu'elle dépend d'un changement de composition de l'humeur aqueuse résultant lui-même de l'altération générale du sang. Kunde a pu produire expérimentalement les mêmes lésions en augmentant d'une façon artificielle la densité du sérum sanguin. Quant à la présence du sucre dans le cristallin cataracté, les avis restent partagés ; les uns affirment en avoir trouvé, les autres n'ont pu en découvrir la moindre trace.

La même forme de cataracte s'observe aussi dans la *polyurie simple,* alors que la sécrétion urinaire est notablement augmentée, sans qu'il y ait ni sucre ni albumine dans les urines. Dans ce cas la perte de transparence semble résulter de la grande déperdition d'eau dont souffre l'organisme.

Deutschmann (3) a cherché à déterminer expérimentalement, sur le cadavre et sur les animaux, quelle est la quantité de sucre que doivent renfermer l'humeur aqueuse et l'humeur vitrée pour que le cristallin perde sa transparence.

En injectant dans la chambre antérieure et dans le corps vitré des solutions sucrées de plus en plus concentrées et dont la composition était à peu près semblable à celle de l'humeur aqueuse,

(1) *Archives générales de médecine,* 1861, t. I, p. 572; t. II, p. 64.
(2) Voyez p. 381.
(3) *Archiv für Ophth.,* t. XXIII, 3° part., p. 113.

il a reconnu qu'il fallait un minimum de concentration de 5 0/0.

Si chez les animaux on injecte des solutions sucrées soit dans les cavités splanchniques soit dans le tissu cellulaire sous-cutané, en ayant la précaution de lier les vaisseaux du rein afin d'éviter une élimination trop prompte, il ne se forme pas de cataracte, ce qui tient à ce que, malgré toutes ces précautions, l'humeur aqueuse et le corps vitré ne renferment qu'une très faible proportion de sucre 0,3 0/0 environ.

Pour Deutschmann ces expériences prouvent qu'il ne faut pas attribuer la cataracte diabétique à la présence du sucre dans l'humeur aqueuse puisqu'il est avéré, d'après les recherches récentes, que les milieux de l'œil ne renferment que de très faibles proportions de sucre alors même qu'il y en a des quantités considérables dans les urines.

Malgré tout l'intérêt que peuvent présenter ces recherches, nous ne saurions accepter les conclusions qu'en tire leur auteur. Il n'y a aucune comparaison à établir, à notre avis, entre cette imprégnation artificielle et momentanée de l'économie par des solutions sucrées et l'état pathologique essentiellement chronique qui porte le nom de diabète. Le changement de densité et de composition de l'humeur aqueuse pour si minime qu'ils soient dans cette dernière affection peuvent, *à la longue*, aboutir à la perte de transparence du cristallin.

Il ne faut pas oublier qu'en dehors de la cataracte, qui se rencontre assez fréquemment chez les diabétiques (6 pour 100 environ), ceux-ci sont souvent sujets à d'autres affections oculaires. On a signalé chez eux des troubles fonctionnels sans lésions, tels que la *parésie de l'accommodation*, l'*amblyopie*, l'*hémiopie*, et on en en a vu d'autres atteints de *rétinite* ou d'*atrophie* des nerfs optiques.

Néanmoins, au point de vue opératoire, le *pronostic* de la cataracte liée au diabète ou à la polyurie n'est guère plus grave que celui d'une cataracte molle ordinaire. La plupart des praticiens s'accordent à dire que l'œil supporte parfaitement dans ces conditions le traumatisme chirurgical, et je peux ajouter, pour mon compte personnel, que j'ai opéré plusieurs fois des cataractes diabétiques sans que la cicatrisation ait été enrayée par le moindre accident.

CATARACTE LIQUIDE.

La cataracte liquide dérive, par une série de métamorphoses régressives, de la catarate molle. Une fois l'enveloppe des fibres cristalliniennes détruite et leur contenu en voie de dégénérescence graisseuse, ces masses imbibées, gonflées par les liquides qui traversent par endosmose la capsule, se désagrégent, et il se produit dès lors une liquéfaction complète du cristallin.

Cette variété de cataracte se reconnaît à l'aspect *uniforme* qu'elle présente; on ne retrouve plus trace ici des stries ou des rayons étoilés rappelant la disposition anatomique des fibres cristalliniennes, dont les débris ne forment plus qu'une véritable émulsion. La coloration de la masse opaque est en général d'un *blanc laiteux* bien homogène. Arrivé à cet état, le cristallin possède le plus grand volume possible; l'iris est refoulé en avant, la pupille est moyennement dilatée et la chambre antérieure peu profonde.

Au point de vue opératoire, le diagnostic de la liquéfaction complète du cristallin est important à établir; c'est lui qui détermine le mode de traitement à employer. Dans cette variété de cataracte, en effet, une large discission de la capsule suffit souvent pour amener la résorption de son contenu qui s'échappe immédiatement dans la chambre antérieure; on a imaginé également ment de l'aspirer par *succion* et ce procédé a souvent donné de bons résultats.

CATARACTE SILIQUEUSE.

Une fois la liquéfaction du cristallin devenue complète, les phénomènes endosmo-exosmotiques continuent à s'accomplir entre cet organe et les milieux environnants; et leurs effets se modifient parfois de telle sorte que l'exosmose l'emporte sur l'endosmose. On voit alors le contenu de la capsule diminuer peu à peu de volume, et à la longue disparaître même complètement.

La cataracte se trouve alors réduite aux *deux feuillets de la cristalloïde* adossés l'un à l'autre et ne renfermant entre eux que quelques cristaux de cholestérine et des sels calcaires. En outre, les cellules qui tapissent la face profonde du feuillet antérieur, après avoir proliféré, subissent la dégénérescence graisseuse et finissent par former des opacités capsulaires reconnaissables à leur couleur *blanche éclatante* et à leur disposition en *plaques irrégulières*.

L'aspect de la cataracte siliqueuse est des plus variables, suivant la plus ou moins grande abondance des divers éléments qui la constituent. Tantôt les opacités capsulaires dominent et elle est d'un blanc mat; tantôt les sels calcaires l'emportent et sa couleur est d'un blanc crayeux jaunâtre. A sa surface on aperçoit des plis, des irrégularités formés par la rétraction de la cristalloïde revenue sur elle-même, ou de petites saillies dues à des dépôts calcaires ou graisseux assez épais en certains points pour soulever cette membrane.

La chambre antérieure paraît plus profonde qu'à l'état normal : une zone noire très apparente existe entre le bord pupillaire et le fond blanc de la cataracte placé sur un plan postérieur; quelquefois l'iris tremblote au moindre mouvement du globe oculaire.

La cataracte siliqueuse réclame un traitement chirurgical particulier. La discission ne donne plus ici d'aussi bons résultats que dans les cataractes liquides ou molles. On peut bien dilacérer les débris de la capsule avec la pointe d'une aiguille et frayer ainsi un chemin aux rayons lumineux: mais les opacités capsulaires qui persistent se résorbent toujours difficilement. Aussi est-il préférable, en pareil cas, de pratiquer une incision dans la cornée avec un large couteau lancéolaire, puis d'introduire par cette ouverture des pinces courbes à griffes pour saisir les débris de la capsule et les enlever.

CATARACTE BURSÉOLÉE.

Comme la variété précédente, la cataracte burséolée provient de la cataracte molle; mais ici les résultats définitifs du processus régressif sont modifiés par les altérations qu'a déjà subies la capsule. Non seulement les cellules qui doublent son feuillet antérieur sont entrées en prolifération, mais le tissu propre de la cristalloïde est lui-même épaissi, quelquefois comme doublé par l'adjonction d'une production hyaline vitreuse analogue à sa propre substance. Cet épaississement de la capsule amène une perturbation dans les phénomènes endosmo-exosmotiques. Il ralentit l'exosmose, de sorte que, dans la poche cristallinienne, il reste toujours une certaine quantité de liquide, des cristaux de cholestérine et quelques dépôts calcaires.

Comme aspect, cette sorte de cataracte tient le milieu entre la cataracte liquide et la cataracte siliqueuse. D'un volume moins considérable que la première, elle a également une teinte moins laiteuse; quelques dépôts calcaires adhérant çà et là à la capsule tranchent sur son fond gris et uniforme. Elle semble un peu plus épaisse en bas qu'en haut, et dans les mouvements de l'œil on aperçoit une légère oscillation due au déplacement de la masse liquide qu'elle renferme.

La cataracte burséolée est fréquemment accompagnée d'éraillures plus ou moins étendues de la zonule, de sorte qu'elle tremble quelquefois au moindre mouvement de l'œil (*cataracte tremblante* des anciens). Son poids spécifique, inférieur à celui du corps vitré, vient encore favoriser ces mouvements de déplacement. Cette particularité fait également comprendre pourquoi, lorsque cette sorte de cataracte a été abaissée par l'aiguille, elle remonte sans cesse et revient à sa place primitive. Si l'on voulait employer ce procédé, il serait donc plus rationnel de la déplacer *en haut*.

Les altérations capsulaires propres à cette sorte de cataracte rendent compte des difficultés que présente sa discission. Aussi est-on le plus souvent obligé de l'extraire soit avec les pinces, soit avec la curette, à travers une ouverture faite sur le bord de la cornée. Cette incision doit avoir un peu moins d'étendue que s'il s'agissait d'une cataracte ordinaire.

CATARACTE D'ORIGINE CHOROÏDIENNE.

Cette variété de cataracte débute par les couches corticales postérieures du cristallin au niveau du pôle de la lentille. Van Trigt, qui a le premier signalé l'apparition d'opacités dans cette région à la suite de la rétinite pigmentaire, a insisté également sur leur forme étoilée en rapport avec la disposition des fibres cristalliniennes. Landolt, ayant eu récemment l'occasion d'examiner au microscope des cristallins ainsi altérés, a pu reconnaitre, en effet, qu'il s'agissait, dans ces cas, d'une véritable séparation des secteurs de la lentille, dont l'intervalle était comblé par du liquide, tandis que les fibres elles-mêmes étaient relativement intactes.

Les opacités, après avoir débuté dans les couches corticales postérieures, rayonnent du centre vers la périphérie. Quelquefois cependant les zones équatoriales et le pôle sont envahis simultanément et il reste entre ces parties une bande irrégulière de tissu ayant conservé toute sa transparence.

A l'œil nu, la pupille a une coloration presque normale et il faut un examen attentif pour reconnaître la présence de quelques points opaques dans le cristallin. L'éclairage oblique permet de constater leur présence et leur teinte grise, jaunâtre et sombre. Quand le globe oculaire se déplace, les opacités se meuvent en sens inverse, preuve qu'elles sont situées au delà du centre de rotation de l'œil. Toutefois on reconnait qu'elles siègent dans le cristallin et non dans le corps vitré, à l'absence complète de l'image réfléchie par la cristalloïde postérieure.

La *marche* de la cataracte d'origine choroïdienne est extrêmement lente; le noyau et les couches corticales antérieures ne s'altèrent qu'à la longue; mais, les opacités étant placées en face de l'ouverture pupillaire, la vision diminue rapidement, et avant que la cataracte soit arrivée à maturité complète, la situation de ces malades est des plus pénibles.

Les états pathologiques de la choroïde auxquels succède cette affection sont encore mal connus. Au début, lorsque l'exploration des membranes profondes est encore possible, on ne constate le plus souvent aucune lésion. Cette intégrité apparente de la choroïde tient, sans doute, à ce que la couche épithéliale pigmentaire encore intacte oppose un obstacle insurmontable à l'examen du stroma sous-jacent. Néanmoins la grande fréquence de cette sorte de cataracte chez les *myopes* atteints de *scléro-choroïdite postérieure* étendue, l'apparition de *mouches volantes* précédant la formation des opacités, le *ramollissement du corps vitré* qu'on constate presque toujours, sont autant de signes indiquant le trouble profond qu'a subi la nutrition de l'œil.

Le *pronostic* est toujours assez sérieux. D'une part, les suites de l'opération sont plus à redouter que dans les conditions ordinaires, et d'autre part, les difficultés inhérentes à l'opération elle-même sont singulièrement augmentées par les complications en face desquelles on se trouve.

En présence de la marche si lente de la maladie et de la diminution précoce de la perception lumineuse, on pourrait peut-être suivre ici le conseil donné par Mooren: hâter la maturité de la cataracte en pratiquant avec une aiguille de petites discissions dans la cristalloïde antérieure. Quant à nous, nous croyons préférable de tenter l'extraction du cristallin, alors même qu'il serait encore en partie transparent.

CATARACTE NUCLÉAIRE.

La cataracte nucléaire s'observe surtout de quarante à cinquante ans. Déjà donc, au point de vue de l'âge, on peut dire qu'elle tient le milieu entre la cataracte molle des jeunes sujets et la cataracte sénile. Au point de vue anatomique, elle forme aussi une sorte d'intermédiaire entre ces deux espèces. Dans la cataracte molle le processus pathologique envahit d'emblée toutes les couches du cristallin; dans la cataracte sénile il respecte toujours le noyau sclérosé; ici les altérations siègent d'abord dans le noyau, respectant les couches corticales, qui ne sont envahies que plus tard.

L'éclairage oblique permet de reconnaître la position des parties opaques au centre du cristallin; elles ont une couleur d'un blanc grisâtre, facile à distinguer de la teinte jaune ambrée propre à la sclérose du noyau. Le plus souvent les couches corticales sont restées transparentes; cependant l'opacité centrale n'est pas toujours nettement circonscrite. Il existe dans certains cas des taches diffuses, nuageuses, disséminées dans les couches corticales adjacentes; elles ont alors une forme irrégulière fort différente de l'aspect rayonné qu'elles présentent dans la cataracte sénile.

La dégénérescence du centre du cristallin, à une époque où le noyau devrait être généralement sclérosé, semble en opposition complète avec ce qu'on observe d'habitude. On sait en effet que le noyau, une fois durci, est soustrait par sa dureté même aux altérations qui envahissent les couches périphériques, comme on l'observe dans la cataracte sénile. Aussi est-il probable que dans la cataracte nucléaire l'apparition des opacités au centre même du cristallin trouve précisément sa raison d'être dans le *défaut de formation du noyau.* Pour un motif quelconque, l'évolution normale des fibres cristalliniennes n'ayant pas eu lieu, la sclérose des couches centrales ne s'est pas faite et la perte précoce de leur transparence est la conséquence de cette anomalie.

L'affection qui nous occupe se rencontre souvent chez les individus qui présentent les *attributs d'une sénilité précoce;* peut-être l'état de marasme où ils sont tombés contribue-t-il à empêcher la formation du noyau cristallinien. Cette remarque sur l'influence de la déchéance organique comme cause des opacités ne devra pourtant pas faire confondre la cataracte nucléaire avec celle qui

est liée au diabète et à la polyurie variétés qui ont été déjà l'objet
d'un chapitre spécial.

La *marche* de la cataracte nucléaire est quelquefois très lente ;
cette affection, survenant souvent simultanément et au même
degré sur les deux yeux, entraîne une diminution rapide de la
vision et met les malades dans la situation la plus pénible. En
pareille circonstance, Mooren a donné le conseil de *hâter la ma-
turation* par une ou plusieurs *discissions*. Nous croyons qu'il est
tout aussi avantageux de faire l'extraction linéaire avec iridectomie aussitôt que le malade éprouve trop de difficulté à se conduire, en ayant bien soin toutefois d'évacuer en même temps
que le noyau opaque les masses corticales encore transparentes
qui pourraient séjourner dans la chambre antérieure.

CATARACTE CAPSULAIRE, CAPSULO-LENTICULAIRE.

On croyait jadis que la capsule du cristallin pouvait devenir le
siège d'opacités ; la variété de cataracte ainsi formée était désignée sous le nom de *cataracte capsulaire*. Malgaigne démontra
par une dissection minutieuse que dans ces prétendues cataractes
capsulaires la capsule conservait une transparence parfaite et que
les points opaques étaient en réalité sous-jacents à la cristalloïde
restée saine.

Les recherches modernes n'ont fait que confirmer l'exactitude
de ce fait. L'on sait aujourd'hui que l'enveloppe du cristallin appar_
tient à la catégorie des membranes vitreuses, dont le caractère
propre est de résister aussi efficacement à l'action des réactifs
chimiques qu'à l'envahissement des processus inflammatoires. Les
seules altérations que les histologistes modernes y aient constatées sont un épaississement ou un amincissement plus ou moins
notable, mais la transparence de la membrane reste toujours parfaite. Il est actuellement bien établi que dans la cataracte dite
capsulaire les opacités sont *sous-jacentes à la cristalloïde*.

Elles sont formées par une prolifération des cellules épithéliales
de cette région qui perdent leur transparence et subissent à la
longue des métamorphoses régressives. Les mêmes altérations
peuvent se produire, quoique bien plus rarement, à la surface de
la cristalloïde postérieure, où dans certaines conditions pathologiques il se fait aussi un développement anormal de cellules.

Les opacités sous-jacentes à la cristalloïde se présentent sous forme de *plaques blanchâtres* occupant l'ouverture pupillaire et affectant une configuration irrégulière sans aucun rapport avec la structure anatomique du cristallin. A l'éclairage oblique, elles offrent une teinte toujours plus blanche que celle des masses corticales, dont il est facile ainsi de les distinguer. On constate également sans peine qu'elles sont situées sur un plan antérieur, au niveau même de l'ouverture pupillaire. Quand il se forme dans leur épaisseur des dépôts calcaires ou des cristaux de cholestérine, leur couleur devient éclatante, crayeuse.

La plupart des auteurs considèrent les opacités dites capsulaires comme *exclusivement secondaires*. Elles surviendraient alors que le tissu cristallinien est déjà complètement envahi. Nous avons vu, en effet, à propos de la cataracte sénile, que quand celle-ci, après avoir dépassé l'âge de la maturité complète, commence à subir des altérations régressives, c'est le moment où ces opacités se produisent. Cette complication accompagne même probablement d'une façon constante les cataractes mûres qui sont abandonnées à elles-mêmes. On doit, sans doute, l'attribuer à l'irritation provoquée par les masses solides du cristallin mises en contact avec les cellules de la cristalloïde.

Il est cependant des cas incontestables où la cataracte capsulaire est *primitive* et où l'altération de l'épithélium ouvre la série des phénomènes morbides. Une fois les opacités capsulaires développées, le cristallin s'altère à son tour et la cataracte finit par devenir complète; ce qui n'a rien d'étonnant si l'on songe au rôle physiologique important dévolu à l'épithélium, qui sert précisément à maintenir la transparence du tissu cristallinien.

La cataracte capsulaire primitive est considérée comme *d'origine inflammatoire;* elle semble, en effet, provoquée le plus souvent par l'existence d'un processus pathologique intéressant l'iris, la région ciliaire ou les parties antérieures du tractus uvéal. En pareil cas, il faut donc s'attendre, après l'extraction du cristallin à une réaction plus vive et à des complications intraoculaires plus fréquentes que dans les autres variétés de cataracte.

Au point de vue opératoire il est toujours bon de se renseigner avec soin sur l'étendue et l'épaisseur des opacités capsulaires, qu'elles soient, d'ailleurs, primitives ou secondaires. Leur développement sur une grande surface indique en effet que la capsule elle-même, épaissie, présentera une assez grande résistance au crochet du kystitome. De plus, il faut être bien prévenu que les débris capsulaires doublés par l'épithélium altéré, seront difficilement expulsés de l'œil au moment de la sortie du cristallin;

comme il est rare, d'autre part, qu'ils se résorbent spontanément
si on les laisse dans la cavité oculaire, il devient indispensable
d'en faire de suite l'extraction.

Pour cela, une fois la masse principale du cristallin évacuée, on
cherchera à les extraire en allant les saisir avec de fines pinces à
griffes. Cette manœuvre est très délicate et exige beaucoup de
précautions. Il ne faut pas oublier, en effet, que la cristalloïde
adhère à la zonule et celle-ci au corps ciliaire, si donc on exerce
des tiraillements trop énergiques on peut provoquer une irritation
violente suivie d'une irido-cyclite des plus graves. Au lieu de
vouloir arracher quand même la cristalloïde quand elle résiste
trop, il est préférable, ou bien de la détacher séance tenante en
s'aidant des ciseaux-pinces ou bien de la laisser en place, se réservant plus tard de pratiquer une capsulotomie.

CATARACTE PONCTUÉE.

Cette variété de cataracte est extrêmement rare. Elle est caractérisée par l'apparition de fines opacités blanchâtres parfaitement
distinctes les unes des autres, et dispersées irrégulièrement dans
toute l'étendue du cristallin, aussi bien au centre qu'à la périphérie.

La cataracte ponctuée a une *marche extrêmement lente,* quelquefois même elle semble rester stationnaire pendant toute la
durée de l'existence.

On ne sait rien de précis sur ses causes ; le plus souvent, en
raison de la lenteur de son évolution et du peu de troubles fonctionnels qu'elle provoque, elle ne réclame aucun traitement.

CATARACTES ADHÉRENTES.

Souvent, à la suite de l'iritis chronique, les exsudats qui se déposent à la surface de la cristalloïde et la fixent à l'iris entravent
la nutrition du cristallin et déterminent l'apparition d'une *cataracte adhérente.*

De même, dans la cyclite, l'irido-choroïdite, les processus qui
intéressent le corps ciliaire donnent naissance à des masses exsudatives abondantes qui s'accumulent derrière l'iris et encombrent
l'ouverture pupillaire. Dès lors, il est difficile de se renseigner sur

le degré de transparence du cristallin; on peut affirmer, néanmoins, que, lorsque ces membranes néoplasiques ont séjourné un certain temps à sa surface, il en résulte nécessairement la production d'une cataracte.

A cause même de leur origine, toujours liée à des lésions intra-oculaires plus ou moins sérieuses, on devra ici se méfier des complications et ne se décider à extraire ces cataractes qu'après un examen minutieux. Le champ visuel sera exploré avec soin; on recherchera l'état de la perception lumineuse, le degré de consistance du globe, etc.

Il sera quelquefois utile, avant de songer à enlever le cristallin, de faire au préalable une *iridectomie* destinée à modifier favorablement la nutrition de l'œil et à préparer pour ainsi dire un terrain propice pour l'extraction qui devra être pratiquée ultérieurement.

Les exsudats sont-ils épais et abondants, cette dernière opération ne suffira plus pour rétablir la vision, car elle sera suivie le plus souvent de la formation d'une *cataracte secondaire* qui exigera plus tard une nouvelle intervention.

CATARACTES SECONDAIRES.

Les cataractes secondaires reconnaissent plusieurs origines. Tantôt elles sont consécutives à des cataractes capsulaires ou capsulo-lenticulaires, dont les débris, après la sortie du cristallin, au lieu d'être enlevés avec les pinces, ont été abandonnés à une résorption spontanée. Tantôt elles sont dues à ce que la capsule et les masses corticales, encore transparentes au moment de l'opération, ont été laissées par mégarde et sont devenues opaques.

Les cataractes secondaires sont alors formées ou bien simplement par les feuillets dilacérés de la cristalloïde contenant encore quelques vestiges de substance cristallinienne dégénérée, ou bien par des masses exsudatives qui, agglutinées avec ces parties et soudées à l'iris, obstruent l'ouverture pupillaire.

Au microscope, on constate que les deux cristalloïdes adossées l'une à l'autre renferment entre elles une quantité considérable de cellules épithéliales entrées en prolifération et devenues opaques, ainsi qu'une certaine quantité de tissu cristallinien dégénéré. Quelquefois pourtant la cristalloïde antérieure, au lieu

de doubler la postérieure, se trouve prise entre les lèvres de
la plaie cornéenne. Vers l'équateur la capsule présente parfois de
petits plis qui tiennent uniquement à ce que son contenu a
sinon complètement disparu, du moins notablement diminué
de volume.

Nous avons déjà insisté et nous insisterons encore plus tard,
sur les précautions à prendre en vue d'éviter la formation des
cataractes secondaires. Nous recommandons de procéder après
l'extraction à un nettoyage et une évacuation aussi complets que
possible de toutes les masses corticales; quant aux débris capsulaires, ils doivent toujours être enlevés avec des pinces.

Cette variété de cataracte peut encore se former dans d'autres
circonstances : ou bien lorsque le traumatisme d'une première
opération a donné naissance à un processus irritatif, iritis, irido-
choroïdite, accompagné d'exsudations abondantes; ou bien, lorsqu'il s'agit déjà d'une cataracte compliquée, pour laquelle les
manœuvres d'extraction incomplètes ou infructueuses ont été
suivies de nouveaux accidents inflammatoires. En ce qui concerne le traitement, nous renvoyons au chapitre de l'*iridotomie*.

CATARACTES TRAUMATIQUES.

La cataracte traumatique est, le plus souvent, consécutive à
une plaie pénétrante de l'œil, ayant intéressé la cristalloïde ou
le tissu propre du cristallin. Dans certains cas, pourtant, elle
peut succéder à une *simple contusion* du globe oculaire. Généralement alors, cette contusion, surtout si elle est violente, détermine une rupture de la cristalloïde, au niveau de son insertion
sur la zonule, ou de la zonule elle-même, et le cristallin subluxé
devient le siège d'opacités qui apparaissent tout d'abord dans la
région équatoriale. Les expériences de Berlin sur la contusion du
globe oculaire ont même démontré que cette déchirure de la
cristalloïde ou de la zonule n'est pas toujours *indispensable*
pour qu'une cataracte se produise. Bien que la *capsule soit
intacte*, des opacités peuvent apparaître dans les couches antérieures du cristallin à une époque relativement éloignée de l'accident; il faut, par conséquent, en présence d'une contusion de
l'œil, ne formuler le pronostic qu'avec quelques réserves.

Quant aux blessures directes de la cristalloïde et du cristallin, c'est tantôt un instrument piquant qui atteint ces parties,

tantôt un corps étranger qui, après avoir traversé les enveloppes oculaires, vient se loger dans leur épaisseur.

Toute solution de continuité de la cristalloïde, si petite qu'elle soit, entraîne la formation d'opacités cristalliniennes dans le point correspondant.

Il résulte des expériences de Leber que la cristalloïde, munie de son épithélium semble servir de régulateur aux phénomènes osmotiques, d'où dépend la nutrition du cristallin. C'est cet épithélium qui s'oppose, comme une barrière infranchissable, à l'imbibition des fibres cristalliniennes par l'humeur aqueuse; mais que la moindre éraillure vienne à se produire, aussitôt il y a contact direct entre l'humeur aqueuse et le tissu propre du cristallin, et une opacité ne tarde pas à apparaître, indice du trouble nutritif qui s'est opéré.

La lésion ainsi produite peut présenter des caractères variables, suivant l'*étendue* de la blessure et suivant l'*âge* du sujet. Si la plaie de la cristalloïde est très étroite, si le tissu du cristallin n'a été que légèrement intéressé et dans ses couches les plus superficielles, les lèvres de la plaie capsulaire ne tardent pas à s'agglutiner par l'intermédiaire d'une substance amorphe, transparente, et il ne reste qu'une opacité capsulaire, superficielle, très circonscrite, et limitée au point lésé.

Mais le pronostic n'est pas toujours aussi favorable, et l'on voit parfois des blessures de la cristalloïde, en apparence insignifiantes, amener peu à peu la formation d'une cataracte complète.

Les phénomènes morbides sont différents quand la capsule est ouverte sur une certaine étendue. Grâce à son élasticité, cette membrane se rétracte, et laisse à découvert, proéminent dans la chambre antérieure, une partie ou la totalité du cristallin; celle-ci, mise ainsi en contact direct avec l'humeur aqueuse, subit des altérations qu'il a été facile d'étudier, soit à la suite des opérations de discission, soit à la suite d'expériences faites sur les animaux.

Dans une étendue, variable avec la largeur et la profondeur de la blessure, le tissu cristallinien *se gonfle, se trouble* et *se ramollit;* et cela d'autant plus, que le blessé est plus jeune; chez ceux qui ont moins de vingt-cinq ans, une simple piqûre de la cristalloïde suffit quelquefois pour amener le ramollissement total et plus tard la résorption complète du cristallin. Par contre, chez les personnes plus âgées, la cataracte demande plus de temps pour se produire; et le noyau, devenu opaque, ne se résorbe pas.

A mesure que le cristallin se gonfle, imbibé qu'il est par l'humeur aqueuse, il proémine de plus en plus dans la chambre antérieure, en même temps, les masses cristalliniennes ainsi tuméfiées deviennent de plus en plus molles et blanchâtres. Tantôt alors elle se morcellent spontanément, et disparaissent peu à peu; tantôt un fragment plus dense que les autres, ou le noyau lui-même, tombe dans la chambre antérieure, où il peut séjourner fort longtemps.

Outre les opacités qui se développent très rapidement au niveau de la plaie, quand le cristallin a été atteint vers sa région équatoriale, d'autres apparaissent souvent à son pôle postérieur, et y prennent une forme étoilée. Quand l'ouverture de la cristalloïde est très limitée, quand les couches les plus superficielles du cristallin ont seules été intéressées, ces opacités polaires disparaissent parfois spontanément, et il ne persiste que celles qui occupent le lieu même de la blessure.

Assez souvent la lésion du cristallin est compliquée de *la présence de corps étrangers;* ce sont des parcelles métalliques, de petits morceaux d'acier, des éclats de verre ou de bois, qui ont traversé la chambre antérieure et qui sont venus se loger dans l'épaisseur de cet organe. Ces corps étrangers déterminent très rapidement un gonflement des masses cristalliniennes, accompagné d'un trouble nuageux assez considérable pour masquer leur présence. Ce n'est que plus tard, quand les couches corticales ont été résorbées, qu'une exploration attentive, avec l'éclairage oblique, permet de les découvrir.

Il peut arriver qu'enfouis pour ainsi dire dans l'épaisseur de la lentille, ils restent toujours cachés aux regards; mais dans ce cas, surtout si ce sont des particules métalliques, on soupçonne parfois leur présence à la teinte de la cataracte, qui présente en certains points une *couleur de rouille brunâtre,* caractéristique, etc.

Le *pronostic* de la cataracte traumatique dépend de l'âge du sujet, de l'étendue de la blessure, des désordres concomitants des parties voisines. La déchirure de l'iris ou de la région ciliaire, la rupture de la zonule, la luxation du cristallin, la présence de corps étrangers dans le cristallin ou dans le globe oculaire sont autant de complications fâcheuses.

Si le sujet est jeune, si le cristallin est seul intéressé, si aucun corps étranger ne séjourne dans l'œil, on est en droit d'espérer la résorption spontanée et complète de la cataracte; tout au plus aura-t-on à la faciliter par des discissions.

Si au contraire le blessé a atteint ou dépassé vingt-cinq ans, âge auquel le noyau est déjà assez développé, on est quelquefois obligé de l'extraire. Or, même dans les cas en apparence les plus favorables, cette opération ne présente jamais autant de chances de succès que dans les conditions ordinaires, et il faut s'attendre à des complications imprévues, telle qu'adhérences anormales de l'iris à la cristalloïde, rupture de la zonule et issue du corps vitré.

Si le cristallin blessé est luxé en même temps, l'irritation qu'il exerce sur la région ciliaire vient augmenter encore la gravité du traumatisme en provoquant des accidents glaucomateux.

Traitement. — Immédiatement après l'accident, il est nécessaire d'instituer un traitement antiphlogistiqne énergique. Si le sujet est jeune et vigoureux, si le traumatisme a été violent, on appliquera quelques sangsues à la tempe, on instillera fréquemmment quelques gouttes d'une solution d'atropine, et on tiendra l'œil dans un repos absolu, au moyen du bandeau compressif.

Dès le lendemain de la blessure, il survient parfois des douleurs violentes, une injection périkératique intense, et tous les signes d'une inflammation des plus vives. C'est que la capsule est largement déchirée, qu'une partie considérable du cristallin, imbibée par l'humeur aqueuse, a augmenté de volume, et provoque par suite un *excès de tension* et des *accidents glaucomateux*. A l'éclairage oblique, on voit, en effet, la chambre antérieure remplie par des masses cristalliniennes gonflées.

Quelle conduite tenir en pareille circonstance? De Græfe, préoccupé des conséquences funestes que peuvent avoir les accidents glaucomateux, recommandait d'ouvrir sans hésiter la chambre antérieure avec un large couteau lancéolaire ou avec son petit couteau droit et de pratiquer, séance tenante, l'extraction des masses qui la remplissent.

Longtemps cette pratique fut adoptée comme une règle absolue de thérapeutique oculaire; mais des insuccès nombreux l'ayant suivie, la question fut soulevée de nouveau au récent congrès ophthalmologique d'Heidelberg. Quelques orateurs y soutinrent que dans certains cas il est préférable de s'abstenir de toute tentative opératoire immédiate et d'attendre la résorption spontanée du cristallin.

Nous nous rallions complètement à cette opinion, et plusieurs observations de notre pratique nous ont démontré qu'une intervention hâtive n'est pas sans dangers, et que le traumatisme de l'opération, en augmentant la violence de l'inflammation, peut devenir le point de départ d'accidents graves.

Si le sujet est *jeune*, si chez lui la sclérotique n'a pas encore acquis une rigidité considérable, les accidents glaucomateux *tem-*

poraires qui résultent du gonflement des masses cristalliniennes ne sont pas très redoutables, et il vaut mieux attendre la résorption spontanée, en se bornant à instituer un traitement antiphlogistique. Si cependant les douleurs deviennent très violentes, si les accidents glaucomateux semblent très menaçants, on pratiquera une *paracentèse de la chambre antérieure* et on obtiendra ainsi une détente sensible de la tension intra-oculaire. Cette petite opération sera d'ailleurs répétée aussi souvent qu'il sera nécessaire.

Si le sujet est plus âgé, l'indication est plus difficile à préciser : la sclérotique est plus rigide et les accidents dus à l'excès de tension sont plus à craindre; d'un autre côté, le cristallin est plus dense, son noyau, sclérosé, ne se résorbe que difficilement et peut jouer le rôle d'un corps étranger. Si donc, en pareil cas, il est *manifeste* que les accidents inflammatoires sont dus à la présence du cristallin gonflé, et non à la blessure elle-même ou aux complications résultant de la violence du traumatisme, de la présence d'un corps étranger, si une ou plusieurs paracentèses ont été impuissantes à améliorer la situation du malade, il faut pratiquer l'extraction.

Quand les accidents immédiats ont pu être conjurés et que des masses cataractées occupent encore la chambre antérieure et ne se résorbent que très lentement, on pourra hâter leur disparition en pratiquant de temps à autre de larges paracentèses. En s'écoulant, l'humeur aqueuse entraîne quelquefois les particules flottantes; de plus, ces paracentèses ont pour résultat d'activer le travail de résorption.

L'ouverture pupillaire reste-t-elle obstruée par des débris du cristallin, on aura recours, si le sujet est jeune, à des discissions successives, en ayant soin de ne les répéter qu'à des intervalles assez éloignés, et d'attendre, pour en faire une seconde, que le travail inflammatoire provoqué par la première soit complètement éteint.

Si le sujet est âgé, si les masses cataractées sont considérables et renferment un noyau, on pratiquera l'extraction, en suivant les règles qui seront indiquées plus loin, mais en tenant grand compte de la rupture possible de la zonule, des adhérences anormales de la cristalloïde aux parties voisines, etc., complications fréquentes à la suite des traumatismes.

Quelquefois la plus grande partie du cristallin ayant été résorbée, cet organe se trouve réduit à ses deux feuillets, séparés l'un de l'autre par une faible épaisseur d'opacités capsulaires.

Cette cataracte, comparable à la cataracte aride-siliqueuse, sera extraite conformément aux règles indiquées à propos de cette variété.

Nous avons vu que la cataracte traumatique pouvait être compliquée de la présence d'un corps étranger. Dans ce cas, on devra s'appliquer à enlever en même temps la cataracte et le corps étranger; sans cela, il est à craindre que celui-ci, venant à tomber dans la cavité oculaire, ne provoque des accidents sympathiques du côté opposé.

Quant aux règles à suivre en pareilles circonstances, il est impossible de les formuler d'une manière précise; il est évident que le mode opératoire doit varier suivant la nature, la forme, le volume, la situation des corps étrangers. Sont-ils facilement accessibles par la chambre antérieure, on cherchera à les saisir avec des pinces, à travers l'ouverture faite à la cornée pour extraire le cristallin. Sont-ils logés dans l'épaisseur de cet organe, on extraira le cristallin avec une curette, en ayant soin de les amener aussi au dehors. De Græfe rapporte un cas où le corps étranger était fixé à la partie supérieure de la lentille et difficilement accessible. Il fit des discissions successives, de façon à ramollir le tissu cristallinien, et il vit le corps étranger, entraîné par son propre poids, descendre peu à peu au milieu des masses ramollies et arriver au niveau de l'ouverture pupillaire, où il put être saisi et extrait.

<h2 style="text-align:center">CATARACTES CONGÉNITALES.</h2>

On rencontre chez les jeunes enfants plusieurs variétés de cataractes, considérées presque toutes comme d'origine congénitale, bien qu'il ne soit pas toujours démontré que leur existence date *du moment même de la naissance*. En effet, si l'examen ophthalmoscopique n'a pas été pratiqué dès que l'enfant vient au monde et si la découverte de la cataracte n'a été faite que plus tard, il peut être extrêmement difficile de décider si la lésion s'est développée pendant la vie intra-utérine ou ultérieurement.

Au point de vue du pronostic et du traitement, il importe de distinguer les formes suivantes, que nous décrirons successivement :

1° La cataracte zonulaire;

2º Les cataractes polaire antérieure, pyramidale, polaire postérieure ;

3º La cataracte molle, complète, les cataractes régressives.

CATARACTE ZONULAIRE.

Cette variété de cataracte, bien décrite par Jæger et de Græfe
est formée par l'opacification partielle d'une *zone cristallinienne*
intermédiaire aux couches corticales et au noyau restés intacts.
On aperçoit au niveau de la pupille, une opacité circulaire grisâtre, plus ou moins prononcée, ayant environ de 5 à 6 millimètres de diamètre et séparée par une ligne de démarcation très
nette des parties périphériques du cristallin qui ont conservé leur
transparence.

Sa coloration est plus foncée à la *périphérie que vers le centre*,
caractère important qui permet de différencier cette cataracte
de la cataracte centrale occupant toute l'épaisseur du noyau ; dans
ce cas, en effet, la teinte grisâtre atteint son maximum de satu-
ration au centre, là où les couches opaques sont les plus nombreuses.

Si l'on cherche à apprécier à l'éclairage oblique les rapports
de l'opacité avec le bord pupillaire, on reconnaît facilement que
*la région comprise entre le bord pupillaire et l'équateur du cris-
tallin est d'une limpidité parfaite ;* il en est de même des couches
corticales antérieures sous-jacentes à la cristalloïde.

A l'ophthalmoscope, on constate que les parties opaques occupent le plus souvent toute l'étendue de la pupille, surtout quand
celle-ci est contractée sous l'influence de la lumière ; mais, en
instillant de l'atropine, on voit l'opacité centrale se détacher
vigoureusement sous forme d'un disque sombre sur le fond de
l'œil qui apparaît alors comme un anneau coloré rougeâtre. La
largeur de cet anneau doit être appréciée avec soin ; elle nous
indique l'étendue des parties équatoriales restées transparentes et
nous fournit par conséquent des probabilités sur le degré de la
vision que possède le sujet.

Dans la cataracte zonulaire type, qui reste *stationnaire pendant
toute la durée de l'existence,* la partie opaque se présente sous
l'aspect d'un disque parfaitement circulaire, à contour nettement
déterminé, sans prolongements, *sans rayons ni stries empiétant
sur les parties transparentes.*

S'il existe au contraire des prolongements irréguliers allant des parties opaques aux parties transparentes, il est très probable que toutes les fibres cristalliniennes subiront à la longue les atteintes du processus et qu'il se développera finalement une cataracte complète.

En faisant diriger le regard de côté, on aperçoit, à l'éclairage oblique, d'avant en arrière, une zone transparente, une zone cataractée, un noyau transparent, une zone cataractée postérieure, une zone transparente, et enfin la cristalloïde postérieure normale.

Souvent, en pareille circonstance, le cristallin est diminué de volume et il est possible d'apercevoir son bord équatorial quand la pupille est dilatée au maximum.

De Græfe et Sichel ont signalé une variété de cataracte zonulaire dans laquelle les opacités occupent *plusieurs couches* du cristallin, séparées les unes des autres par des lamelles restées transparentes.

La cataracte zonulaire existe presque toujours sur les deux yeux. Pourtant on a pu observer des cas où, avec une cataracte zonulaire d'un côté, il existait de l'autre, soit une cataracte polaire, soit toute autre variété. Mais il n'y a pas d'exemple de cataracte zonulaire avec un œil absolument normal du côté opposé.

Les troubles fonctionnels sont en rapport avec l'étendue de l'altération. La vision est très mauvaise au grand jour, et relativement bonne dans la demi-obscurité. L'explication en est simple : sous l'influence de la lumière la pupille se contracte et se trouve ainsi complètement obstruée par l'opacité, tandis que se dilatant au crépuscule et dans la pénombre la lumière pénètre alors par la périphérie, la vision s'améliore.

C'est pourquoi les petits malades courbent la tête, et se placent de préférence à contre-jour, se mettant ainsi à même de mieux distinguer. Le plus souvent ces enfants parviennent à apprendre à lire et à écrire ; ce n'est qu'au moment où ils sont obligés de se livrer à des travaux plus minutieux et plus assidus, à la lecture attentive de caractère plus fins, que l'insuffisance de la vision commence à se faire sentir. Aussi est-ce vers l'âge de dix à douze ans environ que les parents viennent réclamer pour eux les soins du médecin.

On observe quelquefois un certain degré de *myopie apparente* qui disparaît sous l'influence de l'atropine, et le muscle ciliaire une fois paralysé, on reconnaît alors que l'œil possède le plus souvent une structure hypermétropique.

L'amplitude d'accommodation est presque toujours *très faible*. On a longtemps contesté à la cataracte zonulaire une origine congénitale. La plupart des auteurs la considéraient comme se développant après la naissance; de Wecker a publié un exemple remarquable de cataracte zonulaire, dont il put suivre le développement sur un enfant de neuf ans; pourtant Becker a constaté récemment son existence sur un enfant de quelques semaines.

Plusieurs causes ont été mises en avant pour expliquer l'apparition de la cataracte zonulaire. Les uns placent en première ligne l'influence héréditaire; d'autres, comme Arlt et Horner, ont fait la remarque qu'un grand nombre d'enfants atteints de cette affection avaient eu des convulsions auparavant. D'après ces observateurs, les convulsions auraient pour résultat mécanique d'écarter les couches corticales périphériques du cristallin des couches centrales; par suite de ce déplacement, une zone opaque s'établirait autour du noyau qui commence à se former. Cette hypothèse semblerait trouver sa confirmation dans un fait rapporté par de Græfe, où, à la suite d'un traumatisme, il vit se développer une cataracte zonulaire, consécutive sans doute à la dislocation des lamelles du cristallin. Dans le cas où il existe plusieurs zones cataractées, l'apparition successive de ces opacités correspondrait aux diverses époques des convulsions.

Horner a signalé également la coïncidence des cataractes zonulaires avec certaines *manifestations du rachitisme*, portant principalement sur le *système dentaire*. Il ne faut pas toutefois confondre ces lésions dentaires de nature rachitique avec celles qui, décrites par Hutchinson, ont été rattachées par lui à la syphilis héréditaire. Les altérations rachitiques portent surtout sur l'*émail*. Les dents ont perdu leur forme élégante pour devenir courtes, larges, massives; l'émail, au lieu de se terminer insensiblement vers le collet, forme à ce niveau un véritable bourrelet. Le corps même de la dent est creusé par de profonds sillons circulaires; en quelques endroits où l'émail fait complètement défaut, le tissu dentaire, altéré par le contact des liqueurs acides introduites dans la bouche, prend un aspect terne, sale, grisâtre.

Ces lésions dentaires diffèrent sensiblement de celles qu'on rencontre chez les enfants syphilitiques atteints de kératite parenchymateuse. Ceux-ci ont les incisives supérieures écartées, petites, avec des angles mousses; leur bord tranchant est échancré, entaillé, présentant une encoche plus ou moins profonde : leurs dents sont quelquefois blanches, mais le plus souvent elles sont grisâtres; l'émail présente aussi quelques altérations légères, mais jamais aussi accusées que chez les rachitiques.

Les idées de Horner sur la corrélation qui existe entre la cataracte zonulaire et les altérations rachitiques de l'émail seraient justifiées par les travaux récents d'embryogénie. Il paraît, en effet, démontré aujourd'hui que la formation de l'émail des dents et celle du cristallin sont deux phénomènes de développement fœtal qui, au point de vue des éléments anatomiques constituants et du mode d'évolution, présentent entre eux la plus grande analogie.

Nous rappellerons enfin que Magitot considère les sillons dentaires attribués au rachitisme et à la syphilis comme des arrêts de développement survenus à des étapes successives pendant la première enfance, et ayant coïncidé avec des convulsions. Celles-ci qui joueraient le rôle de causes déterminantes, provoqueraient également des temps d'arrêt dans le développement du cristallin. L'influence des convulsions sur la pathogénie de la cataracte zonulaire, sans être telle que l'avaient pensé Arlt et Horner n'en serait pas moins réelle.

Le *traitement* de la cataracte zonulaire varie suivant les cas. Si les opacités sont parfaitement limitées, s'il n'y a aucun prolongement empiétant sur les parties périphériques, et si la zone équatoriale restée transparente est assez large pour permettre l'établissement d'une pupille artificielle utile, on fera une iridectomie en bas et en dedans, position la plus avantageuse pour la vision à courte distance. Il sera préférable d'agir ainsi que de faire disparaître le cristallin par discission ou par extraction; l'opération est d'exécution facile et ne présente aucun danger; en outre le malade a l'avantage de conserver le cristallin et par conséquent un certain pouvoir d'accommodation. Dans ces derniers temps, de Wecker a proposé et mis à exécution dans ces cas l'*iridotomie*, mais nous croyons l'iridectomie préférable, à la condition de faire une petite pupille.

Si, au contraire, la zone périphérique restée transparente est relativement étroite, si des stries rayonnées indiquent que le cristallin sera envahi en entier, on pratiquera des discissions successives comme dans le cas de cataracte molle et en se conformant aux règles qui seront exposées à propos de cette méthode opératoire ou bien on pratiquera l'extraction.

CATARACTES POLAIRE ANTÉRIEURE, PYRAMIDALE, POLAIRE POSTÉRIEURE.

La cataracte polaire antérieure est caractérisée par la présence d'une opacité grisâtre ou blanchâtre qui occupe le pôle anté-

rieur du cristallin. Tantôt cette partie opaque est située sur le
même plan que la pupille, tantôt elle fait saillie et proémine
dans la chambre antérieure; elle reçoit alors le nom de *cataracte
pyramidale*.

On a pu examiner un certain nombre d'yeux ainsi conformés
et la question de savoir comment se comporte la capsule relativement à cette petite masse proéminente a été définitivement
résolue. Il est démontré aujourd'hui, grâce au microscope, que,
quelle que soit l'étendue de la saillie, elle est recouverte par la
cristalloïde antérieure et que, dans toute cette région, l'*épithélium
sous-jacent à la capsule manque complètement*.

L'opacité paraît constituée par un amas de cellules fusiformes
plus ou moins altérées, en régression graisseuse ou calcaire, tissu
nouveau résultant sans aucun doute de la transformation des
cellules normales; quant au sommet de la saillie pyramidale, on
le trouve quelquefois rempli par un liquide coagulé, tandis que
la base est comme enchatonnée dans le tissu cristallinien.

Le développement de la cataracte pyramidale est presque toujours consécutif à une ulcération de la cornée suivie de perforation. Au moment où celle-ci s'établit, l'humeur aqueuse s'écoulant
au dehors, le cristallin se met en rapport avec la face postérieure
de la cornée; au point de contact avec les parties enflammées,
l'épithélium de la cristalloïde subit des altérations qui sont plus
tard le point de départ des opacités. Quelquefois des exsudats
se déposent en même temps à la *surface de la capsule*, et quand
le cristallin reprend sa place, on aperçoit un petit filament blanchâtre reliant encore le sommet de la pyramide à la cicatrice de
l'ancienne plaie cornéenne.

On a soutenu, pour renverser cette théorie, que la cataracte
pyramidale se rencontre parfois avec une cornée parfaitement
transparente, mais c'est là une objection sans valeur; car on peut
répondre d'abord qu'une ulcération de la cornée ayant abouti à
la perforation se cicatrise parfois sans laisser de trace, qu'en
second lieu chez les enfants, dont la chambre antérieure est déjà
très étroite, on voit dans certains états inflammatoires de l'œil
accompagnés de ramollissement du tissu cornéen l'humeur
aqueuse disparaître et le cristallin se mettre en rapport avec la
cornée enflammée, sans qu'il y ait de perforation.

Cataracte polaire postérieure. — On doit rapprocher de la
variété que nous venons de décrire, la cataracte polaire postérieure, caractérisée par la présence d'une opacité circonscrite
occupant le centre de la cristalloïde postérieure.

La forme circulaire de l'opacité, le reflet blanchâtre très éclatant qu'elle présente à l'œil nu et à l'éclairage oblique, sa situation à la surface de la cristalloïde sont autant de caractères qui permettent de la distinguer des cataractes corticales développées dans les couches postérieures du cristallin. Celles-ci, qui sont presque toujours consécutives à des lésions de la choroïde et de la rétine, ont un aspect terne grisâtre, une forme étoilée; enfin, à l'inverse des autres, elles progressent, au lieu de rester stationnaires.

La cataracte polaire postérieure a son siège au niveau de l'*insertion de l'artère capsulaire*, qui pendant la vie intra-utérine, se rend à travers le corps vitré du nerf optique au centre de la cristalloïde; elle ne serait autre chose que les vestiges des adhérences unissant cette artère à la cristalloïde. Un certain nombre de faits dans lesquels on a trouvé en même temps des débris de l'artère capsulaire flottants dans le corps vitré, quelquefois même le traversant complètement, paraissent confirmer cette hypothèse.

Cataracte fusiforme axile. — On a signalé quelques rares exemples de cataracte congénitale ayant une forme fusiforme, occupant l'axe du cristallin et se rendant d'un pôle à l'autre. Cette variété paraît avoir des liens de parenté étroits avec les précédentes et n'en être qu'un degré plus avancé.

Les cataractes polaires congénitales, quand elles ont peu d'étendue, n'entraînent pas de trouble considérable de la vision, et nous n'avons qu'à répéter ici ce qui a été dit à propos de la cataracte zonulaire. Si la surface opaque n'occupe qu'une faible partie du champ pupillaire et si les petits malades ont une vision suffisante, toute intervention chirurgicale est inopportune; si, au contraire, le diamètre de la cataracte dépasse celui de la pupille, il faut alors pratiquer une pupille artificielle en bas et en dedans. Le plus souvent ces opacités restent stationnaires pendant toute la durée de l'existence.

CATARACTE MOLLE COMPLÈTE.

La cataracte complète est la variété la plus fréquente des cataractes congénitales. Quelquefois, au moment de la naissance, le cristallin n'est pas encore tout à fait opaque, mais il le devient rapidement à mesure que l'enfant grandit. Cette cataracte a une consistance molle, sa *teinte grise, blanchâtre*, est comparable à de l'amidon cuit ; quelquefois elle présente un aspect *laiteux parfaitement homogène,* c'est alors l'indice d'un ramollissement qui peut aller, dans certains cas, jusqu'à la liquéfaction complète. Le cristallin ainsi dégénéré a généralement augmenté de volume ; il repousse l'iris en avant et la chambre antérieure paraît rétrécie. Si l'on instille de l'atropine pour dilater la pupille, on constate que les opacités ont envahi toutes ses couches ; il n'y a plus de zone périphérique transparente comme dans les autres variétés, par conséquent le diagnostic différentiel est aussitôt établi.

Ici les *troubles fonctionnels* sont plus considérables que dans les formes précédentes, la vision distincte est abolie et réduite à une simple perception lumineuse quantitative.

Pour être sûr qu'il n'existe pas de complication du côté des membranes profondes, on placera l'enfant dans une chambre obscure et on promènera au devant de ses yeux la flamme d'une bougie ; s'il la suit du regard dans toutes les directions qu'elle occupe dans le champ visuel, c'est un signe de bon augure ; si au contraire ses yeux restent fixes, sans position déterminée, ou s'ils sont animés d'un mouvement de va-et-vient irrégulier (nystagmus), on peut en conclure que la sensibilité rétinienne est sinon abolie, du moins très émoussée, et que l'opération présentera par conséquent peu de chances de succès.

L'étiologie n'est plus ici la même que dans la cataracte zonulaire, le plus souvent ces cataractes molles complètes se montrent chez des enfants bien constitués en apparence, et dont les yeux, sauf la présence des opacités cristalliniennes. semblent normaux.

Une seule cause a pu être nettement démontrée: c'est l'influence de l'hérédité. Souvent, en effet, cette variété de cataracte se montre chez de jeunes sujets dont les parents avaient été atteints de la même affection à un âge plus ou moins avancé. Enfin, il est fréquent de la voir apparaître simultanément chez plusieurs enfants de la même famille.

Les *cataractes régressives, siliqueuses, burséolées,* se rencontrent quelquefois dans le jeune âge ; comme elles se produisent dans les mêmes conditions que chez l'adulte et se présentent avec les mêmes caractères, nous renvoyons à ce que nous avons déjà dit sur ce sujet.

CONSIDÉRATIONS GÉNÉRALES SUR L'OPÉRATION
DE LA CATARACTE.

Jadis, avant de faire subir aux malades l'opération de la cataracte, on les soumettait à un régime particulier. Il est aujourd'hui surabondamment démontré que les saignées locales, ou générales, les purgatifs répétés, les vésicatoires, le séjour dans une chambre obscure, sont autant de moyens plus nuisibles qu'utiles. Pourtant, en présence d'une cataracte développée sous l'influence d'*un état général*, comme la cataracte diabétique ou polyurique, il convient avant d'opérer de faire suivre pendant quelque temps le régime et le traitement que réclament ces diverses affections.

De même s'il s'agit d'une cataracte symptomatique de lésions intra-oculaires profondes, il sera nécessaire, avant d'en pratiquer l'extraction, de faire au préalable, quelque temps auparavant, l'*iridectomie*.

Dans les cas ordinaires, la seule précaution à prendre, c'est de veiller à ce que les malades aient le ventre libre. Le jour de l'opération, ils seront à jeun si on les opère de bonne heure, ils prendront un simple bouillon dans la matinée si on les opère à une heure plus avancée de la journée. Il est toujours très important d'examiner avec soin l'état des *voies lacrymales* et de la *conjonctive*. Nous avons déjà longuement et à plusieurs reprises insisté sur ce sujet. Toute sécrétion anormale, soit du côté du sac lacrymal, soit du côté de la conjonctive, devra disparaître avant qu'on se décide à porter l'instrument tranchant sur la cornée. Les précautions antiseptiques les plus rigoureuses doivent être prises. Pour mon compte voici comment je procède : Avec le pulvérisateur à vapeur de Lucas-Championnière (fig. 52), placé à une certaine distance, j'environne le malade d'une atmosphère phéniquée, obtenue avec une solution forte (5 p. 100) qui, mélangée au moment de sa projection à la vapeur d'eau, ne renferme plus que 2, 50 p. 100 environ d'acide phénique. En outre, j'ai soin avant de commencer l'opération de nettoyer complètement les culs-de-sac de la conjonctive avec un pulvérisateur à main projetant un jet d'une solution saturée d'acide borique. Pendant cette manœuvre le sac lacrymal est comprimé à plusieurs reprises de façon à évacuer toutes les mucosités purulentes qu'il pourrait contenir. Il va sans dire que les éponges qui ne servent que pour cette opéra-

tion ont été désinfectées dans une solution forte d'acide phénique.
Quant aux instruments, pinces, écarteurs, etc., ils plongent dans
un bain d'acide borique, d'où un aide les sort au fur et à mesure
des besoins de l'opérateur. Enfin, l'opération terminée, j'irrigue,
largâ manu, avec un jet d'acide borique toute l'étendue des lèvres

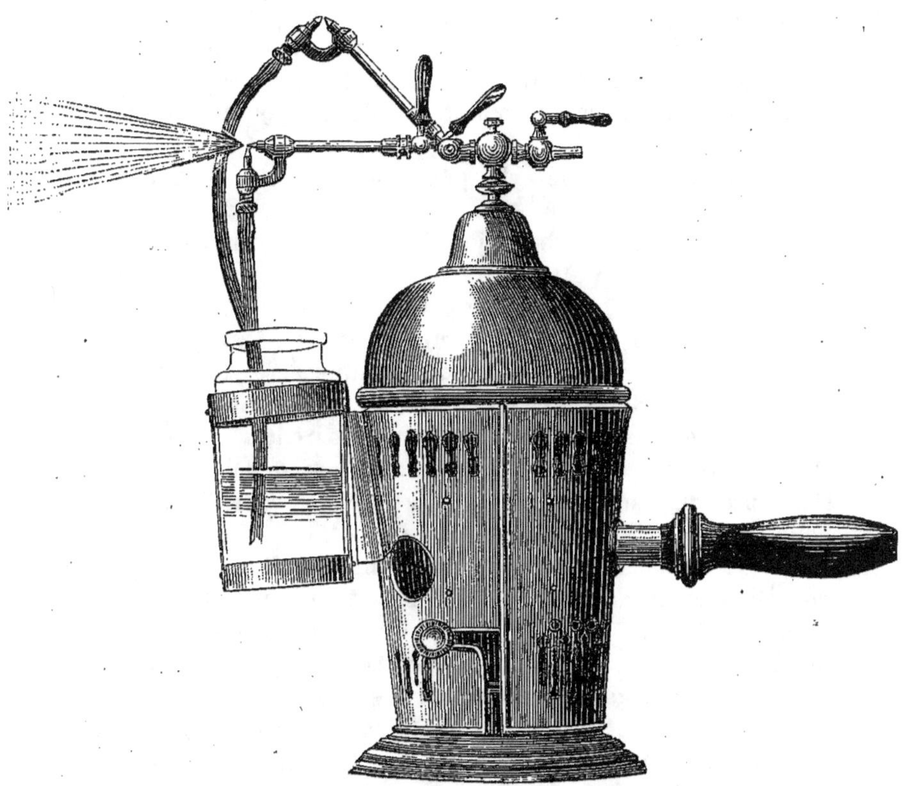

Fig. 52. Vaporisateur à vapeur de Lucas-Championnière construit et modifié par Waseige.
Cet instrument peut servir aussi à donner des douches oculaires comme celui de
Lorenço.

de la plaie, ne craignant pas de pousser le jet dans la chambre
antérieure. Comme pansement, j'emploie des rondelles de lint
boraté.

L'opération de la cataracte est peu douloureuse et généralement
bien supportée ; aussi est-il inutile le plus souvent d'avoir recours
au chloroforme. On l'emploiera cependant chez les personnes
craintives, nerveuses, et chez les jeunes sujets. Son usage est in-

diqué également dans les cataractes compliquées qui exigent un repos absolu et où l'issue du corps vitré est à craindre au moindre effort du malade. En pareille circonstance, l'anesthésie doit être poussée jusqu'à la résolution musculaire complète.

Il est un préjugé très répandu dans le public, qui consiste à croire que l'on ne peut opérer une cataracte avec succès que lorsqu'elle est arrivée à *maturité complète*. Cette idée fausse, partagée encore par quelques médecins, a empêché bien des malades de profiter des avantages que procurent aujourd'hui les nouvelles méthodes d'extraction; méthodes qui permettent d'enlever avec succès le cristallin alors même que son centre seul est devenu opaque.

Sans doute il est préférable, pour opérer, que la cataracte soit complète, mais cette condition est loin d'être indispensable. Avec l'incision telle qu'on la fait aujourd'hui combinée à l'iridectomie, on peut extraire des cataractes incomplètes en toute sécurité, et si l'on a eu la précaution de faire un nettoyage minutieux de la pupille, d'évacuer les masses corticales restées transparentes en se conformant aux règles qui seront indiquées, la vue pourra être restituée d'une façon parfaite. Enfin, en admettant même qu'une partie des masses corticales encore transparentes ne puisse être évacuée et donne naissance à une cataracte secondaire, une iridotomie pratiquée quelques mois plus tard permettra d'obtenir une belle pupille.

Nous croyons cette manière d'agir bien préférable à celle qui consiste à hâter la maturité d'une cataracte incomplète en dilacérant la cristalloïde avec une aiguille; on s'expose quelquefois ainsi à des accidents inflammatoires sérieux : iritis, irido-cyclite, dont on n'est pas sûr de triompher par la suite.

Il est très important de savoir qu'une cataracte même incomplète peut être enlevée avec succès, car très souvent celle-ci, après avoir débuté par le centre de la lentille, reste indéfiniment stationnnaire. La vision est alors fort mauvaise, et attendre pour opérer que les couches corticales aient complètement perdu leur transparence, c'est laisser inutilement ces malades dans une position des plus pénibles.

Faut-il opérer un œil atteint de cataracte alors que l'autre est encore sain? La plupart des praticiens aujourd'hui, surtout depuis les remarques judicieuses de de Græfe sur ce sujet, répondent affirmativement. Il est vrai qu'après l'extraction la différence dioptrique qui existe entre les deux yeux est considérable, mais c'est là un mince inconvénient comparé aux avantages que procure la restitution de la vision; restitution qui, ne fût-elle qu'imparfaite, agrandit toujours le champ visuel et favorise l'orientation. En outre, l'opération fait disparaître une difformité souvent très apparente, ce qui a son importance au point de vue esthétique

Si la cataracte arrivée déjà à maturité d'un côté débute du côté opposé, la règle à suivre est encore plus précise, et cette fois l'hésitation n'est plus permise. On aurait, en effet, le plus grand tort de reculer le moment de l'opération jusqu'à ce que la cécité fût complète; on épargnera bien des tourments aux malades en leur rendant d'abord la vue d'un œil, et en leur permettant d'attendre ainsi que la cataracte progresse du côté opposé.

Faut-il opérer les deux yeux à la fois? Les opinions des chirurgiens sont divisées sur ce point. Le plus grand nombre néanmoins préfèrent espacer les deux opérations, alléguant, pour justifier cette pratique, qu'en cas d'insuccès, l'opération sur un œil est un enseignement sur la conduite à tenir pour le second, pour modifier le procédé opératoire, etc.

ABAISSEMENT, RÉCLINAISON, BROIEMENT.

L'abaissement de la cataracte consiste à la déplacer au moyen d'une aiguille pénétrant soit à travers la sclérotique (*scléroticonyxis*), soit à travers la cornée (*kératonyxis*), et à la refouler dans le corps vitré.

La méthode, fort ancienne, dans laquelle on introduit l'aiguille à travers la sclérotique (scléroticonyxis), était déjà connue de Celse, elle fut remise en honneur et vulgarisée par Scarpa.

L'abaissement par la ponction de la cornée, de date plus récente, paraît devoir être attribuée à Buchorn; c'est ce dernier procédé qui a donné naissance à la *discission*, méthode plus sûre dans ses résultats, mais qui ne peut s'appliquer qu'aux cataractes molles.

Il est certain que ce procédé opératoire a donné quelquefois des succès complets et définitifs; le plus souvent pourtant voici comment les choses se passent. Le résultat immédiat semble des plus satisfaisants, la pupille est noire, la vision se rétablit, mais le malade n'a pas longtemps à se réjouir de son état. Le cristallin déplacé ne se résorbe pas, il joue le rôle d'un corps étranger et provoque de temps à autre des *poussées glaucomateuses;* l'œil s'injecte, rougit et devient douloureux; à chacune de ces crises, la vision baisse et finit par disparaître. Redevenu aveugle, le malade n'est pas toujours au bout de ses peines, il est encore tourmenté par des crises douloureuses qui s'accompagnent quelquefois d'accidents sympathiques du côté opposé et nécessitent l'énucléation de l'œil opéré.

Ces inconvénients, si graves, si fréquents, ont fait complètement abandonner ce procédé auquel on a substitué dans tous les cas possibles, soit l'extraction, soit la discission.

DISCISSION, DILACÉRATION.

La discission a été introduite dans la pratique chirurgicale par Conradi et Buchorn, puis vulgarisée par Langenbeck. Elle consiste à pénétrer, avec la pointe d'une aiguille, dans la chambre antérieure et à déchirer la cristalloïde antérieure, de façon à mettre la substance du cristallin en contact direct avec l'humeur aqueuse et à en provoquer ainsi la résorption.

Cette méthode ne convient que chez les *jeunes sujets*, car il est indispensable pour sa réussite que le cristallin ne possède pas de *noyau*. Elle sera donc réservée exclusivement aux cataractes molles ou liquides.

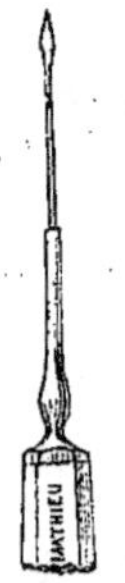

Avant de procéder à l'opération, il est nécessaire ici, plus que dans tout autre procédé, de dilater la pupille autant que possible en instillant une forte solution d'atropine, afin d'avoir une large surface de la cristalloïde sur laquelle puisse agir le tranchant de l'aiguille sans intéresser l'iris.

L'écarteur des paupières une fois mis en place et le globe oculaire maintenu de la main gauche avec la pince à fixation, le chirurgien, la main droite armée de l'*aiguille de Bowman* (fig. 53), dont l'extrémité a la forme d'un petit fer de lance tranchant des deux côtés et dont la tige est munie d'un collet qui l'empêche de pénétrer trop profondément, ponctionne la cornée près du centre en tenant le plat de l'aiguille dans le plan d'un de ses rayons. Une fois dans la chambre antérieure, continuant à pousser l'instrument en avant, il arrive sur la capsule qu'il déchire légèrement avec la pointe dans une petite étendue.

Quelques opérateurs conseillent, après avoir fait une déchirure

Fig. 53.

dans un sens, d'en faire une autre de même étendue perpendiculaire à la première, afin d'ouvrir ainsi largement la capsule. Mais le plus souvent une seule suffit, et il est préférable, pour éviter les complications, de faire d'abord une petite discission et de la répéter plus tard s'il est nécessaire.

Dès que l'incision de la capsule est terminée, on retire l'aiguille, on instille quelques gouttes d'atropine et on applique le bandeau compressif.

Bien que la discission soit une opération des plus simples et des plus faciles, elle exige néanmoins quelques précautions. L'ouverture faite à la cristalloïde ne devra pas être trop large, sans quoi, l'imbibition des masses cristalliniennes par l'humeur aqueuse se faisant brusquement, il en résulterait une élévation rapide de la tension intra-oculaire et des *accidents glaucomateux*.

En retirant l'aiguille, on tâchera d'éviter l'écoulement complet de l'humeur aqueuse, la contraction de la pupille en serait la conséquence ; dès lors, l'iris serait en contact avec la plaie capsulaire et celle-ci se refermant promptement, il s'établirait en ces points des synéchies.

La discission n'est pas toujours une opération aussi inoffensive qu'on pourrait le croire au premier abord. A la suite d'une déchirure *trop large* de la cristalloïde, le gonflement des masses imbibées par l'humeur aqueuse peut provoquer une réaction des plus vives. L'iris et le corps ciliaire, irrités par le contact du cristallin augmenté de volume, s'enflamment, et l'on voit apparaître tous les symptômes de l'*iritis* ou de l'*irido-cyclite*.

D'autres fois, le globe oculaire s'injecte, des douleurs vives se déclarent et la *tension intra-oculaire s'élève*. De Græfe, qui a insisté le premier sur le danger des accidents glaucomateux qui peuvent éclater à ce moment, a recommandé de les combattre en incisant largement la cornée, et en faisant immédiatement l'extraction de la cataracte.

L'expérience clinique a pourtant démontré depuis que, chez les jeunes sujets, où la sclérotique possède encore un certain degré de souplesse, il est tout aussi avantageux et même préférable d'instituer un traitement antiphlogistique, de pratiquer à la rigueur une ou plusieurs *paracentèses* de la chambre antérieure qui diminuent momentanément la tension, permettent de gagner du temps et d'attendre la résorption spontanée.

A moins que le sujet ne soit très jeune, et la cataracte très molle ou presque liquide, il est rare qu'une seule discission suffise pour amener sa disparition complète. Le plus souvent il est nécessaire d'en pratiquer plusieurs, et alors se pose la question de savoir à quel moment il est opportun de les répéter. Règle générale : avant de procéder à une seconde discission, on attendra que les accidents inflammatoires provoqués par la première aient complètement disparu, qu'il n'y ait plus trace d'*injection périkératique* et que l'iris ait repris son état normal.

Si la résorption se fait très lentement, bien que la capsule ait été dilacérée à plusieurs reprises, on obtiendra les meilleurs effets de paracentèses répétées de la chambre antérieure. Cette petite opération aura l'avantage de permettre le renouvellement de l'humeur aqueuse surchargée et saturée par les matières provenant du cristallin.

Outre les inconvénients sérieux que nous avons signalés, tels que l'apparition d'accidents glaucomateux, l'urgence de combattre ces complications par une intervention chirurgicale immédiate sur un œil déjà enflammé, la discission présente encore ce grand désavantage, c'est qu'il est souvent nécessairede la répéter à plusieurs reprises. Aussi est-il préférable, à notre avis, d'opérer les cataractes molles par le même procédé d'extraction que les autres. En prenant les précautions antiseptiques voulues, la sécurité est presque complète et le malade est complètement guéri au bout de huit jours.

Quelques chirurgiens, de Græfe, Mooren, ont proposé la discission pour hâter la formation des cataractes incomplètes alors même qu'elles renferment un *noyau sclérosé*. Ce moyen, qui paraît rationnel au premier abord, ne donne pas des résultats pratiques aussi satisfaisants qu'on pourrait s'y attendre, car la dilacération de la capsule en pareil cas, au lieu d'être suivie d'un mouvement de résorption plus ou moins actif, provoque des accidents inflammatoires, cyclite, irido-cyclite, qui sont une complication des plus fâcheuses pour l'extraction qui devra être tentée plus tard. Il vaut mieux, selon nous, dans ces cas-là, pratiquer l'extraction immédiate.

DILACÉRATION, DISCISSION AVEC DEUX AIGUILLES.

La discission simple avec une aiguille convient dans les cataractes molles, où la capsule et la zonule sont intactes.

Cette méthode serait encore applicable, à la rigueur, dans les cataractes *secondaires, siliqueuses, membraneuses,* où le cristallin n'existe plus et où un véritable diaphragme sépare en deux parties la cavité oculaire. Mais, en raison des adhérences qui existent en pareil cas entre la capsule, la zonule et les parties voisines, il serait difficile de déchirer avec une seule aiguille la membrane pupillaire sans exercer une traction plus ou moins violente et toujours dangereuse sur la *zone ciliaire*, et il vaut mieux alors avoir recours à la *dilacération* avec deux aiguilles conseillée par Bowman.

Cette opération se pratique avec deux aiguilles qu'on implante l'une et l'autre près du centre de la pupille; puis, les écartant par un mouvement de bascule imprimé au manche, on parvient ainsi à créer une ouverture pupillaire sans exercer de traction sur l'insertion ciliaire de l'iris.

Noyes (de New-York) a également préconisé dans ce cas un procédé assez ingénieux : Avec le couteau de de Græfe il ponctionne la cornée dans le sens de son diamètre horizontal à 2 millimètres du bord externe, pour ressortir, en faisant une contre-ponction, à 2 millimètres du bord interne. Après avoir agrandi les ouvertures d'entrée et de sortie de telle sorte qu'elles aient environ 2 millimètres et demi à 3 millimètres d'étendue, il retire le couteau, en pratiquant chemin faisant avec sa pointe une perforation dans les fausses membranes qui obstruent la pupille. Deux petits crochets introduits à travers les plaies cornéennes arrivent jusqu'à cette ouverture centrale, et en exerçant alors des tractions en sens inverse des deux côtés on agrandit notablement cette ouverture. Aujourd'hui, l'*iridotomie* sera substituée avec avantage à ces différents procédés.

EXTRACTION A LAMBEAU.

Bien que les recherches d'Anagnostakis aient démontré que l'extraction de la cataracte était une opération ancienne, connue même du temps de Galien, il n'en est pas moins vrai que c'est réellement à Daviel que revient le mérite de l'avoir introduite dans la chirurgie courante.

A l'origine, Daviel pratiquait cette opération en faisant d'abord une petite incision à la partie inférieure de la cornée avec un couteau lancéolaire et en agrandissant ensuite la section de chaque côté avec des ciseaux courbes sur les bords.

Depuis cette époque, Richter, Wenzel, Beer perfectionnèrent à la fois le procédé et les instruments. Actuellement, on se sert uni-

quement pour faire la section, du large couteau triangulaire représenté dans la figure 54 qui porte le nom de *couteau de Beer*,
et la section est faite en un seul temps. Pendant longtemps, la
plupart des chirurgiens ont opéré le malade assis sur une chaise
ou dans un fauteuil, mais il est préférable qu'il soit couché. Outre
que la sécurité est alors beaucoup plus grande, on a également

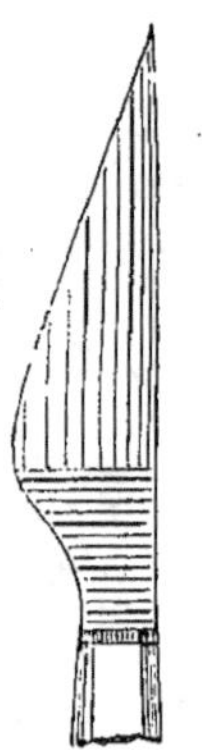

Fig. 54.

l'avantage de pouvoir opérer l'œil droit avec la main
droite en se plaçant derrière la tête du malade, tandis
que s'il est assis on est obligé de se servir de la main
gauche. Or, quelque habileté qu'on ait de cette main,
on ne taillera jamais un lambeau d'une façon aussi précise qu'avec la main droite.

Premier temps. — Le blépharostat étant mis en place
ou les paupières étant maintenues écartées par un
aide au moyen des élevateurs, le chirurgien saisit avec
la pince à fixation un pli de la conjonctive et du tissu
cellulaire sous-conjonctival dans le point diamétralement opposé à celui où doit porter la section (en haut
quand on pratique la section en bas, comme le faisait Daviel). Puis, avec le couteau tenu de la main
droite, il ponctionne la cornée en dehors, au niveau du diamètre
horizontal, à un demi-millimètre en dedans du limbe sclérotical.
Une fois dans la chambre antérieure, il la traverse hardiment,
fait une contre-ponction au point diamétralement opposé, et tout
en restant constamment dans la cornée à un demi-millimètre du
bord sclérotical, il taille un lambeau dont l'étendue comprend
la moitié de cette membrane. Si, dans ce mouvement du couteau
en dedans, la pointe menaçait le nez, on renverserait le manche
par un mouvement de bascule vers la région temporale.

Pour bien exécuter ce premier temps de l'opération, il suffit de
maintenir le couteau dans un plan vertical parallèle à l'iris;
grâce à sa forme triangulaire, il agit à la façon d'un coin, et en
le poussant transversalement sans l'incliner, on obtient une section très nette.

Deuxième temps. — Une fois la section terminée, on aura soin
de laisser reposer quelques instants le malade; s'il est docile, on
pourra enlever la pince à fixation. S'il fait, au contraire, des efforts,
et s'il n'est pas maître de lui-même, on se contentera de faire
soulever l'écarteur par un aide, et on maintiendra l'œil immobile
avec la pince.

Le chirurgien, laissant alors de côté le couteau triangulaire,
prend le kystitome qu'il introduit à travers la plaie en maintenant

le crochet à plat contre la face postérieure du lambeau et en soulevant très légèrement celui-ci.

Après avoir pénétré jusqu'au bord de la pupille opposé à l'incision, il imprime un mouvement de rotation d'un quart de cercle au manche de l'instrument, de façon que la pointe du crochet se trouve dirigée vers la cristalloïde; appuyant alors légèrement dessus, il fait une première déchirure en se dirigeant en bas et en dehors, et en évitant de trop se rapprocher des parties équatoriales, de peur de blesser la zonule. Remettant le kystitome à plat et remontant une seconde fois derrière le lambeau, il fait une seconde incision en bas et en dedans, rejoignant l'autre à angle aigu; ces deux incisions ont la forme d'un V ouvert en bas. Le kystitome remis à plat est ensuite retiré avec précaution.

L'ouverture de la capsule est un temps important qui exige quelques précautions. En maniant le kystitome, il faudra éviter de blesser l'iris et de l'accrocher au passage; on y parviendra en écartant les lèvres de la plaie par de douces pressions et en tenant constamment le plat de l'instrument derrière la face postérieure de la cornée. La cristalloïde seule devra être incisée légèrement; car si le crochet s'implantait dans le cristallin, celui-ci pourrait être luxé, accident toujours des plus fâcheux.

Troisième temps. — L'incision de la capsule une fois terminée, il arrive souvent que le cristallin se présente de lui-même dans la plaie; dans tous les cas, si la capsule est largement ouverte, il suffit en général d'une légère pression exercée sur le bord opposé de la cornée pour le voir s'y engager. Quand l'écarteur et la pince à fixer ont pu être enlevés, la pression qui doit expulser la cataracte doit être exercée par l'intermédiaire de la paupière, sinon elle est faite directement avec la curette; il va de soi que cette manœuvre exige beaucoup de ménagements, sous peine de provoquer une rupture de la zonule. Si, à ce moment, malgré une pression assez forte, mais qui ne doit jamais dépasser le degré de résistance de la zonule, la cataracte reste retenue en place, cela peut tenir à deux causes : ou bien à ce que la cristalloïde n'a pas été suffisamment déchirée, ou bien à la contraction énergique du sphincter de l'iris qui s'oppose à sa sortie; dans le premier cas, on fera une nouvelle kystotomie avec plus de soin et d'une façon plus complète; s'il est manifeste, au contraire, que l'obstacle vient de l'iris, on en excisera un lambeau.

Quatrième temps. — Dès que le cristallin a été expulsé hors de l'œil, on enlève l'écarteur, s'il est en place, et on invite le malade à fermer les paupières sans faire d'efforts, comme s'il voulait sommeiller ; puis, après quelques instants de repos, on procède au nettoyage de la pupille et à l'évacuation des masses corticales qui pourraient encore l'encombrer.

Pour cela, en appuyant avec le doigt sur la paupière, on exerce de douces pressions sur le globe oculaire, en s'efforçant de déplacer et de refouler vers la plaie les débris du cristallin. On recommencera ainsi à plusieurs reprises, si c'est nécessaire, jusqu'à ce que la *pupille paraisse tout à fait noire*. On aura soin, dans toutes ces manœuvres, de ne pas presser outre mesure et de ne pas rompre la zonule, ce qui entraînerait l'issue du corps vitré et empêcherait de les continuer. La notion du degré de résistance de la zonule, qu'il importe de ne pas dépasser, doit être familière au chirurgien ; elle s'acquiert par l'habitude et par des expériences répétées sur le cadavre.

S'il restait encore des débris capsulaires difficiles à déplacer, il faudrait se décider à aller les saisir avec de fines pinces à griffes, et à les extraire directement.

ACCIDENTS IMMÉDIATS ET CONSÉCUTIFS.

Le lambeau est quelquefois trop grand ; c'est là un inconvénient qui a peu d'importance, à la condition toutefois que l'incision reste dans la cornée et n'empiète pas trop dans la sclérotique, ce qui entraînerait la rupture de la zonule. Mais l'ouverture étant alors trop large, on redoublera de précaution dans les autres temps de l'opération, afin d'éviter l'issue du corps vitré.

Si le lambeau a été taillé en haut, il peut se renverser sur luimême ; on le redressera avec soin et l'on cherchera à obtenir sa coaptation aussi exacte que possible avant d'appliquer le bandeau compressif. Il est clair également qu'une trop grande largeur du lambeau prédispose à sa suppuration.

Les dangers résultant d'un lambeau trop petit et d'une section trop étroite sont beaucoup plus sérieux que les précédents.

La sortie du cristallin devient alors très difficile, quelquefois même impossible, s'il est dur et volumineux ; elle s'accompagne toujours d'une contusion plus ou moins violente de la cornée. Si l'on juge que la section est suffisamment large pour permettre la sortie du cristallin, mais seulement au prix d'une pression assez énergique qui pourrait rompre la zonule, voici comment on procédera. Dès que le bord équatorial du cristallin sera engagé dans la plaie, on implantera dans le tissu cristallinien un

petit crochet recourbé très aigu, qui permettra, pour ainsi dire, de
harponner la cataracte et de l'attirer doucement au dehors. Si au
contraire la plaie est reconnue manifestement trop
étroite, il faudra de toute nécessité l'élargir, en
employant, comme le faisait Daviel, des ciseaux
courbes ou un petit couteau mousse.

Quelquefois, bien que la plaie ait une largeur
suffisante, le cristallin refuse de s'y engager parce
que sa capsule n'a pas été suffisamment ouverte,
on cherche alors à la dilacérer de nouveau avec le
kystitome ; si l'on ne peut y réussir, vu son épaississement et sa rigidité, on introduit la curette
(fig. 55) et on extrait le cristallin dans sa capsule.

De toutes les complications, la plus sérieuse est
l'*issue du corps vitré* ; cet accident se produit quelquefois immédiatement après la section de la cornée. Il peut dépendre alors de plusieurs causes : ou
bien la section a été trop périphérique, ou bien les
efforts du malade ont été trop violents et les manœuvres de l'opérateur trop brusques, ou bien enfin
la zonule était déjà altérée et peut-être rompue
avant l'opération.

Quoi qu'il en soit, aussitôt que le corps vitré apparaît dans la plaie, il faut recommander au malade
de respirer largement, de ne pas faire d'efforts ;
l'écarteur sera soulevé par un aide ou enlevé complètement afin d'éviter toute pression sur le globe
oculaire ; puis, au lieu de chercher à pratiquer la
kystotomie, qui présenterait de grandes difficultés
et n'aurait aucune importance, on introduira une
curette sous le cristallin et on l'amènera au dehors ;
si le cristallin est dur, sclérosé, on pourra le harponner avec un petit crochet et l'extraire de cette
façon.

L'issue du corps vitré peut avoir lieu également
après la kystotomie et être due à ce que l'incision
de la cristalloïde a intéressé la zonule, ou bien à
ce que les pressions exercées pour faciliter l'expulsion ont été
trop fortes. Ici encore il sera nécessaire le plus souvent de terminer l'opération avec la curette, car il est de toute évidence
qu'il serait très imprudent d'exercer la moindre pression sur le
globe oculaire.

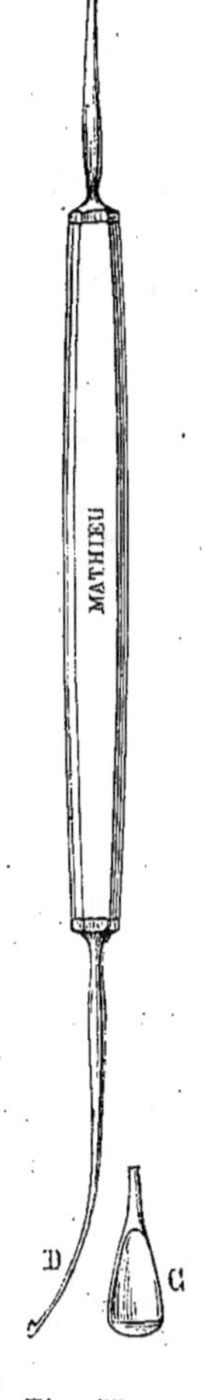

Fig. 55.

La perte d'une petite quantité du corps vitré n'est pas un accident grave. On a même cité des cas où le tiers environ avait été expulsé sans aucune conséquence fâcheuse. Nous croyons néanmoins qu'il ne faut pas s'exagérer l'innocuité de cet accident, car il n'est pas rare de voir survenir à sa suite des *hémorrhagies intra-oculaires* fort abondantes, et même plus tard un *décollement de la rétine*. Si, le lendemain ou le surlendemain de l'opération, l'iris, qui n'a pas été excisé, formait un *prolapsus* entre les lèvres de la plaie, il ne faudrait pas hésiter à le saisir avec des pinces à griffes et à l'exciser.

Nous n'insisterons pas ici sur les soins consécutifs ni sur les accidents ultérieurs qui peuvent survenir à la suite de l'extraction à lambeau. Ce sont à peu près les mêmes que dans l'extraction linéaire; ils seront exposés avec tous les détails nécessaires à propos de cette opération de nos jours la plus fréquemment pratiquée. Disons toutefois que, dans l'extraction à lambeau, le bandeau compressif devra être maintenu un peu plus longtemps, c'est-à-dire huit à dix jours environ. Parmi les accidents qui se produisent plus souvent que dans l'extraction linéaire, nous devons signaler la suppuration de la cornée.

EXTRACTION A LAMBEAU COMBINÉE.

Dans le but de diminuer les dangers de l'extraction à lambeau, Mooren a proposé de pratiquer trois semaines avant une large iridectomie en haut.

Cette méthode, à laquelle quelques auteurs donnent le nom de *combinée*, ne nous semble présenter aucun avantage dans les conditions ordinaires; par contre, elle a le grave inconvénient d'obliger le malade à se soumettre à deux opérations au lieu d'une. Elle nous paraît devoir être exclusivement réservée aux cas où il existe en même temps des complications oculaires manifestes, telles qu'irido-choroïdite chronique, glaucome, etc.

Si, de plus, en pareille circonstance, il est utile de pratiquer à l'avance l'iridectomie, il est également indiqué d'avoir rceours au procédé qui assure le mieux la réussite, c'est-à-dire à l'extraction linéaire.

Jacobson a proposé l'extraction linéaire avec iridectomie pratiquée séance tenante, mais l'excision de l'iris n'était faite qu'après la sortie du cristallin dans le but d'enlever la portion de ce diaphragme contusionné au moment du passage de la cataracte. Ce

procédé était déjà un pas fait vers l'extraction linéaire avec iridectomie, méthode opératoire supérieure à la précédente et qui
l'a définitivement remplacée.

EXTRACTION LINÉAIRE SIMPLE.

A mesure que les moyens d'exploration se sont perfectionnés
et que le diagnostic du degré de consistance des cataractes a
acquis plus de certitude, on a voulu également diminuer autant
que possible les dangers résultant d'une large plaie oculaire, en
proportionnant l'étendue de la section au volume et à la dureté
du cristallin à extraire. C'est en suivant cette voie que de Græfe
est arrivé à établir les règles opératoires et les indications de
l'*extraction linéaire simple*.

Cette opération convient à plusieurs variétés de cataractes :

1° Aux cataractes molles ou liquides ;

2° Aux cataractes traumatiques *chez les jeunes sujets ;*

3° Aux cataractes arides-siliqueuses, burséolées.

MANUEL OPÉRATOIRE.

Premier temps. — La pupille ayant été dilatée par l'atropine et
tout étant disposé comme d'habitude, le chirurgien saisit avec la
pince à fixation un pli conjonctival dans le point diamétralement
opposé à celui où il veut faire la section. Puis, avec la pointe du
couteau lancéolaire droit ou coudé, selon sa commodité, il ponctionne la cornée à 2 millimètres environ de la sclérotique. Dès
que l'instrument a pénétré dans la chambre antérieure, le manche
est porté en arrière, de façon que la lame soit parallèle au plan
de l'iris ; celle-ci est enfoncée assez profondément pour que
l'étendue de la plaie extérieure soit d'environ 7 à 8 millimètres.

En retirant le couteau, on le tient très rapproché de la face postérieure de la cornée, pour éviter une sortie brusque de l'humeur
aqueuse qui aurait pour résultat la contraction immédiate de la
pupille ; si l'on juge la section insuffisante, on peut, en exécutant
ce mouvement de retrait, agrandir la plaie de dedans en dehors
en appuyant sur l'un des angles avec le tranchant latéral de la
lame.

Deuxième temps. — On introduit un kystitome coudé en le glis-

sant à plat entre les lèvres de la plaie et en rasant la face postérieure de la cornée jusqu'au bord pupillaire opposé. Arrivé là,
on lui imprime un mouvement de rotation d'un quart de cercle
et on déchire avec la pointe du crochet la cristalloïde antérieure
en faisant deux incisions qui se réunissent à angle aigu en forme
d'un V. Cette manœuvre doit être faite délicatement, en raclant
très légèrement avec la pointe du kystitome sur la capsule et en
évitant de trop se rapprocher des parties équatoriales, sous peine
de déchirer la zonule et de voir apparaître le corps vitré. Le kystitome est retiré de la même façon qu'il a été introduit.

Troisième temps. — Une fois le crochet hors de l'œil et la capsule entr'ouverte, on presse légèrement sur la cornée dans le point
diamétralement opposé à l'incision, de manière que la plaie soit
entre-bâillée et que les masses opaques puissent s'échapper par
cette ouverture. La pression nécessaire pour l'évacuation de l'émulsion cristallinienne ne doit pas dépasser la résistance que présente
la zonule, sans cela on courrait le risque de la rompre et l'issue
immédiate du corps vitré qui s'ensuivrait empêcherait de continuer les manœuvres.

Quelquefois, les lèvres de la plaie cornéenne restant juxtaposées, empêchent les masses corticales de sortir. Dans ce cas, on
favorise leur dégagement en entre-bâillant légèrement l'ouverture
avec l'extrémité d'une petite spatule mousse et en exerçant en
même temps des pressions du côté opposé.

A moins que la cataracte ne soit très molle ou liquide, il est
rare que l'évacuation se fasse instantanément d'une façon complète; il reste, généralement, devant la pupille, des débris qu'il
importe de ne pas laisser séjourner dans l'œil.

L'écarteur et les pinces étant enlevés, on ferme les paupières
et pendant quelques instants on comprime doucement le globe
oculaire avec une petite éponge ou un peu d'ouate pour laisser
reproduire l'humeur aqueuse. Puis on essaye d'exercer de douces
pressions et les masses restantes, imbibées, ramollies, entraînées
par l'humeur aqueuse, sont facilement refoulées au dehors.

Cette manœuvre peut être répétée plusieurs fois jusqu'à ce que
la pupille, tout à fait nettoyée, *paraisse complètement noire.* Si,
malgré toutes ces précautions, quelque peu de substance corticale ramollie séjournait encore au niveau de la pupille, il ne faudrait pas s'en inquiéter, car, surtout chez les jeunes sujets, elle
se résorberait avec une grande rapidité; mais, s'il s'agit de débris
capsulaires, on ne peut plus compter sur leur résorption spontanée, et il est de toute nécessité de les enlever.

Pour cela, on introduit de fines pinces à griffes dans la chambre antérieure, on saisit les opacités capsulaires et on essaye par des tractions modérées de les amener au dehors. Ces manœuvres doivent être faites avec beaucoup de ménagements, des tiraillements trop violents sur la zonule pouvant déterminer l'apparition d'une irido-cyclite très grave. Si les débris capsulaires sont trop adhérents, il est préférable de les laisser en place et de pratiquer plus tard une capsulotomie.

Si l'on a affaire à une cataracte *siliqueuse* ou *burséolée*, les règles opératoires précédentes devront être modifiées. Le premier temps de l'opération reste le même, mais au lieu de dilacérer avec le kystitome la capsule épaissie, doublée par des amas de cellules altérées, et dont les deux feuillets sont adossés, il est préférable de la saisir directement avec les pinces et de chercher à l'extraire. Cette variété de cataracte étant souvent consécutive à des processus inflammatoires de la région ciliaire, il peut se faire que des adhérences retiennent la cristalloïde et la zonule à l'iris et au corps ciliaire. Cette complication se révèle par la résistance qu'oppose la cristalloïde aux tractions exercées sur elle et par les tiraillements manifestes de l'iris pendant cette manœuvre. Dès lors, il ne faut pas employer trop de violence, car si l'on voulait à tout prix attirer la capsule hors de l'œil, on risquerait d'arracher l'iris (*iridodialyse*), ou même le corps ciliaire. Éprouve-t-on trop de difficulté, il vaut mieux s'abstenir et recourir à l'*iridotomie*.

On doit signaler comme une modification de l'extraction linéaire simple, le procédé qui consiste à *aspirer* les cataractes très molles ou liquides au moyen d'un tube introduit à travers une petite plaie cornéenne. En France, Laugier a fait construire une aiguille creuse avec laquelle il aspirait la cataracte ; en Angleterre, Bowman se sert d'une petite seringue armée d'une canule creuse.

Cette méthode donne de bons résultats, mais à la condition formelle que la cataracte soit tout à fait ramollie ou liquide.

ACCIDENTS OU COMPLICATIONS.

L'iris refoulé au dehors au moment de la sortie de l'humeur aqueuse fait quelquefois hernie dans la plaie ; il est inutile de se préoccuper de cet accident jusqu'à ce que les masses cristalliniennes aient été complètement évacuées au dehors. A ce moment, le prolapsus rentre souvent de lui-même, ou bien il suffit de stimuler les contractions du sphincter irien en exerçant de douces pressions sur la surface de la cornée. S'il est trop engagé, on essayera de le refouler avec le stylet mousse; enfin, si ces tentatives échouent, il faut se résigner à en faire l'excision, ce qui vaut toujours mieux que de le laisser s'enclaver.

Le corps vitré peut se présenter dans la plaie et obliger à suspendre les manœuvres. Cet accident n'a pas ici de conséquence aussi fâcheuse que lorsqu'il s'agit d'une cataracte dure, qui ne doit, à aucun prix, être laissée dans l'œil. S'il vient à se produire, on retirera avec précaution, au moyen de la curette, tout ce qu'on pourra de la cataracte, et on abandonnera le reste à la résorption spontanée.

Enfin, si une erreur de diagnostic avait été commise et si le cristallin, plus dur qu'on ne l'avait supposé, ne pouvait passer à travers une incision aussi étroite, il ne faudrait pas hésiter à agrandir la section séance tenante et à achever immédiatement l'extraction.

EXTRACTION LINÉAIRE AVEC IRIDECTOMIE
(PROCÉDÉ DE DE GRÆFE).

Les heureux résultats fournis par l'extraction linéaire simple encouragèrent de Græfe à appliquer le même procédé légèrement modifié aux cataractes dures ou renfermant un noyau. Il pratiquait, dans ce but, au moyen d'un large couteau lancéolaire, une large section très près du bord de la cornée.

Critchett et Bowman modifièrent ce procédé en faisant l'incision encore plus périphérique et tangente au bord de la cornée. Enfin, Jacobson, allant encore plus loin, porta l'incision dans le limbe scléro-cornéen. Ce chirurgien pratiquait une très large section afin de pouvoir faire sortir sans difficulté le cristallin entier, recouvert des masses corticales; puis, après la sortie de la lentille, il excisait la portion de l'iris qui avait été contusionnée au moment du passage de la cataracte.

De Græfe, voulant obtenir le plus petit lambeau possible avec la plus grande incision possible, mit à profit ce principe de géométrie, à savoir que le plus court chemin d'un point à un autre sur la surface d'une sphère est l'arc de grand cercle passant par ces deux points. Il résolut de pratiquer l'incision suivant un *arc de grand cercle* du globe oculaire.

Ce résultat était évidemment impossible à atteindre avec le couteau lancéolaire, car pendant la section il aurait fallu en diriger la pointe vers le centre de l'œil. Il imagina alors le petit couteau droit, représenté fig. 44, qui porte son nom. Avec cet instrument on fait d'abord une ponction, puis une contre-ponction, et l'on achève la section en dirigeant le tranchant en avant dans un plan passant par le centre de l'œil ; l'incision ainsi faite est contenue dans un grand cercle du globe oculaire et par conséquent *réellement linéaire.*

Premier temps. — Le malade étant couché et tout étant disposé conformément aux règles déjà indiquées, l'opérateur saisit avec la pince à fixation tenue de la main gauche un pli de la conjonctive au-dessous du diamètre vertical de la cornée pour maintenir le globe oculaire. De la main droite il tient le petit couteau de de Græfe ; après s'être assuré que le tranchant est dirigé en haut, il ponctionne la sclérotique à 1 millimètre du bord cornéen, et à 2 millimètres environ au-dessous de la ligne tangente qui passerait par le sommet de la cornée, et pénètre dans la chambre antérieure. Aussitôt il pousse le couteau horizontalement, en se tenant au devant de l'iris, et, arrivé du côté opposé, il pratique la contre-ponction de façon à sortir également dans la sclérotique à 1 millimètre du bord de la cornée et à la même hauteur; imprimant alors de légers mouvements de va-et-vient au couteau, et dirigeant le tranchant un peu en avant, il sectionne la sclérotique et se rapproche en terminant du bord supérieur de la cornée. Au moment de terminer la section, la conjonctive, plus lâche, se laisse quelquefois entraîner et soulever par l'instrument, et le lambeau taillé dans cette muqueuse serait trop considérable si on n'avait la précaution d'achever rapidement la section en tournant le tranchant tout à fait en avant.

Deuxième temps. — Une fois la section faite, la pince à fixation est confiée à un aide qui a bien soin de maintenir le globe en bas sans presser et sans tirer dessus, et l'on procède à l'excision de l'iris. S'il existe un lambeau conjonctival qui recouvre la plaie, on l'écarte avec les pinces en le repliant sur la cornée. Généralement l'iris fait hernie au dehors; on le saisit avec de petites pinces à griffes et on l'excise avec les ciseaux-pinces en trois coups, comme nous l'avons déjà dit à propos de l'iridectomie. S'il est resté en place, on fait usage de pinces courbes qu'on introduit dans la chambre antérieure, on le saisit près du bord pupillaire, on l'attire au dehors, et on l'excise comme précédemment.

Troisième temps. — L'excision de l'iris terminée, la pince, confiée à un aide, est reprise de la main gauche, et, avec la main droite armée du kystitome, on se dispose à ouvrir la capsule.

A ce moment, on peut être gêné par le sang provenant soit de la section de l'iris, soit du canal de Schlemm intéressé par le couteau. Il est alors urgent de le faire écouler en entre-bâillant légèrement la plaie avec la curette ou le stylet mousse, et en exerçant de douces frictions de bas en haut sur la cornée.

Dès que la chambre antérieure est débarrassée, le chirurgien introduit à plat le kystitome coudé (fig. 56) en soulevant légèrement la lèvre antérieure de la plaie, puis il le glisse avec précaution le long de la face postérieure de la cornée, jusqu'au bord inférieur de la pupille. Imprimant alors un mouvement de rotation d'un quart de cercle au manche de l'instrument, de façon que la pointe du crochet soit dirigée vers la cristalloïde, il incise cette membrane de bas en haut et de dedans en dehors jusque près de l'équateur du cristallin. Une seconde incision rejoignant la première en bas est également pratiquée de bas en haut et de dehors en dedans, et la capsule se trouve ainsi ouverte suivant un grand lambeau triangulaire. Dans les cas ordinaires, il suffit d'appuyer légèrement à la surface de la cristalloïde pour la déchirer; si on enfonçait le crochet trop profondément dans la substance du cristallin, on courrait le risque de le luxer, accident qui aurait des suites fâcheuses. Pourtant dans les cataractes *capsulaires* où la cristalloïde présente une certaine résistance, il faut se servir d'un crochet bien aigu et l'enfoncer assez profondément pour parvenir à la dilacérer.

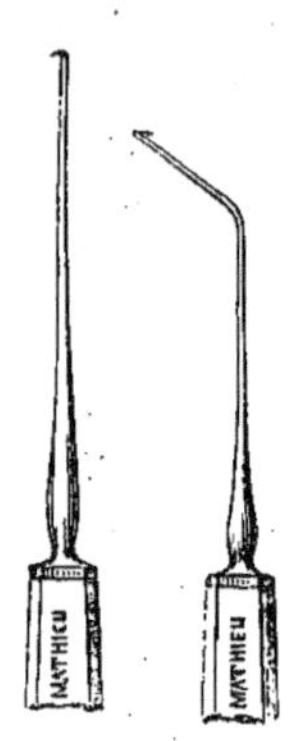

Fig. 56.

Quatrième temps. — Avec la curette en caoutchouc (fig. 57) on exerce une douce pression sur la partie inférieure de la cornée, les lèvres de la plaie s'entre-bâillent et le bord équatorial du cristallin ne tarde pas à se montrer; on achève peu à peu l'expulsion en continuant à presser doucement avec la curette. Les pinces et l'écarteur sont aussitôt enlevés et on laisse reposer quelques instants le malade.

Il est rare qu'après l'opération exécutée comme nous venons de le dire, il ne reste pas quelques *masses corticales dans le champ pupillaire*. Il faut alors procéder à leur évacuation et au nettoyage de la pupille, point fort important pour empêcher la formation de *cataractes secondaires*.

Les paupières sont maintenues quelques instants fermées par une petite éponge ou un peu de charpie qui presse légèrement sur le globe oculaire; pendant ce temps, l'humeur aqueuse se reproduit, la chambre antérieure se reforme et les débris du cristallin, imbibés et dissociés par ce liquide, sortiront désormais plus facilement. On invite alors le malade à regarder fortement en bas, et, appuyant avec le doigt indicateur sur la paupière inférieure et par son intermédiaire sur la partie correspondante du globe oculaire, on refoule vers l'ouverture pratiquée à la cornée les masses corticales qui séjournaient encore dans l'œil; celles-ci finissent par se laisser déplacer et se dégagent peu à peu sous l'influence de ces pressions exercées de bas en haut. Ces manœuvres doivent être recommencées à plusieurs reprises jusqu'à ce que la *pupille soit complètement noire.*

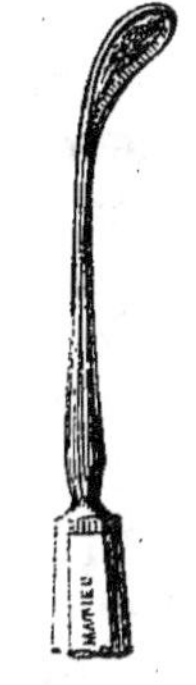

Fig. 57.

On insistera particulièrement sur ce nettoyage de la pupille quand il s'agit d'une cataracte incomplète, alors qu'il reste encore une couche de substance corticale transparente sous-jacente à la cristalloïde. Dans ce cas il est difficile de reconnaître si toute la substance cristallinienne a été évacuée au dehors; on n'aura cette certitude qu'après avoir vu, en faisant le nettoyage comme il vient d'être dit, les masses transparentes s'échapper hors de la plaie. Si l'on se contentait d'un nettoyage insuffisant, l'opération serait sûrement suivie de l'apparition d'une cataracte secondaire, les masses restées transparentes se résorbant difficilement et devenant opaques.

Quand on a affaire à une cataracte capsulaire, les débris de la capsule étant retenus par la zonule, il n'est pas toujours possible de les expulser hors de l'œil par les manœuvres ci-dessus indiquées; comme il importe pourtant d'en débarrasser la pupille, on les saisit avec les pinces à griffes courbes ordinaires ou bien avec les pinces de Liebreich (fig. 47), puis on les attire au dehors. Il n'est pas rare, en procédant ainsi, de rompre en quelques points la zonule et de voir apparaître le corps vitré, accident peu redoutable du reste, mais qui oblige quelquefois à suspendre les manœuvres.

ACCIDENTS IMMÉDIATS.

Au moment de l'introduction du couteau, il peut arriver que par mégarde son tranchant soit dirigé en bas au lieu d'être tourné en haut. Dans ce cas, au lieu de retourner l'instrument dans la plaie, on recommencera la ponction, à la condition toutefois que l'humeur aqueuse ne se soit pas écoulée et que la chambre antérieure existe encore. Sinon on renverra l'opération à un autre jour.

Une fois la contre-ponction faite, la section doit être terminée assez rapidement, la lame du couteau étant maintenue verticalement au devant de l'iris, le tranchant dirigé un peu en avant. Si la section est faite trop lentement, l'humeur aqueuse s'écoule trop vite, l'iris refoulé en avant se présente au devant de l'instrument et se trouve forcément lésé. Cet accident n'est pas très grave, puisqu'en somme l'iris doit être excisé; pourtant, il a l'inconvénient d'empêcher une section nette de ce diaphragme et de produire quelquefois une hémorrhagie assez abondante, fort gênante pour les manœuvres ultérieures.

Au moment de la contre-ponction, l'humeur aqueuse, se frayant un passage au dehors, soulève la conjonctive et forme quelquefois à ce niveau une ampoule volumineuse qui peut cacher la pointe de l'instrument. Sans se laisser intimider, on poussera hardiment le couteau dans le sens horizontal afin de transpercer la conjonctive; l'ampoule s'affaisse aussitôt et on achève la section comme d'ordinaire.

En la terminant, il faut avoir bien soin de couper entièrement la conjonctive et de ne pas laisser *un petit pont de cette muqueuse*, comme cela arrive quelquefois. Cette bride placée en travers de la plaie s'opposerait à l'introduction des instruments : pinces, kystitomes, dans la cavité oculaire, et à la sortie du cristallin.

L'excision de l'iris peut être suivie d'une hémorrhagie, dans la chambre antérieure, assez abondante pour empêcher de voir la cataracte et gêner beaucoup les autres manœuvres. La fréquence de cette hémorrhagie est même un des arguments invoqués par les adversaires du procédé de de Græfe, et on doit avouer qu'il est sérieux. Le sang extravasé ne provient pas toujours de l'iris; souvent il est fourni par le plexus veineux de Schlemm, ouvert par le couteau.

Pour évacuer le sang épanché dans la chambre antérieure, on entre-bâille légèrement avec un stylet mousse les lèvres de la plaie et on exerce avec la curette de douces pressions de bas en haut, de façon à le refouler au dehors.

Toutes ces manœuvres doivent être faites tranquillement sans se presser : peu à peu la chambre antérieure se vide et le champ pupillaire redevient libre. Si l'épanchement sanguin ne disparaît pas, ce n'est pas une raison pour suspendre l'opération ; il faut la terminer quand même. Bien qu'on ne voie pas la capsule, on la déchirera avec précaution au moyen du kystitome et on exécutera les autres temps de l'opération, y compris l'évacuation du cristallin, comme dans les conditions ordinaires. D'habitude, le sang s'échappe en même temps que la lentille, et à ce moment la pupille devient tout à fait noire.

Plusieurs complications peuvent survenir au moment de la sortie de la cataracte : la plaie scléro-cornéenne est quelquefois trop étroite, ou bien le cristallin est encore retenu dans la capsule incomplètement déchirée, ou bien enfin le corps vitré, se présentant dans la plaie, vient gêner les dernières manœuvres d'expulsion.

Il arrive très souvent, surtout aux commençants, de faire la section scléro-cornéenne trop étroite ; c'est là un inconvénient sérieux ; règle générale, il vaut mieux une incision trop grande que trop petite, et il est bien rare qu'elle soit trop grande. Si la plaie est trop étroite, le bord équatorial du cristallin s'engagera bien entre ses lèvres, mais le diamètre horizontal de la lentille ne pourra pas la franchir.

L'incision est-elle presque suffisante et le cristallin est-il déjà fortement engagé, on peut essayer de le faire sortir en exerçant d'assez fortes pressions sur la partie inférieure de la cornée. Si la cataracte n'est pas trop dure, elle s'écrase pour ainsi dire, mais finit par sortir en contusionnant un peu les lèvres de la plaie. Dans ces cas-là nous conseillons également l'emploi d'un petit crochet aigu que nous avons fait construire *ad hoc* et qui nous a été toujours fort utile. Dès que le bord équatorial du cristallin fait saillie entre les lèvres de la plaie, on y implante le crochet et la cataracte ainsi harponnée est attirée peu à peu au dehors sans qu'il soit nécessaire d'exercer des pressions sur le globe oculaire. Toutefois cette manœuvre ne réussit que lorsque le tissu cristallinien est assez dense pour résister à la traction du crochet.

S'il est manifeste que l'incision est réellement trop étroite ou que le cristallin est trop dur, la pression exercée ne devant pas dépasser le degré de résistance de la zonule sous peine d'issue du corps vitré, elle sera impuissante à chasser la cataracte hors de l'œil. Il faudra dès lors se décider, ou bien à agrandir la plaie, ou bien à employer la curette.

Pour élargir la plaie, on fait usage soit de petits ciseaux à pointes mousses, soit d'un petit couteau boutonné. On introduit l'un ou l'autre de ces deux instruments dans l'un des angles de la section et on l'agrandit autant qu'il est nécessaire.

Si la section n'est pas beaucoup trop étroite, on peut essayer d'extraire le cristallin avec la curette. Celle-ci est introduite profondément derrière la face postérieure de la lentille de façon à l'embrasser complètement; puis, faisant basculer le manche de l'instrument en arrière, on la refoule en avant contre la cornée et on l'amène au dehors. Quelquefois la cataracte se fragmente pendant cette manœuvre; il est alors nécessaire de retirer les débris par le même moyen.

Le cristallin peut n'être pas expulsé, bien que l'étendue de l'incision soit considérable, parce que la *cristalloïde n'a pas été bien déchirée*. En pareil cas, malgré des pressions énergiques, la cataracte reste en place, ou, si elle se présente dans la plaie, ce n'est qu'avec difficulté, entourée et maintenue qu'elle est par sa capsule; dès lors, on introduit de nouveau le kystitome et on dilacère cette membrane avec plus de soin que la première fois.

Quelquefois, au moment de l'expulsion, le corps vitré se présente dans la plaie. Cet accident peut dépendre de plusieurs causes : ou bien la section faite *trop haut* dans la sclérotique a intéressé la région ciliaire, ou bien la zonule a été déchirée par des pressions trop fortes ou par le kystitome; dans quelques cas enfin, elle s'est rompue spontanément sous l'influence d'un état pathologique du corps vitré.

Quelle que soit la cause de l'issue du corps vitré, c'est toujours une complication fâcheuse, singulièrement gênante pour les manœuvres qui restent à faire. Il ne faut plus songer, en effet, après cet accident, à expulser le cristallin en exerçant des pressions sur le globe oculaire; en procédant ainsi, on risquerait de provoquer l'issue d'une grande partie du corps vitré sans faire sortir la cataracte; il devient donc nécessaire de faire l'extraction avec la curette.

Souvent, au moment où le corps vitré s'échappe, le cristallin est luxé et refoulé en bas vers les parties déclives; il faut aller l'y chercher hardiment avec la curette; la moindre hésitation, le moindre faux mouvement aurait pour résultat de rendre la luxation complète; la cataracte disparaîtrait du champ pupillaire, et il serait impossible de reconnaître sa situation et d'aller la chercher.

Pendant l'exécution de ces manœuvres, qui présentent toujours quelque difficulté, on aura grand soin de mettre de côté toutes les causes qui pourraient augmenter la sortie du corps vitré. C'est

ainsi qu'on surveillera avec soin l'action de l'écarteur, qui sera
soulevé par un aide ou même complètement enlevé, afin d'éviter
toute pression sur le globe oculaire; il en sera de même de la
pince à fixation et des autres instruments. On engagera le malade
à être docile, à ne pas faire d'efforts, à respirer librement; on le
préviendra que les manœuvres qui restent à faire ne sont plus
douloureuses, mais qu'elles réclament de sa part un peu de bonne
volonté et de patience parce qu'elles exigent beaucoup de précision.

La perte d'une portion du corps vitré n'est pas un accident grave,
à la condition, toutefois, qu'elle ne soit pas trop considérable;
cette complication n'a souvent aucune suite immédiate fâcheuse,
mais elle entraîne quelquefois plus tard des lésions sérieuses,
parmi lesquelles nous signalerons le décollement de la rétine dans
la région diamétralement opposée à la plaie cornéenne.

MODIFICATIONS DU PROCÉDÉ DE DE GRÆFE.

En se conformant aux règles techniques posées par de Græfe,
il arrive fréquemment que, l'incision linéaire étant placée un peu
trop haut dans la sclérotique et trop près par conséquent de la
région ciliaire, la zonule se rompt et le corps vitré apparaît dans
la plaie. En outre, en pratiquant l'incision dans la sclérotique
aussi haut que le recommandait de Græfe, la cicatrice finit souvent par s'érailler, se bosseler et subir ce qu'on appelle la dégénérescence cystoïde. Il se forme alors de véritables dilatations
ampulliformes qui, lorsqu'elles acquièrent un volume trop considérable, nécessitent une nouvelle intervention chirurgicale.

Les dangers de l'issue du corps vitré, la difformité fréquente de
la cicatrice sont les raisons principales qui ont déterminé la plupart des chirurgiens à modifier peu à peu l'emplacement de la section du procédé de de Græfe, et à se rapprocher de plus en plus
de la cornée.

La réaction de ce côté a même été un peu trop loin, et nous ne
parlerons que pour mémoire des procédés de Liebreich, Kuechler,
Lebrun, qui sectionnent la cornée de plus en plus bas, presque
jusqu'au niveau de la pupille. On comprend aisément combien la
sortie du cristallin doit être pénible à travers une ouverture ainsi
placée. Aujourd'hui, il faut le reconnaître, chacun opère un
peu à sa façon, mais la plupart des praticiens se tiennent dans
un juste milieu et placent l'incision à la limite de la cornée et de

la sclérotique. Pour mon compte personnel, voici comment je
procède.

Je fais la ponction juste au point de jonction de la cornée
et de la sclérotique à 1 millimètre environ au-dessus du diamètre
horizontal de la cornée, puis poussant le couteau horizontalement
dans la chambre antérieure, je fais la contre-ponction dans le point
symétriquement situé. Alors, imprimant des mouvements de va-
et-vient au couteau, j'exécute la section en me tenant constamment à la jonction de la cornée et de la sclérotique, de telle sorte
que le couteau doit sortir à la fin tangentiellement au bord supérieur de la cornée.

Jadis, quand on pratiquait l'incision conformément aux indications posées par de Græfe, et qu'on se servait de son couteau, il
arrivait assez souvent que pendant les mouvements de va-et-vient,
l'humeur aqueuse s'écoulait, l'iris était projeté en avant et parfois contusionné et même coupé par l'instrument tranchant, pendant l'achèvement de la section.

Pour obvier à cet inconvénient, j'ai fait construire par Mathieu
un couteau qui, tout en ayant la forme de celui de de Græfe, est
beaucoup plus large, de telle sorte que la section cornéenne se
fait beaucoup plus rapidement et qu'on évite, par suite, l'accident
que nous venons de signaler.

L'iridectomie est faite comme d'habitude, mais une fois l'excision de l'iris terminée *j'enlève l'écarteur.* Cette manière de faire à
le grand avantage de donner une sécurité beaucoup plus grande,
le prolapsus du corps vitré étant moins à craindre et moins redoutable quand l'œil est débarrassé de tout instrument compres-
seur. Après quelques instant de repos, j'invite le malade à diriger
son œil dans le sens opposé à la section (en bas si elle est faite en
haut et réciproquement) et à maintenir son œil dans cette direction, j'introduis alors le kystitome, avec les précautions déjà indiquées, je déchire la capsule et je retire l'instrument, en ayant
toujours bien soin de le tenir rapproché de la face postérieure de
la cornée.

Pour faire sortir la cataracte, au lieu de presser sur l'œil avec la
curette de caoutchouc, c'est avec le doigt, par l'intermédiaire de la
paupière, que j'exerce une douce compression, et dès que le cristallin est engagé dans la plaie, je le harponne avec le petit crochet
aigu dont j'ai déjà parlé et j'achève de le dégager. J'attache une
grande importance à l'emploi de ce petit crochet qui permet
d'éviter les pressions sur le globe oculaire. En outre, quand le
cristallin est ainsi directement saisi et entraîné au dehors, il sort

avec toutes ses masses corticales adhérentes. Tandis que s'il est expulsé par pressions sur le globe oculaire, c'est le noyau seul qui sort tout d'abord, les masses corticales restent dans l'œil, et il faut un nettoyage attentif et prolongé pour les faire sortir.

EXTRACTION DU CRISTALLIN DANS SA CAPSULE.

Dans les diverses méthodes que nous venons d'énumérer, une des causes qui amoindrissent souvent la beauté du résultat, c'est la persistance au niveau de la pupille d'*opacités capsulaires*.

De là l'idée d'enlever le cristallin dans sa capsule, idée déjà ancienne, puisqu'elle paraît avoir été mise en pratique par Richter en 1773.

De nos jours, surtout depuis l'introduction des incisions très périphériques et de l'iridectomie, quelques chirurgiens, parmi lesquels il faut citer Sperino, Pagenstecher, de Wecker, ont tenté de remettre cette méthode opératoire en honneur. Un de ceux qui se sont le plus occupé de cette question, Pagenstecher, décrit ainsi son procédé : il fait une grande section en bas, dans la sclérotique, à 1 millimètre de distance du bord cornéen ; puis il pratique une très large iridectomie, introduit une large curette derrière le cristallin et l'amène au dehors.

De Wecker taille un lambeau dans la partie inférieure de la cornée comme dans l'extraction à lambeau et excise une petite portion de l'iris. Il introduit ensuite une curette ronde et plate derrière la face postérieure du cristallin et il l'enfonce profondément jusqu'à ce que son centre corresponde au pôle de la lentille.

Pendant cette manœuvre, le doigt qui soulève la paupière supérieure s'oppose par une légère pression exercée sur le bord supérieur de la cornée à ce que le cristallin puisse se luxer en haut.

En retirant l'instrument, on porte le manche un peu en arrière, de façon à presser le cristallin un peu en avant contre la face postérieure de la cornée, et on amène ainsi la cataracte au dehors.

S'il est incontestable que cette méthode, quand elle réussit, donne de très beaux succès relativement à l'acuité visuelle, il n'en est pas moins vrai qu'elle est plus dangereuse que les autres, à cause de la rupture de la zonule et de la perte plus ou moins considérable du corps vitré qui en est la conséquence. Aussi de Wecker, après en avoir été très partisan, a-t-il modifié son opinion, comme le prouvent les lignes suivantes :

« Ce qui nous a le plus impressionné dans le procédé opératoire dont nous parlons et ce qui nous a détourné de poursuivre avec notre ardeur première un mode opératoire si rationnel, ce sont deux observations de décollement rétinien et trois cas où des hémorrhagies très tardives ont amené, chez deux malades, le développement d'opacités nombreuses qui ont occupé tout le corps vitré ; chez le troisième, une perte de l'œil par complication glaucomateuse. » Quant à nous, l'extraction à lambeau avec iridectomie nous semble toujours préférable. La réussite est plus fréquente et les résultats sont tout aussi brillants, si on a la précaution de procéder à un nettoyage minutieux de la pupille et d'enlever avec les pinces les débris capsulaires.

CHOIX DU PROCÉDÉ POUR L'OPÉRATION DE LA CATARACTE SÉNILE ORDINAIRE.

Nous avons signalé, en parlant de l'abaissement, les conséquences fâcheuses résultant de la présence du cristallin sclérosé et luxé dans l'intérieur du globe oculaire. Les accidents glaucomateux qui éclatent si fréquemment après cette opération, les douleurs persistantes qui tourmentent indéfiniment les malades l'ont fait complètement abandonner avec juste raison.

L'extraction à lambeau de Daviel fut un réel progrès, et malgré la faveur marquée qui a accueilli de toutes parts le procédé de de Græfe, elle est pratiquée encore aujourd'hui par un grand nombre de chirurgiens et elle donne tous les jours de très beaux succès. Cette opération présente quelques avantages incontestables ; elle est d'une exécution facile, et quand elle réussit, les résultats en sont des plus brillants. La pupille conserve sa forme et sa dimension, la plaie se cicatrise sans laisser de trace, et quelquefois l'examen le plus minutieux ne parvient à découvrir aucun vestige de l'opération. Néanmoins ce procédé doit aujourd'hui céder le pas à l'extraction à petit lambeau avec iridectomie ; il est pour cela une raison péremptoire, c'est *la plus grande sécurité*, considération qui dans une opération comme celle de la cataracte prime toutes les autres.

Les statistiques rigoureuses et portant sur un nombre considérables de cas démontrent en effet, d'une manière irréfutable, que l'extraction à lambeau avec iridectomie compte moins d'insuccès que l'ancien procédé à grand lambeau.

La suppuration de la cornée est moins fréquente ; en outre, la guérison est beaucoup plus rapide. Au bout de quatre ou cinq jours en général, la plaie se trouve complètement cicatrisée. Le malade peut se lever quarante-huit heures après l'opération, et éviter ainsi un décubitus dorsal longtemps prolongé, ce qui est très important chez les vieillards.

L'excision de l'iris, en facilitant la sortie du cristallin, permet d'opérer les yeux atteints de synéchies postérieures, et de faire un nettoyage plus parfait et une évacuation plus complète des masses corticales.

On a reproché à ce procédé d'être d'une exécution un peu difficile et de nécessiter l'assistance d'un aide. Ces reproches sont fondés, et il est certain que pour un praticien qui n'a pas souvent l'occasion d'opérer la cataracte et qui n'a pas d'aide habile à sa disposition, il vaut mieux choisir le procédé à grand lambeau.

Quant aux désavantages résultant de l'excision de l'iris, les adversaires de ce procédé les ont exagérés, car la portion enlevée est masquée par la paupière supérieure, et la difformité, quoi qu'on en dise, est très peu apparente. De même, les conséquences fâcheuses qui en résultent pour l'acuité visuelle, sont bien peu importantes, puisque dans un grand nombre de cas une correction exacte de la réfraction au moyen des verres cylindriques ou sphériques a rendu l'acuité normale.

SOINS A DONNER APRÈS L'OPÉRATION.

Aussitôt l'opération terminée, après avoir eu bien soin de nettoyer les lèvres de la plaie en l'irriguant pendant quelques instants avec un jet d'une solution saturée d'acide borique, on applique sur les deux yeux un pansement consistant en une rondelle de lint boraté recouverte d'une certaine quantité d'ouate désinfectée ; le tout est maintenu par une bande de flanelle de 3 mètres de longueur environ, qu'on serre modérément, de façon à exercer sur l'œil une douce pression.

La douleur causée par l'opération se fait habituellement sentir pendant plusieurs heures, mais elle perd peu à peu de son intensité et finit par se dissiper complètement. Sa disparition rapide est un excellent symptôme, qui dénote une marche favorable vers la guérison. Quand il en est ainsi, on laisse le premier pansement en place pendant vingt-quatre heures. Au bout de ce temps, on enlève le bandeau, l'ouate et la rondelle, en examinant avec soin l'état de celle-ci. Est-elle presque sèche ou tachée seulement d'un peu de sang et de quelques larmes desséchées, on peut être très rassuré; mais, si elle est mouillée et surtout imprégnée d'une certaine quantité de muco-pus, on doit craindre quelque complication.

Avec une petite éponge fine très propre, trempée dans une solution saturée d'acide borique, on lave légèrement le bord des paupières; on essuie avec un linge fin; puis, abaissant doucement la paupière inférieure, on invite le malade à entr'ouvrir l'œil et on explore avec soin la plaie à l'éclairage oblique. Ce pansement doit être fait dans une chambre obscure en se servant seulement de la lumière d'une bougie.

En outre, les premiers jours, pour éviter l'infection de la plaie, on fera bien de projeter sur l'œil du malade, pendant qu'on le panse, un jet d'une solution pulvérisée d'acide borique.

Très souvent la cornée présente, dans le voisinage de l'incision, une *teinte opaline*, d'intensité variable, indice de la *contusion* plus ou moins forte qu'a subie cette membrane au moment de l'issue du cristallin. Quelquefois, au bout de vingt-quatre heures, l'agglutination des lèvres de la plaie est déjà faite et la chambre antérieure commence à se reformer. Tout est alors pour le mieux et l'on doit se contenter d'appliquer de nouveau le bandeau compressif comme le premier jour.

Quand une complication doit survenir, les douleurs, loin de se calmer peu à peu, ne font qu'augmenter d'intensité. Lorsqu'au bout de sept ou huit heures, elles conservent un certain degré de violence, il faut examiner l'état de l'œil. On enlève le pansement, qu'on trouve le plus souvent imprégné d'une grande quantité de larmes, puis on entr'ouvre les paupières et on procède à une inspection minutieuse.

Tantôt, ce sont les cils de la paupière inférieure renversée en dedans, ou bien des cils détachés, qui sont cause de l'irritation; tantôt celle-ci est provoquée par des parcelles du cristallin séjournant dans les culs-de-sac de la conjonctive.

Parfois des débris de la cataracte occupent l'ouverture pupillaire et jouent le rôle de corps étrangers. Il peut arriver enfin que les larmes seules accumulées en grande abondance suffisent à provoquer les douleurs; celles-ci diminuent alors spontanément dès qu'on entr'ouvre les paupières.

Les accidents que nous venons d'énumérer ont peu de gravité. Il est facile d'en venir à bout en nettoyant avec soin le cul-de-sac palpébral, en enlevant les corps étrangers qu'il pourrait contenir, et en appliquant avec soin le bandeau compressif, de façon à éviter le renversement de la paupière. Une injection sous-cutanée de morphine à la tempe suffira généralement pour calmer les douleurs.

Mais, dans certaines circonstances, celles-ci, très violentes dès le début, ne font que s'exaspérer à mesure qu'on s'éloigne du moment de l'opération. Elles indiquent alors des désordres bien plus graves. En enlevant le pansement, on le trouve souillé d'une certaine quantité de muco-pus; en entr'ouvrant les paupières, on aperçoit un chémosis très marqué entourant la cornée; cette membrane a un aspect flou, terne, grisâtre; l'humeur aqueuse est trouble; enfin, un *liséré gris-jaunâtre*, bordant les lèvres de la plaie, dénote la *suppuration* qui va envahir le tissu cornéen et se propager vers les parties profondes de l'œil.

En pareil cas, en effet, il faut craindre cette complication redoutable qui peut aboutir non seulement à la perte complète de la cornée, mais même à un phlegmon de l'œil. Pour la combattre, voici comment on agira. Au lieu de recourir aux antiphlogistiques comme on faisait jadis, ce qui n'aboutissait qu'à des désastres, on supprimera immédiatement et d'une façon définitive le bandeau compressif, on décollera avec un stylet mousse les lèvres de la plaie de façon à entr'ouvrir la chambre antérieure et à faire écouler les liquides qu'elle renferme; puis toutes les demi-heures, par conséquent d'une façon presque continue, on irriguera la plaie cornéenne, avec un jet d'une solution saturée d'acide borique. Enfin, dans les cas qui menacent d'être d'une gravité extrême, on cautérisera avec le galvano-cautère les lèvres de la plaie; la cautérisation du centre de la plaie sera répétée toutes les vingt-quatre heures, et la chambre antérieure réouverte et désinfectée jusqu'à ce que son contenu reprenne sa transparence.

C'est merveille de voir combien ce traitement essentiellement antiseptique permet de triompher des cas en apparence les plus graves. Et le succès de cette thérapeutique prouve bien que les accidents redoutables qui éclatent après l'opération de la cataracte sont presque toujours dus à l'infection de la plaie par des micro-organismes.

Dans d'autres cas, la cornée reste transparente, mais l'humeur aqueuse devient *louche, floconneuse;* l'ouverture pupillaire, parfaitement nette au moment de l'opération, semble comme voilée par des exsudats; le chémosis, quoique moins prononcé que précédemment, existe néanmoins; l'iris est altéré, décoloré. Il s'agit alors d'une *irido-choroïdite exsudative*, complication moins grave que la forme suppurative, mais dont le pronostic est cependant encore des plus sérieux.

Comme traitement, on aura encore recours à la réouverture de la chambre antérieure, et aux pulvérisations fréquemment renouvelées d'acide borique.

En général, on peut affirmer que, s'il n'est survenu aucun symptôme fâcheux trois ou quatre jours après l'opération, tout danger grave est désormais écarté. Nous laissons de côté, bien entendu, les accidents qui peuvent se produire à une époque beaucoup plus éloignée, nous réservant de les décrire dans un chapitre spécial.

Ordinairement, au bout de quarante-huit heures, les opérés peuvent se lever pendant une heure ou deux, puis successivement pendant quatre, six, huit heures les jours suivants, etc. Au bout de six à sept jours, le bandeau est enlevé, et remplacé, pendant trois à quatre jours, par un simple carré de taffetas noir flottant devant l'œil; enfin, au dixième jour, le bandeau est définitivement supprimé et remplacé par des lunettes fumées bombées.

Quant aux verres correcteurs définitifs, le malade ne devra en faire usage qu'un mois et demi ou deux mois après l'opération, époque à laquelle l'acuité visuelle a atteint son maximum.

Tout ce qui a rapport au choix de ces verres sera traité *in extenso* dans le second volume *à propos de l'aphakie.*

ACCIDENTS CONSÉCUTIFS.

Enclavement de l'iris. — Un des inconvénients les plus sérieux, sans contredit, des méthodes d'extraction qui exigent l'iridectomie, c'est *l'enclavement d'une portion de l'iris* dans un des angles de la plaie.

L'iris ainsi retenu forme parfois une petite tumeur noirâtre, de volume très variable, presque insignifiante à l'origine, et ne dépassant pas la grosseur d'une tête d'épingle, mais pouvant atteindre plus tard celle d'un petit pois. Quand la tumeur prend de telles proportions, c'est que la cicatrice a subi ce qu'on appelle une *dégénérescence cystoïde;* l'iris enclavé dans la plaie a empêché la réunion d'être complète et l'humeur aqueuse soulève le tissu cicatriciel et la conjonctive. Il se forme ainsi un véritable kyste dont les parois sont formées par l'iris attiré dans la plaie, par le tissu peu résistant de la cicatrice et par la conjonctive bulbaire : sa cavité communique presque toujours par un petit pertuis avec la chambre antérieure, de telle sorte que si on l'incise, l'humeur aqueuse s'écoule au dehors et il se vide complètement.

L'enclavement de l'iris peut exercer une influence nuisible sur la réunion de la plaie, et avoir de plus des conséquences fâcheuses pour l'avenir. Les tiraillements des filets nerveux pendant les contractions de ce diaphragme sont une cause d'irritation qui retarde toujours la guérison. Parfois, bien que celle-ci paraisse assurée, il survient de temps à autre des poussées inflammatoires dues également à la même cause.

Ces accidents seront surtout à craindre quand le *sphincter de l'iris* sera enclavé.

L'iris, une fois pris dans la cicatrice, a toujours une certaine tendance à s'y engager davantage; il en résulte un déplacement de la pupille en haut, assez considérable dans certains cas pour gêner la vision; en outre, l'ouverture pupillaire est déformée; au lieu de l'aspect d'un *trou de serrure* qu'elle doit avoir quand les extrémités du sphincter sont dégagées et revenues en place, elle affecte la forme d'un croissant.

L'iris enclavé empêchant le contact immédiat des lèvres de la plaie, il en résulte également une déformation de courbure des parties voisines de la cornée, qui se traduit par un astigmatisme irrégulier des plus préjudiciables pour la vision.

Enfin, il est des cas où le tiraillement de l'iris maintenu dans la cicatrice se fait sentir dans la région ciliaire, et provoque des *phénomènes sympathiques* du côté opposé.

On évitera ces accidents en se conformant pour l'iridectomie au manuel opératoire qui a été indiqué, c'est-à-dire en faisant l'excision de l'iris en trois temps, et en refoulant avec la petite spatule mousse l'iris attiré dans les angles de la plaie. On ne considérera ce refoulement comme complet que lorsque le sphincter sera en place et que la pupille aura la forme d'un trou de serrure et non d'un croissant. Malgré ces précautions, l'enclavement ne peut pas toujours être évité; il se produit souvent dans les jours qui suivent l'opération, alors que la cicatrisation n'est pas encore complète, et que la pression intra-oculaire, en se rétablissant, repousse l'iris vers la plaie encore un peu entr'ouverte.

Les tiraillements, la distension subis par l'iris quand il est ainsi emprisonné dans la cicatrice, peuvent exercer une influence fâcheuse sur l'issue définitive de l'opération. Le contenu de la chambre antérieure se trouble légèrement, l'œil s'injecte, des douleurs apparaissent, et l'ouverture pupillaire noire jusqu'alors est envahie par des exsudats. Si ces accidents se prolongent et semblent acquérir une certaine gravité, il faut de toute nécessité pour y mettre un terme recourir à la section de la cicatrice de façon a dégager les portions d'iris ou de cristalloïde qui y sont enclavés.

D'autre fois l'iris repoussé peu à peu vers l'un des angles de la plaie finit par y former une petite hernie. Quand celle-ci ne dépasse pas le volume d'une petite tête d'épingle, elle n'a pas d'importance et n'est que disgracieuse; le plus souvent même cette petite difformité étant cachée par la paupière supérieure, il n'y a pas lieu de s'en préoccuper. Mais, si le prolapsus irien entretient des symptômes d'irritation, s'il a de la tendance à augmenter de volume, il faut absolument s'opposer à ses progrès, et intervenir.

Le manuel opératoire est bien simple : les paupières étant soutenues par un aide, et le globe maintenu avec la pince à fixation, le chirurgien saisit la petite tumeur avec une pince à griffes et l'excise avec des ciseaux-pinces au ras du globe oculaire. Aussitôt l'humeur aqueuse s'écoule au dehors et la chambre antérieure se vide complètement. On applique alors le bandeau compressif, qui doit être maintenu assez longtemps, une huitaine de jours au moins, afin de favoriser la formation d'une cicatrice solide, capable de résister définitivement à la tension intraoculaire.

Il n'est pas rare de voir la petite tumeur se reproduire, d'où la nécessité quelquefois de recourir à une nouvelle excision. On évitera ces récidives en procédant ainsi : lorsqu'après une première excision, le prolapsus a de la tendance à se reproduire, on le cautérise très légèrement avec l'extrémité d'un crayon de nitrate d'argent mitigé, ou mieux encore la pointe du galvano-cautère; la tumeur s'affaisse peu à peu, puis disparaît pour faire place enfin à une cicatrice solide.

Enclavements de la capsule. — Il peut arriver qu'après l'opération de la cataracte il survienne un certain degré d'irritation oculaire provoqué par les tiraillements de la zonule emprisonnée dans la cicatrice.

Horner a présenté à un des congrès ophthalmologiques d'Heidelberg des pièces qui ne peuvent laisser subsister aucun doute à cet égard. Il est même probable que les ophthalmies sympathiques signalées à plusieurs reprises dans ces derniers temps après l'opération de la cataracte sont dues à des complications de ce genre.

Il importe donc de savoir différencier cette forme d'inflammation oculaire d'origine mécanique pour ainsi dire des iritis, ou irido-choroïdites infectieuses, assez fréquentes après l'extraction.

Quand il s'agit d'une iritis, de bonne heure *les phénomènes objectifs* sont très *apparents*. Des exsudats plastiques encombrent la pupille et la chambre antérieure, le chémosis est vite considérable, tous les accidents inflammatoires s'aggravent avec rapidité. Dans le cas d'enclavement de la cristalloïde, au contraire, ce sont les troubles fonctionnels qui tout d'abord sont les plus marqués, les douleurs acquièrent une intensité extrême, s'accompagnant parfois de sifflements dans les oreilles. La vision se trouble assez rapidement et tout cela se produit alors que la rougeur périkératique est à peine accusée et les signes d'une inflammation de l'iris à peine apparents.

Pour faire cesser les conséquences graves que peut engendrer cette complication, il faut pratiquer la *capsulotomie*.

Le manuel opératoire et l'outillage sont les mêmes que pour l'iridotomie, seulement au lieu de sectionner un diaphragme constitué par l'iris doublé de fausses membranes, c'est à la cristalloïde qu'on s'attaque. Nous renvoyons donc à ce que nous avons dit déjà à propos de cette opération.

La capsulotomie peut être indiquée aussi dans les circonstances suivantes : après l'extraction de la cataracte, il peut se faire que par suite d'un processus chronique dont la nature nous est encore inconnue, la cristalloïde subisse peu à peu des modifications qui altèrent sa transparence et son épaisseur; de même après la discission, ses débris peuvent se réunir, s'agglutiner; l'épithélium sous-jacent peut proliférer et il se forme ainsi une membrane qui, à un moment donné, se *rétracte*.

Cette rétraction peut être suivie d'une diminution de l'acuité visuelle.

1° Parce qu'agissant sur la périphérie de la cornée, elle modifie la courbure de cette membrane et produit de l'astigmatisme.

Dans ce cas la capsulotomie fait disparaître l'astigmatisme et améliore ainsi la vision.

2° Parce que la rétraction de la cristalloïde *et les tiraillements sur la région ciliaire* qui en sont la conséquence, peuvent déterminer de l'amblyopie. La section de cette membrane est alors le seul moyen de rétablir l'acuité visuelle.

Dégénérescence cystoïde de la cicatrice. — De Græfe avait remarqué qu'à la suite d'iridectomies pratiquées sur des yeux glau_ comateux, il n'était pas rare de voir la cicatrice scléro-cornéenne devenir *ectatique*, se *bosseler* et former par place de petits *kystes* analogues à ceux que nous venons de décrire. Il a donné à cet état de la cicatrice le nom de dégénérescence cystoïde. La même affection peut se rencontrer à la suite de l'opération de la cataracte par extraction linéaire avec iridectomie. Le plus souvent alors il y a en même temps un enclavement de l'iris, qui en est la cause déterminante.

Quelquefois pourtant cette complication peut survenir sans qu'il y ait le moindre enclavement. La cause en est alors fort obscure ; peut-être la dégénérescence cystoïde est-elle due, dans ce cas, à un léger excès de tension intra-oculaire qui existait sans doute avant l'opération, mais qui avait passé inaperçu.

Nous retrouvons ici les mêmes conséquences fâcheuses que dans l'enclavement de l'iris. La déformation de la cornée qui en résulte nécessairement détermine de même un astigmatisme irrégulier qui diminue notablement l'acuïté visuelle. Ici encore on pratiquera l'excision de la partie ectatique ; on maintiendra longtemps après l'excision le bandeau compressif, et en présence d'une récidive on fera de légers attouchements avec le crayon mitigé ou le galvano-cautère.

Ophthalmie sympathique. — Quand on abaissait jadis la cataracte au moyen d'une aiguille, il n'était pas rare de voir survenir, à la suite de cette opération, des accidents glaucomateux déterminés par la présence du cristallin qui séjournait quelquefois indéfiniment dans le globe oculaire.

L'extraction à lambeau ayant remplacé l'abaissement, cette complication devint de plus en plus rare, mais par contre, la suppuration du lambeau cornéen, suivie parfois de phlegmon de l'œil, fut un des inconvénients les plus sérieux de cette méthode opératoire.

De nos jours, avec l'extraction linéaire ou à petit lambeau combinée à l'iridectomie, les cas de suppuration de l'œil sont devenus de moins en moins nombreux, mais en revanche les ophthalmies sympathiques sont devenues plus fréquentes. Lorsqu'au congrès ophthalmologique d'Heildelberg de 1874, un des membres de la réunion eût déclaré que pareil accident lui était arrivé récemment, plusieurs confrères firent le même aveu.

Horner prit alors la parole pour exposer ses recherches sur ce sujet ; il montra des préparations microscopiques, heureusement réussies, qui prouvaient que l'enclavement de *la cristalloïde dans la plaie scléro-cornéenne*, en produisant des tiraillements de la

zonule du côté opéré, et parfois même l'arrachement du corps
ciliaire, était le point de départ des phénomènes sympathiques.
Un enclavement considérable de l'iris peut aussi avoir les mêmes
conséquences.

LUXATIONS DU CRISTALLIN.

Le cristallin peut occuper dans l'œil une position anormale,
soit par suite d'un vice de conformation produit pendant la vie
intra-utérine, soit par suite d'un processus pathologique intra-
oculaire ayant amené la rupture de la zonule ; enfin, il peut être
déplacé par une violence extérieure, par un corps contondant
ayant frappé le globe de l'œil. De là, trois variétés de luxations du
cristallin : les *luxations congénitales*, les *luxations spontanées*
et les *luxations traumatiques*.

LUXATIONS CONGÉNITALES.

Les luxations congénitales du cristallin, ou *ectopies* du cristallin, comme on les désigne aussi, s'observent généralement sur
les deux yeux à la fois ; et, dans ces cas, le déplacement se fait
d'une façon *symétrique*, c'est-à-dire que, si d'un côté le cristallin
est luxé en haut et en dehors, de l'autre côté il occupe une situation analogue.

Ce déplacement du cristallin est très probablement consécutif
à un arrêt de développement portant sur la partie de la zonule
correspondant à la fente choroïdienne ; mal retenu de ce côté, le
cristallin serait entraîné dans une direction opposée. Cette théorie
nous rend compte de la fréquence de la luxation congénitale en
haut et en dehors, c'est-à-dire dans le sens directement opposé à
la fente choroïdienne, qui est en bas et dedans. Elle est d'ailleurs
justifiée par la coïncidence habituelle de cette sorte de luxation
avec un coloboma de la choroïde et du cristallin lui-même :
celui-ci présente souvent une sorte d'encoche correspondant à la
fente choroïdienne.

L'étendue du déplacement est des plus variables : tantôt le cristallin est à peine dévié ; tantôt au contraire il jouit d'une telle
mobilité, que, suivant la position du malade, il peut venir occuper

la chambre antérieure pour rentrer ensuite dans le corps vitré. Dans ce cas, il faut évidemment que la zonule soit elle-même d'une longueur exagérée, pour permetre de pareilles oscillations.

La luxation congénitale du cristallin est quelquefois difficile à reconnaître à un simple examen; pourtant, il est excessivement rare que le cristallin dévié soit exactement vertical; presque toujours il est légèrement incliné en avant ou en arrière. Si donc on examine avec soin *la chambre antérieure*, on constate qu'elle n'a pas partout la même profondeur; d'un côté l'iris est refoulé en avant, de l'autre il est comme enfoncé, parfois même un peu tremblotant, preuve qu'il n'est plus soutenu en ce point.

En dilatant la pupille par l'atropine, on peut apercevoir le bord équatorial du cristallin; à l'éclairage oblique, son contour apparaît comme une *ligne brillante*, grisâtre, ce qui tient à la grande quantité de rayons réfléchis par cette surface courbe, sur laquelle la lumière tombe très obliquement.

A l'ophtalmoscope, au contraire, ce même bord équatorial forme une *ligne courbe, sombre*, se détachant en noir sur le rouge du fond de l'œil. Cet aspect est dû à ce que les rayons lumineux qui traversent le bord prismatique de la lentille subissent la réflexion totale et n'arrivent plus à l'œil de l'observateur.

La papille est vue *double*, une des images étant donnée par les rayons qui traversent le cristallin, l'autre par ceux qui passent en dehors.

Ces malades se plaignent d'une diminution considérable de l'acuité visuelle, le déplacement de la lentille amenant un astigmatisme irrégulier, qui ne peut être amélioré ni par les verres sphériques, ni par les verres cylindriques, mais seulement par le disque sténopéique.

Quand la pupille est assez dilatée pour que le bord du cristallin occupe le champ pupillaire, il survient de la *diplopie monoculaire*, phénomène facile à expliquer, puisque le système dioptrique de l'œil possède alors deux foyers différents sur la rétine.

Souvent le déplacement congénital du cristallin se complique d'autres anomalies. Tantôt cet organe est diminué de volume et semble avoir subi un arrêt de développement, tantôt il existe en outre de la microphtalmie.

Dans quelques cas, le cristallin, rapetissé, est placé presque au centre de l'œil, maintenu en arrière par les vestiges de l'artère hyaloïdienne, en avant par les débris de la membrane pupillaire; l'iris est tiré en arrière, en forme d'entonnoir. Cette malformation se conçoit facilement : on sait, en effet, que dans les premiers mois de la vie intra-utérine le cristallin est presque en contact avec le nerf optique, et qu'il ne s'en éloigne que peu à peu, au fur et à mesure du développement de l'œil.

LUXATIONS SPONTANÉES.

Pour que le cristallin se luxe spontanément, il faut que son ligament suspenseur vienne à céder ou à se rompre ; il faut de plus que cette rupture, si elle est incomplète, siège à la partie supérieure ; alors, sous l'influence de la pesanteur, le cristallin, entraîné par son propre poids, descend dans le corps vitré. La rupture des parties latérales ou inférieures de la zonule n'amène sur-le-champ qu'un changement dans l'inclinaison du cristallin ; mais à la longue la déchirure finit par gagner la partie supérieure et la luxation se produit.

Les ruptures spontanées de la zonule sont la suite d'états pathologiques de cette membrane, consécutifs eux-mêmes le plus souvent à des altérations du corps vitré. La dépendance embryogénique qui existe entre ces deux organes explique suffisamment la dépendance pathologique qui les lie. C'est ainsi que la luxation spontanée du cristallin s'observe le plus fréquemment dans le synchisis étincelant et dans les forts degrés de myopie avec ramollissement très prononcé du corps vitré ; peut-être ici l'allongement exagéré du globe oculaire dans le sens antéro-postérieur vient-il encore faciliter la rupture de la zonule.

D'autres fois, celle-ci est provoquée par des causes purement mécaniques. Tel est le cas dans les staphylomes de la région ciliaire, où la distension s'exerce alors sur toutes les parties constituantes de la région, et où la rupture est amenée par un tiraillement exagéré.

C'est par un mécanisme analogue que se produit la luxation spontanée du cristallin, dans les cas de cataracte sénile ayant dépassé la période de maturité complète et abandonnée à elle-même. Comme on le sait, il se forme alors des opacités capsulaires, composées de masses cellulaires qui subissent ultérieurement une véritable rétraction, et la cristalloïde qui leur adhère, finit par se détacher de la zonule, au niveau de son insertion équatoriale. Cette rupture est favorisée aussi par les altérations séniles de la zonule elle-même, dont les fibres deviennent plus rigides et plus cassantes. Enfin, les traumatismes viennent encore s'ajouter à toutes ces causes prédisposantes, et c'est souvent brusquement, à la suite d'un effort, d'un accès de toux, d'un éternuement, que la luxation se produit.

La rupture de la zonule, suivie de la chute du cristallin, peut encore avoir lieu pendant l'opération de la cataracte, après la section cornéenne. Cet accident se produit surtout quand il s'agit d'une cataracte sénile ayant dépassé l'âge de la maturité, et qu'il existe des masses capsulaires à la période de rétraction; il faut donc se tenir prêt, en ce cas, à aller chercher le cristallin avec la curette.

Les luxations spontanées du cristallin peuvent être *incomplètes* ou *complètes*.

Les signes *objectifs* de la luxation spontanée incomplète du cristallin sont les mêmes que ceux de la luxation congénitale. Si le bord du cristallin déplacé arrive dans le champ pupillaire, on l'aperçoit, à l'éclairage oblique, sous forme d'un arc de cercle grisâtre, réfléchissant fortement la lumière. A l'ophthalmoscope, cet arc de cercle tranche par sa couleur sombre, sur le rouge du fond de l'œil; l'observateur aperçoit deux images de la papille, formées, l'une par les rayons qui traversent le cristallin, l'autre par ceux qui passent par la portion libre de la pupille. La chambre antérieure ne présente pas partout la même profondeur; l'iris est repoussé en avant en un certain point; au point diamétralement opposé, il est refoulé en arrière et un peu tremblotant.

Comme *troubles fonctionnels*, on constate quelquefois de la *myopie*, par suite du déplacement du cristallin en avant; mais le plus souvent il existe un *astigmatisme irrégulier*, provoqué par son inclinaison latérale. Cette anomalie, qu'il est impossible de corriger même avec des verres cylindriques, entraîne constamment une diminution considérable de la vision. Quand le bord du cristallin luxé se trouve dans le champ pupillaire, les malades se plaignent de *diplopie monoculaire*. Chez tous enfin l'*accommodation* ne se fait que d'une manière incomplète et défectueuse.

La luxation complète spontanée peut survenir d'emblée ou être consécutive à une luxation incomplète; l'action de la pesanteur entraîne de plus en plus le cristallin, et la zonule, tiraillée en outre à chaque mouvement du globe de l'œil, finit par se déchirer dans toute son étendue.

Généralement alors, le cristallin tombe dans le corps vitré, et il est facile de l'y apercevoir, quand le malade dirige le regard fortement en bas. On le reconnaît à sa forme lenticulaire caractéristique, il est couché horizontalement, sa face antérieure est devenue inférieure, le moindre mouvement de l'œil le déplace. Il présente d'abord une teinte bleuâtre, demi-transparente; mais, à la longue, il finit par se cataracter. Cette opacification se fait dans un temps très variable; ce qui dépend sans doute de la conservation plus ou moins parfaite de la capsule et peut-être aussi de l'état de sclérose plus ou moins avancé des fibres cristalliniennes.

Dans la luxation complète du cristallin, la pupille prend une couleur noire foncée, parfaitement uniforme; ni à l'examen direct ni à l'éclairage oblique on n'y peut constater le moindre reflet. C'est en vain qu'on rechercherait les images fournies par la cristalloïde antérieure et postérieure; elles n'existent plus; c'est là un caractère *pathognomonique* de l'absence de la lentille. L'iris est tremblotant; la chambre antérieure paraît augmentée de profondeur.

Comme *troubles fonctionnels*, il survient un changement dans l'état de la réfraction de l'œil. Si l'œil était myope, comme cela a lieu dans le plus grand nombre des cas, le degré de myopie diminue tout à coup d'une façon considérable; le malade est surpris de pouvoir distinguer les objets sans verres concaves à une distance beaucoup plus grande que par le passé. Par contre, *l'accommodation est complètement abolie*, et la lecture n'est possible, avec ou sans verres correcteurs, qu'à une distance parfaitement déterminée. La diplopie monoculaire a disparu, à moins que le bord du cristallin luxé n'empiète encore un peu sur le champ pupillaire.

Il est plus rare que le cristallin luxé tombe dans la chambre antérieure. Quand ce fait se produit, la lentille remplit cet espace presque complètement et se présente alors sous un aspect tout particulier; son bord paraît brillant, chatoyant, elle ressemble assez exactement à une grosse goutte d'huile.

La présence du cristallin dans la chambre antérieure donne lieu à un phénomène entoptique singulier : les malades aperçoivent un disque sombre sur le centre du champ visuel.

Il nous reste à signaler les cas dans lesquels le cristallin n'est pas luxé dans le véritable sens du mot, mais où il jouit d'une mobilité telle qu'il se déplace selon l'inclinaison de la tête du malade, tombant dans la chambre antérieure quand la tête est penchée en avant, revenant derrière l'iris, dans le corps vitré, quand elle est inclinée en arrière. En pareille circonstance, il y a longueur exagérée plutôt que rupture de la zonule.

Tantôt l'œil supporte impunément la présence du cristallin complètement ou incomplètement luxé; tantôt il survient, à la suite de cet accident, de graves désordres. L'irritation de la région ciliaire, produite soit par le cristallin lui-même, agissant comme corps étranger, soit par les tiraillements exercés sur la portion de zonule encore adhérente, provoque des attaques glaucomateuses; celles-ci s'annoncent par une injection périkératique plus ou moins intense, une dilatation exagérée de la pupille, des douleurs ciliaires fort vives, le trouble des milieux transparents de l'œil et l'augmentation de la pression intra-oculaire.

Tantôt l'iridectomie réussit à conjurer ces accidents, tantôt elle n'amène qu'un arrêt momentané dans leur évolution et l'œil finit par se perdre complètement.

LUXATIONS TRAUMATIQUES.

Les luxations *traumatiques* du cristallin sont consécutives à des contusions ou à des plaies pénétrantes du globe oculaire. Dans ce dernier cas, le cristallin luxé peut rester engagé entre les lèvres de la blessure ou même être expulsé hors de l'œil.

Selon l'étendue de la rupture de la zonule, la luxation du cristallin est complète ou incomplète; mais d'habitude cette dernière variété finit toujours à la longue par se transformer et par devenir complète.

Les *signes objectifs* et les *troubles fonctionnels* produits par les luxations traumatiques sont les mêmes que ceux que nous avons signalés en parlant des autres variétés : nous n'avons donc pas à y revenir. Mais ici ces symptômes s'accompagnent d'autres phénomènes, tels qu'épanchements de sang dans la chambre antérieure ou le corps vitré, déchirure de la choroïde, décollement de la rétine, etc., en rapport avec le degré de contusion du globe oculaire et la force du traumatisme. La violence du coup peut avoir amené également une déchirure de la capsule et le cristallin luxé se cataracte alors très rapidement.

Le cristallin est-il luxé à la suite d'une plaie pénétrante du globe oculaire; tantôt il demeure dans le globe de l'œil; tantôt, poussé par une force de projection plus considérable, il s'engage entre les lèvres de la blessure ou s'échappe au dehors.

L'examen direct permet de reconnaître facilement à sa forme et à sa consistance le cristallin enclavé entre les lèvres de la plaie. Le pronostic est alors défavorable; car, d'une part, la région ciliaire a été blessée, circonstance déjà grave par elle-même, et, d'autre part, le cristallin joue le rôle d'un corps étranger. Dans ces conditions on peut voir survenir, du côté opposé, des accidents sympathiques qui exigent l'énucléation immédiate de l'œil blessé.

Quelquefois le cristallin, quoique entièrement luxé hors du globe oculaire, reste logé sous la conjonctive bulbaire, où il apparaît comme une petite tumeur demi-transparente, de forme lenticulaire caractéristique.

Enfin, il arrive parfois que le cristallin est violemment projeté hors de l'œil, et souvent à une assez grande distance pour échapper aux recherches. En pareille circonstance, on observe d'habitude un renversement partiel de l'iris du côté de la plaie scléroticale, simulant à s'y méprendre une pupille artificielle; il semble au premier abord, que le malade ait subi l'extraction de la cataracte avec iridectomie.

Traitement. — Les luxations du cristallin comportent deux ordres d'indications thérapeutiques. Il faut :

1º Remédier aux troubles visuels provoqués par le déplacement ou l'absence de cette lentille;

2º Combattre les accidents inflammatoires qui peuvent être provoqués par le cristallin luxé, jouant le rôle de corps étranger.

Si le cristallin subissait un simple mouvement de translation en avant ou en arrière, tout en restant exactement vertical, il en résulterait de la *myopie* ou de l'*hypermétropie*, anomalies régulières de la réfraction, auxquelles on pourrait remédier au moyen de verres sphériques concaves ou convexes. Mais il est extrêmement rare qu'il en soit ainsi, et, le plus souvent, à ce déplacement en avant ou en arrière, se joint une inclinaison latérale entraînant de l'astigmatisme.

Il est impossible de corriger complètement ce trouble dioptrique au moyen des verres cylindriques, qui sont ici moins utiles que dans l'astigmatisme par changement de courbure de la cornée. Quelquefois on parvient à améliorer la vision en plaçant devant l'œil des verres sphériques, inclinés sous un certain angle; mais on comprend combien il est difficile de faire porter à un malade des lunettes dont les verres présentent une inclinaison déterminée; aussi ce moyen n'est-il guère utilisé que pour établir le diagnostic.

L'emploi de disques sténopéiques percés d'un petit trou amène une augmentation notable de l'acuïté visuelle; mais l'usage de pareilles lunettes est également peu pratique.

Quand le cristallin est *complètement luxé*, l'accommodation se trouve totalement abolie. Si le malade était atteint primitivement d'une myopie d'un fort degré, celle-ci est considérablement réduite et la vision est parfois très améliorée. Si, au contraire, l'œil n'était que faiblement myope ou emmétrope, on prescrira les mêmes verres que pour les opérés de cataracte, c'est-à-dire en moyenne des verres convexes, 10 dioptries pour la vision loin-taine et 15 dioptries pour la lecture.

Si la luxation, complète ou incomplète du cristallin, détermine des accidents glaucomateux, ceux-ci réclament l'intervention du chirurgien et nécessitent l'iridectomie. Cette opération, en pareil cas, n'est pas exempte de difficultés. L'incision scléro-cornéenne une fois terminée, le corps vitré, devenu diffluent, a de la tendance à s'échapper par la plaie; l'iris, n'étant pas soutenu, se renverse en arrière et il est difficile de le saisir. Pour éviter l'issue du corps vitré, on aura soin d'exercer le moins de pression possible sur le globe oculaire, on surveillera attentivement l'action de l'écarteur qui sera soulevé par un aide. Si l'opérateur éprouve trop de difficultés à prendre l'iris avec des pinces, il fera usage d'un petit crochet pointu avec lequel il l'attirera hors de la plaie.

L'iridectomie réussit parfois à faire disparaître les accidents glaucomateux d'une façon définitive; mais s'ils persistent, l'extraction du cristallin doit être pratiquée.

Cette dernière opération est possible tant que la luxation est incomplète; mais, si le cristallin, complètement luxé, occupe la partie la plus déclive du corps vitré, il devient innaccessible au chirurgien. Alors pour mettre un terme à des douleurs continues, insupportables, pour parer à des menaces d'ophthalmie sympathique, il est urgent de recourir à l'énuclation du globe oculaire.

Si le cristallin, luxé dans la chambre antérieure, y séjourne longtemps, il finit souvent par provoquer de graves désordres du côté de la cornée et son extraction devient indispensable. Pour l'exécuter, on pratiquera une large incision scléro-cornéenne, comme pour l'extraction ordinaire. Si l'incision est faite en bas, le cristallin s'échappe parfois spontanément sans qu'il soit nécessaire de recourir à l'emploi de la curette; mais ici encore il faut s'attendre à une issue plus ou moins considérable du corps vitré.

DU GLAUCOME

DE LA TENSION INTRA-OCULAIRE.

La zonule et le cristallin séparent la cavité du globe oculaire en deux parties, renfermant l'une l'humeur aqueuse, l'autre le corps vitré. Comme la cloison ainsi formée peut opposer un certain degré de résistance, on comprend à la rigueur que la tension puisse différer dans ces deux milieux; mais les expériences physiologiques démontrent que, dans les conditions normales, la tension est la même dans la chambre antérieure et dans le corps vitré.

Pour mesurer exactement chez les animaux les changements de tension survenus dans le globe oculaire, on a fait usage de manomètres introduits dans la chambre antérieure, l'excès ou la diminution de pression sont indiqués par les déplacements de la colonne mercurielle. Chez les chiens, chats et lapins, la tension intra-oculaire normale oscille entre 20 et 30 millimètres de mercure.

I

La tension intra-oculaire dépend dans une certaine mesure de la tension vasculaire. La *ligature de la carotide fait descendre* la colonne mercurielle de 6 à 8 millimètres du côté correspondant, elle est sans influence sur le côté opposé. Nous avons vu néanmoins, p. 281, que la ligature de la carotide n'apporte aucun changement dans l'aspect ophtalmoscopique du fond de l'œil, dont la coloration rougeâtre ne change pas; ceci prouve simplement que la mensuration manométrique de la tension oculaire fournit des renseignements plus précis que l'examen du fond de l'œil sur l'état de plénitude des vaisseaux de la choroïde.

La *section de la carotide* entraîne également une *diminution* considérable de la tension oculaire.

Les mêmes effets s'observent dans l'empoisonnement par l'opium, la quinine, la digitaline, où la tension artérielle, par suite de la dilatation des petits vaisseaux de la surface cutanée diminue considérablement.

La section de la moelle entre l'atlas et l'axis, en détruisant à leur origine les nerfs vaso-moteurs qui se rendent aux vaisseaux de l'abdomen et en amenant ainsi la dilatation des vaisseaux de ces régions, détermine également une diminution sensible de la tension oculaire.

Réciproquement, la tension oculaire *augmente* à mesure que la *tension vasculaire s'élève;* c'est ainsi qu'on observe un excès de tension après la ligature de l'aorte abdominale. L'excès de tension se produit encore, bien que d'une façon momentanée, après la ligature *des veines jugulaires;* mais elle n'est alors que passagère et peu accentuée; elle devient au contraire très manifeste et persiste longtemps après la ligature des *vasa vorticosa.*

Chez *l'homme*, l'influence de la tension artérielle sur la tension oculaire, beaucoup moins manifeste que chez les animaux, est tellement faible, qu'elle échappe à nos moyens d'appréciation.

Dans la période asphyxique du choléra, où le ralentissement de la circulation est si accusé et où la tension artérielle est si faible, de Græfe n'a remarqué aucun changement dans la tension intra-oculaire.

Il n'existe pas non plus de différence appréciable dans la tension intra-oculaire chez l'individu tombé en syncope, dont le pouls est filiforme, et chez le pléthorique dont le pouls est large et bondissant.

Dans l'œil normal, l'élasticité de la sclérotique joue probablement le rôle de *régulateur de la tension* et la maintient toujours au même degré, quelle que soit l'intensité de l'afflux sanguin qui pénètre dans le globe oculaire.

Peut-être aussi que l'écoulement continu de l'humeur aqueuse est d'autant plus rapide que l'apport du sang est plus considérable.

Les changements de pression survenus dans le système veineux par suite d'obstacles apportés au retour du sang vers le cœur, ont une influence plus marquée sur la tension intra-oculaire. C'est ainsi que, dans les efforts d'expiration longtemps prolongés, on voit apparaître le *pouls veineux* de la papille sur des yeux où il n'existe pas à l'état normal.

II

La tension intra-oculaire est influencée par les *mouvements respiratoires*. Lorsqu'on suspend la respiration artificielle chez un animal empoisonné par le curare, *dont la poitrine n'est pas ouverte*, on voit la colonne manométrique s'élever. Ce fait est intéressant à connaître au point de vue pratique; il prouve que, pour éviter pendant une opération des changements de tension qui favoriseraient l'issue du corps vitré, le malade devra respirer aussi largement que possible.

Les contractions du *muscle ciliaire et de l'iris* paraissent n'exercer aucune influence sur la tension intra-oculaire; c'est au moins ce qui ressort de quelques expériences dans lesquelles on a irrité par les courants électriques le ganglion ciliaire ou la région ciliaire elle-même.

Donders, au moyen de l'ophthalmo-tonomètre, a démontré également que, chez l'homme les *efforts de convergence et d'accommodation* étaient sans influence sur la distension du globe.

Nous avons déjà parlé de l'influence exercée par les instillations d'ésérine et d'atropine sur la tension intra-oculaire.

III

Les nerfs du globe de l'œil viennent, comme on le sait, de trois sources différentes : *moteur oculaire commun, trijumeau, grand sympathique*.

Pour étudier l'action du *moteur oculaire commun* sur la pression intra-oculaire en évitant l'influence des contractions des muscles extrinsèques, Hippel et Grünhagen anéantirent l'action musculaire en intoxicant les animaux par le curare et en pratiquant la respiration artificielle. Dans ces conditions, l'irritation de la troisième paire ne produisit aucun changement appréciable au manomètre.

L'action du grand *sympathique* était plus difficile à constater, parce que son irritation produit des phénomènes de tension dans la circulation générale, et qu'il existe un rapport direct entre celle-ci et la tension intra-oculaire.

Pour Wagner et Adamück, l'irritation de ce tronc nerveux dans la région cervicale détermine une faible élévation de la tension

ABADIE. *Mal. des yeux*, 2ᵉ édit.   30

intra-oculaire. Appuyés sur ces expériences, ils admirent que c'était là l'origine du glaucome.

Pourtant l'excitation du grand sympathique au cou détermine une diminution de calibre des vaisseaux du crâne, et, par suite, de l'œil; la tension intra-oculaire devrait donc diminuer; comment se fait-il qu'elle augmente ?

Hippel et Grünhagen ont trouvé la cause de ces résultats inexplicables en apparence. Il existe dans l'orbite, chez les animaux, un système de fibres musculaires lisses, dont l'ensemble est désigné par quelques anatomistes sous le nom de muscle orbitaire, et qui paraissent destinées à régulariser la sortie du sang de l'orbite. Ces fibres sont sous la dépendance du grand sympathique : en irritant ce tronc nerveux, elles se contractent, s'opposent à la sortie du sang de l'orbite et, par voie rétrograde, provoquent la congestion du globe oculaire. L'augmentation de tension (indirecte) ainsi produite l'emportant sur la diminution (directe) due à la contraction des vaisseaux de l'œil, il en résulte finalement une légère augmentation qui se traduit par une élévation de 20 millimètres dans la colonne manométrique. Si l'on parvient à annihiler l'action du muscle orbitaire en sectionnant ses fibres, ou si l'on opère sur des lapins où ce muscle n'est que rudimentaire, l'irritation du grand sympathique produit constamment une diminution de tension.

Chez l'homme, l'influence du grand sympathique n'est pas aussi nettement établie. Son irritation dans la région cervicale par les courants continus ou interrompus paraît n'avoir qu'une action négative sur la tension oculaire; pourtant Horner a signalé des cas de paralysie du grand sympathique qui étaient accompagnés d'une diminution de la tension intra-oculaire.

Pour mettre en évidence l'*action du trijumeau*, Hippel et Grünhagen firent la section du grand sympathique après avoir curarisé l'animal, puis irritèrent le tronc nerveux de la cinquième paire à son origine dans le crâne. La colonne manométrique s'éleva subitement de 30 millimètres à 200, et l'œil du côté opposé (quand l'irritation portait sur le milieu de la protubérance annulaire) devint dur comme une bille de marbre.

On peut faire disparaître ce glaucome aigu expérimental par la paracentèse, puis le reproduire en renouvelant l'irritation; celle-ci est-elle supprimée, la tension reste toujours plus grande qu'avant l'expérience (100 millimètres au lieu de 30).

Chez l'homme, l'observation clinique a démontré également l'influence manifeste du trijumeau sur la tension intra-oculaire.

Donders a constaté que cette tension faiblissait à la suite de la paralysie de la cinquième paire. Horner a noté également le même symptôme dans le zona ophthalmique.

Par contre, les observations sont nombreuses où l'on a vu de véritables glaucomes survenir à la suite de névralgies intenses du trijumeau.

DU GLAUCOME AVANT ET APRÈS LA DÉCOUVERTE DE L'OPHTHALMOSCOPE.

Jusqu'au commencement du dix-huitième siècle, on croyait que le glaucome était une affection très grave produite par une altération particulière du cristallin, donnant à l'œil un reflet terne, grisâtre ou verdâtre. Quand Brisseau eut démontré que la cataracte ne consistait pas dans l'obstruction pupillaire par une petite membrane, idée admise jusqu'alors, mais bien dans l'opacification du cristallin, il fallut trouver un autre siège au glaucome : on le plaça dans le corps vitré. Tous les oculistes n'acceptèrent pas cette opinion. Wenzel admit que les lésions anatomiques étaient localisées dans le nerf optique et la rétine; Beer considéra le glaucome comme une certaine forme de choroïdite chronique.

Ces anciens observateurs avaient bien découvert quelques signes cliniques importants du glaucome; ils avaient décrit la dilatation et l'immobilité de la pupille, les varicosités des vaisseaux ciliaires antérieurs, les douleurs vives, la dureté et l'aspect terne du globe oculaire; mais, l'anatomie pathologique étant mal connue, la confusion était grande encore : tumeurs intra-oculaires, altérations du corps vitré, choroïdites parenchymateuses, décollements rétiniens, toutes ces affections, bien différentes par leur nature, étaient prises souvent pour des glaucomes.

Dès que l'ophthalmoscope eut permis d'explorer les milieux transparents de l'œil et les membranes profondes, on put concevoir l'espoir d'arriver enfin à connaître d'une façon précise la nature de cette affection. Pourtant les premiers observateurs commencèrent par faire fausse route, et il fallut la sagacité de de Græfe pour les ramener dans la vraie voie, tant il est vrai que dans les faits nouveaux l'interprétation est difficile.

On crut, en effet, tout d'abord, en examinant le nerf optique chez les glaucomateux, qu'il présentait une *saillie*, au lieu de l'*excavation* qui existe en réalité. Ceci tient à une illusion d'optique qui dépend précisément du mode d'exploration employé. En regardant le fond de l'œil à l'image renversée, l'on peut bien se rendre compte des différences de niveau des parties qu'on a sous les yeux, mais on peut croire à une saillie là où existe une excavation. L'erreur commise, en admettant une saillie, un boursouflement du nerf optique, était d'autant plus grave qu'elle conduisait à des idées tout à fait erronées sur la nature de la maladie; c'est ainsi que cette prétendue saillie, ce gonflement apparent furent tout d'abord attribués à une inflammation du nerf optique.

De Græfe, au contraire, préoccupé de la dureté singulière du globe oculaire chez les glaucomateux, pensait qu'elle devait être rattachée à un excès de pression intra-oculaire. Aussi soupçonnait-il que le nerf optique, au lieu d'être proéminent, devait plutôt offrir une excavation. Il parvint le premier à démontrer d'une façon précise et rigoureuse qu'on s'était trompé jusque-là dans l'interprétation de l'image ophthalmoscopique, et que ce qu'on prenait pour une saillie n'était autre chose qu'une cavité. Voici le raisonnement qu'il tint et le procédé qu'il suivit.

Quand on examine à l'image droite le fond d'un œil glaucomateux, on aperçoit nettement les bords de la papille, en supposant que cet œil et celui de l'observateur soient dans les conditions de réfraction et d'accommodation voulues pour cela. Mais, tandis que le pourtour du nerf optique est vu alors nettement, il n'en est plus de même du disque nerveux, qui paraît effacé, ainsi que les vaisseaux qui le parcourent. Si ces dernières parties ne sont pas vues nettement, c'est donc qu'elles ne sont pas au même foyer et sur le même plan que le reste de la rétine. Supposons pour un instant qu'elles soient en arrière; les rayons lumineux partis de ces points situés au-delà du foyer principal du système dioptrique de l'œil devront sortir, non plus à l'état de parallélisme, mais avec un certain degré de convergence; par conséquent, l'œil de l'observateur supposé emmétrope et ayant son accommodation relâchée ne pourra les réunir en foyer sur la rétine qu'à la condition de les rendre parallèles par l'interposition d'un verre concave.

En suivant point par point ce raisonnement, de Græfe démontra qu'au moyen de verres concaves l'on pouvait, en effet, apercevoir nettement le disque papillaire, et que, par suite, celui-ci était situé sur un plan postérieur au plan rétinien.

L'anatomie pathologique ne tarda pas à venir confirmer ces données, et H. Müller démontra, le premier, sur le cadavre, qu'il existe dans le glaucome un *refoulement du nerf optique*. Quelque temps après, de Græfe découvrit encore un autre signe

ophthalmoscopique d'une grande importance, nous voulons parler
de la *pulsation spontanée de l'artère centrale de la rétine*, syn-
chrone avec les battements du cœur. Ce symptôme, sur lequel
nous reviendrons en détail, indiquait encore d'une façon manifeste l'augmentation de la tension intra-oculaire, phénomène prédominant dans la maladie qui nous occupe.

Définition. — De ce qui précède, il résulte qu'on doit réserver
aujourd'hui le nom de glaucome à une affection essentiellement
caractérisée par l'augmentation lente ou rapide de la pression
intra-oculaire, entraînant à sa suite des altérations anatomiques
diverses, et, en particulier, l'excavation du nerf optique.

Il existe plusieurs variétés de glaucome. Nous décrirons successivement :

1° Le glaucome aigu ;

2° Le glaucome chronique, qui se subdivise lui-même en chronique inflammatoire et chronique simple ;

3° Le glaucome hémorrhagique ;

4° Les glaucomes secondaires, c'est-à-dire consécutifs à d'autres
états pathologiques de l'œil.

GLAUCOME AIGU.

Symptômes. — Le glaucome aigu apparaît d'ordinaire brusquement ; cependant il n'est pas très rare qu'il ait été précédé de prodromes. Ceux-ci consistent tantôt dans des douleurs ciliaires,
s'accompagnant d'injection conjonctivale, survenant et disparais-
sant sans cause appréciable, tantôt dans des troubles fonctionnels
bizarres, *parésie de l'accommodation, diminution de l'acuité visuelle, rétrécissement du champ visuel, scotomes, anneaux irisés*
autour des flammes. Ces symptômes divers peuvent se reproduire
à des intervalles variables, avant l'apparition de la véritable attaque
aiguë. Celle-ci survient souvent la nuit et s'annonce tout d'abord
par des douleurs ciliaires intenses. Ces douleurs occupent l'œil et
s'irradient dans les régions voisines le long du trajet des filets de
la cinquième paire, de préférence dans les régions sus-sourcilière
et temporale. Leur *apparition soudaine,* leur *violence extrême*
parfois intolérable, constituent un caractère important de la maladie.

En examinant l'œil atteint de glaucome, on aperçoit une injection périkératique très prononcée ; la cornée ne tarde pas *à perdre*

sa transparence; sa surface n'est plus aussi polie, en raison de la desquamation de la couche épithéliale; son tissu lui-même s'altère, se trouble et, dans les cas graves, s'ulcère et se perfore. La cornée présente encore une particularité remarquable; bien qu'enflammée, elle perd en partie sa *sensibilité* exquise et l'on peut toucher sa surface sans provoquer ni douleur ni mouvements involontaires des paupières.

L'humeur aqueuse est légèrement trouble; il existe quelquefois des épanchements sanguins dans la chambre antérieure.

La pupille est *dilatée,* l'iris a perdu son éclat, son sphincter interne en partie paralysé ne peut plus se contracter aussi facilement sous l'influence de la lumière; ses mouvements sont lents et paresseux. Nous appelons l'attention sur ce symptôme de la *dilatation pupillaire,* car, de toutes les maladies d'apparence inflammatoire, le glaucome est peut-être la seule dans laquelle on l'observe.

La chambre antérieure paraît effacée et le cristallin plus rapproché de la face postérieure de la cornée qu'à l'état normal.

L'exploration des membranes profondes au moyen de l'ophthalmoscope ne se fait qu'à grand'peine, et l'on se voit souvent forcé d'y renoncer à cause des troubles survenus dans les surfaces et les milieux réfringents. Dans le glaucome aigu, l'examen ophthalmoscopique n'est donc pas d'un grand secours, au moins pendant la période aiguë de l'attaque. Ce n'est que lorsque les accidents ont diminué d'intensité et que les milieux ont repris leur transparence qu'on peut apercevoir les lésions que nous décrirons tout à l'heure.

En explorant par le toucher, avec la pulpe du doigt indicateur et du médius, le globe de l'œil, on trouve que sa consistance habituelle *a notablement augmenté ;* dans les cas extrêmes, il donne la même sensation de dureté qu'une bille de marbre.

Les *troubles fonctionnels* éprouvés par les malades sont en général considérables et tout à fait disproportionnés aux altérations des milieux réfringents de l'œil. La vision est toujours très confuse, le plus souvent même réduite à une simple perception lumineuse. Le champ visuel est rétréci *du côté nasal.* Dans les attaques dites *foudroyantes,* on peut constater quelquefois, au bout de quelques heures, une disparition complète de toute sensation lumineuse, même quantitative.

Diagnostic. — La réunion des symptômes qui précèdent permettra d'établir assez facilement le diagnostic. Il existe bien certaines affections présentant quelques-uns des caractères assignés au glaucome aigu, mais elles pourront le plus souvent en être différenciées nettement.

Une *névralgie du trijumeau*, par son apparition soudaine, par les douleurs vives et la photophobie qu'elle provoque, par l'injection conjonctivale qui l'accompagne, simule quelquefois une attaque de glaucome. Mais on observera que le siège de la douleur n'est pas le même : dans le glaucome, c'est le globe de l'œil lui-même qui est douloureux ; dans la névralgie, ce sont les trajets et les *points d'émergence* des filets nerveux ; dans la névralgie, la pupille est plutôt rétrécie que dilatée, la tension intra-oculaire n'a pas changé. De même, ces deux derniers caractères pathognomoniques, dilatation de la pupille, augmentation notable de la tension intra-oculaire, permettront toujours de distinguer une attaque de glaucome, de l'iritis aiguë, de la kératite ulcéreuse, etc., affections dans lesquelles ces symptômes manquent constamment.

Marche et pronostic. — Dans les cas graves, *foudroyants*, les progrès de la maladie peuvent marcher aver une rapidité effrayante. La pression intra-oculaire augmente tellement que la cornée, dont la nutrition souffre de plus en plus, perd sa transparence, se ramollit, se nécrose, s'ulcère ; il se produit alors une large perforation qui donne passage au cristallin et au corps vitré ; les douleurs, qui étaient devenues intolérables, cessent subitement, mais l'œil complètement perdu est réduit à un moignon atrophié.

On voit parfois l'évolution complète de tous ces accidents s'effectuer dans l'espace de deux à trois jours. Dans d'autres cas, l'attaque perd de son intensité avant que des désordres aussi considérables se soient produits, mais il y a eu une compression telle des |éléments nerveux de la rétine contre la sclérotique, que ceux-ci, écrasés pour ainsi dire, ne peuvent plus reprendre leur activité fonctionnelle, et qu'il reste une perte définitive de la vision.

La terminaison n'est pas toujours aussi funeste ; quelquefois les douleurs diminuent, l'injection sous-conjonctivale disparaît, les milieux reprennent peu à peu leur transparence et l'examen ophthalmoscopique devient possible. On constate alors la présence d'opacités dans le corps vitré, opacités qui sont tantôt l'indice de l'altération profonde de nutrition qu'il a éprouvée, tantôt les vestiges d'hémorrhagies intra-oculaires. La couche épithéliale de la choroïde est altérée par places et l'on découvre souvent dans le stroma de cette membrane de larges taches hémorrhagiques.

Les veines de la papille apparaissent tortueuses et augmentées dans leur calibre; les artères, au contraire, sont amincies.

Après une seule attaque de glaucome aigu, le nerf optique ne présente *pas d'excavation*. Ce n'est qu'après avoir été soumise pendant longtemps à une pression élevée que la papille commence à céder et à s'excaver; ce signe ophthalmoscopique, d'une si grande valeur dans le glaucome chronique, peut donc manquer complètement dans le glaucome aigu.

Il est rare qu'après une attaque violente de glaucome aigu la vision recouvre en totalité son acuïté primitive ; un rétrécissement du champ visuel, des scotomes persistent le plus souvent. Enfin, après une première attaque, tantôt il s'en produit d'autres plus intenses, tantôt la maladie perd son caractère aigu pour prendre une marche chronique.

GLAUCOME CHRONIQUE.

Le glaucome chronique simple se montre sous la forme inflammatoire ou sous la forme simple.

GLAUCOME CHRONIQUE INFLAMMATOIRE.

Pour faciliter l'étude clinique de cette variété, nous décrirons successivement les symptômes *objectifs*, les signes *ophthalmoscopiques* et enfin les *troubles fonctionnels*.

Les signes anatomiques extérieurs, ceux qui peuvent être appréciés directement à l'œil nu, sans le secours de l'ophthalmoscope, sont la conséquence des altérations des membranes et des milieux de l'œil produites par l'augmentation de la pression intra oculaire ; ils sont décrits par les auteurs sous le nom d'inflammatoires ; nous tenons, quant à nous, à employer le moins possible cette expression, car nous considérons ces phénomènes comme le résultat de troubles nutritifs dus plutôt à une compression exagérée des éléments anatomiques, qu'à un processus irritatif et inflammatoire spécial.

La *cornée* a généralement perdu son brillant et son poli ; tantôt la couche épithéliale superficielle a seule souffert ; tantôt les couches profondes, altérées à leur tour, prennent une teinte grisâtre, et, au bout d'un certain temps, si la pression se maintient, cette membrane peut s'ulcérer, se perforer. Ici, de même que dans le glaucome aigu, malgré l'inflammation, la sensibilité, au lieu d'être exagérée, est émoussée, et presque abolie; preuve manifeste que les troubles nutritifs et l'anesthésie de la cornée sont dus à une compression des nerfs et des vaisseaux nourriciers.

L'*humeur aqueuse* n'est plus aussi transparente; elle devient légèrement trouble; dans quelques cas où il y a tendance aux hémorrhagies, du sang apparaît dans la chambre antérieure.

La *pupille* est plus *dilatée* qu'à l'état normal, sans atteindre pourtant la dilatation qui résulte de l'instillation de l'atropine. Elle conserve d'habitude sa forme circulaire; ce n'est que lorsqu'il existe des synéchies postérieures que ses bords deviennent irréguliers ou qu'elle reste contractée. A la longue l'*iris* se reduit à une mince bandelette, sa coloration s'altère, et il présente peu à peu les caractères manifestes de l'atrophie.

Le *cristallin* perd sa transparence; des opacités diffuses l'envahissent d'une manière uniforme dans toute son étendue. Celles-ci présentent ce caractère particulier et important, que, bien que très apparentes à la lumière réfléchie, elles apportent peu d'obstacle à la lumière transmise, et permettent l'exploration du fond de l'œil, qu'on eût pu croire impossible au premier instant. L'aspect sale, grisâtre, de ces sortes de cataractes, suffit presque à lui seul pour les faire distinguer de celles qui sont dues à toute autre cause.

Le *corps vitré* s'altère aussi et se remplit d'opacités, de flocons membraneux; parfois ce sont des hémorrhagies dont le point de départ est dans la choroïde, qui se répandent dans ce milieu après avoir traversé la rétine.

L'*enveloppe scléroticale* finit par ressentir à son tour les atteintes de la pression intra-oculaire; les veines ciliaires antérieures, dénotant le trouble circulatoire de l'intérieur de l'organe, rampent tortueuses, remplies de sang, dans le tissu épiscléral; la cornée devient complètement opaque; la sclérotique perd son éclat de porcelaine pour prendre une teinte terreuse. La pression intra-oculaire continuant à faire sentir ses effets, cette membrane cède et présente des ectasies bleuâtres, dues à la coloration de la choroïde sous-jacente; l'amincissement peut acquérir un degré tel, qu'il survient des perforations et une atrophie complète du globe. D'autres fois, le tissu fibreux résiste encore, mais la rétine se décolle et l'œil se ramollit. C'est à l'ensemble de ces lésions anatomiques qu'on a donné le nom de *dégénérescence glaucomateuse.*

La *tension intra-oculaire* est constamment augmentée, mais

d'une façon variable. Dans le glaucome chronique inflammatoire, l'excès de tension, bien que moins considérable que dans le glaucome aigu, où, pendant l'attaque, le globe de l'œil devient dur comme une bille de marbre, est encore manifeste. Pour apprécier la consistance du globe oculaire, on le touche légèrement avec la pulpe du doigt indicateur et du médius appuyés sur la paupière supérieure. Dans les cas douteux, on compare le degré de résistance qu'on éprouve avec celui que présente un œil normal; si la maladie n'existe que d'un côté, on fait la comparaison avec le côté opposé.

Pour que les praticiens puissent s'entendre sur les degrés d'augmentation de la tension intra-oculaire, Bowman a proposé la notation pratique suivante, qui a été généralement adoptée :

T_n représentant la tension normale,

T_{n+1}? représente une augmentation douteuse,

T_{n+1} augmentation faible, mais non douteuse,

T_{n+2} id.   considérable,

T_{n+3} id.   très considérable,

T_{n-1}? diminution douteuse,

T_{n-1} id.   faible, mais non douteuse,

T_{n-2} id.   considérable,

T_{n-3} id.   très considérable.

Signes ophthalmoscopiques. — Si les lésions anatomiques que nous venons de décrire, surviennent rapidement, elles empêchent l'exploration du fond de l'œil; quelquefois, cependant, malgré le trouble des milieux transparents, il est encore possible d'apercevoir le fond de l'œil, et l'ophthalmoscope révèle alors des *altérations vasculaires*, des *hémorrhagies*, et du côté de la papille l'*excavation caractéristique* qui sera décrite à propos du glaucome chronique simple.

Les *troubles fonctionnels* sont toujours très accusés dans le glaucome chronique inflammatoire; ils dépendent à la fois de la gêne de la circulation rétinienne et du trouble des milieux transparents.

Subissant l'influence des variations de la tension intra-oculaire, l'acuité visuelle diminue ou augmente selon que cette tension devient plus ou moins forte. Souvent ces perturbations se reproduisent d'une façon presque périodique.

Pendant les crises aiguës, qui durent parfois quelques heures, la cécité peut être complète, puis la vue se rétablit spontanément. Ces pertes momentanées de la vision sont tout à fait caractéristiques et ne se rencontrent guère que dans le glaucome;

elles sont dues à l'ischémie rétinienne résultant de la compression des vaisseaux de la papille.

Le *champ visuel est rétréci*, et beaucoup plus du *côté nasal* correspondant à la région externe de la rétine que du côté temporal. Ce rétrécissement particulier du champ visuel peut être apprécié alors même que, les milieux étant troubles, la vision se trouve réduite à une simple perception lumineuse quantitative : en pareil cas, le malade sera placé dans une chambre obscure et, la flamme d'une bougie étant promenée dans toute l'étendue du champ visuel, on constatera qu'elle est inaperçue quand elle occupe la région nasale.

Diagnostic. — Le glaucome chronique inflammatoire pourrait être confondu avec la choroïdite séreuse. L'analogie entre ces deux affections est même quelquefois telle, qu'un certain nombre d'auteurs n'en donnent qu'une seule description. A l'époque de ses premiers travaux sur ce sujet, de Græfe considérait le glaucome comme une forme particulière de choroïdite. Mais l'observation clinique, les expériences de physiologie, l'anatomie pathologique, ont démontré depuis que le glaucome est une affection parfaitement distincte, méritant une place à part dans la nosologie oculaire.

Dans la choroïdite séreuse, le processus morbide intéresse tout d'abord la choroïde et provoque des désordres variés, au milieu desquels l'hypersécrétion des milieux n'occupe qu'un rang secondaire. Cette hypersécrétion ne présente alors rien de constant ni de régulier dans son apparition ; elle peut disparaître spontanément alors que les phénomènes inflammatoires persistent. Dans le glaucome, au contraire, l'élévation de la tension intra-oculaire constitue le phénomène morbide initial, prédominant, auquel les autres sont subordonnés ; ceux-ci doivent être considérés plutôt comme des troubles circulatoires et nutritifs résultant de l'excès de tension que comme les conséquences d'un processus inflammatoire proprement dit.

Dans le glaucome, quand la tension diminue, tous les autres accidents disparaissent d'eux-mêmes ; mais il est rare que cette diminution de tension s'effectue spontanément, presque toujours on est obligé de recourir à l'iridectomie. La choroïdite séreuse, au contraire, cède souvent sous l'influence d'un traitement général et local, et pour combattre les poussées glaucomateuses qui peuvent survenir de temps à autre, il suffit parfois de pratiquer quelques paracentèses.

Dans la choroïdite séreuse au début, la tension intra-oculaire

est encore normale, la surface antérieure de la cornée a conservé
sa transparence et sa limpidité, la pupille n'est pas plus dilatée
que d'habitude, il existe fréquemment un léger pointillé sur la
membrane de Descemet, l'humeur aqueuse est louche, floconneuse, et le trouble de la vision est en rapport avec les altérations
des milieux transparents ; le champ visuel est intact. Comme on
le voit, cette symptomatologie diffère notablement de celle qui
appartient au glaucome chronique à cette période, et il suffit de
quelque attention pour éviter toute confusion. Mais il n'en est
plus de même quand la choroïdite séreuse s'accompagne d'hypersécrétion des milieux et d'excès de tension. A ce moment, la
physionomie de cette affection change, et c'est alors qu'elle peut
en imposer pour un glaucome.

Les commémoratifs, le mode de début, la marche ultérieure
de la maladie sont alors les seules données qui pourront élucider
le diagnostic. Du reste, en pareille circonstance, ce diagnostic
perd beaucoup de son importance, car l'indication est la même
dans les deux cas : il faut atténuer la tension intra-oculaire. Dans
le doute, on pratiquera une sclérotomie, sauf à recourir à une iridectomie si cette opération est insuffisante.

Marche, pronostic. — Le glaucome chronique a une marche
fatalement progressive ; tantôt la maladie s'aggrave lentement et
la vision s'abaisse peu à peu, insensiblement ; tantôt elle évolue
par crises, par poussées successives. Après chacune de ces
attaques, l'acuité visuelle diminue et finit par disparaître ; abandonnée à elle-même, le résultat est toujours funeste : il survient
une cécité absolue.

Alors même que la vision est déjà complétement éteinte, les
douleurs persistent longtemps encore et le globe oculaire continue à se désorganiser. Le cristallin devient opaque ; il se forme
une cataracte d'une couleur gris sale, caractéristique ; la cornée
s'opacifie et prend l'aspect d'un verre dépoli ; les veines ciliaires,
engorgées, tortueuses, rampent à la surface de la sclérotique
devenue terne et grisâtre. Tantôt des saillies staphylomateuses
se produisent dans la région équatoriale, et le globe oculaire
reste dur et douloureux au toucher ; tantôt la rétine se décolle,
la consistance et le volume de l'œil diminuent, il s'aplatit et
s'atrophie peu à peu.

GLAUCOME CHRONIQUE SIMPLE.

Dans le glaucome chronique simple, le globe oculaire ne présente extérieurement aucun signe d'inflammation. La cornée est parfaitement transparente, il n'existe pas trace d'injection périkératique, mais en se livrant à un examen attentif on constate

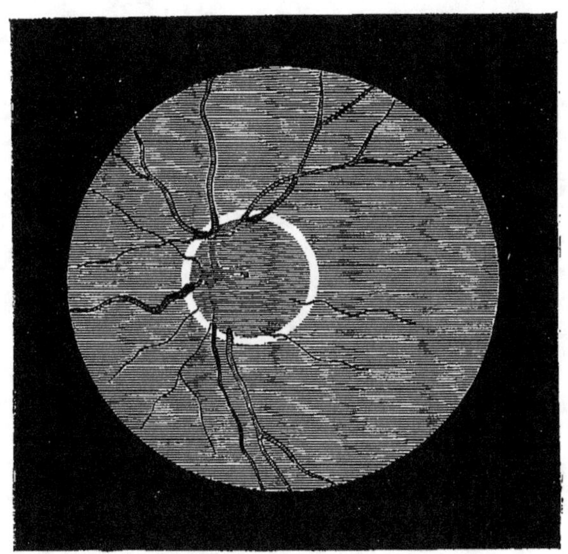

Fig. 58. Excavation glaucomateuse du nerf optique.

quelquefois une *dilatation de la pupille* et il semble que la chambre antérieure soit un peu *moins profonde* qu'à l'état normal.

La *tension intra-oculaire*, moins élevée que dans les formes précédentes, présente des variations notables; elle est en général au-dessus de la moyenne; dans quelques cas pourtant, la différence est si peu sensible qu'il faut comparer à l'œil opposé, ou avoir une grande habitude, pour pouvoir l'apprécier.

Le signe le plus important du glaucome chronique simple est fourni par l'examen ophthalmoscopique, qui révèle l'existence d'une *excavation pathognomonique* de la papille.

Dans la forme qui nous occupe, l'excavation de la papille est, en effet, tout à fait caractéristique (fig. 58). A l'image droite, on constate que le disque nerveux tout entier, y compris l'anneau sclérotical, se trouve refoulé en arrière du plan rétinien; il en résulte une excavation abrupte, taillée à pic. Les vaisseaux centraux, arrivés sur les bords de la papille, s'enfoncent brusquement dans la cavité; au moment de disparaître, ils forment un coude brusque pour se montrer plus loin au fond de l'excavation, où, étant situés sur un plan postérieur au plan rétinien, leur image paraît confuse.

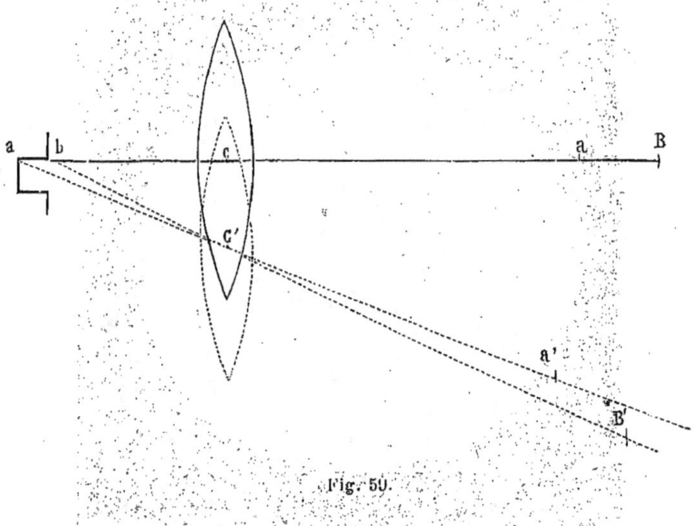

Fig. 59.

En outre, les troncs principaux, au lieu de se diriger verticalement en haut et en bas comme à l'état normal, sont rejetés de côté et occupent le bord interne de la papille. Les veines semblent un peu engorgées et légèrement tortueuses, les artères ont conservé leur calibre. Vu à un faible éclairage (miroir plan d'Helmholtz ou de Jæger), le disque papillaire offre un reflet bleuâtre, chatoyant, tendineux, fourni par la lumière réfléchie sur la lame criblée qui est mise à nu. Avec une adaptation convenable celle-ci se montre dans tous ses détails, et il est facile de distinguer les faisceaux nerveux qui la traversent.

L'examen à l'image renversée révèle également la présence d'une excavation. Si l'on imprime de légers déplacements à la lentille convexe placée devant l'œil observé, l'image de la papille ne se déplace pas d'une façon uniforme; les vaisseaux qui occupent les bords semblent se déplacer et s'élever ou s'abaisser au-devant de ceux du centre, suivant le mouvement en haut et en bas imprimé à la lentille : c'est à ce phénomène qu'on a donné le nom de *déplacement parallactique*. Il est très facile de l'expliquer. Soit *b* (fig. 59) un point du bord de l'excavation dont l'image se forme en B, soit *a* un point du fond de l'excavation dont l'image se forme en *a* ; le rayon *ca* est beaucoup plus court que *c*B ; or, quand nous abaissons la lentille, les deux points *a* et B se déplacent, comme s'ils décrivaient des circonférences du point *c*, comme centre, avec *ca'* et *c*B' pour rayons. L'espace parcouru par le point B' étant plus considérable que l'espace parcouru par le point *a'*, l'image de B semblera se déplacer au-devant de celle de *a'*.

Vue à l'image renversée, la papille n'a plus cette teinte bleuâtre qu'elle présente à un faible éclairage ; quoique plus blanche, et moins pourvue de vaisseaux que d'ordinaire, elle est moins pâle que dans l'atrophie proprement dite. Il n'est pas rare de la voir entourée par un cercle de tissu choroïdien atrophié, lésion qui doit être considérée comme le résultat de la pression intra-oculaire sur le pourtour du nerf.

En adaptant convenablement son accomodation de manière à voir nettement les vaisseaux centraux de la papille, on aperçoit dans certains cas des *pulsations dans l'artère centrale*, synchrones avec la systole ventriculaire. Ce phénomène important, décrit pour la première fois par de Græfe, prouve bien que la pression intra-oculaire est exagérée. A l'état normal, en effet, l'on distingue parfois un pouls veineux, dans les gros troncs qui se rendent au porus opticus, mais il n'existe jamais de pouls artériel ; pour le faire apparaître, il faut augmenter artificiellement la pression intra-oculaire, en appuyant avec le doigt sur le globe de l'œil.

Troubles fonctionnels. — Les troubles fonctionnels ont été étudiés avec soin, et leur recherche attentive ne doit jamais être négligée, car, au début de l'affection, alors que la papille n'a pas pris encore cette forme excavée qui devient plus tard si caractéristique, ils peuvent être d'un grand secours pour le diagnostic.

Parmi ces troubles fonctionnels, les uns sont nettement accusés par le malade et, par conséquent, échappent difficilement à l'attention du médecin ; les autres, au contraire, tels que scotomes, rétrécissement concentrique du champ visuel, pourraient facilement être méconnus, si on ne les recherchait pas avec soin. Parmi les premiers, nous citerons les *cercles colorés*, les *anneaux irisés* qui apparaissent autour des flammes et des objets brillants. Ces phénomènes tiennent à des troubles de réfraction occasionnés par les changements survenus dans la couche épithéliale de la cornée et dans les éléments anatomiques du cristallin.

On observe assez fréquemment la *parésie* de l'accommodation, et parfois l'*hypermétropie*. La parésie de l'accomomdation, c'est-à-dire la diminution d'amplitude de l'accomodation, s'explique par la compression des nerfs ciliaires qui vont innerver le muscle du même nom.

Quant à l'apparition de l'hypermétropie, il est difficile d'en donner une raison satisfaisante. On a voulu invoquer l'action de la pression intra-oculaire sur le cristallin; mais cette pression, qui se fait surtout sentir dans l'espace occupé par le corps vitré, déplace en avant la lentille, en diminuant la chambre antérieure. Or ce déplacement, avançant le centre optique au lieu de le reculer, aurait pour effet de rendre l'œil plutôt myope qu'hypermétrope. D'autres auteurs ont admis que l'excès de tension aplatissait le cristallin. Nous croyons, quant à nous, que, dans la plupart des cas, l'apparition de l'hypermétropie est due à ce que cette affection, latente jusque-là, devient alors manifeste. Tant que le muscle ciliaire fonctionne bien, et que le tissu cristallinien n'a pas perdu de son élasticité, le malade peut faire des efforts d'accommodation capables de neutraliser totalement ou en partie l'hypermétropie existante; mais, dès qu'il survient une parésie de l'accommodation, l'hypermétropie, de latente, devient manifeste.

La vision centrale est souvent conservée à un haut degré; mais en procédant à l'exploration du champ visuel, on le trouvera, en général, *retréci surtout dans sa portion interne*. Si l'on réitère cette exploration à diverses époques, on verra que ce rétrécissement s'accomplit lentement, progressivement autour de la macula.

Pour expliquer la forme particulière de ce rétrécissement, Donders a donné la raison suivante : les fibres nerveuses occupant les couches les plus internes de la rétine sont precisément celles qui s'étendent jusqu'aux parties équatoriales de l'œil; il est donc naturel que, les phénomènes de compression se faisant d'abord sentir sur ces fibres, ce soient les parties périphériques de la rétine qui cessent les premières de fonctionner.

D'autres ophtalmologistes, et nous sommes du nombre, expliquent le rétrécissement spécial du champ visuel dans le glaucome, par les troubles circulatoires résultant de l'excès de tension; troubles circulatoires qui se font sentir en premier lieu sur la région la moins vasculaire de la rétine, c'est-à-dire la région temporale.

Diagnostic. — Le glaucome chronique simple peut être confondu avec l'atrophie des nerfs optiques, et parfois une excavatio physiologique de la papille en impose au premier abord pour une excavation glaucomateuse.

Le glaucome chronique simple se distingue de l'atrophie du nerf optique par les caractères suivants :

Dans l'atrophie, la décoloration de la papille est plus accusée que dans le glaucome, les capillaires ont complètement disparu,

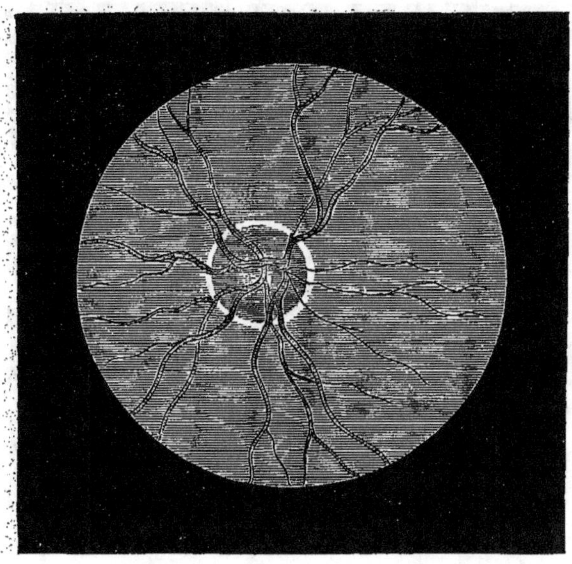

Fig. 60. Excavation atrophique du nerf optique.

les vaisseaux, artères et veines, ont souvent diminué de calibre, ils occupent leur situation normale et ne sont pas déjetés sur le bord interne de la papille. Existe-t-il une excavation, comme on l'observe quelquefois, à une période avancée, elle est *infundibuli-forme* (fig. 60), et non taillée à pic comme l'excavation glaucomateuse ; les vaisseaux s'enfoncent en pente douce et non brusquement, sans former un coude au niveau des bords.

Dans l'atrophie, tantôt le champ visuel présente des lacunes irrégulières comme dans l'atrophie tabétique, tantôt il est rétréci d'une manière uniforme autour de la macula, aussi bien du côté nasal que du côté temporal, comme dans l'atrophie essentielle.

L'état de la perception des couleurs nous fournit également d'utiles renseignements; dans l'atrophie, même à une période rapprochée du début, la perversion des couleurs est déjà très accusée, les malades cessent de distinguer le vert, puis le rouge, le jaune, etc. Dans le glaucome, au contraire, tant que la vision centrale est conservée, la perception des couleurs reste intacte.

Certaines excavations *physiologiques* peuvent simuler au premier abord une excavation glaucomateuse, mais il est un signe qui

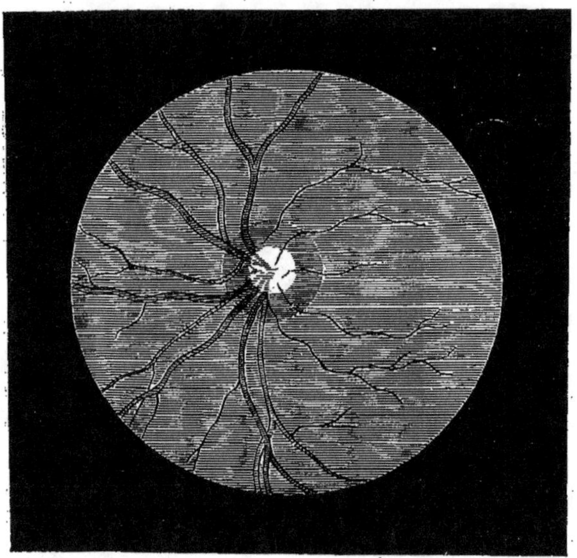

Fig. 61. Excavation physiologique du nerf optique.

permettra toujours d'éviter cette méprise. L'excavation physiologique n'occupe *jamais toute la surface de la papille* (fig. 61). L'anneau sclérotical est en place et il existe toujours entre cet anneau et l'excavation une zone circulaire de tissu nerveux qui n'est pas refoulée et qui se trouve sur le même plan que la rétine. Du reste, l'excavation physiologique n'est généralement accompagnée d'aucun trouble fonctionnel et les autres symptômes propres au glaucome y font également défaut.

Le *pronostic* du glaucome chronique simple est grave; si l'affection est abandonnée à elle-même, elle aboutit fatalement à la cécité. L'iridectomie donne des résultats moins brillants que dans

le glaucome aigu ou le glaucome inflammatoire. Comme nous le
verrons à propos du traitement, on a cherché dans ces derniers
temps à substituer la sclérotomie à l'iridectomie.

GLAUCOME HÉMORRHAGIQUE.

Cette variété de glaucome se montre ordinairement chez les
personnes âgées; elle est caractérisée par la présence d'hémorrhagies rétiniennes qui précèdent ou accompagnent les accidents
glaucomateux.

Bien que le symptôme fondamental des affections glaucomateuses, c'est-à-dire l'augmentation de la tension intra-oculaire,
n'y fasse jamais défaut à une certaine période, elle diffère par
bien des côtés des autres formes précédemment décrites.

Les apoplexies rétiniennes qui apparaissent dès le début, présentent les mêmes caractères que les hémorrhagies rétiniennes
dues à toute autre cause. Visibles à l'ophthalmoscope sous la forme
de taches rouge sombre à extrémité effilée en *flammèches*, les
extravasations sanguines siègent le long des vaisseaux, qui sont
masqués par elles. Les veines sont dilatées et tortueuses, les artères
ont conservé leur calibre. La papille est rouge et injectée, mais
sans être *excavée*.

Les *troubles fonctionnels* sont en rapport avec les altérations
du fond de l'œil : le champ visuel n'offre plus le rétrécissement
habituel caractéristique, mais il présente des lacunes (scotomes)
dues à la présence des foyers hémorrhagiques. La région de la
macula vient-elle à être intéressée, il peut en résulter dès le début
la perte de la vision centrale.

Le *diagnostic* peut être extrêmement difficile à établir à l'origine,
car les symptômes qui viennent d'être énumérés appartiennent à
toutes les hémorrhagies rétiniennes, quelle qu'en soit la cause.
Aussi, en présence d'apoplexies rétiniennes dont la pathogénie
nous échappe, faut-il toujours songer à la possibilité d'un glaucome hémorrhagique.

Au bout d'un temps plus ou moins long, qui varie de quelques
jours à plusieurs mois, surviennent d'autres symptômes qui ne
laissent aucun doute sur la nature de la maladie. Ce sont des
douleurs *ciliaires violentes*, et une *augmentation sensible de la
tension intra-oculaire*.

Le glaucome hémorrhagique présente un caractère de *malignité*

que n'ont pas les autres variétés. L'iridectomie ne réussit pas à
conjurer une marche fatale. Souvent, malgré l'excision de l'iris,
des hémorrhagies abondantes se produisent dans le corps vitré,
le globe oculaire se désorganise, les douleurs augmentent, deviennent intolérables et obligent de *recourir à l'énucléation*.

La sclérotomie, qui est encore le moyen thérapeutique le plus
efficace contre cette redoutable affection, exige ici de grandes précautions. On fera en sorte que la détente de la tension oculaire
s'effectue le plus lentement possible, sinon on s'exposerait à des
hémorrhagies rétiniennes ou intra-oculaires qui aggraveraient
momentanément la situation du malade, et mettraient un temps
fort long à se résorber. Nous nous sommes bien trouvé des
préparations d'ergotine en injections sous-cutanées à la dose
de 1 milligramme ou du seigle ergoté donné à l'intérieur à la
dose de 0ᵍ,50 par jour.

GLAUCOMES SECONDAIRES.

Dans le cours d'un certain nombre d'affections oculaires, on voit
quelquefois des douleurs ciliaires apparaître, la tension intra-
oculaire s'élève, les troubles fonctionnels augmentent, et il survient
ce qu'on appelle un *glaucome secondaire*. Le diagnostic de cette
grave complication est souvent difficile à établir, car les symptômes qui lui sont propres peuvent être modifiés ou même masqués
par ceux de l'affection primitive. Pourtant, dans la majorité des
cas, l'excès de tension appréciable à la dureté du globe oculaire, le
rétrécissement caractéristique du champ visuel, et la diminution
considérable de la vision, hors de proportion avec les troubles des
milieux transparents, éveilleront l'attention sur ce nouveau danger.

Les *staphylomes cicatriciels* de la cornée sont fréquemment
suivis de pareils accidents. L'irritation des nerfs ciliaires produite
par les tiraillements de l'iris enclavé dans la plaie, ou par le cristallin luxé dans la chambre antérieure, en est souvent le point de
départ.

Dans la *kératite diffuse*, on observe habituellement une diminution de la tension intra-oculaire ; dans quatre cas, pourtant, de
Græfe vit survenir des accidents glaucomateux qui cessèrent par
l'iridectomie : deux de ces malades étaient arthritiques ; un autre,
atteint d'eczéma chronique, était en même temps hémorrhoïdaire.

Le *pannus granuleux* peut se compliquer d'accidents glaucomateux, dont l'origine reste souvent obscure; sont-ils provoqués par l'irritation de la cornée elle-même, ou par l'iritis séreuse et les synéchies antérieures ou postérieures si fréquentes en pareil cas, c'est ce qu'il est parfois difficile de déterminer avec précision.

De Græfe a signalé une forme particulière de *kératite*, où les opacités apparaissent sous forme d'une *bande transversale* dirigée dans le sens du diamètre horizontal de la cornée.

Cette variété de kératite est fréquemment accompagnée d'un ensemble de symptômes manifestement liés à un excès de tension intra-oculaire. Du reste, elle résiste à tous les traitements habituels et ne cède qu'à l'iridectomie.

Les *synéchies de l'iris, antérieures ou postérieures*, peuvent provoquer l'apparition d'accidents glaucomateux. On doit en chercher la cause dans l'irritation des nerfs ciliaires due aux tractions qu'ils subissent de la part de l'iris.

L'iritis, l'irido-choroïdite séreuse, s'accompagnent quelquefois d'hypersécrétion des milieux, d'où excès de tension et désordres consécutifs.

Il en est de même dans *la luxation du cristallin*, où celui-ci joue le rôle d'un corps étranger irritant par son contact la région ciliaire.

Dans les *cataractes traumatiques*, à la suite de la discission, dans les cataractes molles, on voit fréquemment éclater de violents symptômes inflammatoires; en même temps le globe oculaire présente au toucher une dureté remarquable. Ici l'excès de tension purement mécanique est le fait de l'augmentation de volume du cristallin imbibé par l'humeur aqueuse. De là le conseil donné par de Græfe d'ouvrir largement la chambre antérieure pour évacuer les masses qu'elle renferme et faire disparaître ainsi les accidents glaucomateux.

La période glaucomateuse des *tumeurs intra-oculaires* s'explique de la même façon.

Enfin le glaucome secondaire a été signalé dans quelques autres affections oculaires, comme la *kératite vésiculeuse*, les *cataractes polaires*, la *rétinite pigmentaire*, le *décollement rétinien*, *l'atrophie du nerf optique*. Mais le plus souvent il s'agissait de faits isolés; aussi, jusqu'à ce que des observations plus nombreuses aient démontré le contraire, il est plus rationnel de croire en pareil cas plutôt à une simple coïncidence qu'à une relation de cause à effet.

Le glaucome secondaire peut revêtir les mêmes formes, présenter les mêmes allures, suivre la même marche que le glaucome primitif; il réclame aussi le même traitement, c'est-à-dire l'iridectomie à bref délai.

ÉTIOLOGIE ET NATURE DU GLAUCOME.

D'après la plupart des observateurs, le glaucome est une affection extrêmement rare dans la jeunesse; on ne le rencontre guère qu'à partir de l'âge de trente ans, et c'est entre cinquante et soixante ans qu'il devient assez fréquent.

Le glaucome est parfois *héréditaire;* on l'a vu survenir aussi sur plusieurs membres d'une même famille. Bien que les yeux myopes y soient quelquefois exposés, il est parfaitement établi aujourd'hui que les yeux possédant une structure *hypermétropique* sont le plus souvent atteints. D'après quelques auteurs, les yeux dont l'iris et la choroïde possèdent une forte coloration pigmentaire brune foncée y seraient plus sujets que les autres.

On a noté l'apparition du glaucome chez des individus *goutteux, arthritiques,* déjà éprouvés par d'autres manifestations de ces différentes diathèses, telles qu'éruptions cutanées à formes diverses, migraines violentes et tenaces, lésions articulaires des phalanges, gravelle, etc. On le rencontre enfin souvent accompagnant certaines maladies nerveuses, en particulier les névralgies de la cinquième paire.

Cusco, chirurgien de la Salpêtrière en 1857, ayant fait des autopsies d'yeux atteints de glaucome, constata plusieurs fois un épaississement manifeste de la sclérotique, et appela l'attention des observateurs sur le rôle important que peut jouer par sa rétraction cette membrane résistante et rigide. Coccius attachait également une grande importance à la dégénérescence graisseuse de l'enveloppe scléroticale.

De Græfe, dans ses premiers examens, fut frappé de l'état du *système vasculaire* de l'œil, qui lui parut participer aux mêmes altérations que le système vasculaire général, et il chercha à établir que le glaucome était une maladie consécutive à la *dégénérescence athéromateuse* des parois artérielles.

Donders émit une autre opinion; il admit, pour expliquer l'hypersécrétion, une névrose des nerfs ciliaires, considérés par lui comme les nerfs sécréteurs de l'œil.

Dans ces derniers temps une nouvelle doctrine a été mise en

avant. Ses partisans soutiennent que, dans le glaucome, il n'y a pas d'hypersécrétion, et que la tension s'élève uniquement parce que l'écoulement des liquides intra-oculaires devient moins facile, les voies de filtration de l'œil étant plus ou moins oblitérées.

Leur conviction, leurs affirmations s'appuient :

1° Sur la formation des cicatrices cystoïdes qu'on observe fréquemment sur les yeux glaucomateux opérés d'iridectomie ;

2° Sur les travaux d'anatomie et de physiologie, qui ont abouti à la découverte des voies de filtration de l'œil ;

3° Sur l'examen microscopique d'yeux glaucomateux énucléés ;

4° Sur l'observation des faits cliniques.

Examinons et discutons les arguments empruntés à ces divers ordres de faits.

La dégénérescence cystoïde de la cicatrice s'observe, cela est vrai, assez fréquemment, sur les yeux glaucomateux ayant subi une iridectomie.

Cette cicatrice mince permettrait, dit-on, une filtration plus facile, et maintiendrait, par conséquent, la tension intra-oculaire à son taux normal.

Mais il faut avouer aussi que cette cicatrisation cystoïde n'appartient pas exclusivement au glaucome. Elle peut se produire toutes les fois qu'un obstacle quelconque s'oppose à la réunion immédiate des lèvres de la plaie, pendant la période de cicatrisation, c'est ainsi qu'on l'observera :

Tantôt lorsqu'un lambeau d'iris se sera interposé dans l'un des angles de la plaie, et aura empêché ainsi la réunion immédiate en ce point. Tantôt chez les vieillards opérés de la cataracte, dont la sclérotique et la cornée, devenues rigides par suite des progrès de l'âge, se maintiendront écartées après l'incision et auront peu de tendance à se rapprocher.

Du reste, cette dégénérescence cystoïde n'est pas un fait constant dans le glaucome et ne saurait avoir la signification *absolue* qu'on lui attribue, car bien souvent, à la suite d'iridectomies, la guérison est complète, avec une cicatrice plate, parfaite, et d'autres fois, inversement, la dégénérescence cystoïde semble portée au plus haut degré, et néanmoins se produisent des récidives.

Il est incontestable que ce sont surtout les beaux travaux de Schwalbe, de Leber, de Knies, sur la filtration des liquides intra-oculaires qui ont donné naissance aux nouvelles théories du glaucome.

Mais en somme, que démontrent ces nouvelles recherches ? Uniquement, que l'injection de solutions colorées, poussées avec

une certaine force dans la chambre antérieure, passait finalement
par l'intermédiaire des espaces trabéculaires de Fontana et du
canal de Schlemm, dans les veines ciliaires antérieures et dans
le tissu sous-conjonctival de cette région, que la chambre antérieure ne communique pas *directement* avec les veines ciliaires par
l'intermédiaire du canal de Schlemm, et que, si la tension s'élève
dans la chambre antérieure, les liquides intra-oculaires s'échappent par diffusion et non par des ouvertures directes.

Les faits d'anatomie pathologique signalés par Knies (1),
Weber (2), Pagenstecher (3), Brailey (4), n'ont pas grande valeur,
car ces examens microscopiques ont porté sur des yeux énucléés
et par conséquent arrivés, sans aucun doute, à la dernière période
de la dégénérescence glaucomateuse, à un moment où il est bien
difficile de discerner ce qui est cause ou effet. Ainsi, Knies soutient que, dans le glaucome, l'iris est soudé à la périphérie de la
cornée, que les espaces trabéculaires de Fontana sont aplatis;
mais ne peut-on pas objecter que ce sont là des lésions plutôt
terminales qu'initiales.

Quel clinicien a jamais signalé parmi les symptômes objectifs
du glaucome l'adhérence de l'iris à la cornée? Du reste, même
sur ces questions d'anatomie pathologique pure, les opinions
sont divisées; ainsi Pagenstecher a montré, au congrès d'Heidelberg, des yeux sur lesquels l'iris, projeté en avant, adhérait à la
face postérieure de la cornée, et dont la tension, néanmoins, était
au-dessous de la moyenne. Force a été alors de mettre en avant
une hypothèse encore toute gratuite, à savoir que, pour de tels
yeux, la sécrétion des liquides intra-oculaires devait être probablement amoindrie. Je ne m'appesantirai donc pas longuement
sur ces recherches, pas plus que sur celles, plus récentes, de
Brailey, qui, ayant trouvé le muscle ciliaire désorganisé, en conclut que le point de départ du glaucome se trouve dans le fonctionnement irrégulier de cet organe.

Passons maintenant à l'examen des faits cliniques. Dans le
glaucome aigu, l'attaque survient brusquement; en quelques
heures, la tension intra-oculaire atteint son maximum d'intensité,
la chambre antérieure s'efface et la vision est complètement abolie.
Voici quelle serait l'explication de ces phénomènes dans la théorie

(1) *Archiv für Ophta*, t. XXII, fasc. 3, p. 165.
(2) *Archiv für Opht.*, t. XXIII, fasc. 1, p. 1.
(3) *Klinische Monatsblätter*, oct. 1877.
(4) *Ophthalmic Hospital Reports*, t. IX, 2e part., décembre 1877.

nouvelle (1) : les voies de filtration de l'œil étant déjà plus ou moins oblitérées, une congestion oculaire venant à se produire sous une influence quelconque, émotion morale, etc., la sécrétion augmente et l'excès de tension se manifeste.

L'attaque de glaucome exigerait donc l'intervention de deux facteurs : 1° une lésion déjà préétablie et n'ayant pourtant donné naissance à aucun trouble fonctionnel; 2° une fluxion sanguine immédiate considérable. Mais, s'il en était ainsi, pour guérir le glaucome aigu, il suffirait de faire disparaître la seconde cause, soit en pratiquant la paracentèse de la chambre antérieure, soit en appliquant des sangsues à la tempe. Or, jamais un glaucome aigu n'a été guéri de cette façon.

Dans le glaucome subaigu, qui prend souvent la forme intermittente, où de véritables crises surviennent de temps à autre sans cause appréciable et disparaissent de même, en laissant des intervalles de rémission complète, la marche de la maladie est difficilement explicable, si l'on admet une lésion fixe permanente de la région scléro-cornéenne.

Quelle que soit la variété de glaucome à laquelle on ait affaire, quels changements observe-t-on du côté de la chambre antérieure? Ou bien elle paraît avoir conservé sa profondeur normale, ou bien le cristallin semble projeté en avant et rapproché de la face postérieure de la cornée. Or, si l'humeur aqueuse s'écoulait difficilement par l'angle cornéo-irien, n'est-il pas évident que l'humeur aqueuse devrait s'accumuler tout d'abord en arrière de l'obstacle dans la chambre antérieure? L'iris et le cristallin devraient par conséquent être successivement refoulés *en arrière*, ce qui est contraire aux faits. Voilà, si je ne me trompe, des considérations mécaniques qu'on peut opposer raisonnablement à la *théorie mécanique* du glaucome.

La théorie de Donders, qui considère le glaucome comme une névrose des nerfs sécréteurs de l'œil, me paraît être encore celle qui est la plus conforme à l'ensemble des faits.

Néanmoins, il est juste de reconnaître que dans certains cas, une altération spéciale de la zone scléro-cornéenne ralentissant l'écoulement des liquides intra-oculaires peut être réellement invoquée, pour expliquer l'exagération de la tension intra-oculaire et tous les troubles qui en dépendent. Ce serait une erreur d'envisager le glaucome comme une maladie dont la genèse et l'évolution sont toujours identiques. Cette affection comporte plusieurs

(1) De Wecker, *Annales d'oculistique*, mars-avril 1878, p. 128.

variétés très distinctes; et si toutes ont comme caractère commun l'exagération de la tension intra-oculaire, elles diffèrent cependant entre elles sous beaucoup d'autres rapports. A cette pathogénie variée doivent correspondre, comme nous allons le voir, des traitements distincts.

TRAITEMENT DU GLAUCOME.

Avant la belle découverte de de Græfe, le glaucome était considéré comme une affection incurable. C'est en 1856 que ce chirurgien éminent, ayant observé que l'iridectomie affaiblissait la tension intra-oculaire, eut l'idée d'appliquer cette opération au glaucome. Les succès furent éclatants, et l'on sait depuis quels immenses services cette découverte rend chaque jour à l'humanité.

Devant l'efficacité d'un tel moyen, on comprend que tous ceux qui avaient été employés jusque-là aient été relégués au second plan. Nous insisterons peu sur les instillations d'atropine, les déplétions sanguines, les dérivatifs sur le tube intestinal, dont l'utilité est très contestable ; à coté de l'iridectomie, nous ne jugeons dignes d'être conservées que la paracentèse de la chambre antérieure et la ponction du corps vitré. Ces deux procédés ont l'avantage d'être à la portée de tous les praticiens, et il est incontestable que dans une attaque de glaucome aigu, ou dans une poussée de glaucome chronique, ils peuvent provoquer une détente momentanée de la tension intra-oculaire. Mais la diminution de tension obtenue ainsi, au lieu d'être permanente, n'est que passagère, et l'on se voit toujours forcé d'en venir à l'iridectomie.

Quant au traitement médical dirigé contre le glaucome, aucune observation concluante de guérison n'a été encore publiée ; il n'est pas douteux toutefois que, si l'on avait affaire à un malade goutteux ou arthritique, il serait opportun de combattre d'abord ces diathèses par un traitement approprié.

Le résultat de l'iridectomie dépend de la forme du glaucome et de sa durée. Les plus brillants succès sont ceux qu'on obtient dans le glaucome aigu, quand l'opération est pratiquée à une *époque aussi rapprochée que possible du début de la maladie.* En pareil cas, non seulement l'excision de l'iris restitue la vision, mais elle prévient les retours offensifs et la guérison est le plus souvent définitive. Dans cette forme de glaucome, l'intervention doit être prompte, quelques jours suffisant pour anéantir complètement la vision ; bien des malades se décident trop tard, et perdent la vue par leur indifférence à se faire soigner.

Dans le glaucome chronique inflammatoire, l'iridectomie donne de bons résultats, lorsqu'il reste encore un peu de vision ; mais, quand toute perception lumineuse quantitative a disparu depuis un certain temps, un mois environ, la cécité est irrémédiable.

Dans le glaucome chronique simple, dans le glaucome hémorrhagique, il n'est plus permis de compter d'une façon certaine sur l'iridectomie, qui tantôt semble modifier d'une façon favorable la marche de la maladie, tantôt reste sans effet et ne peut empêcher une terminaison funeste.

Enfin, dans certains cas, l'iridectomie est impuissante à enrayer la marche progressive du glaucome, qui mérite alors à juste titre le nom de *malin*. C'est dans les glaucomes chroniques simples, et aussi, mais plus rarement, dans les glaucomes chroniques inflammatoires, que quelquefois, malgré l'excision de l'iris, la tension intra-oculaire, reste élevée, le globe dur au toucher, et la vision continue à baisser et finit par disparaître.

L'expérience clinique a démontré qu'en pareil cas, lorsqu'une première iridectomie a été pratiquée d'une façon irréprochable et conformément aux préceptes indiqués, une nouvelle excision de l'iris au point diamétralement opposé n'a pas plus d'influence que la première.

Dans cette forme maligne, alors que l'iridectomie est pratiquée sans succès, on peut encore essayer les dérivatifs sur le tube intestinal, le sulfate de quinine et le seigle ergoté à la dose de 50 centigrammes à 1 gramme par jour. Mais ces moyens ne sont le plus souvent que palliatifs et n'empêchent pas la cécité de survenir.

Dans quelques cas on a vu, à la suite de l'iridectomie, une attaque de glaucome aigu survenir du côté opposé, deux ou trois jours après l'opération. Quelques chirurgiens ont voulu trouver là une relation de cause à effet. Pour eux l'opération pratiquée sur un œil aurait été la cause déterminante du glaucome survenu sur l'autre.

Cette influence n'est rien moins que démontrée, et si l'on songe que ces cas sont rares, que par contre le glaucome attaque fréquemment les deux yeux simultanément ou successivement, il est tout aussi rationnel d'admettre en pareille circonstance une simple coïncidence.

A une période avancée de la maladie, alors qu'il n'est plus possible de compter sur l'iridectomie, et que cette opération elle-même est irréalisable en raison de l'atrophie de l'iris, on pourra faire cesser des douleurs fort pénibles en pratiquant la *sclérotomie.*

Enfin, si malgré tout l'œil restait douloureux, présentait tous les désordres de la dégénérescence glaucomateuse et semblait exercer, comme on observe quelquefois, une influence fâcheuse sur celui du côté opposé, il faudrait se décider à en pratiquer l'*énucléation.*

Les études nouvelles dont nous avons longuement parlé à propos de la nature du glaucome ont eu pour conséquence l'abandon de l'iridectomie dans un certain nombre de cas au profit d'une opération plus simple : la *sclérotomie.* Cette substitution, d'ailleurs, était logique, du moment où l'on admettait que la cause dominante du glaucome résidait dans un obstacle apporté à la sortie des liquides intra-oculaires. La section des enveloppes de l'œil en un point spécial amenant une détente de l'organe, et rendant plus facile l'écoulement des liquides, il était tout naturel que l'on abandonnât les procédés anciens, pour recourir à une opération qui présentait les mêmes avantages, sans déterminer une mutilation aussi sérieuse que l'excision de l'iris. Jusqu'à ces derniers temps, néanmoins, la sclérotomie, bien que justifiée par les hypothèses nouvelles sur le mécanisme du glaucome, n'était encore, à vrai dire, qu'une opération théorique.

Il restait à l'appliquer à la clinique, et à voir comment les faits répondraient aux doctrines.

Tout d'abord la sclérotomie fut réservée aux seuls cas de glaucome absolu, où la perte de la vision est depuis longtemps complète, et où la section de l'iris est chose, sinon complètement impossible, du moins tout à fait illusoire. Dans ces cas, en effet, on se trouve en présence de globes oculaires très durs, à tension surélevée, et où, de temps à autre, surviennent des poussées glaucomateuses plus fortes, qui provoquent de vives douleurs ciliaires. Dans ces yeux où la pupille est depuis longtemps très dilatée, et l'iris réduit à une mince bandelette atrophiée, l'iridectomie est le plus souvent une opération aussi difficile que dangereuse. Lorsque la section scléro-cornéenne est achevée, l'iris se repliant en arrière, au lieu de se présenter entre les lèvres de la plaie, on éprouve les plus grandes difficultés à le saisir avec des pinces. Vient-on à prolonger ces manœuvres, on risque de léser le cristallin, et de provoquer ainsi des complications extrêmement fâcheuses.

Bientôt quelques ophthalmolgistes, notamment Weber, de Wecker, Mauthner, Knies, entrevirent les résultats importants que l'on pouvait tirer des recherches nouvelles de Schwalbe et de Leber sur les voies de filtration des liquides intra-oculaires. De Wecker surtout insistait, et depuis longtemps, sur l'effet produit dans l'iridectomie par la section scléroticale, section entraînant par la suite une cicatrice spéciale qui, par la filtration qu'elle permettait, amenait un mouvement exosmotique plus facile de l'humeur aqueuse.

Dans son esprit, l'excision de l'iris n'avait que peu ou point d'importance, et tout dépendait de la section scléro-cornéenne. Poursuivant son idée avec la persévérance qu'il apporte dans toutes ses recherches thérapeutiques, cet éminent ophtalmologiste résolut d'étendre la sclérotomie à tous les cas de glaucome, même à ceux où la vision était encore plus ou moins bien conservée.

Voici la description textuelle de son procédé.

« Après avoir fait instiller préalablement et à plusieurs reprises de l'ésérine (parfois déjà la veille de l'opération), je place l'écarteur et je fixe l'œil solidement en dedans, un peu au-dessous du diamètre horizontal de la cornée, en ayant soin que la conjonctive ne se plisse pas.

» Avant de faire la ponction, je mesure bien exactement avec la largeur du sclérotome (1) le petit lambeau que doit comprendre la section interne. Ainsi, le couteau de 2 millimètres de largeur est tenu exactement, quant à son bord supérieur, à 1 millimètre au-dessous de l'extrémité du diamètre vertical de la cornée (celui de 3 millimètres à 2 millimètres, celui de 4 millimètres à 3 millimètres de ce point).

» Je pénètre alors à 1 millimètre en dehors du bord externe de la cornée pour traverser lentement la chambre antérieure, en me tenant *très exactement*, dans une direction parallèle, sur le plan de l'iris. Lorsque la pointe s'engage du côté opposé sous le bord de la cornée, je pousse hardiment l'instrument jusqu'à ce que la lance soit ressortie en entier.

« Si l'on a eu soin de conduire parallèlement à l'iris le sclérotome, on a la certitude d'obtenir une section voisine du bord interne de la cornée, absolument identique à la section située près du bord externe. Comme le sclérotome a la lame plus mince que le support à bords mousses, ce dernier retient forcément l'humeur

____

(1) De Wecker a fait construire des sclérotomes de différentes largeurs, depuis 2 jusqu'à 4 millimètres. L'extrémité est à double tranchant.

aqueuse, et un cheminement exact à travers la chambre antérieure
est rendu facile, à la condition toutefois que la partie mousse du
sclérotome ne soit pas trop épaisse, ce qui augmenterait sensiblement le frottement à son passage.

» Le sclérotome ayant traversé l'œil, un instant de répit peut
être donné à soi-même ainsi qu'au malade; puis on retire l'instrument en ayant soin de n'en pas changer l'axe, sinon qu'on relève
peu à peu légèrement le manche en haut (la section étant faite
près du bord inférieur de la cornée), afin de diriger la pointe du
sclérotome vers la membrane de Descemet et l'angle iridien, au
fur et à mesure que l'humeur aqueuse s'écoule.

» On instille immédiatement quelques gouttes d'ésérine et l'on
applique le bandeau, après s'être assuré que la pupille est bien
régulièrement contractée et que le sang a cessé de couler des
parties externes. Je ne fais aucune tentative pour débarrasser la
chambre extérieure du sang, qui s'y épanche parfois assez
abondamment.

» Comme il n'y a, vu la pénétration oblique du sclérotome, le
peu d'étendue des sections extérieures, et grâce aussi à la puissante action de l'ésérine, *aucune crainte à concevoir* relativement
à un prolapsus ou à un enclavement de l'iris, je préfère exécuter
la sclérotomie en bas. A part qu'il est beaucoup plus facile de
faire l'opération, on évite en outre de tirer l'œil souvent fortement
en bas pour le fixer, et d'accroître ainsi la tension intra-oculaire.
L'œil se portant chez la plupart des malades énergiquement en
haut, on peut avec bien plus de sûreté conduire la pointe du
sclérotome à travers la chambre antérieure, ce qui nécessite beaucoup de soin dans les cas où l'iris se trouve poussé fortement
contre la cornée.

» La chambre antérieure est-elle très étroite, la conduite du
sclérotome suivant un arc à travers cet espace est rendue très
difficile et s'exécute alors plus facilement par une première méthode, en se servant d'un étroit couteau de *de Græfe*, procédé que
je n'ai, du reste, nullement abandonné surtout lorsqu'il s'agit de
faire des sclérotomies à lambeau élevé (buphthalmie). »

Dès 1871, de Wecker avait déjà à son actif un total de sept
sclérotomies où les résultats avaient été absolument identiques à
ceux que l'on eût obtenus par l'iridectomie.

Ces succès furent d'ailleurs bientôt confirmés par de nouvelles
observations. En 1871, un rapport de l'Institut d'Utrecht relata
deux sclérotomies ayant amené la guérison dans des cas de glaucome. En 1872, Rosmini, Magni, Mirano et Chiralt (de Séville)

publièrent successivement dans les journaux de médecine italiens diverses communications ayant trait à cette question.

La même année, Quaglino et Secondi défendirent la sclérotomie au congrès ophthalmologique de Londres et, dès 1876, on vit paraître en Angleterre une série d'articles destinés à faire connaître ce nouveau procédé opératoire.

Deux ans plus tard, Mauthner, dans son « Aphorismen zur Glaucomlehre » (1) exposa, des idées nouvelles sur l'inefficacité et parfois le danger de l'iridectomie dans certains cas de glaucome, et prouva la nécessité de substituer la sclérotomie à cette opération.

Au congrès qui se tint l'année suivante à Amsterdam, de Wecker fit soumettre par Manolescu à la critique du public médical les résultats obtenus par lui sur trente-neuf cas de sclérotomie pratiquée pour les formes les plus variées de glaucome.

A l'occasion de ce travail, Bowman, dont on ne saurait contester la haute compétence, déclara, dans une communication écrite, et que lut Donders, que la sclérotomie lui semblait être en certains cas une excellente opération ; mais qu'il restait encore néanmoins à en déterminer les indications précises (2).

Dans ces derniers temps, de Wecker, sans modifier bien sensiblement le modus faciendi de son procédé décrit précédemment, a abandonné son sclérotome spécial pour donner la préférence au couteau de de Græfe.

Récemment, Martin (de Cognac) a proposé le procédé suivant, qui n'est autre que celui de Quaglino, modifié. On fait d'abord avec un couteau lancéolaire une *petite* incision dans le limbe scléro-cornéen de façon à ce que l'humeur aqueuse ne sorte pas à flots et ne repousse pas l'iris au dehors, puis quand la chambre antérieure est ainsi évacuée et que l'iris est réduit, si c'est nécessaire, on agrandit de chaque côté avec des ciseaux mousses les lèvres de la plaie scléro-cornéenne.

De mon côté, voici comment je procède. Les dispositions opératoires et l'outillage sont les mêmes que pour l'iridectomie. L'écarteur étant mis en place et le globe oculaire fixé avec la pince, je pratique avec le couteau de de Græfe une ponction de la chambre antérieure, comme si je voulais pratiquer une iridectomie ordinaire et je fais une section ayant environ un millimètre de plus de largeur que dans cette dernière opération. Il faut,

<hr>

(1) *Arch. fur Augen- und Ohrenheilkunde*, t. VII, l. s. 165.
(2) *Annales d'oculistique*, 1879, t. LXXXII, p. 236.

en outre, avoir la précaution de bien faire la ponction et la contre-ponction aussi périphériquement que possible tout en restant, bien entendu, au devant de l'iris. Puis par des mouvements très lents de va-et-vient, je sectionne très doucement le limbe scléro-cornéen. Quand l'incision est sur le point d'être terminée, je ralentis encore le mouvement de scie imprimé au couteau, de façon à ménager au milieu de l'incision un petit pont de tissu sclérotical aussi étroit et aussi mince que possible. Si la section a été effectuée très lentement et si l'écoulement de l'humeur aqueuse a eu lieu progressivement, il suffit de ménager la conjonctive et le tissu épiscléral à ce niveau, pour empêcher l'iris d'être projeté au dehors. Peut-être même qu'à l'avenir je m'arrêterai définitivement à cette manière de faire, c'est-à-dire que je respecterai uniquement la conjonctive et le tissu cellulaire sous-conjonctival. Si la pupille prend une forme ovalaire et que l'iris semble être attiré dans le canal de la plaie, il suffit de frotter avec la curette la surface de la cornée pour le voir revenir en place. Bien entendu, l'ésérine doit toujours être instillée avant et après l'opération. J'attache une certaine importance à la lenteur de la section qui doit être faite par des mouvements successifs de va-et-vient. Il faut éviter de couper le tissu sclérotical rapidement, d'un seul trait, comme lorsqu'on taille un lambeau cornéen dans l'opération de la cataracte. Ce qu'il faut craindre, en effet, dans la sclérotomie, c'est une coaptation trop facile et trop rapide des lèvres de la plaie, et pour cela il vaut mieux que ses bords soient moins lisses, moins nets et pour ainsi dire contusionnés par l'instrument tranchant. Aussi le couteau de de Græfe, dont le dos de la lame a une certaine épaisseur, est-il préférable aux couteaux lancéolaires, quelle que soit leur forme. Avec ces derniers instruments dont la lame très mince ne fait, en somme, qu'une fente très étroite, la réunion est trop immédiate et la modification de structure apportée dans le tissu où est pratiquée la section est insignifiante.

Mon chef de clinique, Parenteau, a imaginé un instrument ingénieux (couteau lancéolaire avec rainure médiane, qui permet de ménager facilement le petit pont sclérotical), mais qui a l'inconvénient inhérent à tous les couteaux lancéolaires.

De l'ensemble des cas auxquels j'ai appliqué la sclérotomie, il m'a paru jusqu'ici que cette opération présentait des avantages réels sur l'iridectomie dans les formes suivantes de glaucome :

1° Dans le *glaucome hémorrhagique* proprement dit, où,

comme on sait, l'iridectomie donne parfois des résultats déplorables.

2º Dans le glaucome chronique simple, caractérisé par la simple excavation de la papille sans troubles des milieux, avec tension intra-oculaire peu élevée. Dans ces cas, il arrive presque toujours qu'immédiatement après l'iridectomie, l'acuité visuelle baisse *momentanément* d'une façon sensible, en raison de l'augmentation des cercles de diffusion, produite par la brèche de l'iris et par l'astigmatisme.

3º Dans les formes d'hydrophthalmie congénitale, avec élévation de tension où, par suite de la déformation de la région ciliaire, l'excision de l'iris peut être suivie de rupture de la zonule, luxation du cristallin, issue du corps vitré, etc...

4º Dans ces formes rares de glaucome à marche fatalement progressive, qui semblent évoluer malgré l'iridectomie, la sclérotomie offre alors l'avantage de pouvoir être répétée plusieurs fois, jusqu'à ce qu'on obtienne une cicatrice ectatique.

OPHTHALMOMALACIE.

Sous le nom d'*ophthalmomalacie* ou de *phthisie essentielle du bulbe*, on désigne une affection caractérisée par un affaiblissement considérable de la tension intra-oculaire, accompagnée d'une diminution de volume du globe, survenant *indépendamment de tout état inflammatoire* de l'œil.

Il faut donc éviter de confondre l'atrophie succédant aux altérations graves des membranes profondes, à l'irido-choroïdite, aux lésions traumatiques de l'œil, avec l'ophthalmomalacie passagère, qui n'est qu'un épiphénomène ou une complication d'autres états pathologiques de cet organe.

Enfin, inutile de dire qu'elle n'a rien de commun avec l'arrêt de développement du globe oculaire désigné sous le nom de *microphthalmie.*

L'ophthalmomalacie essentielle peut revêtir deux formes différentes. Elle est *intermittente* ou *continue.*

Dans la forme intermittente, le ramollissement du globe survient par crises successives, qui durent quelques heures ou même plusieurs jours, puis l'œil reprend sa consistance primitive.

Dans la forme continue, l'affaiblissement de la tension, la diminution de volume du globe persistent pendant longtemps, et la maladie se termine par la guérison ou bien l'affaissement reste définitif.

En dehors de la diminution de volume et de consistance du globe oculaire, très appréciable à l'œil et au toucher, les autres symptômes de l'ophthalmomalacie consistent dans un larmoiement très accusé, une vive sensibilité à la lumière, une sensation de pesanteur dans l'œil, accompagnée de douleurs névralgiques plus ou moins violentes. Quand la diminution de tension atteint un haut degré, le globe oculaire semble aplati au niveau des muscles droits. La cornée est comme plissée, ratatinée, et l'acuité visuelle a, par suite, sensiblement baissé.

De Græfe (1) a rapporté l'histoire d'un jeune homme de dix-huit ans qui, à la suite d'une lésion traumatique datant de dix ans, avait conservé une vive sensibilité de l'œil atteint. De temps en temps, cet œil était le siège de crises douloureuses pendant lesquelles il devenait larmoyant, en même temps qu'il diminuait de volume.

De Græfe, ayant pu examiner ce malade à ce moment, trouva la tension intra-oculaire excessivement faible, — T_3. La cornée, dans sa profondeur, présentait de fines stries opaques qui semblaient dues à un plissement de la membrane de Descemet. La chambre antérieure, l'iris et les milieux de l'œil n'offraient rien d'anormal. La vision, réduite à 1/8, sans doute par suite des altérations de la cornée, remontait à 1/5 avec les lunettes sténopéiques. La sensibilité de la cornée et du globe oculaire n'était pas exagérée, mais la pression sur les points d'émergence des nerfs sus et sous-orbitaire était très douloureuse. Des douleurs spontanées ayant un caractère névralgique s'irradiaient dans le front, les tempes, etc.

Cette crise commença à décroître pendant la nuit, et déjà, le jour suivant, la cornée était redevenue parfaitement transparente, la consistance de l'œil était presque normale, les douleurs avaient disparu. Quatre jours après, nouvelle attaque présentant les mêmes caractères que la précédente.

Sous l'influence des injections sous-cutanées de morphine à la tempe, des instillations d'une solution, de 6 centigrammes pour 8 grammes et du sulfate de quinine à l'intérieur, les crises s'espacèrent en diminuant d'intensité et il survint une amélioration notable.

(1) *Archiv für Ophthalmologie*, t. XII, 2° part., p. 256.

Landesberg (1) a publié un cas d'ophthalmomalacie intermittente chez une jeune fille de vingt-trois ans dont l'œil droit présentait un leucome adhérent très circonscrit consécutif à une perforation de la cornée.

Les symptômes étaient à peu près les mêmes que dans le cas précédent, sauf que le globe oculaire était très sensible à la pression et que la cornée semblait avoir perdu sa transparence. Après plusieurs crises successives, l'iridectomie fut pratiquée dans le but de libérer le sphincter de l'iris et la malade guérit complètement.

Dans une autre observation rapportée par Swanzy, les symptômes étaient analogues, si ce n'est que la cornée avait conservé une transparence parfaite et qu'il existait une hémorrhagie spontanée dans la chambre antérieure.

Les cas d'ophthalmomalacie continue typique sont moins nets, et bien des observations doivent être mises de côté parce qu'il ne s'agissait, en pareil cas, que d'un symptôme dépendant de lésions oculaires appréciables.

Pourtant Schmidt a rappporté deux exemples très démonstratifs d'ophthalmomalacie simple, continue; les symptômes qui appartiennent à cette variété sont à peu près les mêmes que dans la forme intermittente, mais leur durée est beaucoup plus longue : dans les deux cas observés par Schmidt, la malade resta près d'un an et demi en observation, sans que son état parût se modifier. On doit rapprocher de l'ophthalmomalacie un état pathologique sur lequel Horner a appelé l'attention et où l'ensemble symptômatique, léger ptosis, myosis, et diminution de la tension intraoculaire, font penser à une paralysie du grand sympathique.

(1) *Archiv für Ophthalmologie*, t. XVII, 1ʳᵉ part., p. 212.

TABLE DES MATIÈRES

CONTENUES DANS LE TOME PREMIER

MALADIES DE L'ORBITE.

MALADIES DE L'APPAREIL LACRYMAL.

MALADIES DE LA CORNÉE.

MALADIES DE LA SCLÉROTIQUE.

MALADIES DE LA CHOROIDE.

MALADIES DU CRISTALLIN.

DU GLAUCOME.

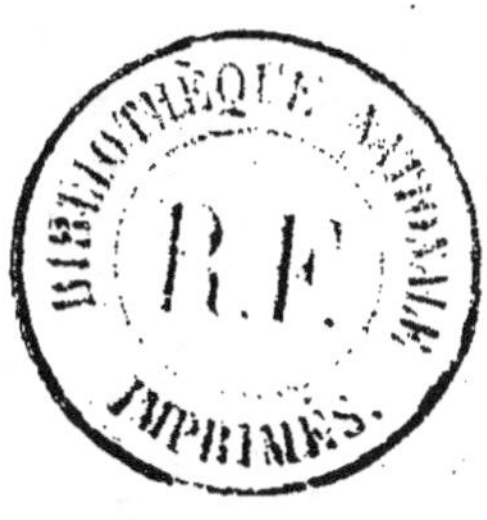

MOTTEROZ, Adm.-Direct. des Imprimeries réunies, B, Puteaux.